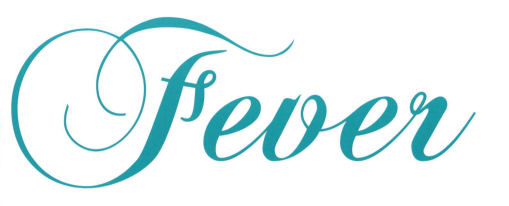

発熱について我々が語るべき幾つかの事柄

大曲貴夫　狩野俊和　忽那賢志

國松淳和　佐田竜一

金原出版株式会社

AUTHORS

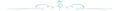

大曲 貴夫（国立国際医療研究センター 国際感染症センター センター長）

狩野 俊和（国立国際医療研究センター国府台病院 リウマチ膠原病科長）

忽那 賢志（国立国際医療研究センター 国際感染症センター）

國松 淳和（国立国際医療研究センター病院 総合診療科）

佐田 竜一（亀田総合病院 総合内科/内科合同プログラム 部長代理）

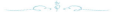

PROLOGUE

　発熱が病のひとつの表現として認知されるようになったのは，いつからだろうか。

　発熱は，疾病のひとつの表現として普遍である。そして現代でも医療者が発熱を病の典型的な表現のひとつとしてとらえ，その本体に迫ることで患者の健康の問題を解こうと努力している。

　発熱の原因は多くは遍在しているもので，診断にはさほど困難は生じない。しかし発熱診療はときに困難である。発熱にかかわる診療にはときに重大な判断を伴う。

　急を要する重大な疾患によることもあれば，ゆっくりと患者の身体を蝕んでいく疾患の表現の場合もある。発熱原因の探求には困難をきたす場合もある。発熱以外の症状・所見が不明瞭であるために診断が困難となる場合もあれば，しかし一方で発熱以外の臓器系統の症状所見が明確であるにもかかわらず，その質的診断にどうしても迫れないこともある。

　発熱にかかわる問題にいかに取り組めばよいのだろうか。発熱に真正面から取り組むときに，遭遇する頻度の高い疾患を中心にバランスよく診療を行うには医師としての総合的なアプローチは必須である。

　ここであえて「内科医」と書かずに「医師」と書いているのは，発熱診療の根本的な点は医師の必須の素養と信じてのことである。しかしそこで，遭遇頻度の低い，専門的な疾患を考慮すべき状況もある。その

際には専門家の参画が必要である．しかし専門家は，専門領域に縛られがちという認知上の落とし穴を抱えている．つい，発熱の原因は自身の専門領域の疾患であるとの前提条件を無意識に定めてしまい，その範囲で思考を巡らせてしまうのである．

現代の医療者は専門分化が進んでいるがゆえに，認知上の過ちを犯しやすくなっている．発熱の診療においてもこれは当然当てはまる．私たちは，発熱に伴うこうした認知上の穴を相互に埋めあうことが必要である．そこで，発熱に関わる各専門領域の医師が集まり，編んだのが本書である．

本書はきわめて叙述的に書かれている．近年の医学書は，過度にマニュアル化されて体言止め箇条書きの文が無秩序に並んでいたり，いわゆる「エビデンス」なるものがやたらと引用され，その適用されるべき医療の場面の文脈を無視して無機的に並べられていたり，というものが目立つ．そこには，場の設定もないし，流れもない．現場でいかに思考し，行動していくか．本書はそのための指針たるべく努力したつもりである．

2015年4月

著者を代表して

大曲 貴夫

CONTENTS

I 章 Fever その本質について
Section-chief 大曲貴夫

EDITORIAL 発熱の病態生理がどう臨床に生きるのか……… 2（大曲貴夫）

A 病態生理から発熱の正体を探る
1. 発熱とはなにか？ ……………………………………… 6（國松淳和）
2. 発熱の生理 ……………………………………………… 15（狩野俊和）
3. 体温の測定法 …………………………………………… 26（忽那賢志）
4. 発熱とバイタルサインの連動 ………………………… 34（佐田竜一）

B 発熱に関する臨床上の命題を考える
1. 疾患毎の熱型 …………………………………………… 43（忽那賢志）
2. 発熱の経過と予後 ……………………………………… 49（大曲貴夫）
3. 発熱の治療 ……………………………………………… 58（狩野俊和）
4. 不明熱とはなにか？ …………………………………… 68（大曲貴夫）

II 章 発熱診療の臨床推論
Section-chief 佐田竜一

EDITORIAL "Listen" でも "Hear" でもなく "Take" である意味 ……… 76（佐田竜一）

A Taking a medical history
1. 発熱患者の問診 ………………………………………… 78（忽那賢志）
2. 発熱における Review of systems ……………………… 87（佐田竜一）

B Taking examinations
1. 発熱患者の身体診察 …………………………………… 98（大曲貴夫）
2. よくわからない発熱における検査の用い方 ………… 109（狩野俊和）

III章 発熱診療における各領域の視点
─発熱診療の暗黙知について　　　Section-chief 狩野俊和

- **EDITORIAL**「発熱診療の暗黙知」とは何か？ ……………… 126（狩野俊和）
- 1　感染症医が嗅ぎとる「感染症っぽい発熱」……………… 130（忽那賢志）
- 2　「これは腫瘍ではないか」と疑う発熱 ……………………… 140（大曲貴夫）
- 3　リウマチ医を本気で探すとき ……………………………… 144（狩野俊和）
- 4　「うちの科じゃない熱」へのアプローチ ………………… 159（國松淳和）

IV章 臨床状況に応じた発熱診療　　　Section-chief 忽那賢志

- **EDITORIAL** 臨床状況によって発熱診療はどう変わるのか ……… 172（忽那賢志）
- **A** 患者年齢別に発熱診療を考える
  - 1　生来健康な成人の発熱 ……………………………………… 174（佐田竜一）
  - 2　高齢者の発熱 ………………………………………………… 189（忽那賢志）
  - 3　小児の発熱 …………………………………………………… 196（國松淳和）
- **B** シチュエーションごとに発熱診療を考える
  - 1　入院患者・ICU患者の発熱〜術後を除く〜 …………… 218（國松淳和）
  - 2　術後患者の発熱 ……………………………………………… 225（大曲貴夫）
  - 3　固形臓器移植後患者の発熱 ………………………………… 233（忽那賢志）
  - 4　造血幹細胞移植後患者の発熱 ……………………………… 238（忽那賢志）
  - 5　渡航後の発熱 ………………………………………………… 243（忽那賢志）
  - 6　繰り返す発熱 ………………………………………………… 252（忽那賢志）

C 基礎疾患を有する患者の発熱診療を考える

1. 悪性疾患患者の発熱 ………………………………………… 260（大曲貴夫）
2. リウマチ性疾患患者の発熱 ………………………………… 273（狩野俊和）
3. 透析患者の発熱 ……………………………………………… 287（佐田竜一）
4. HIV/AIDS患者の発熱 ……………………………………… 299（忽那賢志）

V章 発熱・不明熱の鑑別—mimickerとconnection　Section-chief 國松淳和

EDITORIAL　「mimicker」にだまされてしまわないように ………… 308（國松淳和）

A 「発熱＋α」の症候学

1. 発熱＋リンパ節腫脹/脾腫 ………………………………… 312（佐田竜一）
2. 発熱＋結節/腫瘤形成 ……………………………………… 319（國松淳和）
3. 発熱＋皮疹 …………………………………………………… 324（忽那賢志）
4. 発熱＋口腔病変 ……………………………………………… 330（忽那賢志）
5. 発熱＋筋骨格症状 …………………………………………… 336（狩野俊和）
6. 発熱＋腹部症状 ……………………………………………… 347（佐田竜一）
7. 臓器特異的症状がない発熱 ………………………………… 357（狩野俊和）
8. 発熱＋血小板増多 …………………………………………… 362（大曲貴夫）
9. 発熱＋血小板減少 …………………………………………… 364（大曲貴夫）
10. 発熱＋白血球減少 …………………………………………… 367（大曲貴夫）
11. 発熱＋炎症反応陰性 ………………………………………… 370（國松淳和）
12. 発熱＋その他の血液検査値異常 …………………………… 376（國松淳和）
13. 発熱＋ショックバイタル …………………………………… 381（佐田竜一）
14. 発熱＋意識障害 ……………………………………………… 388（佐田竜一）

B 3大不明熱疾患を考える

0 はじめに……………………………………………398（國松淳和）
1 結　核……………………………………………400（忽那賢志）
2 リンパ腫…………………………………………405（國松淳和）
3 血管炎……………………………………………410（狩野俊和）

C 不明熱の「mimicker」を考える

1 Vasculitis（血管炎）mimicker…………………418（狩野俊和）
2 PMR（リウマチ性多発筋痛症）mimicker……428（國松淳和）
3 SLE（全身性エリテマトーデス）mimicker……436（狩野俊和）
4 AOSD（成人スティル病）mimicker……………444（狩野俊和）
5 IgG4RD（IgG4関連疾患）mimicker……………455（國松淳和）

D 疾患どうしの組み合わせで鑑別を考える

1 リウマチ性多発筋痛と亜急性感染性心内膜炎…………462（大曲貴夫）
2 全身性エリテマトーデスと成人スティル病と菊池病と
　播種性結核とリンパ腫……………………………465（佐田竜一）
3 悪性リンパ腫とマラリアと回帰熱………………478（忽那賢志）
4 結節性多発動脈炎と結核…………………………483（狩野俊和）
5 血管免疫芽球性T細胞リンパ腫と
　好酸球性多発血管炎性肉芽腫症とIgG4関連疾患…………489（國松淳和）
6 多発血管炎性肉芽腫症と
　節外性NK/T細胞性リンパ腫，鼻型など………494（狩野俊和）
7 多中心性キャッスルマン病とIgG4関連疾患と
　辺縁帯B細胞性リンパ腫…………………………499（國松淳和）
8 家族性地中海熱と急性間欠性ポルフィリン症と
　遺伝性血管性浮腫…………………………………506（國松淳和）

9 再発性多発軟骨炎とCogan症候群と側頭動脈炎
    〜さらに，多発血管炎性肉芽腫症と原田病も加えて〜……… 513（狩野俊和）
 10 亜急性甲状腺炎と甲状腺原発リンパ腫と無痛性甲状腺炎… 520（國松淳和）
 11 ベーチェット病と炎症性腸疾患関連関節症と
    反応性関節炎………………………………………………… 525（佐田竜一）
 12 髄膜炎とCrowned dens症候群と深頸部感染症 …………… 535（佐田竜一）
 13 詐熱とミュンヒハウゼン症候群と心因性発熱 …………… 543（國松淳和）

VI章 発熱診療のpsycho-socialな側面

発熱と不安 …………………………………………………………… 550（佐田竜一）

あとがきに代えて　診断名のない症例検討会 ……………………… 568
INDEX ………………………………………………………………… 589

I 章

Fever その本質について

EDITORIAL

発熱の病態生理がどう臨床に生きるのか

　発熱は，平たく捉えれば体温の上昇でしかない。しかし発熱に関わる周辺の事実を整理していくことで，診療に役立つことが見えてくる。
　発熱に関する情報を集めれば，診断推論に役立つ。そもそも発熱は異常の察知の第一歩となる。発熱を病んだ人が呈するひとつの客観的所見として捉えれば，発熱を特徴とする一連の疾患の存在をまずは疑うことができる。

　発熱を異常察知のために用いるためには，体温の一般的な分布を知ることと，体温を適切な方法で測定することが重要である。
　特に表在温度と深部温の違いは重要である。人間の体温は体表と深部では異なり，一般に深部温のほうが高い。この違いを知って明確にしないまま議論をするとかみ合わないことになる。
　例えば日本では体表温の測定が一般的であるが，米国では深部体温を測定することが一般的である。そうすると，ガイドラインに記載される体温も，日本では表在温をもとに，米国では深部温をもとに記載される。測定方法が異なっているために，両者で扱う数値は一概には比較できないことになる。たかが体温とて，測定方法は重要である。

人間の体は発熱とともに様々な反応を示す。発熱とともに生体が示す反応は，分類が可能である。発熱をただの単純な現象としてみなすのではなく，それに伴って生じる様々な生体反応を合わせて捉えることで，身体内で起こっている病態にある程度迫っていくことができる。

　感染症であれば，脈とともに発現する頻脈の程度によってある一定の病原微生物を察することは可能である。例えば発熱に伴う呼吸数の増多はグラム陰性桿菌感染症による敗血症を疑わせるものである。感染症の場合，一般に頻脈がみられることが多い。しかし *Salmonella* Typhi や *Legionella pneumophila* による感染症は比較的徐脈を呈することが多い。これは，これらの微生物が細胞内寄生菌であるからと説明されている。

　このように発熱に伴う生体反応を丹念にみていくことで，ある種の病態の存在を疑うことができる。

やや本筋からずれる話だが，客観的な所見から病態を読みとっていくことは重要である．なぜならば患者の背景および病んでいく過程（病歴）をみる中で，客観的な所見から病態を読みとっていくことは，直接診断につながっていくからである．加えて病態を見切ることができれば，今後起こりうる経過を予測することも可能であり，治療についても病態を意識しながら構築することができる．

　数個のキーワードの組み合わせと臨床診断の組み合わせ，臨床診断と治療との組み合わせを丸暗記することが診断治療のための方法論と考えている若い医師をよくみかける．恐ろしいことである．患者の伝える健康の問題の語り，そして身体診察から得られる所見から体の中の現象を診てとるように努力し，常に病態とその変化を考えながら診療を行っていただきたいものである．

　発熱そのものは患者にとって不快である．よって一般的には発熱は取り去るように患者から求められることが多い．患者側では（そして多くの場合，医療者も），素朴に「解熱することそのものが疾患そのものの改善」と直接に結びつけて考えている節もある．しかし解熱をさせることが本当に疾患の自然経過上好ましいことなのかどうかは，慎重にとらえる必要がある．

例えば患者からの解熱薬を欲するプレッシャーに負け，あるいは患者が発熱していることそのもののプレッシャーに負けて医師が解熱鎮痛薬を頻用した結果，腎機能障害が生じ，このために行える医療に大きな制約が生じ，結局状況を悪くしてしまうことがある。これは本末転倒といえるであろう。一般的には発熱は生体がその疾患の回復過程に必要とする反応である。これにより回復が促進される。よって妨げられるべきではない。しかし例外的に，発熱自体が生体に悪影響を及ぼす状況は存在する。

　発熱を抑えないと，脳・心臓・呼吸（呼吸器という狭い意味ではなく，呼吸一般）において不可逆的な障害を生じることがある。これは回避せねばならない。その場合は体温を下げることが行われる。

　本章ではそれらの疑問に答えるため，まずは発熱の病態生理について述べていく。小手先の技術だけに頼らないために「発熱診療の本質」を考えてほしい。

Section-chief　大曲貴夫

A 病態生理から発熱の正体を探る

1

発熱とはなにか？

発熱とは，病的な状態である
体温上昇と同義ではない

　病的であることを前提としているような概念とみなせばよいかもしれない。
　病的だと認識したとき，「体温が上昇した」とか「体温計測上，高値を示した」といった単なる"現象"が，『発熱』に変わる。
　すなわち，発熱とは非常に臨床的な概念であって，内因的な病態に患者が苦しんでおり，それに対して臨床医が対処を試みるといった一連の臨床状況をも内包している。
　体温が上がって困っている患者の存在が認識された時点で，それが『発熱』と認識され，「解決すべき課題」という意味合いを持ちはじめるのである。

歴史的な知見
～いつからどのように問題とされるようになったか～

　体温上昇という現象のみならずその病態生理，原因，対処法の一連の流れも含めてここでは『発熱』と呼ぶことにしたわけだから，この意味でなら『発熱』の歴史上最も重要な史実は，マラリア治療薬の発見だったとしてよいと私は考えている。

　「発熱の歴史」は「感染症の歴史」とほぼ置き換えられる。これは賛成を得やすいはずだ（膠原病の診断やリンパ腫の治療が過去の人類の課題だったとは思えない）。そして「感染症の歴史」とは，つまり「疫病の歴史」であって，

そこには現在の私たちが直面している，診断学や治療学上の問題はない。

例えば「人類 vs ペスト・天然痘」の過去の構図からわかるように，それは公衆衛生の歴史でありワクチンの歴史でもあった。しかしここでは『発熱』の歴史を考えたい。発熱の生化学・生理学・免疫学的側面の歴史ではなく，『感染症に対する"有効な"治療薬の発見の歴史』を考える方が臨床医らしい。

そこで以下にマラリアの治療の歴史を紐解いてみることにした[1]。

マラリア治療の歴史上最初の重要な史実は，「ペルーの熱の木」すなわち Cinchona（キナノキ）の発見であった。

17世紀の初め頃には，イエズス会の宣教師たちは，発熱への対処と治療のためのキナノキの樹皮の医療上の価値を学んでいたという。この木はインカ帝国の植物採集家から入手されたとされ，その噂はすぐに広がり，ペルー副王の妻 Countess of Chinchon が，キナノキ樹皮を煎じたものを飲んだだけで三日熱マラリアが治ったという伝説が残っている。

また 1666年に，Morton と Sydenham は，『agues（間欠熱）』に対するキナノキの樹皮の特異的な効果を見出していたという。ちなみに現代でもペルーでは，確認されたマラリアのうち 87%は三日熱マラリアで残りはすべて熱帯熱マラリアだそうである（2005年の集計より）。

当時，熱帯熱マラリアが notorious にクローズアップされていないのは，つまりはあっという間に亡くなってしまっていたからではないか？ 17世紀，人々が困っていたこの「"agues"（間欠熱）」は三日熱マラリアのことだったのではないか？ こう考えると，大変興味深いことに，『発熱』の歴史の始まりというのは「三日熱マラリアの歴史」であったといえるかもしれない。

キナノキの粉がマラリアの治療として広まった頃を『発熱』の歴史のはじまりと結論づけたい。

歴史上のインパクトでいえば，神経梅毒の患者の治療に，マラリアを感染させ発熱させて体内の梅毒トレポネーマを死滅させるという「マラリア療法」は特筆すべきである（ウィーンの精神科医 Julius Wagner Jauregg による，1927年ノーベル賞受賞）。

この場合，厳密には患者は熱で困っているわけではないのだが（梅毒による精神神経症状で困っているのである），発熱させて病原体を死滅させるというコンセプト自体は非常に興味深く本項で触れるに相応しい史実として挙げておく。

もし，ペニシリンの発見（1927年）やそれに続く実用化ならびにノーベル賞受賞（1945年）を発端にして『発熱』が意識され始めたのだと考えると，常に現実的な問題を扱う私たち臨床医にとって『発熱』の歴史が理解しやすくなるのはわかる。

しかし，突き詰めてみると『発熱』の歴史上最初の熱型は「間欠熱」であったのであり，その原因は「三日熱マラリア」だったのであった。

生体防御機構としての「発熱」

熱を下げるメリットもある
or
熱は下げるべきではない

このようないわば"Pros&Cons"は，臨床ではいつもつきまとう議論の対象である。発熱自体が生体防御機構であるという考え方があるのである。

発熱には合目的な意味があると信じられている。「信じられている」と書くとやや否定的な物言いとなり，どちらかといえば「熱を下げてもよいのでは」というPros側の立場となるが，先のマラリア療法を持ち出して，発熱が抗微生物的に作用するはずだと唱えれば「熱は下げるべきではない」とのConsの意見となる。

臨床は"立場"でするものではないと思うが，この戦い（Pros&Cons）の決着のゆくえは，EBMにそのレフェリーを委ねた場合，「コンセンサスは得られていない」「ケースバイケースである」となる[2,3]。これはたぶん多くの臨床医の予想どおりで，実臨床をちゃんと反映している結論であると思う。解熱すべき状況・解熱のメリットがあるとされる状況については後述する。

発熱と高体温の違い

　発熱と高体温の違いを理解することはきわめて有用である。この違いを知ろうとすると，結局は本項の最初で議論した"発熱とは何か？"に立ち返ることになる。ただしここでは哲学的なことを言うつもりはなく，実際的で病態生理学的な事項について述べる。

　よく視床下部は体温調節の中枢であるといわれるが，それだけをもって発熱の理解を終えようとすると誤解のもとになる。

　視床下部の体温調節中枢は，Fig.1 のように実際には「発熱」のある一部（最終部分）を制御しているに過ぎない。「発熱」として体温が上昇するプロセスにおいて，視床下部の担う部分は実にわずかである。

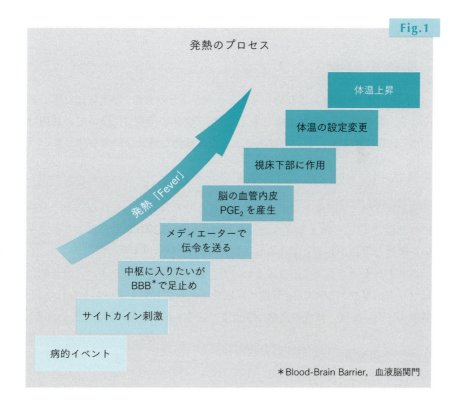

Fig.1 発熱のプロセス

＊Blood-Brain Barrier，血液脳関門

最初は何もせず，情報が伝わるのを待つだけ待って，ようやく最後に体温上昇のシフトレバーをチェンジする（しかもそのシフトチェンジは自分にしかできない！），といういわば独善的ともいえるさまはさながら"お役人的"で，体温調節中枢はいわば役人の「会議室」のようにもみえてしまう。
　この喩えは一見揶揄的な幼稚なものに聞こえるかもしれないが，役立つと思う。
　「発熱」における体温上昇は，視床下部の体温調節中枢のみが行え，そしてそれはプロスタグランディン E_2（PGE_2）のみがトリガーとなりえる。
　したがって，PGE_2 を介さない体温上昇は「発熱」とはいわない。熱の放散と産生のバランスで成り立つ，いわば「現場」での体温調節（厳密には，体表温調節というべきだろう）が破綻して体温が上昇したものを「高体温（症）」という。「現場」が破綻しただけで終わって，「中枢」へ何も伝わらないのが高体温症の病態である（「Ⅴ章 A-11．発熱＋炎症反応陰性」参照）。

発熱を治療すべきとき

　「発熱」という診断名はない。しかし，発熱「そのもの」が生体に有害であるとき，発熱現象自体が治療対象となる。「発熱の治療」についての詳細は別項（p53）に示すが，ここでは次のような各論的な場合分けを挙げておく。

腋窩温 41℃を超えるようなとき

　高熱によって"梅毒トレポネーマ"は死んでくれるかもしれないが，一般に深部温で 42℃ を超えるような高体温時には諸臓器の障害が起こりかねない。解熱と冷却が必要と考えられる状況である。
　アセトアミノフェン 2g 分 4 といったいわゆる定時内服がよい。緊急的にはプレドニゾロン 5～10mg 程度の単回使用も考慮してもよいかもしれない。髄膜炎においては，極度の高熱は脳保護の意味もあり解熱の適応と思われる。

もともと心不全，腎不全，呼吸不全がある，
あるいはショックや重症感染症などによって，
組織の酸素需要・酸素消費の増加がみられる患者

　このような"余力のない"背景を持つ患者にとっては，体温上昇は不利であろう。重症外傷においても，組織低酸素を未然に防ぎたい病態が起きており，解熱の対象と考えてよいという意見を筆者はもつ。

苦痛の除去

　苦痛をとるための対症療法のことである。解熱治療の一番ありふれた理由と思われるが，元気なら解熱させなくてもよいのは当然である。医師個人の意見や信念が左右する部分であるのは理解しているが，解熱治療が患者の精神的な苦痛を取ったり，食欲回復につながったり，身内の安心を得たりと，様々な効能があることは経験のある臨床医ならば賛成していただけると思う。

　各種サイトカイン，脳でのPGE_2は食欲低下を起こすので，食事・飲水行動が抑制されること自体が問題である者（高齢者など）にとっては，解熱は苦痛除去以上の効果があると筆者は考えている。

妊娠早期の発熱

　妊娠早期では，妊婦に苦痛はなくとも発熱自体に解熱の適応があるとされる（ただし個別性が強く，大原則はないことは述べさせていただく）。胎児の神経管欠損の確率の高める危険性があるとされているが，熱のグレード，発熱の原因にも左右されるようである。

　きわめて稀な病態ではあるが，「妊婦の発熱をどうするか」について考えるとき，家族性地中海熱（Familial Mediterranean Fever；FMF）の合併妊娠が示唆的である。FMFの患者の妊娠にあたり，コルヒチン服用を継続するかどうかのジレンマが生じる[4]。先に述べておくと，世界中のFMFのエキスパートはすべてのFMF合併妊婦にコルヒチン継続を推奨している[5]。奇形・染色体異常の発生率は，偶然を超えないことが示されている。

日本では，コルヒチンは妊婦に禁忌となってしまっているが，科学的根拠はない。コルヒチンを飲むことを恐れるあまりコルヒチン継続をやめれば，FMFの発熱発作を放置した場合の，疾患そのものに由来する妊娠・出産経過に及ぼすリスクを見過ごす結果となる。

　一方で，本邦で浸淫している遺伝子変異は，国外のものと異なるということがわかりつつある。したがって，症状や経過や予後も異なることが予想される（このことはまだ今後の検討課題である）。その意味では日本人のFMF合併妊娠では，条件付きになるであろうが，「コルヒチンを継続しなくてよい」という独自のプラクティスが将来成立する可能性もある。

　妊娠早期という"デリケートな"時期の解熱に関しては，結論としては，個別に考え話し合いながら決めていくことが勧められる。

臨床医が発熱と対峙するとき

　以上，発熱を単に体温上昇という現象論でとらえず，臨床医による臨床のための概念としてとらえて述べた。『発熱』を考えるとき，そこには必ず原因の検討・診断・治療というダイナミズムが含まれる（ことを前提にした）ので，『発熱』の「診療」とは何かと言われたら，**体温上昇の原因を追求し治療すること**」と回答できる。

　いま「発熱を単に体温上昇という現象論でとらえない」と述べた。さらにこの考えを派生させることもできる。臨床医にとってはプロとして常識だ（としたい）が，計測上体温が上昇しない炎症性病態はある。しかもよくある。

　特殊なものを想定しなくてもよい。感染性心内膜炎，結核，いやごく普通の細菌性肺炎や敗血症ですら体温が高値に計測されないことはよくある。さらには，不明熱（fever of unknown origin；FUO）ではなく，不明炎症（inflammation of unknown origin；IUO）という概念はすでにscientific communityで通用する。

　本書は"熱"についての本であるが，実際には発熱しない炎症病態につい

ても注意が必要であり，逆説的だが**熱をみる臨床医は"発熱しない"疾患についても精通する必要がある**と考える。

　発熱がないことは，病的であること（例：感染症）を否定できない。これは臨床医にとって非常に基本的な pearl であるだけでなく，医学生〜研修医への注意喚起にもなる。熟練した臨床医ほど，発熱がないために感染症を否定し痛い目に遭った記憶はあるだろう。

　ところでこの項では，不明熱の歴史については触れていなかった。さきほど『発熱』の「診療」のことを「体温上昇の原因を追求し治療すること」と述べたが，これを極限まで突き進めたものが「不明熱」という状態ではないだろうか。

　しつこいようだが，『発熱（とその周辺）』というのは非常にダイナミックなものであって，実体があるわけではないとした。「不明熱」という括りも臨床研究における集計上の単なる分類基準でしかない。

　本書の執筆陣は全員，発熱の診療に日々取り組む臨床医たちである。私たちは熱で困っている患者を「不明熱」にしないよう毎日必死に努力している。「不明熱」の症例が少ない施設は，発熱性・炎症性の疾患の経験値が少ない施設なのだろうか。

　否，必ずしもそうではない。発熱患者を日々ふんだんに診ているのに「不明熱」の患者数が少ない施設の診療にこそ注目すべきであると思う。

　単に発熱の原因を集計しようとするだけでは，その姿勢はアカデミックであるとしか形容できない。臨床医の眼前に熱で困った患者がいてはじめて『発熱』と認識される。

　原因をつきとめ診断したいのは，患者をよくしたい（治療プランを立てたい）からなのであり，自戒を込めて言うが，私たちは熱の原因を知ろうとするときに，"患者さんをよくしたい"という初期衝動を忘れてはいけない。

（國松淳和）

Reference

1) 神戸大学大学院保健学研究科 国際保健学領域 教授　中澤　港先生のウェブサイト,「マラリア」http://minato.sip21c.org/malaria.pdf
2) Fever and Antipyretic in Critically ill patients Evaluation (FACE) Study Group：Association of body temperature and antipyretic treatments with mortality of critically ill patients with and without sepsis：multi-centered prospective observational study. Crit Care. 2012 16：R33, 2012
3) Rosenbloom E, Finkelstein Y, Adams-Webber T et al：Do antipyretics prevent the recurrence of febrile seizures in children? A systematic review of randomized controlled trials and meta-analysis. Eur J Paediatr Neurol 17：585-588, 2013
4) Ben-Chetrit E, Ben-Chetrit A, Berkun Y et al：Pregnancy outcomes in women with familial Mediterranean fever receiving colchicine: is amniocentesis justified? Arthritis Care Res (Hoboken) 62：143-148, 2010
5) Ben-Chetrit E, Levy M：Reproductive system in familial Mediterranean fever：an overview. Ann Rheum Dis 62：916-919, 2003

A　病態生理から発熱の正体を探る

2 発熱の生理

体温の調節

　体内では常に熱が産生され，体表面から熱が放散されているので，体温調節はこの"熱産生"と"熱放散"のバランスによって行われている(**Fig.2**)。

　運動時に熱産生が増えると一時的に体温が38.5℃を超えることがある。また，寒い環境で熱放散が増えたときに35.5℃以下に低下しうる。

　代謝の副産物として熱産生が起こり，これが熱放散量を上回ると体温は上昇し，逆に発汗などによって熱放散量が熱産生量よりも大きくなると体温は低下する。これらの体温調節機構は視床下部の「ネガティブ・フィードバック」ならびに「フィードフォワード制御」によるコントロールを受けている（COLUMN参照）。

　生体の深部組織の温度（核心温度：core temperature）は健康なときには常にほぼ一定で，毎日 ± 0.6℃以内に保たれている。タンパク質や核酸，脂質などの身体を構成する要素は温度に敏感であり，代謝や酵素活性などの活動を一定の効率で持続させる場合に体温が一定であることを必要としている。

　臓器レベルでは，脳ならびに脳の制御対象である骨格筋・平滑筋は温度による影響を受けやすく，「脳の温度を一定に維持する」ことが体温調節機構の大きな目的であるとも想像される。

熱産生

　生体の代謝（熱産生）量を規定するものとして，①基礎代謝量，②ふるえ(shivering：シバリング)による筋収縮を含めた筋活動によって生じる代謝

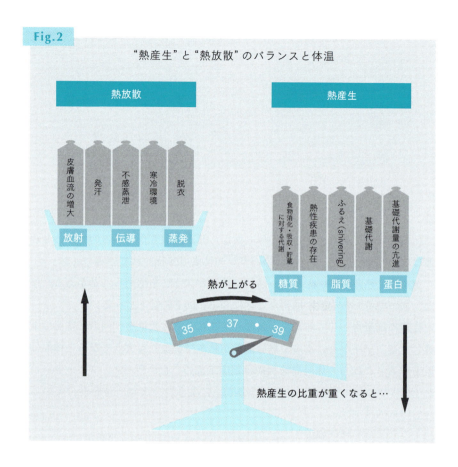

Fig.2 "熱産生"と"熱放散"のバランスと体温

量，③食物の消化・吸収・貯蔵に要する代謝（specific dynamic action of food），④熱性疾患の存在 ⑤基礎代謝の亢進（ホルモンなどによる）などが挙げられている。

このうち④発熱性疾患では「体温上昇で引き起こされた細胞内化学反応亢進による過剰な代謝」が機序と考えられている。また，⑤基礎代謝の亢進については，甲状腺ホルモンやアドレナリン・ノルアドレナリンによる非ふるえ熱産生（non-shivering thermogenesis）が例として挙げられる。

甲状腺が最大量のサイロキシンを分泌する時，代謝量は正常の50〜100％

上昇する。逆に甲状腺ホルモンがない場合は正常代謝の 30〜50％に減少する[1]。ノルアドレナリンとアドレナリンの遊離を伴う交感神経系の刺激は，体内の様々な組織の代謝量を上昇させ，筋および肝細胞に糖新生を引きおこす。

他にも代謝に影響するホルモンがある。男性ホルモンでは 10〜15％，成長ホルモンでは 15〜20％基礎代謝量を増加させる。逆に代謝を抑制する要素としては気温上昇（熱帯地方で 10〜20％），睡眠（10〜15％），長期の栄養不良（20〜30％）が知られている。

熱放散

熱産生の大部分が深部臓器，特に肝臓・心臓・脳・運動時の骨格筋で行われる。この熱は皮膚や粘膜に運ばれて，空気やその他の環境に放散される。そのため，以下の2要素が速いほど熱放散量が大きくなる。

ⓐ 身体の核心部で産生された熱の皮膚への伝導速度
ⓑ 皮膚から環境への熱の移動の速さ

ⓐの皮膚への伝導速度は交感神経により支配される皮膚・皮下組織の血管収縮が重要である。

皮膚と皮下組織は効率のよい絶縁体であり，特に皮下脂肪は他の組織の 1/3 しか熱を通さない。血管はこの皮下脂肪の絶縁組織を貫通して皮膚直下に達し，真皮では「細動脈→毛細血管→細静脈」と血液が流れる。

細静脈は皮下組織で静脈叢を形成し熱放散の主要な役割をもつ。静脈叢には皮下の小動脈からも動静脈吻合を通じて直接流入する。静脈叢への血流流入速度は，血管が完全に収縮した時のゼロから血管が拡張した場合の心拍出量の30％まで大幅に変化し，血管収縮時の8倍の熱伝導になる。

この血管収縮は体温調節中枢により支配される交感神経系により調節されている。したがって皮膚は効率的にコントロールされている放熱装置といえる。

ⓑの皮膚から環境に熱が失われる熱放散の機序としては，①放射，②伝導，③蒸発がある。

皮膚温が環境温よりも高い場合は放射と伝導によって体熱を失う。通常の室温では全放散の60%を赤外線で放射する。放射は絶対零度（-273℃）より高い温度の物体からは例外なく生じるため，人体に限らず壁や周囲の他の物体からも人体に向かって放射が生じる。（昨今のいわゆる「猛暑日」のように）環境温が皮膚温よりも高い環境下では体から放射される熱よりも多くの熱が環境から体に向かって放射されるので，熱放散がなされなくなる。

　伝導は皮膚が直接接触しているものに対する直接の熱伝導と空気への熱伝導がある。

　空気への伝導は，皮膚温が空気よりも高ければ伝導されるが，空気と同じ温度になると同じ熱量が皮膚に伝播されるため，熱放散は起こらなくなる。

　さらに熱せられた空気が除去されないと，熱放散は持続しない。空気は熱せられると上昇するため，空気の移動は常に体の周りで起こっており温められた空気は体から運び去られる。その結果空気の大きな移動がない場合も空気への伝導により熱の約15%を放散することになる。

　風による冷却効果は風速の平方根に比例するとされ，風速が4倍になると約2倍の冷却効果をもつ。温度の低い水に接触している場合は，水の高い熱伝導率（水0.561 W/mK，空気0.024 W/mKで空気の約23倍）のため急速に熱を奪われてしまう。

　体表から水1gが蒸発するとき，0.54 kcalの熱量が吸収される。汗をかかない状態でも一日450〜600 mLの水が皮膚と気道から蒸発し約22%の熱放散の原因となる。発汗により蒸発は促進するため，発汗速度をコントロールすることにより熱放散のコントロールも可能となる。外界温が皮膚温より高い場合は蒸発が唯一の冷却機構となる。そのため，十分な蒸発を妨げる要因は体温上昇に結びつく。

　通常の衣服は熱放散速度を裸体の半分に減少させる。衣服がぬれると水の高い熱伝導率により，体温の維持における衣服の効果は完全に失われる。

　ユニクロのヒートテックをはじめとするヒート系衣料は体表面から蒸発した水を吸収して凝固させ凝固熱を生じさせる。凝固熱は気化熱の逆で水が気体から液体になるときに生じる熱である。この凝固熱は着用直後から数分間で生じ，皮膚と繊維間の空気層で閉じ込められ熱放散を防ぐため，すぐに温

かく感じる。

　吸収した水分は毛細管現象で衣類の外側に移動してから蒸発する。ヒート系衣料は保温性は高いものの水を奪うことになるので，乾燥肌が悪化し，かゆみを生じることもある。

視床下部による体温調節

　体温は視床下部視索前野（preoptic area）に位置する体温調節中枢（temperature regulating centers）により行われる。

COLUMN

ネガティブ・フィードバックとフィードフォワード制御

　工学分野で，何らかの量を一定に制御する際に最も一般的な方法は，その量をセンサー（受容器）で測定し，それが一定量から変化した際にそれを打ち消す作用を起こさせるような機構であり，これはネガティブ・フィードバックと呼ばれる。

　ネガティブ・フィードバックは安定した系であるが，変化が生じてから，はじめて調節が作動するため，遅れが生じやすい。

　体温調節にも同様なネガティブ・フィードバックが存在するが，一方で深部体温がほとんど変化しないほどの短時間で「変化を見越して」動作する制御機構も存在する。この予測的制御機構は「フィードフォワード制御」と呼ばれる。

　皮膚の温度受容器によって環境温の変化を検知し，例えば「急に寒い部屋に入るとすぐにガタガタ震える」「急に暑い部屋に入ると汗が噴き出す」などの反応はフィードフォワード制御による。これは末梢のセンサーである皮膚温変化がふるえ・発汗を起こす視床下部のセットポイントをわずかに上昇・低下させることによって達成される（ので，広義のフィードバック制御と考えることもできる）。これにより，皮膚温が低い時には深部体温の低下を予測して体温のセットポイントを上昇させることにより，体温低下を予測して防ぐことになる。

皮膚には温度受容器が存在するが，脳・腹部内臓・骨などにも温度を検出するための深部温度受容器が分布している。いずれの受容器にも「冷」受容器と「温」受容器の両方があるが，皮膚では「冷」受容器は「温」受容器の10倍あり，深部でも「冷」受容器が多いことがわかっている。低体温の防止が生体にとって，非常に大事であることが推測される。深部の受容器は自らの体温変化を検出し体温調節を行うフィードバック系で働いており，皮膚の受容器は環境温の変化を捉えるフィードフォワード系で働いている[2]。

体温調節の機序

　体温調節中枢が高体温（あるいは低体温）を感知すると，体温を低下（あるいは上昇）させるために以下のような反応を引き起こす。

体温を低下させる機序	全身の皮膚血管拡張 発汗 シバリングの抑制 非ふるえ熱産生の抑制
体温を上昇させる機序	全身の皮膚血管収縮 シバリングによる熱産生 非ふるえ熱産生 発汗抑制

ふるえ（shivering：シバリング）

　体温がセットポイント（後述）よりもわずかでも低下すると，視床下部（後視床下部第三脳室近傍の背内側核）にある「ふるえの一次運動中枢」が賦活化される。ここからの信号が脳幹を経由して両側性に脊髄側角に送られ，前角の運動ニューロンに至る。

　この神経信号自体が「ふるえ」のように律動的であるわけではなく，骨格筋の緊張を高めるだけだが，筋の緊張がある臨界点を超えると拮抗筋が同時に収縮し，シバリングが始まる。

　最大のふるえが生じると，熱産生は正常の4～5倍に達する。

非ふるえ熱産生（non-shivering thermogenesis）

　ノルアドレナリンやアドレナリン濃度が上昇すると，非ふるえ熱産生が増加する．これは特殊なミトコンドリアを多く含み，交感神経の支配を受けた褐色脂肪組織（皮下や内臓周囲の脂肪は"白色脂肪"と呼ばれる）の量に依存した熱産生である．一般的な哺乳動物の基礎代謝が，体重1kgあたり4.1Wであるのに対して，褐色脂肪組織では1kgあたり344Wと驚くほど熱産生能が高い．

　成人では褐色脂肪組織は退縮し，50歳台では約2割しか保有しなくなる[3]．ほとんど体温上昇に関連していないとされるが，肩甲骨間に少量の褐色脂肪を持つ乳児では，非ふるえ熱産生によって熱産生が2倍になる．褐色脂肪組織の消失により持続的なエネルギー消費の低下が生じ，中年太りの一因になる[4]．

　甲状腺ホルモンも全身の細胞の代謝量を高めるが，寒冷刺激に対してすぐには反応せず，数週間の寒冷曝露によってようやく甲状腺ホルモン分泌が促進される．ヒトでは寒冷にさらされ続けることは稀なので甲状腺の寒冷への適応がどれくらい重要かはわからない．

　エスキモーなど寒い地域に住む人は甲状腺中毒症の発生が多いことが知られているが，寒冷に対する甲状腺の適応で説明できる．

セットポイント〜なぜ体温は37℃付近に設定されるか

　これまで述べてきたように，末梢ならびに中枢の温度受容器が体温の変化を察知し，核心温が特定の「セットポイント」より上昇するようであれば低下させ，低下するようであれば上昇させるような調節機構が存在する．すべての体温調節機構は絶えず核心温をこの「セットポイント」の値に引き戻すように働く．

　体温調節のセットポイントが高温側にシフトすることによって起きる（能動的な）高体温が「発熱」であり，これは体外から過剰な熱が加えられたり，熱放散が妨げられたりした結果生じる（受動的な）「高体温症」と区別しなければならない．

　なぜそのセットポイントがヒトにおいて「37℃」付近に設定されたか，と

いう理由については，他の人体解剖・生理の事象と同じく，判然としたものはない．しかし，生体の主な構成成分である水が凍る0℃と，タンパク質からなる酵素が不可逆的に変性する43℃の範囲でしか生物は生きられない．酵素は一般的に高温ほど反応速度は上がるので，恒温生物の体温は35～40℃に落ちつく．43℃にあまり近い体温は，わずかな上昇でタンパク質変性が生じるリスクを伴うため，少し余裕をもった37℃という設定は絶妙な温度であるといえそうである．

体温の行動性調節

ヒトは内部体温が高くなり過ぎると，脳の体温調節領域からのシグナルは心理的な過熱感を与えて，涼しい場所に移動しようとする．逆に，深部温が低くなると暖かい場所に移動しようとする．これは，強力な体温調整系であり極端に熱い，または寒い環境での最も効果的な調節機構といえる．

体温の概日リズム（日内変動）

ヒトの深部体温は早朝に最低値を，夕方から夜間に最高値を示す，一定のリズム（概日リズム）を有している．この深部体温リズムは視床下部の視交叉上核（suprachiasmatic nucleus）にある「生物時計」によって制御されているが，この体温の概日リズムには松果体ホルモンであるメラトニンが重要な役割を担っている．

メラトニンは日中にはほとんど分泌されず，夜間から深夜にかけては顕著に血中濃度が増加する．メラトニンには交感神経を抑制する作用があり，毛細血管を拡張させ手掌や足底の血流が増えて体温が低下する．

深部体温そのものの概日リズムを形成・修飾する現象として，熱放散反応（発汗・皮膚血管拡張）の日内変動が挙げられる．例えば同一の運動負荷に対して，深部体温の上昇期である朝から日中にかけては全身発汗量・局所発汗量とも相対的に少なく，午後から夜間にかけては相対的に多い．

同様に皮膚血管拡張の温度上昇に対する感受性も深部体温の最低期（6時）

に一番小さくなる。

これらの現象は,ある種の感染症で発熱が夕方から夜間にみられやすい,寝汗が特徴的である,という臨床観察と関連があるように思われ興味深い。

発　熱

発熱は高体温症とは異なる状態(病態)である。視床下部体温調節中枢セットポイントを上昇させる物質を「発熱物質」と呼称するが,細菌の細胞膜から放出されるリポ多糖類,その他多くのタンパク質が発熱物質として同定されている。

セットポイントが正常よりも高くなると,アドレナリン分泌やふるえなど熱産生の亢進と,皮膚血管収縮や立毛など体熱保持の機構が作動し,約2～3時間で深部体温もセットポイント値に近づく。

発熱に関与する物質:IL-1 and PGE$_2$ are the key mediators.

外因性の発熱物質は血中の白血球や組織中のマクロファージによって貪食され,この時インターロイキン1(Interleukin-1;IL-1)を主とした内因性発熱物質が産生される。IL-1が前視床下部近辺に到達すると,第三脳室近傍に存在するIL-1受容体を介したホスホリパーゼA$_2$の活性化からアラキドン酸カスケードの活性化が引き起こされ,最終産物として主にプロスタグランディンE$_2$(PGE$_2$)が体温調節中枢に作用して体温のセットポイントが高くなり,発熱が起きる。

アスピリンなどの解熱薬は,アラキドン酸カスケードにおけるシクロオキシゲナーゼを阻害し,PGE$_2$産生を抑制することによって発熱を抑制する。逆に正常体温で解熱薬を投与してもPGE$_2$産生がないので,体温は下がらない。

狂犬病ウイルスに感染すると脳内でIL-1が産生され,これが体温中枢に直接的に影響して発熱が起きると考えられている。また,脳の外傷によって視床下部が損傷されると激しい発熱が観察される。

悪寒と潮紅

　組織崩壊や発熱物質，脱水などの結果，体温調節中枢のセットポイントが突然上昇することがある．この時，体温を急激に上昇させる必要があるため，すでに正常温より高い熱であっても全身がぞくぞくする不快な寒気（悪寒）を感じることになる．

　皮膚は血管が収縮して冷たくなり，ふるえを伴うこともある（悪寒戦慄）．セットポイントに体温が上昇すると悪寒はなくなり，その後は寒くも暑くも感じなくなる．

　逆に，セットポイント上昇の原因がなくなると，突然セットポイントが低値になる．すると今度は強い発汗と全身の血管拡張による皮膚温の上昇が起こる．顔面を含め全身が赤くなるので潮紅とよぶ．潮紅を認めれば体温が下がると予測されるので，以前は「治癒のしるし」と考えられていた．

熱中症

　外界の温度が上昇しているときに，どこまで高温環境に耐えられるかは，湿度に大きく依存する．乾燥していて，蒸発と対流が促進される場合50℃を超える気温であっても数時間耐えることができる．

　しかし，湿度が100％に近い状況では，気温が34℃になると体温上昇が始まる．肉体労働をしていれば29～32℃から体温が上昇する．発汗をしても，湿度が高ければ蒸発ができず，気化熱も生じないため，熱放散は強く妨げられる．さらに視床下部が40.5℃以上に加熱されると体温調節中枢の機能も大きく抑制され，発汗が減少するか止まるため高体温が持続する．

　したがって，熱中症は40.5～42℃になると起こりやすくなる．めまい，腹痛，嘔吐，せん妄などの症状が生じ，体温低下が遅れると意識喪失につながる．高熱による脳組織への深刻な影響，多量の発汗による体液と電解質消失からショックに陥り，短い時間で致死的な転帰をたどることがある[5]．

　極端な高温環境は致死的な変化をもたらすが，徐々に体を慣らすことによ

り，体を馴化させることも可能となる。

　アフリカの高温多湿の炭鉱労働者などで実際に認めた現象であるが，重労働の負荷をかけながら1日数時間熱にさらすと1〜3週間で高温多湿の環境への耐性を獲得する．最大発汗速度は約2倍まで増加し，副腎髄質からのアルドステロン作用により血漿の増加，汗と尿への塩分喪失減少などの生理的反応が生じることによる．

（狩野俊和）

Reference

1) Silva JE：Thermogenic mechanisms and their hormonal regulation. Physiol Rev 86：435, 2006
2) 溝部俊樹：体温調節機構．ICU と CCU 38：433-439, 2014.
3) Saito M, Okamatsu-Ogura Y, Matsushita：High incidence of metabolically active brown adipose tissue in healthy adult humans：Effects of cold exposure and adiposity. Diabetes 58：1526-1531, 2009
4) Lichtenbelt WD, Vanhommerig JW, Smulders NM：Cold activated Brown adipose tissue in healthy men. N Engl J Med 360：1500-1508, 2009
5) Musher DM, Faubteub V：Fever patterns：Their lack of clinical significance. Arch Intern med 139：1225-1228, 1979

A 病態生理から発熱の正体を探る

3 体温の測定法

　体温は今日の医療においてはバイタルサインのひとつとして認知されており，日常診療において当たり前のように測定されている。
　しかし，我々はしばしば測定された体温について一元的な解釈をしてはいないだろうか。本来，体温計での測定値は気温や発汗など様々な因子による修飾を受けており，極論すればどの体温計も「本当の体温」を正確に測定することはできない。
　したがって，我々が患者の体温を評価するためには，「**どの部位で，どのような体温計で，どのタイミングで測定されたものであるのか**」といった点を確認し，患者の「本当の体温」との乖離がどの程度であるかという評価が不可欠である。
　そこでここでは体温計による体温測定法について述べる。

体温計の種類と歴史

　世界で最初に体温計を発明したのは，ガリレオ・ガリレイの同僚であったサントーリオ・サントーリオというイタリア人であった。
　彼は体温計の他に脈拍計の開発も行った。サントーリオの開発した体温計は気体が熱膨張することを利用したものであった[1]。

水銀式

　その後，1866年に水銀式体温計が開発された。これはガラス管に水銀を封入し，水銀が熱膨張するのを目盛りから読み取る方式である。欠点としては測定に時間がかかることが挙げられる。

例えば，腋窩温では定常温に達するまでに10分間かかる。使用後は本体を振り，慣性力によって目盛り上に上昇した水銀を水銀溜まりに戻してリセットする。筆者が子どもの頃にはまだ水銀式体温計が中心であり，よく体温計を割って中の水銀をこぼして母に怒られたものである。

　こぼれた水銀を液体のまま経口摂取してもほとんど消化されずに便として排出されるため無害であるが，気化した蒸気を吸い込むことにより水銀中毒を起こす可能性があり，取扱いには注意が必要である。

灯油・アルコール式

　水銀中毒の懸念から，水銀に代わって灯油やアルコールを用いた体温計が考案されたが，一般的に測定精度は水銀式に劣るとされ，電子体温計の登場により静かに闇に葬られた。

サーミスタ式

　1980年代に開発された，現代の最も一般的な体温計である。サーミスタという熱によって抵抗値が変化する素子を利用したものであり，内蔵ボタン電池を動力とし，測定が完了すると「ピピッ」と知らせてくれるアラート機能を持つ。

　サーミスタ式体温計には以下の2つの種類がある。

❶実測式

　名前の通り，測定された体温をそのまま表示する種類の体温計である。センサーが定常状態に達した時点で測定完了となるため3分程度の時間がかかるものの，より正確性の高い結果が得られる。

❷予測式

　測定開始からの体温の上昇カーブから演算を行い，定常状態の体温を予測する種類の体温計である。数十秒で体温が表示されるため，測定時間が大幅に短縮されるという利点があるが，演算の精度によっては実測値との乖離があることがある。

赤外線式

物体から放射される赤外線の強度から温度を測定する方式である。

鼓膜温を測定する体温計などで用いられている。赤外線などの熱放射は黒体放射によって生じ，温度と放出エネルギーとの関係を表すシュテファン＝ボルツマンの法則およびプランクの法則によって，物体の温度を算出することができるのを活用している。

最大の特徴は，人体に体温計を当てることによって瞬時に測定値が得られることにある。安静を保つことができない乳幼児や不穏患者などでも体温を測定することが可能である。

欠点としては，瞬間の体温を測定するため気温によって影響を受けやすい外表体温では測定値が安定しないことが挙げられる。

測定部位による違い

人体の部位ごとに体温は異なる。測定部位は大きく深部組織と体表組織の2つに分けることができるが，深部組織の方が体温が高い[2]。

体表組織とは外界にさらされている皮膚および皮下脂肪組織を指す。深部組織とは臓器や筋肉を刺し，代謝や血流による影響を受けやすい（例えば運動後には筋肉の体温は高くなる）。本来我々は，この深部体温を知りたいために体温を測定するのであるが，深部体温を測定するのは容易ではなく，代替の手段として腋窩や口腔，鼓膜，直腸などの体表温度を測定するのである。

通常，深部体温と体表体温の違いは1℃程度であるが，ショック状態で末梢血管が収縮している場合や，極度に寒い環境にいる場合にはこの差が大きくなる。

腋窩温と直腸温の違いを比較した研究では，腋窩温は直腸温と比較して0.2～0.9℃低く，また，別の研究では直腸温は口腔温よりも平均して0.4℃，鼓膜温よりも平均して0.8℃高かったという。

実際のところ，これらの測定部位による体温の違いについては様々な報告があり，また測定条件によって変動が大きく一定しないが，多くの研究では「直腸温＞口腔温＞腋窩温＞鼓膜温」となっている。

主な測定部位

腋　窩（Fig.3）

概　要

1851 年に Wunderlich が体温に関する研究を発表した際，主に腋窩温で測定されていた。以来，現代においても腋窩は主な測定部位のひとつであり，特に本邦では腋窩温の測定が好まれる傾向にある。

ただし，腋窩温は患者の体表冷却による影響を受けやすいこと，測定開始

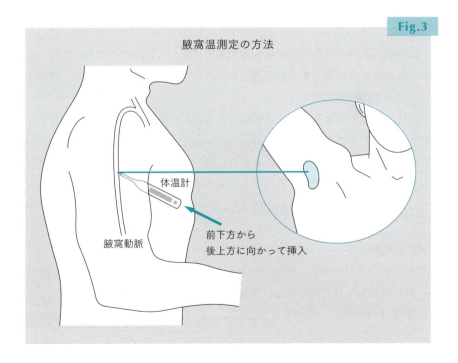

Fig.3　腋窩温測定の方法

から定常状態までにかかる時間がかかることなどの欠点があり，近年では口腔温の測定が好まれる傾向にある（この傾向は特に海外では顕著である）．

集中治療室で挿管されているような患者では口腔温を測定することは困難であり腋窩温で代用することが多いが，ショック状態の患者では信頼性に欠ける．

測定の実際

① 測定の前に腋窩が開いた状態になっていると，腋窩温が室温の影響を受け定常状態まで時間がかかるため，測定前もあらかじめ腋窩は閉じた状態であるのが好ましい．また発汗している場合はタオルなどで拭きとってから測定する．
② 体温計の先端が腋窩の最深部に当たるように，前下方から後上方へと向かって挿入し，脇を締める．

口　腔（Fig.4）

概　要

口腔温は海外では今日的に最も体温測定に用いられることが多い部位である．体温計を舌の底部に入れて測定を行うが，咽頭に当たりやすく，測定手技には多少の経験を要する．

口腔温は食事や水分を直前に摂取した場合に摂取した物の温度に影響を受け，口を閉じることができない場合には室温による影響を受ける．

頻呼吸や精神状態の変化がある場合には，発熱があるにもかかわらず気温による影響で平熱と表現されることがあり注意が必要である．これらの状況では，他の測定法を用いるのが望ましい．

測定の実際

① 測定前の飲食や会話，喫煙は口腔温の変化の原因となるため，測定10分前には飲食や長時間の会話，喫煙を避ける．
② 体温計の先端を，舌小帯に当たらないようにして，舌底面の中央部に挿入する．

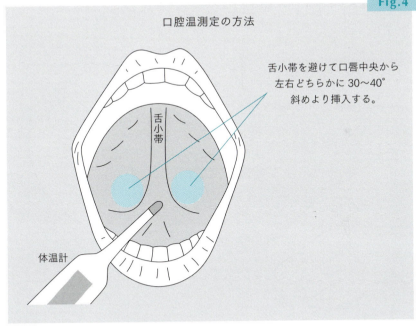

Fig.4 口腔温測定の方法

舌小帯を避けて口唇中央から左右どちらかに 30〜40°斜めより挿入する。

③ 口唇を閉じて体温計を軽く保持する。

直　腸（Fig.5）

概　要

　直腸温は意識のない重症患者などの測定で用いる。直腸温は口腔温と比較してより深部体温に近いとされ，食事や気温の影響を受けにくいという特徴を持つ。

　しかし，下肢から体幹へと戻る血流の影響を受けるとされ，例えば下肢の動脈閉塞などの病態では直腸温は低く測定されてしまう。禁忌ではないが測定に注意が必要な状況として，好中球減少症，重度の痔核，直腸手術後などがある。また極稀な合併症として直腸穿孔がある。

測定の実際

① 側臥位または仰臥位になり，下着・オムツを脱ぐ。

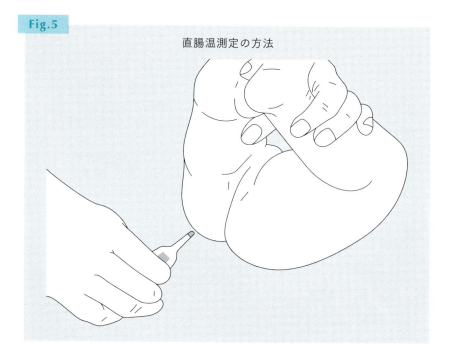

Fig.5 直腸温測定の方法

② 体温計の先端に白色ワセリンなどの潤滑油を塗り挿入しやすくする。
③ 体温計を肛門からゆっくり挿入する。挿入の長さは成人で5～6cm，乳幼児で2.5～3cmとして，それ以上挿入しないよう注意する。

その他の測定部位

食道温

正確に深部体温を測定することができるが，侵襲が大きく患者には不快である。集中治療室や研究などに用いられることがある。

鼓膜温

鼓膜の温度は脳血流を反映しているとされ，深部体温の測定に適しているとされる。赤外線式の体温計が使われることが多く，安静を保つことができない乳幼児や不穏患者の測定に有用である。

挿入の角度や耳垢の貯留によって測定に誤差が生じうる。同時に測定され

た直腸温，腋窩温，口腔温と関連しないという報告もいくつかあり，結果の解釈には注意を要する。また，合併症として鼓膜穿孔の可能性がある。

（忽那賢志）

Reference

1) Philip A. Mackowiak：Fever Basic Mechanisms and Management. Lippincott Williams and Wilkins, 1991
2) Mohammad M：Sajadi and Philip A. Mackowiak Temperature Regulation and the Pathogenesis of Fever. Mandell, Douglas, and Bennett's Principles and Practice of Infectious Diseases. 8th ed, Mandell GL, Bennett JE, Dolin R, eds, Philadelphia：Churchill Livingstone, 2014, pp708-720.

A 病態生理から発熱の正体を探る

4 発熱とバイタルサインの連動

Vital signs are VITAL.

　バイタルサインを常に把握すること，バイタルサインの意味を熟知することは，臨床医における基礎的能力のひとつである．非常に基本的だが，バイタルサインに異常をきたすことは生命の危険を意味する．我々医師は，常に患者のバイタルサインの安定性に気を配り，もし変動があればその意味を速やかに捉え，行動に移さなければならない．

『Vital signs are VITAL』
　基本的だが，その言葉の意味を正確に把握している医師はどのくらいいるだろうか？　もしもあなたの施設に，バイタルサインが持つ意味や各々の連動について熟知し，かつ研修医・若手医師に徹底指導している医師や教員がいるならば，その施設は間違いなく質の高い医療を提供しているであろう．
　ここでは発熱を語る上で必須である，バイタルサインの意味とそれぞれの連動について再確認したい．

バイタルサインの種類

　バイタルサインとは，古典的には①体温，②血圧，③脈拍数，④呼吸数の4つを指す．その他にも意識状態，尿量，頸静脈圧，SpO_2，痛み，等々を含めてバイタルサインとする考え方もあるが，本項では古典的バイタルサインに言及して論ずる．

血 圧

血圧の構成要素

　血圧は，血液が動脈を押し広げようとする圧力のことであり，電圧と電流・抵抗の関係を示すオームの法則と同じ図式が成り立つ。

> 『血圧』＝『心拍出量』×『全末梢血管抵抗』
> 　　　　＝（『循環血漿量（前負荷）』×『心臓収縮力』）×『全末梢血管抵抗』

　すなわち血圧は，心臓から動脈に押し出される血液量と，流れる側の血管の抵抗度合に応じて決定される。発熱，運動，妊娠など生理的に心拍出量が増大すれば血圧は上昇する。また，うっ血性心不全や多血症により循環血漿量が増えても血圧は上昇する。一方，精神的興奮や疼痛などの刺激は，カテコラミン分泌による全血管抵抗増加により血圧を上昇させる。

　甲状腺機能亢進・慢性的な貧血・ビタミン B_1 欠乏を背景とした心拍出量増加でも血圧は上がりうる。一方，褐色細胞腫，喘息発作に対する β 刺激薬多用などは心拍出量増加よりもカテコラミン分泌による全血管抵抗増加により血圧は上昇する。

　ちなみに，細菌感染であれば臓器酸素需要が高まるため，心拍出量は増加して一旦は血圧上昇に傾くが，菌血症に至るとエンドトキシンなどの関与により末梢血管抵抗低下が顕著となるため血圧低下する。

　正常な血圧は年齢により異なり，若年成人では収縮期血圧 100～140 mmHg／拡張期血圧 60～90 mmHg までを正常とすることが多いが，高齢者であれば収縮期血圧を 160 mmHg 未満まで許容することも多い。

発熱と血圧の連動

　発熱は心拍出量増多については正の相関を示すが，末梢血管への作用は病態に応じて異なるため，一概に発熱と血圧との連動を示すことは難しい。

　健常者に対してウェットスーツや温熱装置で外的に体温を 1℃ 上昇させる

と，平均動脈圧に変動はほとんどないか[1]，血管拡張によってやや下がる[2]。

病態から考える発熱と血圧の連動

- 発熱＋心拍出量が増加し，血圧が上昇しうる病態
  e.g. 軽症な細菌，ウイルス，真菌感染症など
- 発熱＋心拍出量増加と共に末梢血管収縮を来して血圧を上昇させる病態
  e.g. 悪性症候群，セロトニン症候群（軽症），悪性高熱，甲状腺機能亢進症
- 発熱＋循環血漿量が低下することで血圧が下がりうる病態
  e.g. 血管内脱水が絡む病態すべて，Systemic capillary leak syndrome が絡む病態のすべて（敗血症，急性膵炎，多発外傷，重症熱傷，薬剤，悪性腫瘍，血球貪食症候群，systemic mastocytosis，出産など）
- 発熱＋末梢血管が拡張することで血圧が下がる病態
  e.g. 敗血症，トキシン関連疾患（Toxic shock syndrome/Toxic shock like syndrome），Anaphylaxis，副腎不全，悪性症候群，セロトニン症候群（重症）

発熱と血圧と Surviving Sepsis Campaign Guideline (SSCG)

SSCG に基づく，敗血症性ショックにおける血圧の基準を示す[3]。

- 収縮期血圧＜90 mmHg
- 平均動脈圧〔拡張期血圧＋（収縮期血圧－拡張期血圧）÷3〕＜70 mmHg
- 成人：普段の血圧より 40 mmHg 以上低い
- 小児：正常血圧より 2SD 以上の低下

ただし，Shock とは『全身の血流分布不均衡に伴う酸素運搬の障害から組織低酸素に至る命に関わるような状態』であり，"Shock"＝"Hypotension" ではないことに注意すべきである[4]。血圧のみで shock かどうかを安易に判別すべきではない。

心拍数の構成要素

心拍は洞房結節によってその数・リズムを規定されており，心拍数は交感神経・副交感神経（心臓迷走神経）により調節されている。成人における正

常な洞性心拍は60〜100 bpmとされているが，健常者の95％が50〜95 bpmという報告もある[5]。

交感神経亢進（e.g. 褐色細胞腫，甲状腺機能亢進症，低血糖，過度な不安etc）や，臓器の酸素需要亢進（e.g. 発熱，うっ血性心不全，貧血，ショック，甲状腺機能亢進症etc）があれば脈拍は増加する。

発熱と脈拍の関係

一般的に発熱すれば交感神経亢進に向かうため，『体温が1°F（0.55℃）上昇するごとに心拍数が10/min程度増加する』という正の相関を示すといわれている[6]。脈拍が上記の相関以上に高い場合には菌血症などの細菌感染症を疑うべきであるという「デルタ心拍数20ルール」が知られている。しかし，この情報はどちらかといえば「格言」的なものである印象が強い。実際，ヒトを対象としてこの格言を明確に証明した研究は見つけることはできなかった。

この「格言」を，バイタルサインに着目して感染症を検索することを心掛けるためのツールとして用いることには否定も肯定もしない。しかし，この「格言」を「発熱1℃上昇に併せて心拍数が20以上上がらなければ細菌感染症は否定できる」という「感染症における感度の高い情報」として用いてはならない。

体温上昇と脈拍数の関係を示す報告自体は複数ある。体温を41℃の風呂で温めてバイタルサインの変動をみる研究では，20分で深部体温が1.5℃上昇し，脈拍は50程度上昇した（体温1℃あたり心拍数は33回上昇）と報告している[7]。「発熱と血圧の連動」でも紹介したウェットスーツを着て体温上昇させた研究では，深部体温1.25℃に対して脈拍は39回上昇（体温1℃あたり心拍数は31.2回上昇）しているとの報告がされている[1]。

もちろんこれらの報告は外的な熱エネルギーを与えたものであり，菌血症や感染症とは状況が違うため比較は不能であり，デルタ心拍数20ルールを否定できる情報となるわけではない。しかし健常者であれば，感染症でなくても1℃あたり30以上心拍数上昇することも十分あるため，そもそも論として菌血症をこの「体温—脈拍の相関関係」で語るべきではないかもしれない。「格言」を「医学的な根拠」と昇華できるかどうかは重要な課題であると考えて記載を追加した。

Table 1 | 比較的徐脈における体温と脈拍

体温	脈拍
38.3℃（101°F）	110
38.9℃（102°F）	120
39.4℃（103°F）	120
40.1℃（104°F）	130
40.7℃（105°F）	140
41.1℃（106°F）	150

このルールの一部を証明しうる医学的研究は少ないがある。38℃以上発熱がある15歳以上の救急患者526名（うち菌血症40名；7.6%）において，

❶ 毛布をかぶる程の悪寒とShaking chillの両方がない
❷ 脈拍が120未満

の2つを満たすと，菌血症であるリスクは1%まで下がるとされる[8]。

この報告の中で脈拍数120をカットラインにした理由は明示されていないが，脈拍数と感染症との関連をみた研究としてはとても興味深い。

ちなみに，3カ月〜10歳までの小児では，self-limiting infectionにおいて1℃あたり脈拍が9.9〜14.1/min上昇する[9]。

逆に，高熱にも関わらず脈がそれほど高くない状態を比較的徐脈と表現する[10]。

❶ 13歳以上
❷ 体温は38.9℃以上
❸ 脈拍と体温上昇時に同時に測定されている

❶〜❸を満たす患者のうち（※ただし，不整脈や伝導ブロック，β遮断薬内服者は除外）各体温に対応する脈拍がTable 1より低い場合を比較的徐脈の目安とする。その際，Table 2のような鑑別疾患を想起する必要がある。

Table 2 比較的徐脈を起こす鑑別疾患

感染症	非感染症
レジオネラ症	βブロッカーの使用
オウム病	中枢熱
Q熱	悪性リンパ腫
腸チフス	詐熱
リケッチア症	薬剤熱
バベシア症	
レプトスピラ症	
黄熱	
デング熱	
ウイルス性出血熱	

ただし上記の定義はあくまで目安であり，この定義を完全に満たさずとも『体温に比べ脈拍が遅い気がする』『入院患者の温度板を見ると，体温は乱高下しているのに脈拍は平坦だ』などと気づくことが重要である。

呼吸数の構成要素

呼吸数はバイタルサインのなかで最も重要で，かつ最もなおざりにされているサインである[11]。他のバイタルサインと比べ，測定に労力を要することがその主因である。

また，近年はパルスオキシメーターの普及から簡易にSpO_2を測定できるようになったことも一因である。しかし，**SpO_2は呼吸数と良好な相関を示さない**[12]。その理由は，低酸素血症を起こす病態が存在する際に，呼吸数増加によってSpO_2低下を一部代償できるからである。

呼吸数増加は，挿管患者における抜管困難（呼吸数＞24回と相関）[13]や，入院患者が心肺停止を起こす危険（呼吸数＞27回以上と相関）[14]など，重篤な合併症や死亡と密接に関わる。我々は，日常診療において呼吸数を必ず測定するべきである。

呼吸数を規定する因子としては，以下が絡んでいる。

呼吸数増加に関わる因子

酸素不足との関連

主に頸動脈小体/大動脈小体が感知し，延髄へ伝達する。

- 運動・発熱などによる組織の酸素需要量増加
- 低酸素血症（$SpO_2 <$ 60mmHg）の是正

二酸化炭素の増加

主に延髄の化学受容体が直接感知する。

- 高炭酸ガス血症（呼吸性アシドーシス）そのものの解消としてのCO_2排泄

酸塩基平衡との関連

主に頸動脈小体/大動脈小体が感知し，延髄へ伝達する。

- 代謝性アシドーシスの代償としてのCO_2排泄（Kussmaul呼吸）
- 敗血症における乳酸産生に対する代償としてのCO_2排泄亢進

サイトカインの存在，および Acute Respiratory Distress Syndrome

細菌感染や壊死性物質が引き起こす炎症性サイトカインは，延髄の呼吸中枢に作用して呼吸数を増加させ，呼吸性アルカローシスを起こす。また，サイトカインにより内皮細胞障害・血管透過性亢進を惹起して，肺に蛋白成分豊富な浮腫を生じさせる。これによりガス交換が障害されることも相まって呼吸数はさらに増加する[15]。

呼吸数低下に関わる因子

- 延髄の障害/呼吸リズムの障害（Biot呼吸/Cheyne-Stokes呼吸など）
- CO_2ナルコーシス
- 睡眠時無呼吸症候群

正常呼吸数

成人の正常呼吸数については諸説あるが，

- 若年者[6]：13〜15回/分程度，かつ20回未満
- 高齢者[16]：20回/分程度（16〜25回/分程度）

とされる。頻呼吸についても明確な定義はないが，一般的に20回/分以上を指し，徐呼吸は10回/分未満のことを指す。

発熱と呼吸数の連動

発熱と呼吸数の連動については，下気道感染症の診断精度についての知見

COLUMN

下気道感染症と呼吸数

成人において咳と発熱がある外来患者（27.8%の患者に胸部レントゲンで浸潤影があるセッティング）において，呼吸数≧28であれば肺炎をわずかに示唆する（陽性尤度比2.0/陰性尤度比0.8）[17]。

肺炎をスコアリングシステムで評価する方法

項　目	点　数
37.8℃以上	2
呼吸数＞25/分	2
喀痰が終日出る	1
筋痛	1
寝汗	1
咽頭痛	−1
鼻汁	−2

これらの合計点に応じて肺炎の可能性が変化する
- 3点以上………肺炎の尤度比＝14
- 1〜2点………肺炎の尤度比＝5
- −1〜0点………肺炎の尤度比＝1.5
- −2点以下………肺炎の尤度比＝0.22

（文献18より）

が多い(COLUMN 参照)。しかし,発熱と呼吸数増加自体が何らかの診断をもたらすものではなく,「呼吸数の上昇＝重症化リスクを有する状態」であることを認識すべきである。

(佐田竜一)

Reference
1) Low DA, Keller DM, Wingo JE et al：Sympathetic nerve activity and whole body heat stress in humans. J Appl Physiol 111：1329, 2011
2) Bundgaard-Nielsen M, Wilson TE, Seifert T et al：Effect of volume loading on the Frank-Starling relation during reductions in central blood volume in heat-stressed humans. J Physiol 588：3333-3339, 2010
3) Dellinger RP, Levy MM, Rhodes A et al：Surviving sepsis campaign：international guidelines for management of severe sepsis and septic shock：2012. Crit Care Med 41：580-637, 2013
4) Antonelli M, Levy M, Andrews PJ et al：Hemodynamic monitoring in shock and implications for management. International Consensus Conference, Paris, France, 27-28 April 2006. Intensive Care Med 33：575-590, 2007
5) Spodick DH：Normal sinus heart rate：appropriate rate thresholds for sinus tachycardia and bradycardia. South Med J 89：666-667, 1996
6) Jane M. Orient MD：Sapira's Art and Science of Bedside Diagnosis 4th edition, Lippincott Williams & Wilkins, 2009
7) White MD：Components and mechanisms of thermal hyperpnea. J Appl Physiol 101：655-663, 2006
8) Tokuda Y, Miyasato H, Stein GH：A simple prediction algorithm for bacteraemia in patients with acute febrile illness. QJM 98：813-820, 2005
9) Thompson M, Harnden A, Perera R et al：Deriving temperature and age appropriate heart rate centiles for children with acute infections. Arch Dis Child 94：361-365, 2009
10) Cunha BA：The diagnostic significance of relative bradycardia in infectious disease. Clin Microbiol Infect 633-634, 2000
11) Cretikos MA, Bellomo R, Hillman K et al：Respiratory rate：the neglected vital sign. Med J Aust 188：657-659, 2008
12) Mower WR, Sachs C, Nicklin EL et al：A comparison of pulse oximetry and respiratory rate in patient screening. Resp Med 90：593-539, 1996
13) The pattern of breathing during successful and unsuccessful trials of weaning from mechanical ventilation. Am Rev Respir Dis 134：1111-1118, 1986
14) Fieselmann JF, Hendryx MS, Helms CM et al：Respiratory rate predicts cardiopulmonary arrest for internal medicine inpatients. J Gen Intern Med 8：354-360, 1993
15) Russell JA：Management of sepsis. NEJM 355：1699-1713, 2006
16) McFadden JP, Price RC, Eastwood HD et al：Raised respiratory rate in elderly patients：a valuable physical sign. BMJ 284：626-627, 1982
17) 柴田寿彦, 長田芳幸訳：マクギーの身体診断学 原著第2版, 診断と治療社, 2009
18) Diehr P, Wood RW, Bushyhead J et al：Prediction of pneumonia in outpatients with acute cough--a statistical approach. J Chronic Dis 37：215-225, 1984

B 発熱に関する臨床上の命題を考える

1 疾患毎の熱型

　長い間臨床医は熱型から発熱の原因を推定できるのではないかと考え，熱型をいくつかに分類することによりある程度疾患群を想定できるとしてきた．
　例えば，稽留熱であればリケッチア症の可能性がある，間欠熱であれば局所臓器の感染症ではないか，といった試みである．以下に熱型の分類と，その代表的な疾患を示す．

熱型の分類[1)]

稽留熱 Continuous (sustained) fever

- 1日の間の体温の変化が1℃以内で，38℃以上の発熱が持続する熱型．
- 代表的な疾患：大葉性肺炎，リケッチア症，腸チフス，野兎病，熱帯熱マラリア

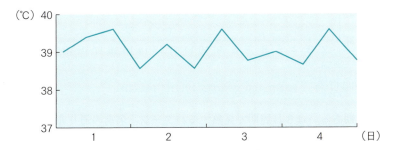

間欠熱 Intermittent fever

- 1日の間の体温の変化が1℃以上であり，最低体温が37℃以下となる熱型．

- 代表的な疾患：局所臓器の細菌感染症，サルモネラ感染症，粟粒結核，淋菌や髄膜炎菌による感染性心内膜炎

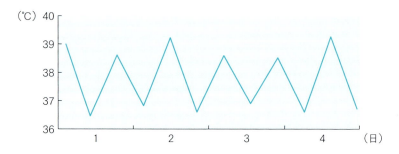

波状熱 Undulant fever (Pel-Ebstein fever)

- 週単位の発熱期と無熱期を繰り返す熱型。ホジキンリンパ腫では異常T細胞が間欠的に発熱物質（pyrogens）を放出して不定期の発熱をきたし，その後正常体温の期間が続きこれを繰り返す。これはPel-Ebstein熱と呼ばれている[2]。
- 代表的疾患：ホジキンリンパ腫，ブルセラ症

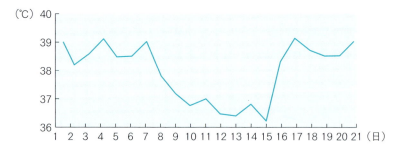

三日熱/四日熱 Tertian and quartan febrile patterns

- 2日周期あるいは3日周期で発熱するパターン。名前の通り非熱帯熱マラリアでみられるが，マラリア原虫がトロフォゾイトによる赤血球溶血を同期的に起こすようになるには発症してから1〜2週間かかるようになるとされており，発症して間もない間は典型的な三日熱/四日熱の熱型をとらない。

- なお，近年報告されている *Plasmodium knowlesi* という第5のマラリア原虫は赤血球溶血のサイクルが24時間であり，24時間周期で発熱を起こすことが示唆されている。

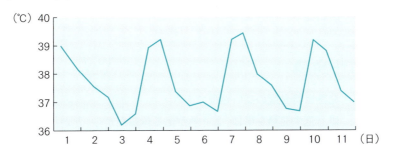

サドルバック型発熱 Saddle back (biphasic) fever

- 数日間続く発熱の後におよそ1日間解熱し，数日間の発熱がみられる熱型。
- 代表的疾患：デング熱，黄熱，リフトバレー熱，インフルエンザなど

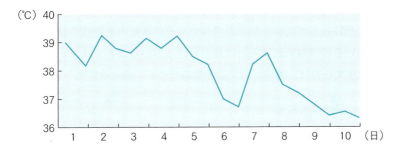

このように熱型を分類し疾患が特定できないかという試みが行われてきたが，長年の経験の蓄積によって，残念ながら熱型の観察は診断に寄与することが少ないことがわかってきた。

疾患に対する熱型の感度・特異度が決して高くないことがこれまでの数々の研究で明らかになっていることや，熱型がしばしば解熱薬や抗菌薬の修飾を受け評価が困難であることがその理由である。

しかしながら，ときに診断の手がかりとなることもなきにしもあらずであ

り，筆者は不明熱の患者には自宅でも細かに体温を記録してもらい，外来受診時に見せてもらうようにしている。

また，熱型だけでなく脈拍との連動にも注意することが重要である（「A-4．発熱とバイタルサイン」参照）。

周期性発熱

繰り返す発熱は特異度の高い熱型である。

しかし，繰り返す発熱を単に「よく熱が出る体質だから」とか「風邪をひきやすい」などといった解釈によって患者本人が問題にしていない場合があり，丁寧な問診が重要である。繰り返す発熱の詳細については「Ⅳ章 B-5．繰り返す発熱」を参照されたい。

治療に対する熱型の変化

ある疾患に対して治療を始めた場合に，その治療の有効性の評価法として熱型を用いるのは臨床医であれば誰でも行っていることではないだろうか。

ここで重要なのは，治療に対する熱型のパターンを知っておくことである。

Jarisch-Herxheimer 反応

Fig.6 は皮疹を伴う二期梅毒の患者に対してセフトリアキソンの投与を行った後の熱型である。

第1病日の朝からセフトリアキソンを開始したところ，午後から39℃台の発熱と全身紅潮を認めた。また，この際に一時的に収縮期血圧も80台も低下している。

これは Jarisch-Herxheimer 反応と呼ばれるもので，梅毒やレプトスピラ症，回帰熱などのスピロヘータ感染症に対して抗菌薬治療を開始した際にみられる。菌体が死滅することによって炎症が惹起されることが原因と考えられている。

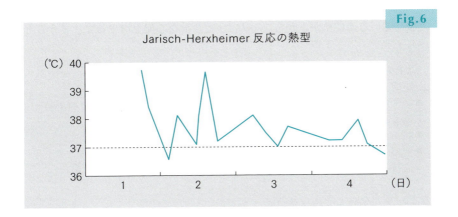

Fig.6 Jarisch-Herxheimer 反応の熱型

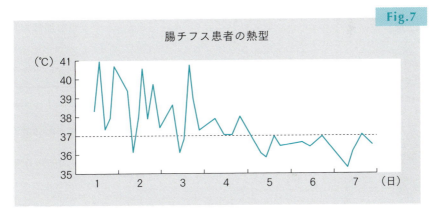

Fig.7 腸チフス患者の熱型

抗菌薬開始から解熱までの Natural Course

　通常，多くの細菌感染症は抗菌薬開始から 48 時間以内に解熱することが多い。しかし，一部の細菌感染症では解熱までより長い時間がかかることがある。

　例えば，急性腎盂腎炎では治療開始から解熱までの平均解熱時間は 34 時間で，4 人に 1 人は 48 時間後も発熱が持続していたという研究がある[3]。

　Fig.7 は腸チフス患者の熱型であるが，入院時より有効な抗菌薬を投与しているにもかかわらず解熱がみられたのは第 5 病日である。腸チフスではこのような経過が典型的であり，あらかじめ患者に説明しておかないと「なぜ

治療しているのに熱が下がらないの？」と余計な心配を増やしてしまうことになる．

以上のように，熱型から診断に繋がることは少ないが，

- いくつかの特徴的な熱型（三日熱/四日熱，周期性発熱など）は特異度が高く診断に結びつきやすい
- 脈拍との関係性から診断が絞れることがある
- 治療を開始してからの熱型の変化は多くの場合診断が正しかったことを支持するが，疾患によっては解熱のパターンが異なるものがある

などが重要な点と考えられる．

（忽那賢志）

Reference

1) Theodore EW：the fever pattern as a clinical diagnostic. Fever Basic Mechanisms and Management. Lippincott Williams and Wilkins, 1991
2) 青木　眞，喜舎場朝和 監：発熱患者．感染症診療スタンダードマニュアル 羊土社，2007 pp116-132
3) Behr MA, Drummond R, Libman MD：Fever duration in hospitalized acute pyelonephritis patients. Fever duration in hospitalized acute pyelonephritis patients. Am J Med 101：277-280, 1996

B 発熱に関する臨床上の命題を考える

2 発熱の経過と予後

熱の特性

熱は生体が感染に抵抗するための重要な生体反応である。

よって本来であれば発熱と共に生じる生体反応が一定期間持続した後に，体温は低下し患者の状態は改善へと向かっていく。しかし現実には，発熱を伴う疾患を患いつつ，その予後が悪い場合が存在する。

発熱の持続は予後不良を示唆するか？
解熱は予後良好を示唆するか？

感染症などの場合は治療への反応が不良の場合には一般的に治療不良を示唆し，治療不良であれば多くの場合，予後は不良である。これは心内膜炎などで古くからよく記載されている事実である。

では，発熱が遷延しているから予後が悪いと考えれば，治療として解熱させてみるという意見も出てくる。この点の詳しい記載は次項の「B-3. 発熱の治療」に委ねたい。しかし少なくとも発熱は，病んだ生物が健康な状態に戻るために起こしている生理的反応であり，これを無理に下げることは予後不良と関連しているといわれている。動物実験でも示された事実である。

もちろん解熱させることによって結果的に全身の状態がある程度のところに保たれ，これにより回復に向かう契機を得る患者群があることも事実である。また，発熱が遷延していても数カ月も状態にあまり変化のない患者がいることも事実である。

例えば若年者における不明熱は原因不明の場合が相当数あるが，この多く

は特別な介入なしに解熱していく。発熱している間はそれなりに臓器障害なり，体重減少なりの変化はありうるだろうが，自然に治癒するわけである。

　では，解熱すること自体はすべて「予後良好」を意味するのであろうか。この点をサポートする文献的記載はきわめて少ない。しかし経験豊かな医師の多くは，発熱性疾患の患者が解熱と共に状態が悪化し，亡くなることを経験している。これはおそらく全身の臓器機能の低下のために発熱さえできなくなった状態と判断すべきであろう。

　また医療者は，本来的には発熱性の疾患であるのに，結果的に発熱せず，不幸な転機を辿る事例があることを知っている。熱が出ないこと，熱が不自然に下がってしまうことはむしろ予後不良のサインとなるわけである。

　以上よりわかるのは，発熱の遷延が状態悪化を決定的に規定するわけでもなく，解熱が状態改善を決定的に規定するわけでもないということである。画一的な判断は不可能である。

　よって**患者の状態の一般的な改善・悪化の判断は解熱の有無だけで決めることはできず，その他の臨床情報を加味して決定すべき**である。そもそも病は人体全体で表現されるものである。卑近な言い方をすれば，その構造は複雑なものである。その複雑なものの趨勢が，熱という一所見だけを切りとって判断できるはずがない。

発熱を伴う疾患・病態と患者予後との関係

　発熱を伴う病態として敗血症がある。敗血症による発熱は過度の免疫暴走によるものである[1]。そして敗血症は一般的に予後が悪い。重症度にもよるが30日死亡率はおおむね30％程度である。また比較的予後不良な発熱性疾患として熱中症もある。現代においても死亡率は21％との報告もある。

　一方，不明熱というと我々は直感的には予後不良な病態を想定する。不明熱に関していえば，一般に高齢者の不明熱のほうが若者の不明熱よりも予後

不良といわれている。その原因としては，高齢者の不明熱の原因として悪性疾患が多いことが挙げられる[2]。

しかし，**原因不明の不明熱の多くは自然に軽快することが多い**。このような不明熱は若年者に多く，結局原因の判明しないまま4週間程度で解熱する。

患者背景と予後との関係

ICU入室後早期の発熱は非感染性のものが多い。よって予後は比較的良好と考えられている[3]。例として術後患者が挙げられるが，術後患者は術後48時間以内は手術侵襲などが原因で発熱するが，特に何もせずに軽快する。

しかしICUでの遷延する発熱や，ICU長期滞在者に起こった発熱は一般的に予後不良である。それはひとつには敗血症が発熱の原因として多いことが挙げられる。例えばICU長期滞在者に起こる敗血症，いわゆる"Late ICU sepsis"は，患者の全身状態が不良の上に，耐性菌の関与する可能性が高い。治療への反応はあまりよくないことが多く，結果的に予後は不良となる。

臓器障害をもたらす発熱

脳梗塞後など急性神経学的疾患を抱える患者の発熱では，予後不良との研究結果がある。発熱の結果，身体の代謝は著しく亢進する。これが激しい場合には予後が悪い。

例えば心不全や呼吸不全を抱える患者が発熱を呈した場合，代謝の亢進が心機能，呼吸機能に対する著しい負荷となる。この結果，患者の予後は増悪する。発熱そのものの原因疾患による直接の影響というよりは，既存の臓器障害の増悪によって予後が悪化すると捉えるべきである[4,5]。

（大曲貴夫）

Reference

1) Mackowiak PA : Fever: blessing or curse? A unifying hypothesis. Ann Intern Med 120 : 1037-1040, 1994
2) Knockaert DC, Vanneste LJ, Bobbaers HJ : Fever of unknown origin in elderly patients. J Am Geriatr Soc 41 : 1187-1192, 1993
3) Circiumaru B, Baldock G, Cohen J : A prospective study of fever in the intensive care unit. Intensive Care Med 25 : 668-673, 1999
4) Isaacs SN, Axelrod PI, Lorber B : Antipyretic orders in a university hospital. Am J Med 88 : 31-35, 1990
5) Styrt B, Sugarman B : Antipyresis and fever. Arch Intern Med 150 : 1589-1597, 1990

B 発熱に関する臨床上の命題を考える

3 発熱の治療

発熱は免疫系には有利,神経,循環には不利である

　発熱は免疫には有利に働く。好中球遊走能や貪食能の増強,好中球による抗菌物質の産生増強,インターフェロン(IFN)産生増強,IFN による抗ウイルス効果や抗腫瘍効果の増強,CD4+T リンパ球の増加と CD8+T リンパ球活性の上昇,鉄欠乏環境下での微生物増殖の抑制が起こるが,いずれも感染症に対する生体防御として重要な反応である。

　反対に発熱は心筋をはじめ全身の筋酸素需要を増大させるため,呼吸器系や循環器系に負担がかかる。心機能障害がある患者では発熱は心不全の契機になるし,全身状態が悪く衰弱した患者は発熱が持続するとさらに消耗が進んでしまう。

　発熱は中枢神経系にも悪影響を与える。熱性痙攣の小児やてんかん患者では早期に解熱処置をすれば痙攣を抑制できるし,心停止後の蘇生では低体温療法が行われるようになってから生命予後も神経予後も著明に改善するようになった。

　また発熱自体が患者にとって不快であるので,解熱を行うことは患者の苦痛を除くことになる。

　したがって,解熱を行うか行わないかは発熱による免疫賦活のメリットと循環や代謝,神経に対するデメリットとのバランスをみて決定することになる。結果としては,「A-1. 発熱とはなにか?」の項目で述べた通り,発熱に伴う循環負荷が耐えられない心不全患者,悪液質患者,妊婦などが治療対象

となる。熱性痙攣の既往のある小児でも痙攣再発予防のために解熱治療が必要といえる。

実際の外来では基礎疾患のない患者から「熱が出てだるいから何とかしてくれ」という苦痛を取るための解熱を要求されることが多い。この場合は，解熱による苦痛除去のメリットと免疫賦活が弱まるデメリット，解熱薬の副作用リスクとのバランスを考えて解熱治療を行うかどうかを決める。

患者の本音はすぐに熱が下がって元気になりたいのである。安全性の面からアセトアミノフェンが優先されるが，抗炎症作用が弱いために「キレ」が悪いと感じることも多い。その場合にはNSAIDsが投与されるが，短期使用ならば副作用に気をつけながら使えば比較的安全に使用できる。

代表的なウイルス感染症であるインフルエンザでは，発熱によりウイルス増殖は抑制されるものの，症状は39℃以上よりも38℃以下の方が軽くなる。動物実験では解熱薬投与により死亡率の上昇がみられたとする報告もある

COLUMN

鉄と感染防御

鉄と細菌増殖には密接な関係がある。

鉄イオンは，細菌からヒトのような高等生物まで，ほとんどすべての生物で生存/増殖に不可欠な元素である。ヒトにおいては大部分が結合型やヘム鉄として存在し，細菌が自由に利用できる遊離鉄はごくわずかしかない。そのため，細菌は増殖のために鉄獲得の機構があり，逆に宿主には細胞内，細胞外の遊離鉄を減少させることより感染防御を行っている。

鉄欠乏の環境を作り出すのには高体温に伴う炎症性サイトカインの関与が大きい。高体温においては細菌増殖に必須の鉄を減少させることも，生体防御に関与している。IL-1，TNFαなどの炎症性サイトカインの影響で肝臓でのフェリチン合成亢進などにより，血液中の遊離鉄が吸収され，腸管からの鉄吸収も減少する。さらに活性化マクロファージのトランスフェリンレセプターの発現減少と細胞内非ヘム鉄の流出を起こすことにより細胞内の鉄枯渇が生じ，細菌増殖を抑制する。

が，一方でアセトアミノフェン投与は気道の炎症が抑制されたというデータもある。

ヒトではこのような一般的なウイルス感染時の解熱治療の有効性を評価したデータはほとんどない。

ところで，発熱すると体がだるくなるのは誰でも体験する現象だが，逆に倦怠感はないが熱っぽいと思って体温を測ると，意外と体温が高くてびっくりすることもあるのではないか。発熱と倦怠感はよく伴う現象だが，必ず伴う現象ではない。

最近理化学研究所から次のような実験の発表があった。発熱と自発運動低下が起きているラットの脳内ではIL-1βが産生され神経の炎症が起きていて，解熱だけでは自発運動の回復がみられない。しかし，IL-1受容体拮抗物質（アンタゴニスト）を投与しておくと，発熱しても自発運動の低下が起きないというのである。解熱をしても体が楽になるとは限らないことも[1]，治療のときに頭にとめておく必要があるだろう。

感染症以外での発熱の場合は，解熱による免疫力低下のデメリットは考慮する必要がないと考えられるので，積極的に解熱を行ってよい。

ただし臨床的には，自己免疫疾患や悪性腫瘍は感染症を合併することが多いので，感染症でないとはっきりわかるケースはむしろ少ない。感染症以外の原因による発熱には病態生理に基づいて，根治や疾患活動性抑制になる薬剤を選択する。アセトアミノフェンよりNSAIDsやステロイドが使われることも多い。

解熱の目標体温をどうするか？

軽症，重症に関わらず解熱時の目標体温についての指針はない。インフルエンザの研究では33〜37℃でウイルス増殖が起こり，38℃以上でウイルスの増殖が抑制されるとされている。

一方で，「A-4. 発熱とバイタルサインの連動」の項目で述べた通り，体温

が1℃上昇すると心拍は約10bpm上昇するとされる。一般成人では心拍70bpm，体温36℃前後であるので，37℃で80bpmになると心臓の仕事量は15％増加，38℃で90bpmになると30％増加する計算になる。これ以上の心拍増加では心負荷が無視できない。

ICU患者にクーリング，NSAIDsやアセトアミノフェンを用いて解熱治療を行った観察研究（FACE study）では，敗血症患者ではICU入室中の最高体温が37.5〜38.5℃の群が正常体温群（36.5〜37.5℃）よりも死亡率が低かった。一方で敗血症以外の患者では体温上昇と死亡率は正の相関であった[2]。

これだけでは至適体温の結論を出せないが，感染症患者では38℃前後を目標にするというのはひとつの妥当な基準ではなかろうか。発熱の原因が感染症でない場合は37℃以下の正常体温を目指してよいといえるかもしれない。

解熱治療の方法

薬剤ではアセトアミノフェン，NSAIDsが使われることが多いが，ここではクーリングやステロイド，葛根湯と発汗療法についても考えてみたい。

クーリング

動物実験ではパスツレラに感染させたウサギでは，クーリングしたウサギの方が死亡率が低かったというものがある[3]。また敗血症性ショックの患者でクーリングを行った101例と行わなかった99例の比較では，48時間後の昇圧剤の必要量と14日死亡率がクーリング群で有意に低下していた[4]。

一方で前述のFACE studyでは，敗血症患者ではクーリングは予後を悪化させないが（改善もしない），アセトアミノフェンやNSAIDsを用いた薬剤による解熱治療は死亡率を上昇させた。薬剤使用群での体温変化は0.1〜1.1℃と低下はわずかであったため，予後悪化の原因は体温の低下よりも薬剤による直接の毒性の可能性が考えられた。敗血症以外の患者では薬剤使用で予後は変わらず，発熱そのものが予後を悪化させていた。

したがって，敗血症患者においてアセトアミノフェンやNSAIDsは推奨されないが，少なくともクーリングは害にはならなそうである。

NSAIDs

NSAIDsの薬理作用

NSAIDsはシクロオキシゲナーゼ（COX）を抑制することにより，鎮痛と解熱を期待する薬剤である。COXは1と2がありCOX-1は血管内皮細胞や胃粘膜上皮細胞に恒常的に発現している構成型COXであり，生理的な作用として血小板凝集抑制や腎血管拡張，胃粘膜の血流や粘液産生を増加させている。

一方COX-2はIL-1やTNFαの刺激によりマクロファージ，好中球などの炎症細胞で産生される誘導型COXで，細胞膜のリン脂質から遊離したアラキドン酸からプロスタグランディン（PG）の産生を行う（Fig.8）。

PGは様々な種類があり薬理作用も多様であるが，炎症により誘導されるPG

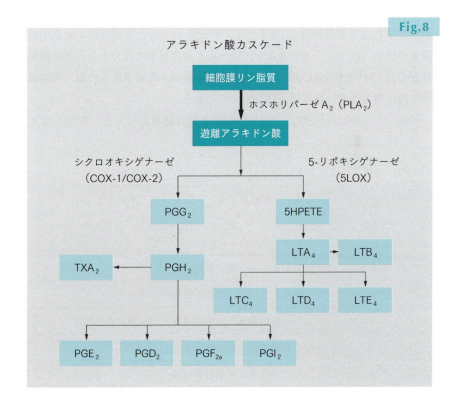

Fig.8

で最も重要なものは PGE_2 である。末梢組織では少量のブラジキニンやヒスタミンが潅流しているが、PGE_2 が加わると疼痛受容体の感受性が高まる[5]。

知覚神経の刺激で瞬時に生じる疼痛には COX-2 は関与しないので、NSAIDs は運動時に生じる疼痛には効果がない。PGE_2 は体温調節中枢に作用して発熱させるため、NSAIDs の COX-2 阻害により PGE_2 産生が抑制されると解熱することになる。

一方、炎症の局所でしばしばみられる**発赤や熱感はヒスタミンやセロトニンによるのため NSAIDs では抑制できない**。さらに NSAIDs はアラキドン酸からロイコトリエン（LT）を産生するリポキシゲナーゼは抑制しない。好中球の炎症組織への遊走も LTB4、IL-8、補体などで生じるため、NSAIDs は好中球遊走能は抑制しない（Table 3）。

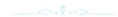

NSAIDs の副作用は主に COX-1 阻害により生じる。胃酸分泌増加、粘液産生低下による胃腸障害、TX（トロンボキサン）A_2 合成障害による血小板凝集の抑制、肝障害などであるが、ほとんどが用量依存的である。特に**過量投与では COX-2 抑制は増強せず、COX-1 抑制のみ増強されるため、消炎鎮痛作用は増強せずに副作用だけが増えてしまう**。

腎臓では COX-1 とともに COX-2 も構成型の酵素として常に発現してお

Table 3 | プロスタグランディン、ロイコトリエンの生理作用

PGD_2	T 細胞、好酸球遊走、気管支収縮、睡眠誘導
PGE_2	疼痛、発熱、免疫抑制、胃酸分泌抑制、血管拡張、骨吸収・骨形成
$PGF_{2\alpha}$	子宮収縮、卵巣黄体退縮
PGI_2	血小板凝集阻害、血栓形成抑制、血管透過性亢進
TXA_2	血小板凝集促進、血栓形成促進、血管透過性亢進
LTB_4	好中球活性化、好中球遊走
LTC_4, LTD_4, LTE_4	血管透過性亢進、気管支収縮

り，PGE_2により腎血管を拡張し腎血流を増大させ，近位尿細管でのNa再吸収を抑制し利尿を促している．腎機能障害ではPGE_2産生が亢進しているため，COX-2阻害による腎血流や糸球体濾過量の低下とNa再吸収増加が起こりやすくなっている．

したがって腎障害や心不全患者では慎重に投与する．NSAIDsによる腎障害は腎血流低下による腎前性腎不全，急性尿細管壊死，アレルギー性の急性尿細管間質性腎炎が多い．またときに急性腎不全と微小変化型ネフローゼ症候群の合併を起こすことがあり，「NSAIDs腎症」と呼ばれる．

NSAIDsの選択には酸性/塩基性，持続時間，COX-2選択性の有無，副作用の起こりやすさ，投与経路（Drug delivery system）を考慮する．

酸性NSAIDsは最も種類が多くよく使用されるNSAIDsで，抗炎症作用，鎮痛，解熱作用ともに強力である．アリール酢酸系，オキシカム系は効果が強く，プロピオン酸系はやや弱いが胃粘膜障害，腎障害などの副作用は比較的少ない．アントラニル酸系のメフェナム酸は鎮痛効果が特に強いことが特徴である（**Table 4**）．

持続時間は製剤により差が大きい．半減期の長い薬剤は1日1～2回の服用でよいため服薬コンプライアンスを上げるためには役立つが，長時間血中濃度が保たれるため腎障害や肝障害は生じやすくなる．

高齢者や腎機能低下，肝疾患患者では半減期の短い薬剤を選択する方がよい（**Table 5**）．

前述のとおり，COX-2阻害で鎮痛，解熱，抗炎症作用が生じ，COX-1阻害で副作用が生じるため，COX-2を選択的に阻害することが副作用を抑えるために有用であると考えられてきた．ただし，消化性潰瘍は著明に減るものの，腎ではCOX-1，COX-2が常に発現し生理作用を発揮しているためCOX-2を選択的に阻害しても腎障害は生じる（**Fig.9**）．

NSAIDsの副作用は高齢者，腎機能障害，肝疾患，血液疾患，心疾患をもつ患者では起こりやすいため特に注意する必要がある．高齢者や体格の小さい患者では血清クレアチニン濃度が正常でも腎機能が低下していることもあるため，見逃さないように気をつける．

Table 4 | NSAIDs の分類

分類	薬剤名と注意点	
酸性	抗炎症，鎮痛，解熱作用はいずれも強い 消化性潰瘍，重篤な肝・腎障害，重篤な血液異常，心不全（少量アスピリンを除く）では禁忌	
サリチル酸系	アスピリン	少量で血小板凝集抑制 副作用に耳鳴，Reye症候群，喘息
アントラニル酸系	メフェナム酸（ポンタール®）	鎮痛効果が強い 副作用に下痢，溶血性貧血
アリール酢酸系	フェニル酢酸系： ジクロフェナクナトリウム（ボルタレン®）	抗炎症効果が強い
	インドール酢酸系： インドメタシン（インダシン®）	
	ピラノ酢酸系： ハイペン（エトドラク®）	COX-2 選択性が高い 副作用が少ない
プロピオン酸系	イブプロフェン（ブルフェン®） ナプロキセン（ナイキサン®） ロキソプロフェン（ロキソニン®）	鎮痛，解熱，抗炎症のバランスがよい 胃腸障害が少ない
オキシカム	ピロキシカム（フェルデン®） アンピロキシカム（フルカム®） メロキシカム（モービック®）	半減期が長い 浮腫が起こりやすい 腎機能障害に注意
中性	コキシブ系： セレコキシブ（セレコックス®）	COX-2 選択的阻害薬
塩基性	チアラミド塩酸塩（ソランタール®）	効果が弱い 副作用が少ない
ピラゾロン系 （ピリン系）	スルピリン（メチロン®）	NSAIDs に分類されないこともある 解熱作用が強い 顆粒球減少，薬剤アレルギー，ショックが起こりうる

Table 5 代表的な NSAIDs の最高血中濃度の到達時間と半減期と通常用法

薬　剤	最高血中濃度到達時間 (h)	半減期 (h)	用　法
短時間作用型			
アスピリン	0.5	0.34（サリチル酸）	分 3
ジクロフェナクナトリウム	2.7	1.5	分 3
（徐放剤）	7.0	1.3	分 2
（坐剤）	0.8	1.3	1〜2 回/日
ロキソプロフェンナトリウム	0.8	1.5	分 3
イブプロフェン	2.1	1.8	分 3
中時間持続型			
セレコックス	2.2	7	分 2
エトドラク	1.3	7±3.2	分 2
ナブロキセン	2〜4	14±2	分 2〜3
スリンダク	4	14±8	分 2
長時間作用型			
メロキシカム	7	27±7	分 1
ピロキシカム	3	57±22	分 1

　投与経路は徐放剤，坐剤，プロドラッグなどがある．徐放剤はインドメサシンやジクロフェナクで製造されていて，持続的な効果が得られるものの非徐放剤と比較して効果が弱く切れ味が鈍い．坐剤は迅速な効果と胃粘膜障害の軽減が特徴であるが障害がなくなるわけではない．プロドラッグは吸収後に活性体に変換されるため，吸収/変換前に生じる有害事象が軽減される．ロキソプロフェン，スリンダク，アンピロキシカムなどがある．

代表的 NSAIDs

ロキソプロフェン（ロキソニン®）

　ロキソプロフェンは本邦で最もよく利用される NSAIDs である．消炎効果と鎮痛効果を平均的に持っており，効果発現が早くいわゆるキレのよい薬剤である．さらにプロドラッグであり半減期も短いため副作用も少ないことが使用頻度の高い理由となっている．

Fig.9

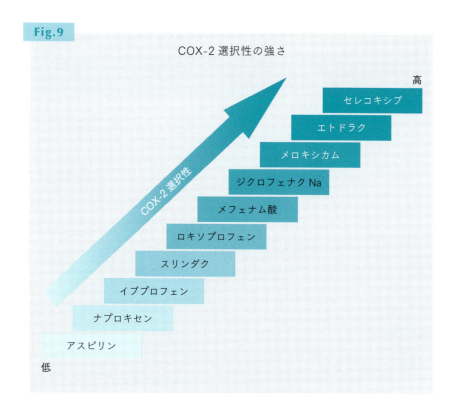

　常用量は1日3回で基礎疾患のない若年成人では4～5時間の持続時間であるが，高齢者では10時間以上効果が持続することもある。

ジクロフェナク（ボルタレン®）

　消炎鎮痛解熱作用が強いフェニル酢酸系の代表的薬剤である。ロキソプロフェンと同じく効果発現は早い。

　COX-2選択性が比較的高い薬剤で欧米のメタアナリシスではNSAIDsの中では重篤な消化管障害が少ない薬剤とされているが，臨床の実感では決して少なくない。

エトドラク（ハイペン®）

　胃腸障害，腎障害共に少ない薬剤である。効果はマイルドでロキソプロフェンやジクロフェナクほど強くない。

セレコキシブ（セレコックス®）

COX-2選択的阻害薬であり関節リウマチ，変形性関節症，肩関節周囲炎，頸肩腕症候群，腱・腱鞘炎，手術後，外傷後ならびに抜歯後に健康保険適用がある。重篤な消化管障害（消化性潰瘍や出血など）の頻度を増やさないとされている。

腎に対する影響はNAG，β2ミクログロブリンなどの尿細管蛋白がプラセボやロキソプロフェンと比較しても増加するというデータもあり，腎障害は起こりうると考えたほうがよい。

最も懸念されるのは心血管系合併症の増加である。COX-1により産生され血小板凝集を促進するTXA_2合成を阻害せず，COX-2依存性で血小板凝集抑制作用のあるPGI_2産生を抑制することにより血栓産生が促進される。同じコキシブ系のロフェコキシブは心脳血管障害のイベントが増えることが証明され発売中止となった。

セレコキシブについてはメタアナリシスで心血管イベントを増加させないという研究[6]やジクロフェナクやインドメサシンの方が高リスクとする報告[7]もありCOX-2阻害の強さの影響があるのではないかと考えられている。

アスピリン

最も古典的なNSAIDsであるアスピリンはサリチル酸の水酸基をエステル化したものである。歴史は古く1800年代から使用されている。アスピリンには胃腸障害，耳鳴，気管支喘息の誘発という副作用がある。またReye症候群との関連も指摘されていることからインフルエンザや水痘罹患時には使用しない。

COX-1の阻害により，PGE_2の産生を抑制するために胃粘膜保護作用も阻害される。アスピリンは経口投与すると，胃粘膜から直接吸収されてびらんが生じる。これはCOX活性の抑制によるロイコトリエン，TNFα産生が亢進することによって好中球活性化，血管内皮細胞障害が生じ，胃粘膜内の微小血管内に血栓形成が生じ，胃粘膜が損傷されるためであると考えられている。

アスピリン喘息はNSAIDsに共通の副作用であるが，COX活性抑制によりPGE_2で抑えられていたLT合成が亢進するためと考えられている。30～40歳の女性に多い。

アセトアミノフェン（カロナール®）

アセトアミノフェンは旧大英帝国圏ではパラセタモールと呼ばれており，同じ薬でも2つの一般名をもつ珍しい薬である。化合物名をどう省略したかで発生した違いで，para-acetylaminophenol＝アセトアミノフェン，そしてpara-acetylaminophenol＝パラセタモールとなる。

アスピリンと同程度の解熱鎮痛作用を持つが，抗炎症作用は有しない。中枢神経でのPG合成を阻害し，脳内の体温調節中枢に対する内因性発熱物質の作用を抑制する。中枢神経以外の組織でのCOX阻害作用は弱く胃腸障害，腎障害，出血傾向などの副作用は生じないためNSAIDsには含まれていない。副作用が少ないことから小児を中心に使用されている。

経口投与されたアセトアミノフェンは100％近く消化管から吸収され，1～2時間後には最高血中濃度に達する。血中では20～50％血漿蛋白と結合している。その後，肝臓でグルクロン酸や硫酸で抱合を受けて排泄される。2.3～3.3時間が消失半減期であり，8時間後には血中からほぼ消失する。

常用量は解熱鎮痛薬としては成人で1回300～500mgで1日2～3回。空腹時の内服は避ける。副作用としては中毒による肝細胞壊死が有名であるが，用量依存的な副作用で通常の用量では生じない。用量や服用期間と無関係に生じるアレルギー性の肝障害も起こりうるが，こちらは発熱や皮疹などの全身症状を伴うことが多い。

米国で使用されている1日最大4gの投与量は安全と考えられており，成人で12g以上を一度に内服し，血中濃度が200μg/mLを超えると重篤な肝障害が発生する。肝障害患者の3.5％では劇症化する。アルコール多飲者がアセトアミノフェン内服で肝不全を起こすことがある。スティーブンス・ジョンソン症候群や中毒性表皮壊死症を生じうるので皮疹には注意する。

ステロイド

ステロイドが純粋な解熱薬として使われることは稀と考えられるが，使用される場合には解熱が期待できる。ステロイドはCOX-2遺伝子の発現を抑制して消炎鎮痛作用を生じる。一方ではCOX-1の遺伝子は抑制されないため胃潰瘍誘発はない。

ステロイドはアラキドン酸カスケードのホスホリパーゼA2も阻害してLT産生を抑制する。結果としてLTB4による好中球遊走能も抑制するため，安易な投与は免疫抑制を引き起こす可能性がある。

　敗血症などの重症病態では，副腎皮質機能や組織のステロイド反応性低下が生じていることが知られている。敗血症性ショックに対してヒドロコルチゾン200〜300mg/日を投与した研究では，ショックからの離脱は投与群で早いが[8-10]，新たな感染症が増えるため予後の改善はみられなかった[11]。ヒドロコルチゾン200mgはストレス時に内因性に分泌される最大ステロイド量に相当する。

　敗血症などの非常に大きなストレスによる相対的な副腎不全が生じているときに，生理的なステロイド量を適切に補充できれば，サイトカインストームから早期に離脱可能かもしれない。しかし，体温がモニタリングされた1つの研究ではステロイド投与群とプラセボ群で体温の差はみられなかった[8]。敗血症性ショックのような重症感染症におけるステロイドの解熱効果は高くない可能性がある。

　自己免疫疾患ではしばしば発熱がみられステロイドが用いられるが，必要量は疾患により様々である。関節リウマチや全身性エリテマトーデスでは，プレドニゾロン10〜20mgで多くは解熱が得られるが，成人スティル病では100mg以上が必要になることもある。

　特に自己免疫疾患では解熱は薬効の指標となるが目的ではない。疾患の活動性である自己免疫現象そのものを抑えるために使うので，病態に応じた必要量を継続的に使うことになる。

葛根湯は風邪に効くのか？

　葛根湯は漢方薬で最もよく知られていて感冒の初期によく用いられる。通常の用法は1日3回，1回1包食間または食前であるが，この方法では効果がなく，感冒初期の悪寒が生じているときに集中的に内服させて発汗を促すとよいとする意見もある。

ある漢方専門医の使用法は診察室で1包渡してその場で飲ませ，1時間後に発汗したかどうかを確認し，発汗がない場合は1包追加して内服させ，さらに1時間後に確認し，発汗がなければ再び追加，これを数回繰り返すと汗が出てよくなって帰っていくそうである。

　これだけ短時間で治るとすると，薬剤による抗ウイルス作用は否定的である。インフルエンザにオセルタミビルなどの抗インフルエンザ薬を投与しても，解熱するまで24時間以上はかかる。

　そもそも悪寒とはウイルス感染を契機に体温のセットポイントが上昇し，毛穴を閉め，筋肉の震えで熱産生を行い，新しく設定した体温を目指して効率よく体温を上げようとする現象である。悪寒の時期に内服すると汗が出て解熱して治るというのは，体温上昇によりウイルスの増殖が抑えられ，病原体による抗原刺激が減ると，免疫担当細胞からのIL-1やPGE$_2$の産生が低下し，視床下部の体温のセットポイントが下がり，発汗して体温が低下すると考えられる。

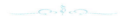

　イヌに葛根湯を投与した実験で体温上昇とマクロファージによる貪食亢進がみられたとする実験や[12]マウスへの投与でIL-18やTNF，IL-12の上昇がみられたとする結果がある[13]。これらは自然免疫の賦活を示唆している。

　葛根湯は効率よく体温を上昇させ，自然免疫を賦活化することで抗ウイルス作用を発揮するのであろう。ただし，全員に効果があるわけではない。主成分である麻黄にはエフェドリンが含まれていて交感神経を刺激するため動悸や神経興奮，不眠となることがある。

　元来健康で体力がある患者に限って使用するのが無難である。

発汗療法は間違いか？

　風邪を引いたときに厚着をして布団をかぶって早く寝ると早く治るという治療が民間療法として行われている。これについては，賛否両論で否定的な意見をもつ医師も多くいる。

　しかし自分でやってみると確かに治る。感冒の早い時期に行うほど効果があり，一晩で治っていることも多い。この治療法も葛根湯と同じで体温上昇

により自然免疫を賦活させウイルス増殖を抑えると考えると納得がいく。

ただし夜中に何度も起きて頻繁に着替えたり，水分を大量に補給したりと結構つかれる治療である。特に汗が出始めるまでがつらい。体力のない人には勧められない方法ではある。家人にもやってもらったが，なかなか汗が出ずに暑さに耐えられず途中でやめてしまった。

〈狩野俊和〉

Reference

1) Yamato M, Tamura Y, Eguchi A et al：Brain interleukin-1β and the intrinsic receptor antagonist control peripheral Toll-like receptor 3-mediated suppression of spontaneous activity in rats. PLoS One 9：e90950, 2014
2) Lee BH, Inui D, Suh GY et al：Association of body temperature and antipyretic treatments with mortality of critically ill patients with and without sepsis：multi-centered prospective observational study. Crit Care 16：R33, 2012
3) Philip A. Mackowiak：Fever-Basic Mechanisms and Management, 1991, Raven Pr, pp259
4) Schortgen F, Clabault K, Katsahian S et al：Fever control using external cooling in septic shock：a randomized controlled trial. Am J Respir Crit Care Med 185：1088-1095, 2012
5) Ferreira SH, Moncada S, Vane JR：Prostaglandins and the mechanism of analgesia produced by aspirin-like drugs. Br J Pharmacol 49：86-97, 1973
6) Patricia M Kearney, Colin Baigent, Jon Godwin et al：Do selective cyclo-oxygenase-2 inhibitors and traditional non-steroidal anti-inflammatory drugs increase the risk of atherothrombosis? Meta-analysis of randomised trials. BMJ 332：1302-1308, 2006
7) McGettigan P, Henry D：Cardiovascular risk and inhibition of cyclooxygenase：a systematic review of the observational studies of selective and non-selective inhibitors of cyclooxygenase-2. JAMA 296：1633-1644, 2006
8) Briegel J, Forst H, Haller M et al：Stress doses of hydrocortisone reverse hyperdynamic septic shock：a prospective, randomized, double-blind, single-center study. Crit Care Med 27：723-732, 1999
9) Bollaert PE, Charpentier C, Levy B et al：Reversal of late septic shock with supraphysiologic doses of hydrocortisone. Crit care Med 26：645-650, 1998
10) Annane D, Sébille V, Charpentier C et al：Effect of treatment with low doses of hydrocortisone and fludrocortisone on mortality in patients with septic shock. JAMA 288：862-871, 2002
11) Charles L, Djillali A, Didier K et al：Hydrocortisone Therapy for Patients with Septic Shock. NEJM 358：111-124, 2008
12) Muraoka K, Yoshida S, Hasegawa K et al：A pharmacologic study on the mechanism of action of Kakkon-to：body temperature elevation and phagocytic activation of macrophages in dogs. J Altern Complement Med 10：841-849, 2004
13) Burns JJ, Zhao L, Taylor EW et al：The influence of traditional herbal formulas on cytokine activity. 278：140-159, 2010

B 発熱に関する臨床上の命題を考える

4 不明熱とはなにか？

「不明熱」の定義とは

　まずは不明熱の定義を挙げておく。1961年にPetersdorf，Beesonによって，「発熱が3週間以上持続し，かつ少なくとも3回 38.3℃以上となり，1週間の入院精査にもかかわらず診断の確定しないもの」と学術的な不明熱の定義がなされた[1]。この場合の38.3℃というのは口腔内温度である。

　その後，医学の発達と共に不明熱患者の背景も多様化した。そこでDurackとStreetにより1991年に不明熱の再定義がなされた（**Table 6**）[2]。

Table 6 │ DurackとStreetによる不明熱の再定義

古典的不明熱	38.3℃以上の発熱，3週間以上持続 3日間の入院精査もしくは3回の外来検査で診断がつかない
入院患者の不明熱	入院患者（急性期病院）の38.3℃以上の発熱，3日以上持続 入院時に感染症を認めない。潜伏感染も否定的 3日間の精査で診断つかない。48時間の培養検査陰性
好中球減少者の不明熱	好中球＜500/uL 38.3℃以上の発熱を3日間以上持続 3日間の精査で診断つかない。48時間の培養検査陰性
HIV関連不明熱	HIV感染患者の38.3℃以上の発熱 発熱時間は外来患者で4週以上，入院患者で3日以上 3日間の精査で診断つかない。48時間の培養検査陰性

なぜただの発熱が「不明熱」となってしまうのか？

不明熱とて，もともとただの熱である。ならばただの熱がなぜ「不明熱」になってしまうのだろうか。その最大の原因は「熱以外の典型的な症状・所見が出にくい」ということである。なぜ「熱以外の典型的な症状・所見が出にくい」と診療困難となるのか，以下でみていく。

「熱だけ」では診療がすすまない

筆者は研修医の指導を行っている。発熱患者のプロブレムリストを挙げさせると「#1．熱」とだけ挙げる学生や医師が必ず毎年いる。そこで彼女・彼に「鑑別疾患を挙げてください」と聞いてみる。そうすると，それはまあ多くの鑑別疾患が，無秩序に挙がってくる。

「では，どう鑑別していくのですか」と訊くと，彼らは答えに窮する。あるいは思いつく限りの検査を羅列する者もいる。そこには戦略や秩序はないようだ。まともな鑑別診断さえあがってこない場合さえある。「頭が真っ白」という状態である。結果としてカンファレンスは紛糾する。

発熱患者の診療で難しいのはどういう場合か。それは患者が「熱だけ」を呈している「ようにみえる」ときである。情報として「熱」だけがあっても，診療は先に進まない。

熱から想起される疾患の数は膨大である。現実の医師の頭の働きや，診療の流れを考えれば，絞り込む作業が必要なのである。しかし「熱だけしかない」とは，その絞り込むための手がかりがないということである。

所見から鑑別疾患の臨床像を想起できなければ，診断にたどり着かない

実際の診断の過程では，患者の訴える健康上の問題を手がかりとして，病歴聴取・身体診察で情報を収集していく。やがて患者の有する問題の全体像

が見え，それが自身の知る疾患のイメージと合致してくるなかで診断がついていく。

逆に言えば所見から鑑別疾患の臨床像を想起できなければ，診断にたどりつかない。しかし，不明熱の問題は，患者に熱以外の典型的な症状や所見が出にくいことである。

熱以外の典型的な症状や所見がないと，特定の疾患のイメージを想起するのに大変に苦労する。つまりこれは鑑別診断が挙がりにくいということにつながってくる。

だからこそ病歴聴取・身体診察は重要で，診断の手がかりとなる情報を自分から積極的に引き出さねばならないのである。これを可能とするためには，病歴聴取・身体診察も技術であるので，日々修練しなければならない。

診断仮説なしの，病歴聴取・身体所見は精度が落ちる

もうひとつの問題は，具体的な鑑別診断あるいは診断仮説がアタマのなかにないと，そもそも病歴聴取・身体診察の精度が落ちてしまうということである。

例えば，軽度の僧帽弁閉鎖不全症の患者がいたとする。研修医に何の情報も与えずに胸部の聴診をさせても，心雑音は聴取できないことが多い。しかし「この患者さんには弁膜症があるよ」と一言情報を与えれば，聴き取れるようになる。

一般に医師は，患者と対面し病歴聴取を開始してその極早期の段階で，アタマの中に複数の診断仮説を想起しているのだという。「あれではないかな」「いやこれかな」とアタマを巡らせながら，同時に病歴聴取・身体診察を行っていくわけである。そこで，前述の弁膜症の例のように，具体的な疾患をアタマの中に想起した状態であれば，それに関する情報を的確に病歴聴取・身体診察で引き出すことができる。

診断仮説なしの検査の乱発は，診療を混乱させる

　診断がつかないときに，検査を乱発する医師がいる．筆者は「病歴聴取や身体診察は感度や再現性が低いので使えない」と若手医師に「ご教授」頂いたことが数回ならずある．感度や再現性が低いのは個人の修練が不十分でありようは「下手」ということなのだが，この点は「Ⅱ章1. 発熱患者の身体診察」で述べる．

　さて，検査の乱発は決して問題の解決にはつながらない．混乱に至る可能性，大である．

　一般に「情報は多い方がよい」と言われる．「数打てば当たる」という漠然とした思いがあるのだろう．しかし実際には情報が多いとそれが診断の障害となる．ひとつひとつの検査の意味づけがよく理解されていないがために，結果が追加される度にその解釈で混乱し，診療の方針が大きくぶれ迷走するのである．

　「情報は多ければ多いほどよい」という検査に対する考え方は，その意味できわめて危険である．これは日本の医療現場にはびこる大きな誤謬である．

検査前確率の想定なしに検査を乱発すれば，診療は混乱する

　「検査の乱発はよくない」と言われるのはなぜか？

　検査が乱発される多くの場合，オーダーした医師は検査対象となった疾患の事前確率を全く意識していない．そして，その状況では可能性がきわめて低い疾患も「とりあえず」鑑別にいれて検査をオーダーしてしまう．その検査前確率の低いはずの疾患の検査で「陽性」として出てしまったらどうすればいいだろうか？　おそらくオーダーした医師は動揺する．そして，本当に治療を開始すべきかどうか悩む．

　さらに検査前確率の見積もりができていない医師にとって，今目の前にあ

る「診断」に対して治療を施すことが妥当かどうかの判断はつかない。なぜならば検査後の事後確率，すなわち「検査の結果，その疾患をどの程度疑うのか」は，そもそも事前確率を知って，なおかつ検査の特性（感度・特異度および尤度比）を知らねばわかりようもないからである。

マネジメントは混乱する。結果として無駄で患者に害を与える治療が乱発されることもある。

筆者はときに pan-screening と称してありとあらゆる感染症検査，膠原病関連のマーカー検査がオーダーされるのを見かけることがある。症例検討会などではその結果が全画面に提示される。しかしその結果が診断に寄与している様子をみることはあまりない。むしろ，陽性陰性雑多な結果の中で議論が混乱することが多い。

当然である。検査をする以前に，何を鑑別疾患として考えて，その事前確率がどの程度かを意識しないで議論をするわけだから，混乱するのは当然である。

まず大切なことは，問題が「不明熱である」と自覚し直すことである

では，不明熱を攻略するにはどうすればいいのか？

まず重要なのは，**自分が診療を行っている状況が「不明熱」であるときちんと認識すること**である。「悪あがきをせずに，腹を括ること」といえるかもしれない。不明熱診療における Doctor's Delay の多くは，医師が状況を不明熱であると自覚することができないまま，ずるずるともがき続けることに起因しているように思う。

発熱患者がいて，その原因が突き止められないときに，診療の早い段階で「不明熱ではないか」とあえて意識することが重要だと筆者は考えている。

自覚し直すことは重要である。そうすれば，それまでの過程で自分が立ててきた診断仮説から自分の気持ちを一度自由に解き放つことができる。「不

明熱」ならではの鑑別診断を冷静に思いつくことができる。

また，十分に鑑別診断が思いつかないのであれば，さらに知識と経験がある医師に助けを借りることもできる。

不明熱を攻略するにはまずは得られた背景情報から，類型化することからはじめる

最も重要なことは，**患者背景をよく検討すること**である。実は，患者背景ごとに不明熱となる頻度の高い疾患はある程度決まっている(Table 7)。まずはその頻度が高い疾患を念頭に診療を進めていくのである。

Table 7 | 背景ごとに分けた不明熱の鑑別疾患の特徴

古典的不明熱	・感染症，膠原病，悪性腫瘍，薬剤熱
院内発症不明熱	・カテーテル関連血流感染症， ・挿管関連の副鼻腔炎，偽膜性腸炎，見逃されている膿瘍 ・薬剤熱，深部静脈血栓症・肺塞栓など
好中球減少症に伴う不明熱	・いわゆる発熱性好中球減少症の状況で発症する細菌感染による膿瘍性病変 ・ハイリスク患者では播種性カンジダ症，アスペルギルス症など ・非感染性では薬剤熱・腫瘍熱など ・真の原因不明のものの一定数存在 ・非感染性の不明熱は好中球回復とともに多くの場合は解熱
HIV 感染症関連の不明熱	感染性 ・抗酸菌(HIV 関連で最多の原因)結核，非結核性抗酸菌 (*Mycobacterium avium* complex) ・Pneumocystis pneumonia ・CMV 感染症 ・中枢神経トキソプラズマ ・クリプトコッカス 非感染性 ・薬剤熱 ・免疫再構築症候群

この患者背景の重要性に気づいたのが，Durack と Street だと思われる。彼らによる不明熱の再分類は，患者背景によって不明熱の鑑別診断が異なることに気づいた Durack と Street の慧眼によるものである。患者背景が異なれば，不明熱の鑑別疾患も異なってくる。

　先に述べたように，診療の混乱の多くは「鑑別診断が挙がらない」ことが理由である。つまり鑑別診断が挙がれば，その疾患を意識しつつ，焦点のはっきりとした病歴聴取・身体診察を行うことができる。これによって，最初は聞き出せなかった患者の病歴を新たに聴取できたり，あるいは最初はわからなかった身体所見を新たにとることができるかもしれない。
　また，不明熱の原因となる疾患の多くには，診断のための Tips（ヒューリスティクス）が存在する。本書ではそのヒューリスティクスを多く取り上げているが，それが活きてくるのである。

　不明熱患者では非特異的所見が多い。非特異的所見は，それをバラバラに眺めてしまうと，強い印象を得ることはできない。ピンと来ないわけである。
　しかし自分の知識の中にあるヒューリスティクスに照らしていく中で，それらの非特異的病歴・症状・所見，そしてそれらが発症以前からを含めた時系列の中でどのように表出してくるかが，ひとつの筋でしっかりと繋がる場面を，現実の診療ではよく経験する。ある特徴的な臨床像とつながっていくわけである。ここまでくれば，問題は解けたも同然である。

〈大曲貴夫〉

Reference

1) Petersdorf RG, PB Beeson：Fever of unexplained origin：report on 100 cases. Medicine (Baltimore) 40：1-30, 1961
2) Durack DT, AC Street：Fever of unknown origin—reexamined and redefined. Curr Clin Top Infect Dis 11：35-51, 1991

II 章
発熱診療の臨床推論

EDITORIAL

"Listen" でも "Hear" でもなく "Take" である意味

　我々医師が初見の患者にあたる際，年齢・性別・主訴・おおまかな現病歴を把握した時点ですでにいくつかの鑑別疾患を想起しながら問診を追加する。このとき，我々はすでに各種の鑑別疾患における「問診前確率」をおぼろげながら想起しており，それを上下させる問診を自ら得ていくことで「問診後確率」を上下させ，鑑別診断の洗練を図っているはずである。

　診断に迫るための問診・身体診察・検査は，受動的ないしは深い思慮なしには絶対に得ることができない。自分が描いたそれぞれの鑑別疾患の確率を上下させる意図をもちながら，能動的に "Take" しにいくことではじめて得られるのである。

A. Taking a medical history

　ここでは，主訴が「発熱」である患者への問診における重要点をまとめた。

　特に問診の各項目において「こちらから能動的に得る問診のコツ」と，「能動的に得た問診情報から生まれる鑑別診断」に重点を置いて記載した。

　また，患者に発生した症状を網羅的に確認する Review of systems (ROS) については，特に不明熱をきたした際に重要な ROS を pick-up し，ROS のもつ利点・欠点の双方から解説し，不明熱を疑った際に聴取すべき ROS の一覧表も記載した。

　「患者の言うことに耳を傾けろ，彼らが診断を教えてくれる」と Osler は言った。ただしそれは，問診を漏れなく，そして思考の偏りなく行うことではじめて得られる至言なのである。

B. Taking examinations 〜狙いを定めた身体診察と検査〜

　身体診察を head to toe examination として網羅的に行うことは重要である。一方で，ただただ無意識に身体診察をすることは時間の無駄である。身体診察は問診と同様に，鑑別疾患なくして"Take"することのできない情報でもある。

　身体診察もやはり，問診で得た情報から発生した鑑別診断の検査前確率を上下させるために存在するいわば"検査"であり，これらを能動的に行うことでより効果的，かつ精密な診断を行うことができる。ここでは，主訴が「発熱」である患者への診察と検査のポイントを整理した。

　「発熱患者の身体診察」は，診察の本来の目的とトレーニング方法から各臓器の実際的な診察方法とコツまでを解説した。本項を参照して，攻撃的に身体診察を行ってほしい。

　さらに「よくわからない発熱における検査の用い方」の項目も設けた。すでにⅠ章で述べた通り，「よくわからない発熱」に対して闇雲に検査を乱発することは，無益どころか誤診を生む危険性をも孕んでいる。問診・診察で得られた情報をもとに，不明熱に対してどのような鑑別アルゴリズムをもって検査をオーダーし，結果を解釈すればよいかを解説している。

　本章を参考にして，発熱患者の問診・診察・検査情報から1枚の絵画を作成するような気持ちで臨床推論を行ってほしい。そのような思いで作成された明瞭な"絵"は，必ずや病態診断に直結する。

Section-chief　佐田竜一

A　Taking a medical history

1 発熱患者の問診

発熱診療における問診の意義

　発熱患者における問診の重要性は，いくら強調してもしすぎることはない。もちろん患者の全身状態によっては，十分な問診が聴取できないことは多々あるが，患者の意識レベルや緊急度が許す限り，丁寧に問診を行い診断のための情報をできるだけ多く手に入れるよう心がけるべきである。

　なお，診察は「問診→診察→検査→診断→治療」の流れで行うことが正しいように思われがちであるが，この流れは可逆的なものであり，**我々はいつでも問診に立ち返ることができることは忘れてはならない**。診察を行って，あるいは検査を行ってある疾患の可能性が浮かんだ場合に，その尤度を上下させるために問診が有用であることはしばしば経験される。問診は医療経済にも優しく，時間と場所を選ばない発熱診療における最大の武器である。

現病歴

　「現病歴」という言葉からは症状の出現から受診日までの症状の推移を聴取するだけのように聞こえるが，実際にはその患者さんの普段の生活をイメージすることから始まる。

- 普段とのように日常生活を過ごしているのか
- 元々のADLがどの程度であり，発熱が出現した後とのように変化したか

を聴取することからまずは始めたい。

　次に，発症から受診に至るまでの経過について聴取を行う。以下につい

て意識して聴取するとよい。

　最も重要なのは「発熱の持続期間」と「随伴症状」であり，まずはこの組み合わせで疾患を想定する。例えば，「2日間続く発熱と咳嗽」であれば気管支炎や肺炎を考えるが，これが「2カ月続いている」とすると肺結核や慢性好酸球性肺炎などを考慮する，といった具合である。

　一般的には感染症では急性の経過であり，膠原病や悪性疾患は亜急性〜慢性の経過を辿るが，感染性心内膜炎や結核では亜急性〜慢性の経過を辿ることがあるなど例外も存在する。

　また，発熱によってこれまでの日常生活にどのような影響があったのか（食事量が減った，仕事ができなくなった，夜眠れなくなった，など）を確認する。さらに痛みがあれば以下の「OPQRST」を聴取する。

Onset：発症様式

　発熱疾患では sudden onset（突然の発症）は稀であり，通常は急性，亜急性，慢性のいずれかである。

Palliative/Provocative：増悪・寛解因子

　例えば咽頭痛と発熱を主訴に受診した患者の場合に，嚥下時に疼痛が増強するようであれば咽頭・喉頭に病変があり，なければ甲状腺疾患など咽頭・喉頭以外の他の部位に病変がある可能性を考える。

Quality：痛みの性質

　鋭い痛み，鈍い痛みなどを聴取する。

Region/Radiation/Related symptom：部位/放散/関連症状

　例えば右季肋部が痛いという若い女性であれば，Fitz-Hugh-Curtis 症候群を疑って肩の放散痛の有無や帯下の変化などを聴取したい。

Severity：痛みの強さ

　経験したことのある最悪の痛みと比較してどうか，というように訊くのが

一般的であるが，筆者のように痛みに弱い人間では常に「10分の10ッス！」という答えが返ってくる傾向があり，客観的な評価は難しい．

Time Course：時間経過

発症してから受診に至るまでに疼痛がどのように変化しているか．変わらないのか・だんだん強くなってきているのか，周期的に疼痛が強くなるのか・ずっと一定の痛みが続いているのか，といった具合である．

関節痛であれば単関節痛なのか少関節痛なのか多関節痛なのか，対称性なのか非対称性なのか，移動性なのかも訊いておきたい．Review of Systems も問診における重要な要素であるが，これについては次項で述べる．

既往歴・手術歴・薬剤歴

既往歴が発熱にどのように影響しているか，という視点から考えると，以下の3点が重要である．

免疫不全の有無

好中球減少・機能不全，細胞性免疫不全，液性免疫不全，解剖学的免疫不全のいずれかに当てはまるかを考える．手術歴も解剖学的な異常につながることがあり，発熱の原因に関係しうる．詳細は「Ⅳ章 B-3, B-4」で免疫不全患者の発熱ついて解説したので参照されたい．

原疾患の治療状況

原疾患そのものが発熱の原因になっていないかを考える．全身性エリテマトーデス（SLE）の患者が発熱で受診した際には，細胞性免疫不全に伴う感染症以外だけでなく，SLEの再燃も考慮する必要がある．

したがって最近の治療薬のアドヒアランスや投与量の変化なども聴取する必要がある．

薬剤歴

現在使用中の薬剤の種類と，いつから使用しているのかを聴取する。医師から処方されているものだけではなく，健康食品，海外から輸入している薬剤，経口避妊薬，麻薬・危険ドラッグなどにも足元をすくわれることがあるため，注意する。

アレルギー歴

薬剤だけでなく食物・昆虫・環境因子なども含めたアレルギーを聴取する。曝露するとどのような症状が出るのかについても，具体的にカルテに記載する。

喫煙・アルコール

発熱疾患との直接の関連でいえば，喫煙開始と急性好酸球性肺炎，アルコールと離脱症候群などが問題になりうるが，普段の生活を知る上でも重要である。まだ診断されていない基礎疾患（肺癌やアルコール性肝硬変など）の推定にも役立つことがある。

性交渉歴

初診時にすべての発熱患者から聴取すべき項目ではないが，ときとして重要な問診事項である。「尿道から膿が出てきました」「性器にできものが……」といった，いわゆる典型的な性感染症の症状であれば性交渉歴を聴取するのは当然のことであるが，このようなベタな症状の患者は泌尿器科や婦人科を受診することが多く，内科を受診することは少ない。

内科医が性交渉歴を特に意識すべき状況としては，以下の状況が挙げられる。

- 口腔周囲の病変：oral sex によって生殖器と口は互いに感染症を移し合う。口と生殖器はセットで考えるべきである。想起すべき疾患としてはヘルペス，梅毒，淋菌・クラミジアなどである。
- 腹部症状：特に右季肋部痛では性感染症を想起すべきである。アメーバ肝膿瘍，急性（A 型/B 型/C 型）肝炎，骨盤内炎症性疾患から腹腔内へと波及した Fitz-Hugh-Curtis 症候群，などである。

　性交渉歴は，患者さんによって非常にプライベートな情報である。必要なことであるとはいえ，そのようなプライベートな事項について聴取することは訊く方も訊かれる方もストレスがかかる。

　性交渉歴を聴取する際には我々医療従事者はそのことに意識的であるべきであり，きわめて個人的な内容に関して質問していることに配慮が必要である。例えば，

- 性交渉歴は診断に繋がる可能性があるため大事な項目であり，これから訊くことは問診では毎回すべての患者に，年齢・性別などにかかわらず訊いていることである
- 現在の発熱の原因に関係があるかもしれないので，訊かせていただきたい

など前置きをしてから始めるべきである。また，こちらがオドオドして聞いていると患者さんも恥ずかしい気持ちになるため，堂々とした態度で聴取すべきである。

　性交渉歴を聴取する際には「**5つのP**」に着目して聴取することを心がける[1]。5つのPとは，以下のことである。

- Partners：性交渉の相手の人数，性別，特定のパートナーか不特定の相手か
- Practices：オーラルセックスの有無，アナルセックスの有無（oral-anal sex も含めて）
- Protections from STDs：コンドームの使用の有無など
- Past history of STDs：自身とパートナーの STD の既往
- Prevention of pregnancy：避妊しているか，妊娠を計画しているか

海外渡航歴

　日本国内と比較して熱帯・亜熱帯地域では各地域特有の病原微生物に曝露される機会が多く，日本ではみられない感染症に罹患することもある．海外渡航歴とは「海外に行ったかどうか」を聴取するものではなく「海外でどのような曝露の機会があったのか」を聴取するものであり，「海外渡航歴：インドネシア」などという記載で終わってはいけない．

　詳細は「Ⅳ章 B-5．渡航後の発熱」で述べるが，聴取すべき海外渡航歴の内容としては **Table 1** のものが挙げられる．

職業歴・趣味

　職業・趣味は患者の普段の生活を知る上で大事であることは当然だが，熱源に曝露される行為がないかという点においても重要である．

　職業では，いわゆる Commercial Sex Worker であれば性感染症，日中も屋外での仕事が多い職業では熱中症，アスベスト曝露のある職業では中皮腫といった具合である．

　また趣味では，ハイキングやトレッキングなどの森林曝露があれば，リケッチア症などのダニ媒介性感染症や外傷による破傷風などを考慮する．トライアスロンやウォータースポーツなど，海水・淡水曝露も *Vibrio vulnificus* 感染症やレプトスピラ症などを疑うきっかけとなる．

Table 1 海外渡航歴の聴取事項

- 渡航の出発日と帰国日
- 渡航先と経由国
- 田舎か都市部か
- 現地の気候，季節
- 咬傷の有無，具体的な蚊の対策
- 動物曝露
- 淡水曝露
- sick contact
- 現地での性交渉
- 食事や水の摂取
- ワクチン接種歴
- 旅行の種類と目的

家族歴

血清反応陰性脊椎関節炎，乾癬，結晶誘発性関節炎，周期性発熱症候群では家族歴があることがある。また関節リウマチや全身性エリテマトーデスなどのリウマチ膠原病疾患でも遺伝素因が関連することがある。

結核を疑った場合には家族内での結核罹患者がいないかを聴取することも忘れないようにしたい。

動物曝露歴

すべての発熱患者で聴取する必要はないが，ときとして非常に重要な診断のヒントとなりうる。

例えば，動物との接触歴で考慮すべき疾患としては以下のようなものがある[2]。

- カメ：サルモネラ症
- ネズミ：レプトスピラ症
- イヌ・ネコなど：狂犬病（日本国外で）
- ダニ：リケッチア症，野兎病，ライム病，バベシア症，*Borrelia miyamotoi* 感染症
- コウモリ：ヒストプラズマ症
- ネコ：猫ひっかき病，パスツレラ症

食事摂取歴

消化器症状を呈する発熱患者では食事摂取歴を聴取すべきであることは当然であるが，食事が原因の感染症には腸チフスやエルシニア症など必ずしも消化器症状を呈さない疾患もある。

食事を介して感染するものとして，大きく2つの経路がある。ひとつは病原体に汚染されている食事を摂取することによる感染，もうひとつがブタなどの動物が保有していた病原体を不完全な調理のまま摂取することによる感染である。

Table 2 | 感染源となる食物と病原微生物

病原微生物	感染源となる食物
サルモネラ	牛肉,鶏肉,卵
黄色ブドウ球菌	ハム,鶏肉,サラダ,サンドイッチ
キャンピロバクター	鶏肉,生のミルクなど
ウェルシュ菌	牛肉,鶏肉,グレービー
赤痢菌	卵サラダ,レタスなど
腸炎ビブリオ	甲殻類
セレウス菌	チャーハン,肉類,野菜
エルシニア	ミルク,豚肉,ブタの腸
コレラ	甲殻類
腸管出血性大腸菌	牛のひき肉,非加熱のミルク,生鮮食品
ノロウイルス	甲殻類,サラダなど
A型肝炎ウイルス	甲殻類,生鮮食品
E型肝炎ウイルス	豚肉,イノシシ肉
トキソプラズマ原虫	非加熱の肉類,生の甲殻類など
旋毛虫	豚肉,熊肉,イノシシ肉

病原微生物と感染源となる食物の一例を Table 2 に示す[3]。

住居・職場

　夏型過敏性肺臓炎や鳥飼病,アレルギー性気管支肺アスペルギルス症など住居や職場に関連した発熱疾患を疑った際には住居や職場の湿気・換気の頻度・築年数などについても聴取を行う。

ワクチン接種歴

麻疹，風疹，水痘，ムンプスや小児髄膜炎（インフルエンザ菌 b 型や肺炎球菌）などのいわゆる vaccine preventable diseases を疑った場合や，海外渡航後の発熱患者ではワクチン接種歴の聴取を行う。また，ワクチン接種に関連した発熱や皮疹が起こることもある。

まとめ〜問診だけに頼りすぎない〜

問診は丁寧に聴取すべきであるが，あまり時間をかけすぎても患者さんの負担になるだけである。一度の問診ですべてを聴取する必要はなく，身体所見や検査所見をみてから，あるいは経過を観察してから，あらためて問診を行うことで核心に迫ることができることもある。

また，問診は重要なツールであるが，問診だけですべてを診断する必要はなく，あらゆる手段のうちのひとつにすぎないことを認識しておくべきである。

（忽那賢志）

Reference

1) Centers for Disease Control and Prevention：A guide to taking a sexual history. http://www.cdc.gov/std/treatment/sexualhistory.pdf
2) Daniel S Shapiro：Infections acquired from animals other than pets. Cohen & Powderly- Infectious Diseases 3rd ed, 2010, pp734-741
3) Rajal KM, Patricia MG：Foodborne Disease. Mandell 8th, 2014, pp1283-1296

A　Taking a medical history

2 発熱における Review of systems

　病態診断に直接寄与するヒントとして，病歴，診察，検査のうち病歴がヒントとなる割合が8割を占めるという事実がある[1-3]。病歴を網羅的に把握するスキルを磨くことは診断性能の向上に直結するため，病歴聴取およびそのスキル向上に最大限の努力と時間を割くべきである。

　そのなかでも Review of systems（ROS）は，患者の臨床情報を網羅する上で非常に有用なツールである。大学病院の総合診療部門において，ROS を問診することで5％の患者に新たな診断をつけることができたという報告もあり[4]，検査を偏重するよりずっと効果的で，かつ cost-effective な診療ができる。本項では ROS の基本的な知識と，特に不明熱をきたした際の ROS と疾患の対応について述べる。

Review of systems の利点

　患者の臨床情報を網羅的に把握するために，ROS は以下の3点を解決してくれる。

❶ 患者自身が「重要だ」と認知できていないために医師にわざわざ伝えないような症状を訊き出すことができる
❷ 医師が問診中に把握できていない症状を拾い上げることができる
❸ 頭の先からつま先まで，そして精神的な部分に至るまでの症状を網羅できる

　特に診断に難渋する症例では，ROS を詳細に問診することで新たな診断へのヒントが得られることもしばしばある。普段の診療もさることながら，診断困難例では絶対に外してはいけない問診項目である。

他書には様々なROSチェックリストがあるが，共通している点は「**臓器別に網羅されていること**」「**症状のみならず既往歴などについても記載があること**（e.g. 結核の既往，肝炎の既往など）」である[5-7]。

Table 3 | 不明熱を疑った際に用いる Review of systems リスト

臓器別	症候，既往など	感染症を疑うコツ
全身	発熱，倦怠感，食思不振，体重減少，るいそう，悪寒・戦慄，盗汗	体重減少・食思不振とともに微熱があれば一度は感染性心内膜炎を想起する
皮膚	発疹，かゆみ，水疱，点状出血，黄疸，色素沈着，蒼白，出血傾向，血腫，Eschar，日光過敏	陰部の皮疹やEscherは本人が気付かない場合もあるため，たとえROSで拾えなくても必ず診察する
頭部	頭痛，脱毛，めまい，頭皮の変化，外傷，顎跛行	水痘は頭皮から始まる場合には初期診断が困難である
眼	視野異常，霧視，視野欠損，羞明，複視，疼痛，痒み，眼脂の増加，充血，流涙，眼瞼結膜の点状出血	眼瞼結膜の点状出血は毎日診察で確認する。出た瞬間に感染性心内膜炎が確定することもしばしば経験される
耳	難聴，耳鳴り，耳漏，耳痛	
鼻	鼻汁，後鼻漏，鼻閉塞，鼻出血，副鼻腔炎，鞍鼻	蝶形骨洞の副鼻腔炎なら，副鼻腔の圧痛は全くなくてもよい
口腔・咽頭	口内炎，歯痛，歯槽膿漏/歯肉炎/歯肉出血，義歯の使用，咀嚼の障害，嚥下困難，咽頭痛，嚥下時痛，嗄声，開鼻声	killer sore throatの問診として嚥下時痛は必須問診項目である。扁桃周囲膿瘍，咽後膿瘍などの深頸部感染症を想起した慎重な対応を要する

本書では「不明熱を疑った際に用いる Review of systems リスト」(Table 3) を提示した。しかし，各読者の医療セッティングにおいて疾患の事前確率が異なることから，すべての環境にフィットした完璧なものではない。できれば自分の診療環境に適した ROS リストを作成していただきたい。

膠原病を疑うコツ	その他の注意点
高齢者の食思不振・体重減少，不明熱は頭痛がなくても側頭動脈炎・リウマチ性多発筋痛を一度は想起する	これらの症状のうち1つでもあれば，甲状腺疾患を想起する
露光部に皮疹が限局する場合は日光過敏を疑う。網状皮斑（Livedo）は下肢に出やすく，reticularis は網目構造が閉じ，racemosa は閉じない。Livedo racemosa は APS を疑う重要なサイン[8]	高齢者（特に抗凝固治療中）の不明熱の1つに，本人が気づかない血腫吸収熱はありえる
顎跛行の出現形態として「喋るのが辛い」「食事が摂れない（噛み続けると痛い）」などに要注意	
眼瞼結膜を含む充血か，眼球結膜のみの充血かを精密に診察し，後者であれば強膜より深い深部眼内炎症を考慮し，血管炎やベーチェット，SLE を含めた鑑別を進める	Basedow に特徴的な眼球突出はしばしば自覚されないことが多い
耳介の変形・疼痛をみたら一度は再発性多発軟骨炎を考慮する	
鞍鼻のような慢性的な変化は本人に自覚できない。むしろ遠い親戚や10年振りに会う友人の方が気づけるかもしれない	
発熱＋反復性口内炎は SLE，ベーチェットのみならず，シェーグレン症候群による乾燥症状でも起こるし，クローン病による粘膜症状としても起こりうる	高齢者の義歯不適合，嚥下困難などは慢性誤嚥による反復性発熱の原因になる。食形態変化や義歯調整だけでしばしば解熱する

（次頁につづく）

Table 3 | 不明熱を疑った際に用いる Review of systems リスト（続き）

臓器別	症候，既往など	感染症を疑うコツ
頸部	疼痛，項部硬直，唾液腺腫脹，リンパ節腫脹，甲状腺腫大，腫瘤	結核性リンパ節炎のほとんどが頸部リンパ節腫大である 後頸部リンパ節腫脹は EBV や CMV のみならず HIV も考慮する
心血管	胸痛，胸部圧迫感，動悸，呼吸困難，起座呼吸，夜間発作性呼吸苦	吸気時に生じる心窩部痛では急性心外膜炎も重要な鑑別
呼吸器	咳，痰，血痰，喘鳴，呼吸困難，胸膜痛，結核の既往	発熱と血痰をみたら結核を疑った方が無難。「結核」の既往は地域によって「肋膜炎」「肺浸潤」と言い換えないと正確な答えが得られない
胸郭	胸部の表面の痛み 胸壁の腫瘤・しこり	乳腺炎は妊婦の熱源として重要
消化器	腹痛，背部痛，嘔気・嘔吐，血性嘔吐，嚥下困難，胸焼け，吃逆，消化不良，腹部膨満，便性状の変化，下痢，血便，便秘，痔核，肝炎の既往	感染性大動脈瘤は大動脈の走行に一致した腹痛・背部痛をみるが，疼痛が出ずに大動脈瘤破裂にまで進展こともしばしばある
腎・泌尿器	尿の色調変化・混濁，血尿，尿の泡立ち，頻尿，残尿感，排尿時痛，排尿困難，多尿，乏尿，疝痛発作	
内分泌	寒気，熱感，倦怠感，多尿・多飲，多汗	
筋骨格系，四肢	筋痛，関節痛，関節腫脹，朝のこわばり，背部痛，変形，骨折，関節可動域制限，浮腫（圧痕性/非圧痕性），跛行	感染性心内膜炎の 2〜3 割が関節痛・筋痛を呈する[10, 11]

膠原病を疑うコツ	その他の注意点
高齢者の「首が回らない(回旋時疼痛の強い)」発熱は Crowned dens 症候群を示唆する	若年者のバセドウはほとんど甲状腺腫大をもつが,高齢者にはないことの方が多い
漿膜炎の一環として心窩部痛を呈する心外膜炎を起こす膠原病は SLE, AOSD が多く,RA では稀	肺塞栓では発熱が 3%,胸膜痛が 4 割に起こる。稀だが発熱・吸気時胸痛を起こす大事な鑑別[9)
漿膜炎の一環として吸気時胸痛を呈する膠原病は SLE, AOSD が多く,RA では稀	反復する胸膜痛・発熱の場合は家族性地中海熱を考慮する
漿膜炎の一環として腹痛を起こすのは SLE, AOSD。SLE は Lupus enteritis としての腹痛も起こしうる。不明熱・やや軟便程度でも,IBD は頭をかすめてよい。クローン病では UC より血便が少ない	反復する腹痛・発熱の場合は家族性地中海熱を考慮する
SLE では Lupus cystitis としての慢性的な下腹部痛や頻尿を呈しうる	
	微熱とだるさのみの症状では副腎不全とバセドウ病を忘れない
高齢者の食思不振・体重減少は頭痛がなくても側頭動脈炎・リウマチ性多発筋痛を一度は想起する	長管骨の骨折のあとに,脂肪塞栓の 1 症状として発熱することがしばしばある[12) DVT+PE を起こす患者に発熱することはしばしばある[13)

(次頁につづく)

Table 3 | 不明熱を疑った際に用いる Review of systems リスト（続き）

臓器別	症候，既往など	感染症を疑うコツ
生殖器	最終月経，現在の妊娠の可能性，妊娠・出産歴，流産歴，不正性器出血，不特定多数との性交渉歴，Hot flash	不明熱の際，性交渉歴の問診は10代の若年者であっても80代以上の高齢者であっても聴取すべきである[14]
神経	記憶障害，意識消失，痙攣，めまい（回転性/非回転性），嗅覚変化，味覚変化，構音障害，感覚障害，振戦，歩行障害，バランスの障害，不随意運動	免疫正常者における発熱，意識障害として結核，クリプトコッカス，HIV 急性感染，*Actinomyces* などに伴う慢性髄膜炎を考慮する。脳膿瘍は画像検査で見つかりやすいため不明熱化しづらい
Psychosocial	うつ状態，不安，不眠，妄想，幻視・幻聴	

　特に医学生や研修医は，慣れないうちはこれらの ROS を何度も網羅的に問診するべきである。ただし，ROS を問診する際に，問診を重ねれば重ねるほど心配や不安が増える患者さんもいる。そのため，ROS に関する問診前には「前置き」を話しておく必要がある。

　例えば，「今からいろいろな症状があるかないかについてお訊きしたいと思います。たくさんの質問をすることになりますが，患者さん皆様に行っていることなのでご協力ください」など，ROS を聴取することが一般的な事象であることを説明しておくとよい。

　また，各項目をすべて「Yes-No question」の形式で聴取するとうまく答えてもらえないことがしばしばある。医学用語をできるだけ理解しやすい日本語や，地域の方言などに置き換えて問診すべきであることはいうまでもない。

膠原病を疑うコツ	その他の注意点
自然流産歴をもつ患者の7〜25％はAPSであるという報告もある[15]	
SLEや血管炎,ベーチェット病の初発症状が発熱・神経症状であることも	発熱と頭痛,意識障害の鑑別に脳静脈洞血栓症は挙げる[16]
側頭動脈炎は初発症状が「うつっぽい(喋るとだるい)」となることも SLEや血管炎の初発症状が発熱・せん妄/妄想であることも	炎症反応も起こさない発熱で診断がつかない場合に心因性発熱は最終関門としての鑑別になりうる[17]

e.g.
- 悪寒戦慄→「発熱時に厚手の毛布をかぶっても震えるような症状はありますか?」
- 夜間発作性呼吸苦→「夜中に急に息苦しくなって目覚めたりすることはありますか?」
- 結核の既往→「以前に結核,肋膜炎,肺浸潤などという病気を診断されたことはありますか?」
- 幻視・幻聴→「壁から自分の噂が聞こえたり,テレビから自分に対して話しかけられるようなことはありますか?」

　こういった問診を繰り返すことで,問診内容を自分の頭の中で反芻し,いずれは大体の内容を記憶することができる。そうすれば,各臓器の診察中にROSを追加問診することもでき,問診性能の向上とともに診療時間の節約が可能となる。
　筆者は簡単なROSを問診で聴取しつつ,診察の時点で各臓器に症状がな

いかどうかを再度確認しながら，ROSの情報を補完することが多い。

Review of systems の欠点 〜拾いづらい症状・所見〜

ROSの問診は全身の網羅的評価にはとても有用なツールだが，欠点もいくつかある。

本人が自覚できない症状は拾えない

本人が「辛いと思っていないが認知はできている」症状についての把握は可能だが，本人が「認知すらできていない」症状には不適当であり，また「認知はしているが言いたくない（羞恥心がある）」症状の評価も難しい場合がある。

具体例を下記に示すが，これらの症状への対処法は何よりも全身診察（head to toe physical assessment）に他ならない。

- リンパ節腫大や腫瘤：触知できる部分にある一定の大きさをもつものでないと把握は難しい
- 鞍鼻：これも外観から把握可能のように思われるが，本人にしてみれば慢性的な症状であるため意外と自覚が難しいこともある
- 陰部の症状：「認知していない」場合もあれば「なんとなく認知しているが答えづらい」場合もあるため，陰部に症状が出る疾患を疑えば視診を必ず行うべきである

かなり時間がかかる

これらの問診をすべて得ようとすれば，やはりそれなりの時間を要する。臨床的に必要な情報ではあるが，例えば救急セッティングで発熱・ショックバイタルの患者さんに対してこれらの問診をすべて行うことはなかなかに難しい場合もある。その場合は，診察や治療の最中にこれらの情報を網羅できるように，状態に応じて逐次問診を追加していけばよい。

ROSは診察時にも代用可能であるため，問診で得づらい情報や，そもそも問診がうまく取れない場合（e.g. 高齢者，意識障害のある患者）には，網羅的な診察での拾い上げが重要となる。

忘れてはいけない Review of systems
～精神的症状（特に抑うつ）～

　我々は発熱を含めた臨床症状の原因をとかく「症候学的」「病理学的」「解剖学的」的に捉え，診断/治療につなげることを第一に考えがちである．基本的にはそれでよいが，患者さんの症状把握のひとつとして忘れてはならないものに精神的問題がある．

　特に depression は死亡率が高く，患者の QOL 低下や経済的問題も引き起こしうる重大な問題である．また，SLE や側頭動脈炎，中枢神経リンパ腫など，特定の疾患の診断に寄与する場合もあるだろう．

　すべての患者に対してうつ症状の有無を訊くことは，医師―患者関係構築の上で難しい場合もある．しかし，「食思不振」「倦怠感」「不眠」などの情報が引き出せた場合には，必ず確認すべき情報である．

　個人的に臨床現場でしばしば使う問診事項として，大うつ病エピソードの頭文字をつなぎ合わせた D-SIGECAPS がある（**Table 4**）．これらの症状が 2 週間以上継続して存在するかどうかを確認する．"抑うつ気分"または"興味または喜びの消失"のどちらか 1 つ以上を含む 5 項目以上が該当すればうつ病を疑い，適切なマネジメントを行うべきである．

Table 4 ｜ 抑うつに関わる症状の問診：D-SIGECAPS

- D：Depressive mood→抑うつ気分
- S：Sleep→不眠あるいは睡眠過多
- I：Interest→興味または喜びの消失
- G：Guilty→不適切な罪悪感，または無価値感
- E：Energy loss→易疲労性または気力の減退
- C：Cognition/Concentration→思考力や集中力の減退，決断困難
- A：Appetite loss→食欲の減退あるいは増加．体重変化（1 ヵ月で 5％以上の減少 or 増加など）
- P：Psychomotor（agitation/retardations）→精神運動性の焦燥あるいは思考の制止
- S：Suicidality→死についての反復思考，自殺念慮，自殺企図

（文献 18 より改変）

Review of systems を上手に使う

　ROS は患者さんの情報を網羅的に整理するためのとても重要なツールである。拾い上げた問題点をつなぎ合わせることで星座のようにスナップ診断できることもあるため，できるだけ意欲的に問診を重ねていくべきである。

　ただし，TPO に合わせて時間節約が可能なところはうまく節約し，その他の重要な医療行為を同時並行で行うことが最も重要な点である。また，拾い上げたプロブレムは解決されるまで置いておき，時間経過のなかで推移を見守ることではじめて診断がつくこともよくある。

　我々臨床医の武器のひとつである「**時間軸を使って診断する（忍耐力）**」を駆使して患者さんのプロブレムと格闘すべきである。

（佐田竜一）

Reference

1) Hampton JR, Harrison MJ, Mitchell JR et al：Relative contributions of history-taking, physical examination, and laboratory investigation to diagnosis and management of medical outpatients. BrMed J 2：486-489, 1975
2) Peterson MC, Holbrook JH, Von Hales D et al：Contributions of the history, physical examination, and laboratory investigation in making medical diagnoses. West J Med 156：163-165, 1992
3) Roshan M, Rao AP：A study on relative contributions of the history, physical examination and investigations in making medical diagnosis. J Assoc Physicians India 48：771-775, 2000
4) Mitchell TL, Tornelli JL, Fisher TD et al：Yield of the screening review of systems：a study on a generalmedical service. J Gen Intern Med 7：393-397, 1992
5) Mark H：Textbook of Physical Diagnosis：History and Examination 7th edition, Saunders. 2014
6) ローレンス ティアニー，松村正巳：ティアニー先生の診断入門 第 2 版，医学書院，2011
7) 岸本暢将編：米国式症例プレゼンテーションが劇的に上手くなる方法―病歴・身体所見の取り方から診療録の記載，症例呈示までの実践テクニック，羊土社，2004
8) Uthman IW, Khamashta MA：Livedo racemosa：a striking dermatological sign for the antiphospholipid syndrome. J Rheumatol 33：2379-2382, 2006
9) Stein PD, Beemath A, Matta F et al：Clinical characteristics of patients with acute pulmonary embolism：data from PIOPED II. Am J Med 120：871-879, 2007
10) Sandre RM, Shafran SD：Infective endocarditis：review of 135 cases over 9 years. Clin Infect Dis 22：276-286, 1996
11) Heiro M, Helenius H, Mäkilä S et al：Infective endocarditis in a Finnish teaching hospital：a study on 326 episodes treated during 1980-2004. Heart 92：1457-1462, 2006

12) Bulger EM, Smith DG, Maier RV et al：Fat embolism Syndrome：a 10-year review. Arch Surg 132：435-439, 1997
13) Stein PD, Afzal A, Henry JW et al：Fever in acute pulmonary embolism. Chest 117：39-42, 2000
14) Chen CT, Huang CL, Lin TY：Newly diagnosed human immunodeficiency virus infection in anoctogenarian with acute respiratory failure. QJM 2012 Oct 24
15) Vinatier D, Dufour P, Cosson M et al：Antiphospholipid syndrome and recurrent miscarriages. Eur J Obstet Gynecol Reprod Biol 96：37-50, 2001
16) Saposnik G, Barinagarrementeria F, Brown RD Jr et al：Diagnosis and management of cerebral venous thrombosis：astatement for healthcare professionals from the American Heart Association/American Stroke Association. Stroke 42：1158-192, 2011
17) Oka T, Oka K, Hori T：Mechanisms and mediators of psychological stress-induced rise incore temperature. Psychosom Med 63：476-486, 2001
18) Carlat DJ：The psychiatric review of symptoms：a screening tool for family physicians. Am Fam Physician 58：1617-1624, 1998

B Taking examinations

1 発熱患者の身体診察

的確な診察は，よい病歴聴取と仮説形成にはじまる

　前項までで述べてきた通り，有効な診察を行う大前提は，まずは的確な病歴聴取を行うことである。患者の伝える健康の問題の物語に没入する。近年このように話を聴くことをサボる研修医によく遭遇する。キーワード探しだけに没頭するきわめて一方的な病歴聴取。それでは患者の語る病気のストーリーは全くわからないし，なにより患者の満足は絶対に得られない。

　最近は効率よく物事を進めるのがカッコイイそうだが，効率よく数分で役に立つかどうかわからないキーワードだけ得て，診断に迫れず患者の思いにも応えられない「効率よく」ってなんなんだろう，と私は思う。

　まずはしっかりと話を伺う。そうすると，患者の健康の問題の物語が見えてくる。この際に発症時からではなく，その随分前から健康に関する問題がなかったかどうか，生活や精神状態に変化がなかったかどうか聞き出すことが重要である。なぜなら患者はその積み重ねの中で病を得るからである。「発症時＝出来上がった病気」そのものの話を聞いているだけでは，この点は絶対に見えてこない。このように話を伺っていればよくわかるが，患者の多くは自分がなぜ病を得たかの理由を自分なりによく理解している。そしてその意見は多くの場合，きわめて的確である。

　このように話を伺っていれば，特定の疾患が仮説として想起されてくるはずである。ときにそれは複数の場合もある。病態についても想起されてくる。診察はそのうえで行うものである。すなわち診察は，病歴をもとに病態に関する仮説を立てて，その仮説を証明していくために行っていく。

診察の目的 〜診察は病変の解剖学的な局在と，その機序を身体診察から積極的に診てとるために行う〜

　診察は盲目的にやたらに所見をとっても全く意味がない。重要なことは，患者の訴えをもとに患者の健康の問題がなんであるかを想起し，その異常がどの臓器・系統に出てくるかを考え，その証拠としての身体所見をとりにいくことが重要である。

　もう少し具体的にいうと病変の解剖学的な局在と，その機序を身体診察から診てとることが必要である。よく無目的な検査の乱れ打ちが問題となるが，身体診察も同様で，所見を無目的に集めたところでたいした情報にはならず，むしろ初心者にはノイズとなって混乱のもととなる可能性もある。

　もうひとつのコツは診察の所見をもとに，患者の体の中で起こっていることが透けて見えるようになるまでに，努力することである。要はとった所見が病態上，何を示すかを知っておき，それを映像的にダイナミックに捉えていくことが重要である。

　ここを単に字面，キーワードレベルで捉えて，そのキーワードの組み合わせで診断に迫ろうとする人がいる。組み合わせクイズレベルの思考である。このような方々には，病態生理が全くみえていないことが多い。すなわち，目の前の異常所見がどのような流れで生じてきているかを説明できないのである。病態が像で描けていないのだということが非常によくわかる。もう少しいえば，患者が今の状態にいたるまでの病態の変化もみえていない。

診察のトレーニング

　診察はトレーニングしないと上達しない。しかし最近はそのようなトレーニングを要する医療手技は「再現性がない」などのきわめて愚劣な理由で敬遠される傾向にあるようだ。心電図を自分で読まないで機械の自動判定に頼る，画像検査を自分で読影しないで画像診断医の所見のみを読むなどである。これはシロウトでもできる。

実際の患者の所見を自分の能力で診てとるトレーニングを積まなければ，いつまでも身につかない。そしてそのようなトレーニングを行っていない医師は，専門家とはいえない。医師という専門性の高い職種だからこそ，診察にも技が必要である。そしてそこには修練が必要である。

視診は強力な武器である

　疾患の多くの所見は外観として表現される。身体深部の診察の場合は，異常を直接的には診てとれないという制約がある。**異常を直接的に診てとることが重要**である。そのため，視診はきわめて有用である。

　皮膚の異常所見がそのよい例である。発熱に水疱性の皮疹を伴う疾患，中央に壊死を伴う紅斑，心内膜炎の患者の四肢末梢にみられる Osler's node など，それだけでもかなりのところまで診断に迫れるものがある。

　そればかりでなく，人間としての全体の見ため，骨格系の形状など，見るだけでわかる異常は数多くある。これらを多く経験して，自分のなかでイメージとして蓄積しておくことが重要である。

特定の臓器・系統を診てとる所見について型をもっておく

　診察はあくまで病態を予測しながら行うものなので，個々の患者で行われる診察の重点部位は個々の患者で全く異なってくる。異常のある頻度の高い部位を診察するいくつかの手技を1群としてまとめ，繰り返し練習して習得することは重要である。

　特定の症状は　基本的には特定の臓器系統の「健康の問題」と関連している。そこでよくある症状を経験した場合に，何をみればよいかを自分で決めておくのである。各個人がそのセットを持つとよいのではないかと私は考える。

　このようなセットは，時間のない外来の限られた時間で，フォーカスにマ

トを絞った診察をする際にきわめて有用である。それで多くの診断はつく。他の所見は次回の外来以降順にとっていけばよいし，もし入院するのであれば入院後に時間をかけてとっていってもよいものである。

発熱患者の診察の実際

　以下に述べる方法は，感染症医である筆者が日常の診療で行っているものを示したものである。感染症だけでなく非感染性疾患も意識しながらとっている所見である。またリウマチ性疾患における皮膚症状のみかたは，「Ⅲ章3．リウマチ医を本気で探すとき」で詳しく述べたので参照してほしい。

眼の診察

　眼瞼結膜は所見の宝庫である。アデノウイルスなどのウイルス疾患であれば濾胞を形成する。また眼脂がみられる場合にはウイルス性・細菌性の結膜炎を示唆する。

　結膜炎がある場合には，耳介前部のリンパ節の圧痛腫脹もよくみられる。心内膜炎を考えるのであれば，点状出血もみておきたい。眼球結膜も所見が出る。発熱性疾患に関連するものとしては，眼痛がありしかも球結膜の発赤があれば強膜炎を考える。

　筆者は「無症候の」梅毒血清反応陽性者で潜在性梅毒疑いであるので治療してほしいとの依頼を受けた際に，眼球結膜の発赤に気づいた。梅毒性の病変である可能性が高く，ペニシリン静注による治療で眼所見は速やかに改善した。

　救急を要する眼所見としていわゆる"Red eye"がある。眼が赤く痛みを伴えば，急ぐ疾患が多い。アデノウイルス感染症，ぶどう膜炎，緑内障発作などが鑑別に入る。眼科医にすぐに相談したい所見である。

　顔面の蜂窩織炎をみた場合には，眼球の所見もとる。感染による炎症が眼窩内に及んでいるかどうかを診てとることが重要である。まずは眼球の突出があるかどうかを確認する。また眼球運動に制限がないかどうかを確認す

る。これらの所見があれば眼窩内蜂窩織炎を起こしている可能性が高い。

耳の診察

　耳介にも所見は出うる。例えば頭部の水疱性皮疹と疼痛で患者が受診したとする。考えるべきは帯状疱疹である。Ramsay Hunt症候群という重大な疾患の可能性があり，この場合耳介にも水疱性の病変が出る場合がある。

　耳介の発赤圧痛があれば軟骨炎も考えたくなるだろう。耳痛や耳閉感があれば必ず耳鏡を使って覗き込む。この際，みるのは鼓膜だけではない。そこに到達するまでの外耳道もみておく。免疫不全のある患者の耳痛の訴え，耳鏡で覗いてみたところ，外耳道に限局した水疱を発見し，帯状疱疹と診断したことがある。

　鼓膜をみることは耳鏡を使えば，簡単にみることができる。急性中耳炎の鼓膜の発赤の所見だけでなく，聴力の低下した患者で耳漏の訴えがあり，覗いてみたところ慢性中耳炎で鼓膜が穿孔しているなどがあった。

　耳介前部・後部のリンパ節腫大も所見としては重要である。例えば発熱と皮疹で患者が受診した場合，風疹などのウイルス疾患を想起するが，耳介前後部のリンパ節腫脹はよくみられる所見である。特に風疹では発熱に先行して耳介後部のリンパ節が著明に腫脹することがある。

　意外にも見落とすのが耳下腺の腫脹である。成人でも急性耳下腺炎がみられることがある。また高齢者の発熱時に顎周辺の腫脹を伴い場合があり，これは化膿性耳下腺炎による耳下腺腫脹の場合がある。

鼻の診察

　耳鏡は鼻鏡としても使える。鼻腔を覗き込むといろいろわかる。鼻汁を訴える患者であれば，粘膜をみてみる。急性上気道炎で鼻汁が出ている場合は粘膜が発赤している。これがアレルギーであれば粘膜は蒼白で腫脹している。

　発熱と鼻汁，鼻閉があるのなら，副鼻腔炎を疑って上顎洞や前頭洞の圧痛の有無を診ておくことが必須である。また上気道炎症状がないのに上顎部の圧痛を訴える患者がおり，この場合は上顎の歯根部からの感染の波及を疑っ

て口腔内も観察する必要がある。

　免疫不全患者で鼻や副鼻腔の症状があるのなら，眼球運動もみておく．なぜならば副鼻腔の糸状菌感染が眼窩に波及していることがあるからだ．
　上述の「眼所見」で説明した眼球突出の有無や眼球運動障害は確認しておく．糸状菌感染であれば上顎洞の下壁まで侵襲が進んでいることがあり，この場合口腔内から硬口蓋をみたときに，壊死の所見が診てとれるときがある．

口腔内の診察

　熱性疾患では，無症状でも口腔内に所見が出ることがある．粘膜は水疱，潰瘍はじめ様々な所見が出る．咽頭痛がある場合には，口が空きにくくないかどうかを必ず確認する．また口腔内を診て，口蓋弓の張り出しがないかどうかを確認する．これは深頸部膿瘍の有無を診てとるためである．
　また咽頭炎が強い場合には深頸部感染症を疑うが，深頸部といっても感染が下顎，舌下のスペースにまで及んでいることがある．この場合，口蓋底の皮膚軟部組織の腫脹がないかどうかもみておく．舌が持ち上がっていないかどうかをみることもひとつの方法であるし，患者によく説明した上で手袋をつけて指を舌下に差し込み，一方の手で口蓋底を外側から触れながら，双手診を行うことも可能である．
　咽頭の所見については専門書もあるのでここでは多くは触れない．一言で言えば，咽頭所見は間違いなく視診の所見であるので，そのパターンを数多く知っておくと診療には有用である．

頸部の診察

　まずは咽頭痛，嚥下時痛，頸部の局所痛がないかどうかを確認する．咽頭痛や嚥下時痛があれば，深頸部感染症の疑いがある．その場合は頸静脈の炎症を伴う場合が多いので，前頸部を内頸静脈に沿って触診する．炎症があれば圧痛を伴っているし，血栓形成の可能性がある．同じことは内頸静脈に留置されたカテーテルの感染症を疑う際にも通用する．

頸部のリンパ節は基本的には局所の感染に伴って，所属リンパ節が腫脹することが多い．咽頭炎が主な原因である．しかし咽頭炎の場合に鑑別診断に入れる必要があるのは伝染性単核球症である．これはウイルス疾患であるので，全身のリンパ節が腫脹する．そこで前頸部だけでなく後頸部のリンパ節も触れておく．前頸部・後頸部共に腫脹していれば，基本的には一領域でない複数領域のリンパ節が腫れているので，局在性の咽頭炎ではなく，伝染性単核球症がより疑わしいといえる．

　若い女性の発熱でフォーカスが不明の場合には，甲状腺も触れておきたい．甲状腺の圧痛から，急性甲状腺炎がわかることもある．

胸部の診察

　ラ音，wheeze などの呼吸音は言わずもがなである．成書も多いのでここではあまり触れない．しいて言えば，胸部の聴診上の気道音や肺胞音の異常は，必ずしも胸部レントゲン写真などと所見が一致しないことがある．このような場合に「レントゲンでは正常だから」とその異常所見が棄却されることが多い．しかし肺の異常は，レントゲンで異常が出るはるか以前に聴診で察知される場合が多くある．

　筆者自身，外来から発熱で受診してきた高齢者が，腎盂腎炎と診断され治療されていたが 5 日経過しても解熱せず，呼ばれて聴診したところ全肺野に吸気後半のラ音を聴取，患者背景より間質性肺炎などのびまん性肺疾患の可能性を挙げ，呼吸器専門家に早急に相談することを提言した．その後，患者の呼吸状態は急速に悪化しその頃になって胸部レントゲン写真でも陰影が顕在化．呼吸管理のために集中治療室に運ばれた．

　診察の結果から病態が把握できれば，その患者のその後の病態の変化も予測することができる．これは先取りしたマネジメントを可能にする．

　もうひとつ，当然だが聴診は背部からも必ず行う．誤嚥性肺炎による異常音は，背部からしか聞こえないことも多い．高齢者の診療上の大きなピットフォールである．

循環器の診察

　心臓の聴診は成書も多い．そこでここでは心雑音の聴取をコツレベルで解説しておきたい．

　まず発熱診療で心臓の聴診が必要なのは，不明熱の診療時である．例えば心内膜炎患者の身体診察で出現頻度の最も高い所見は心雑音である．だから，不明熱の患者では必ず聴取する．

　また心臓の音は，病変の局在を知るために聴取するものである．雑音を聴取したら，収縮期かどうか，最強点はどこにあるか，弁の閉じる音に増強や減弱はないかなどの観点から，心臓のどの部位（具体的には弁）が狭窄しているのか逆流しているのかを診てとりたい．心臓の異常をビジュアルに想像しながら聞くことが重要である．雑音の有無というキーワードだけで考えても診療にはつながらない．

―――✿―――

　診察の中でも心臓の聴診は修練を要する領域と思われる．エコーができればそれでもよいという医師も多い．しかし，日々これだけ診察の機会が多い中で，毎回エコーを当てるのか？ エコーがないときはどうするのか？ ということを考えてほしい．

腹部の診察

　腹痛，嘔吐，下痢，腹部膨満などの症状があれば腹部を診察する．痛みの局在は触診で知っておきたい．まずは軽く触れてあるいは指で軽く叩いてみて，それでもわかる程度の痛みがないかどうかを知る．それで痛みを感じれば，無用の苦しみを避けるためにそれ以上の触診は基本的にはしない．この程度では所見がないときや，やや深く触診して痛みの局在を知る．

　肝臓や脾臓は基本的に腫大があれば打診や触診でわかる．触診は難しいときもあるので，打診での診察法を知っておくと便利である．肝臓は痛みを生じない臓器とはいわれてはいるが，皮膜直下に膿瘍などの病変があれば，叩打痛を呈することもあるので，軽く叩く意義は十分にある．筆者はこれで数回ならず肝膿瘍を見つけている．

肝細胞癌では腫瘍熱が起こりうるが，皮膜直下の肝細胞癌の場合は皮膜痛だけでなく，破裂して自発痛を生じることもあることは知っておく。

　胆嚢の所見は，感染症では顕在化したものはなかなかお目にかからない。腫大があるのは多くの場合，がんの初診時に限られる。発熱はないことが多い。発熱があって胆嚢を触れるようなことがあれば，そして患者が糖尿病などの免疫不全があれば，気腫性胆嚢炎の可能性がある。

　腸管では，圧痛があるとすれば回盲部が多い。回盲部は消化管感染症の首座になりやすく，同部位の腸間膜のリンパ節が腫れて痛むことも多いので，触診は念入りに行う。イレウスなどの場合は鼓腸をきたし，この上を触診するとそれだけで痛みを生じることがあるので注意しておく。

　また腹壁は敏感で，少しでも腹膜の炎症があれば緊張する。必ずしも自発痛や圧痛がないことも多い。そこで左右や上下部を触って緊張の度合いを比較することで，その差が診てとれる。特に術後患者は圧痛の有無だけでは所見がとりにくい。オピオイドなどを使っているからだろうか。それでも腹壁の緊張は残っていることが多い。反跳痛をとることは患者の苦痛が大きく，追加の情報がないので私は勧めない。

骨盤の診察

　発熱時の骨盤の診療には，骨盤内臓器の炎症の有無をみるという意味がある。骨盤内臓器の炎症の有無は，前腹壁の所見には反映されない。よって前腹部の所見以外の所見を用いて，診断していかねばならない。

　腸腰筋徴候，閉鎖筋徴候は骨盤内の腸腰筋，および閉鎖筋各筋の近傍の炎症の有無を知るのに有用である。直腸診も同様である。これだけでも骨盤内の異常の有無はかなりわかる。筆者自分は内診については経験が浅く，まともな記載はできない。しかしそれ以外の診察手法を使って，骨盤内の異常を知るための所見をとる努力はしてきた。

背部の診察

　発熱と背部痛がある場合，それは緊急症のことが多い。椎体椎間板炎や硬膜外膿瘍を示唆する所見がないか，積極的に検索をする。筆者は脊柱の圧痛

をみることを行う．棘突起をひとつひとつ触れていく．これを触知可能な全椎体で行う．なぜならば，硬膜外膿瘍などは病変が1箇所ではなく，飛石状に飛んでいることがあるからである．

また菌血症特に *S. aureus* や *Candida* 菌血症の患者では，背部痛がなくとも脊柱を必ずひとつひとつ押して触れるようにしている．これで椎体炎が見つかったことは何度も経験している．

発熱があって尿路感染を想起したら，必ず肋骨脊柱角の叩打痛があるかどうかをみる．ただし高齢者などで意識障害がある場合には，この所見が取れないこともあるので注意しておく．

臀部の診察

臀部の強い疼痛は仙腸関節炎を示唆するが，この場合も仙腸関節に沿って尋常でない圧痛を伴う．ただ，仙腸関節炎の患者は急性期には痛みのあまり歩けないこともあるので，その様子だけでわかることも多い．

四肢，関節の診察

発熱と皮膚の発赤疼痛があれば，蜂窩織炎をはじめとした皮膚軟部組織感染症を疑う．蜂窩織炎の発赤は翌日には広がることが多いため，翌日病変が広がったからと言って悪化とはいえない．患者の自覚症状や全身状態はむしろよくなっていることが多い．

また溶連菌感染では著明なリンパ管炎を伴うことが多い．罹患部位の中枢に沿って索状の発赤がないか，その先の所属リンパ節の圧痛がないかどうかをきちんとみる．関節に発赤がかぶっているときは所見のとり方に注意する．ただその場合，蜂窩織炎であることがほとんどだが，関節そのものに波及している場合と，滑液包に波及している場合がある．これらの場合ともに治療開始後もなかなか所見が改善しないという共通の所見がある．

ちなみに関節炎では可動域が制限されており曲がりにくい．滑液包炎では関節はなんとか曲がる．これ以上は専門書に譲る．

四肢末梢をみる場合，特に入院患者では末梢カテーテルの刺入部は特に注

意して診察する。筆者は「入院患者の回診ではすべてのデバイスを確認すべし」と習った。当然ながらすべての静脈内カテーテルの刺入部は丹念にチェックする。

　最近,「静脈カテーテルの定期入れ替えは不要」との論文が出た。それで定期交換を廃した病院もあると聞くが, 皆本当に毎日, 目を皿のようにして刺入部を観察し, 触れているのだろうか。赤みがあっても, これぐらいはいい, 次のシフトで交換してくれる, などと思ってはいないだろうか。

（大曲貴夫）

B Taking examinations

2 よくわからない発熱における検査の用い方

どんな疾患を鑑別しなければならないか？

　どんな疾患が不明熱になるかは国や地域，検査設備などの医療事情で変化する。中国，パキスタン，トルコなどの集計では結核が最多となっているが本邦では頻度が下がる。

　本邦での不明熱の疫学を知るために参考になる集計がある。全国の大学病院と一般病院の総合診療科で不明熱症例のアンケート調査が行われたものである。121例が集められ，最終診断ではリウマチ性多発筋痛症（polymyalgia rheumatica；PMR）7.4％（9例），悪性リンパ腫 6.5％（8例），成人スティル病（adult onset Still's disease；AOSD）5.8％（7例）と多かった[1]。

　各国共通して不明熱の原因でみられる疾患は悪性リンパ腫，AOSD，結核，PMR，心内膜炎である（**Table 5**）。これら疾患の特性と，診断方法を知ることが不明熱診療で重要である。ここでは不明熱診断で行われる検査について述べ，最後に診断のアルゴリズム案を示す。

血液検査

ALP上昇からわかること

　アルカリフォスファターゼ（ALP）はγGTP，AST，ALTと共に上昇がみられれば胆道系疾患を考え，単独で上昇しているときは骨疾患を疑う。

　発熱の原因となる骨疾患は腫瘍の骨転移，骨髄炎であるが，骨転移癌で特に注意が必要なのは前立腺癌であり，発熱と多発性の骨転移によるALP上

Table 5 | 不明熱の最終診断の頻度，未診断率

頻度	Naito ら （日本 2013 年）， N=121		SHI ら （北京 2013 年）， N=997		Khalid ら （パキスタン 2013 年）， N=205		Kucukardali ら （トルコ 2007 年）， N=154	
1	PMR	7.4%	結核	21.8%	結核	17.1%	結核	
2	リンパ腫	6.5%	心内膜炎	6.7%	AOSD		AOSD	各 13.6%
3	AOSD	5.8%	リンパ腫	5.4%	腹腔内膿瘍　各 5.4%		リンパ腫	
4	心内膜炎，		AOSD	5.3%	PMR		CMV 感染	
5	HIV/AIDS	各 3.3%	血管炎	4.1%	リンパ腫　各 4.4%		膿瘍	
6	結核		UCTD	2.5%	マラリア		Brucellosis	
7	サルコイドーシス		Brucellosis	2.3%	HIV/AIDS　各 3.4%		Unclassified vasculitis　各 3.2%	
8	ANCA 関連血管炎 関節リウマチ		菊池病	1.5%	チフス		側頭動脈炎	
9	薬剤熱		CMV 感染	1.4%	パラチフス　各 2.9%		トキソプラズマ　各 2.5%	
10	詐熱	各 2.5%	PMR	1.2%				
未診断	23.1%		20.1%		11.7%		15.6%	
文献	BMJ Open 3：e003971, 2003		Chin Med J 126：808, 2003		Southeast Asian J Trop Med Public Health 44：503, 2013		Int J Infect Dis 12：71, 2008	

昇しかみられない場合がある。甲状腺機能亢進症でも骨代謝が亢進してALP上昇をみる。

　画像検査で物理的な胆道閉塞を認めない ALP，γGTP 上昇は薬剤性肝障害を第一に考える。粟粒結核では 67〜80％で ALP 高値がみられ確定診断のための肝生検の契機になる[2,3]。

　肝転移や骨転移がなくても腫瘍による ALP 産生もある。卵巣癌や子宮頸癌で多く，ホジキンリンパ腫，肺癌，乳癌，大腸癌，膵臓癌などでもみられる。この場合に産生される ALP は胎盤性 ALP でありアイソザイムでは ALP4 が上昇する。

　血管内膜から ALP が産生されることもあり，臓器梗塞で上昇をみる。腎梗塞では 3 分の 1 で上昇がみられるとされる[4]。

ツベルクリン反応とインターフェロンγ遊離検査

　ツベルクリン反応（ツ反）もインターフェロンγ遊離検査（interferon γ release assay：IGRA）も結核菌に感染したことを免疫が"覚えている"ことを意味するので，活動性結核，潜在性結核，陳旧性結核の区別はできないこと

を，最初に留意する。ツ反の感度は90％以上と高いものの，特異度はBCGや非結核性抗酸菌症（NTM）に対する交差反応の影響を受けるため7.6～30.5％と低いことが問題にされてきた[5]。

この問題を克服したのはIGRAである。結核菌特異抗原で刺激して全血で産生されたIFNγ量を定量するクオンティフェロン（QFT）と，リンパ球を精製しIFNγ産生細胞数を定量するT-spotがある。

QFTでは0.1IU/mL未満を陰性，0.35IU/mL以上を陽性として，間の値は判定保留とする。0.35IU/mL未満の場合に陽性コントロールでも産生を認めない場合は判定不能となる。現在，より感度を改良した第3世代キット（QFT-3G：海外文献のQuantiFERON TB-Gold In tubeに相当）が主流となっていて，活動性結核におけるQFT-3Gの感度は92.6％，特異度98.8％とという報告もある[6]。

IGRAは，BCGの影響やNTMの多くを占めるMAC症との交差反応はないとされているが，$M.\ kansasii$, $M.\ szulgai$, $M.\ marinum$ などには刺激抗原が含まれることには注意する必要がある。

免疫抑制患者では応答が抑制され，判定不能や偽陰性となる可能性はあるものの偽陰性率はツベルクリン反応よりは低いと考えられている[7]。

T-spotの感度はQFTよりも高く，HIV感染などリンパ球の少ない患者であっても判定不可になりにくい。特異度はQFTよりも低いと考えられている[8]。

BCGを乳児期に定期接種として行う本邦では，不明熱の原因としての結核感染のスクリーニングはIGRAをツ反の代わりに用いてよいと思われるが，特異度を犠牲にしてもより高い感度を求めるならば両検査を併用してもよいだろう。

不明熱症例における自己抗体検査のみかた

MPO-ANCA，PR3-ANCAは，疫学的に顕微鏡的多発血管炎が多い本邦では不明熱患者で測定する意義は高い。ただし，陽性だとしても血管炎と即断できないことは強調しておく（「Ⅴ章 C-1．血管炎 mimicker」参照）。

関節リウマチ診断ではリウマトイド因子の特異度は低く，シェーグレン症候群（SjS），強皮症，全身性エリテマトーデス（SLE），肝炎/肝硬変，リウ

マチ熱，結核など様々な疾患で認められ，健常人の5％でも陽性になる．リウマトイド陽性の発熱患者で疑うべきはクリオグロブリン血症である．クリオグロブリンは低い温度で肉眼的に沈殿がみられ，体温（37℃）になると融解する免疫グロブリンの総称である．クリオグロブリン血症にはⅠ型，Ⅱ型，Ⅲ型とあるが，発熱の原因になるのはクリオグロブリンがリウマトイド因子活性を持ち，血管炎を生じうるⅡ型とⅢ型である．低補体血症もクリオグロブリン血症を疑うひとつの指標になる．

抗核抗体は古典的膠原病といわれるSLE，混合性結合組織病（MCTD），皮膚筋炎/多発性筋炎（DM/PM），SjSの診断には有用な検査である．しかし，これらの疾患はしばしば発熱するものの特徴的な臓器症状を合併するため，不明熱になることは稀である．抗核抗体は蛍光抗体法160〜320倍以上を有意と考えてよい．SLE，強皮症，MCTDでは95％以上と高感度のため，陰性の場合には可能性は低くなる．その場合，抗dsDNA-IgG抗体，抗Scl-70抗体，抗Sm抗体，抗RNP抗体などの特異抗体測定は原則不要である．

皮膚筋炎/多発性筋炎，シェーグレン症候群は抗核抗体陰性でも否定できないため，抗Jo-1抗体，抗ARS抗体，抗SS-A抗体，抗SS-B抗体測定の意義はある．

抗シトルリン化ペプチド抗体（抗CCP抗体）は，関節リウマチでの感度60〜80％，特異度90％以上である．陽性の場合は関節症状が典型的でなくても関節リウマチを積極的に疑う根拠になる．関節リウマチの診断はアメリカリウマチ学会/ヨーロッパリウマチ学会2010分類基準を用いて行うが，最初に除外診断を求められるため，専門家以外では使いにくい．1987年アメリカリウマチ学会分類基準は，関節症状6週間以上という縛りがあるが，除外基準がなく使いやすく参考になる．

フェリチン著明上昇をみたら成人スティル病か血球貪食症候群である

フェリチンは慢性炎症性疾患で上昇するため，特異的な検査とはいえない．ただし5,000 ng/mL以上をみたときには鑑別はAOSDと，血球貪食症

候群にほぼ限られる。通常 AOSD は白血球上昇を伴い，血球貪食症候群では白血球は正常〜低下する。AOSD の診断については「V章 C-4. AOSD-mimicker」の項を参照してほしい。

ACE が上昇していればサルコイドーシスの可能性が高い

サルコイドーシスでの感度は 50〜80％であり，特異度 90％，陽性適中率 90％である。ベリリウム肺，珪肺症，ハンセン病，原発性胆汁性肝硬変，ヒストプラズマ症，肺石綿症，肺結核，ホジキンリンパ腫，Gaucher 病，甲状腺機能亢進症，肝硬変，糖尿病などで陽性になりうることが報告されている[9]。

可溶性 IL-2R は T 細胞活性化のマーカーである

可溶性インターロイキン 2 レセプター (sIL-2R) は T リンパ球活性化により発現が高まり，プロテアーゼにより一部が切断されて血中で上昇するため，疾患に関わらず T リンパ球の活性化を反映するマーカーである (**Table 6**)。

したがって悪性リンパ腫以外の様々な疾患で上昇し，逆に悪性リンパ腫でも上昇がみられないことも珍しくない。正常上限値である 500 U/mL をカットオフ値にすると悪性リンパ腫の 83％で陽性となるが，陽性適中率は 37％に止まる。

また 5,000 U/mL 以上とすると感度は 23％，特異度 97％，陽性適中率 82％となるため，高度な上昇の場合には悪性リンパ腫であることが多いといえる[10]。悪性リンパ腫の中では成人 T 細胞性リンパ腫では著明な高値となりやすく，ときに 10,000 U/mL 以上になる。また非ホジキンリンパ腫のステージ I や II では上昇しないことも多い。

血液培養は適切な条件で行われていたかを確認する

血液培養の検出率を高めるためには，抗菌薬が投与する前に発熱してからなるべく早い時期に 1 セットあたり 20〜30 mL を採取する。1 回に 2〜3 セッ

Table 6 | 悪性リンパ腫以外の sIL-2R 上昇をみる疾患

血液悪性疾患
Hairy cell 白血病，急性リンパ性白血病，慢性リンパ性白血病，急性骨髄性白血病，慢性骨髄性白血病，多発性骨髄腫

非血液悪性腫瘍
肺癌，乳癌，膵癌，卵巣癌，子宮頸癌，子宮体癌，頭頸部癌，悪性黒色腫

非悪性腫瘍
HIV 感染，麻疹，伝染性単核症，結核，マラリア，血球貪食症候群，慢性 EB ウイルス感染症，関節リウマチ，サルコイドーシス，甲状腺機能亢進症，強皮症，IgG4 関連疾患，好酸球性多発血管炎性肉芽腫症，川崎病，菊池病，ランゲルハンス組織球症，解離性大動脈瘤，好酸球性肺炎，薬剤性肺炎

ト採取して，ボトルに決められた分量以内の接種を行う。検体はなるべく早く検査室で処理を行う。

　血液培養が偽陰性になりやすいのは，「血液培養を行うタイミングが不適切だった」「採血量が少なかった」「1セットのみしか提出されなかった」「培養期間が短かった」「採血した後の検体が放置されていた」などの原因が考えられる。

　悪寒戦慄がある場合は，悪寒戦慄から発熱するまでの時間帯の菌量が多く，血液培養に最も適している。発熱後の時間が経つほど菌がクリアランスされる可能性があることから，悪寒戦慄や発熱からなるべく早い時間に行う。抗菌薬が投与されている場合は，中止して1～3日後に行う。

　ボトル培地への接種は多ければいいというわけでなく，血液量の5～10倍量の培地との混合が最良であり，ボトルごとに推奨されている接種量の上限が望ましい。多すぎる場合は血液中の殺菌物質による菌へのダメージや，白血球代謝による偽陽性が起こりやすくなるといわれている。

　病原体の検出感度は菌種によっても異なるが，最初の1セットのみでは73.2％，2セットでは93.9％，3セットでは96.9％となっており，最低2セットの検査が必要である。

　培養期間は自動検出器を用いる場合には，7日間を超えて行うことは不要と考えられている[11]。HACEK でも5日間の培養期間で，心内膜炎症例の

100％，非心内膜炎症例の99.5％で菌検出が可能だったとの報告がある[12]。

採取した検体は速やかに分析装置にセットするのが理想であるが，夜間休日など病棟に放置されたり，検査を外部委託する場合には業者に渡すまでの時間がかかることがある。この遅延による影響は分析装置の種類や菌種によっても異なるが存在するため[13,14]，なるべく早く検査室に届くように配慮する。また冷蔵は，*Neisseria*属などの低温で死滅する細菌があるため禁忌である。

嫌気性菌への空気の接触を防ぐために，通常の注射針を使う場合は採血後嫌気性ボトルに接種してから好気性ボトルに接種する。しかし，翼状針を使う場合はチューブ内の空気の混入があるため，好気性ボトルに先に接種する。十分な採血量が確保できない場合も菌血症の菌が生えやすい好気性ボトルに優先的に接種する。

画像検査

心臓超音波検査

不明熱症例で心臓超音波検査を行う意義は，心房粘液腫などの検出もあるだろうが，最も重要なのは感染性心内膜炎の診断である。心内膜炎の診断基準である修正Duke's criteriaでも心エコーによる心内膜障害の証明は最も重要な検査である。

検査を依頼する際にはペースメーカー埋込，人工弁置換，カテーテル留置などの基礎疾患やリスク因子，心雑音や血管病変を示唆する理学所見，どこを重点的に観察してもらうかも重要な情報になるため記載する。

経胸壁心エコー（transthoracic echocardiography；TTE）で良好な画像が得られ，血液培養陰性で他に積極的に疑う材料がなければ，別の原因を探すことを優先してよいが，肥満や閉塞性肺疾患，人工弁などで良好な画像が得られない場合には，積極的に経食道心エコー（transesophageal echocardiography；TEE）を行う。TTEと比べてより小さな疣腫が検出しやすい。疣贅の検出感度はTTEで44〜63％，TEEで87〜100％である。

ただし，TEEであっても疣贅が検出しにくいこともあり，心臓内の人工物や石灰化病変によるアーチファクトで観察困難な場合，疣贅が2mm以下と非常に小さい場合，すでに塞栓が飛んでしまったためなくなっている場合などである。数日から1週間間隔をあけて再検すると見つかることもある。TEEでは弁穿孔部位や弁輪部膿瘍，左房壁の疣贅，弁周囲逆流なども見つかりやすい。特に人工弁周囲の観察で威力を発揮する。

FDG-PETはフォーカス特定に威力を発揮する

　FDG-PETはグルコースを標識して投与し，代謝や細胞増殖の盛んな部位への取り込み増加をみる検査である。代謝そのものを検出するので，CTやMRIと異なり構造変化が生じる前に検出可能である。特に固形腫瘍，膿瘍や肉芽腫性疾患など局所の異常は高い感度で検出できる。逆に局所的でない炎症は捉えにくく，もともと代謝が盛んな箇所では生理的な集積に隠されて偽陰性になりやすい。

　リンパ節生検では生検部位の選定にも有用で，FDG取り込みの多いリンパ節を優先的に生検することで有意な所見が得られやすくなる[15]。

　FDG-PETを行った不明熱患者の36〜49％では診断に有用であり，最終診断は大腸癌，リンパ腫，肉腫，脊椎炎，結核，人工物感染，膿瘍，憩室炎，大血管炎，サルコイドーシスなどが多かったと報告されている[16-19]。FDG-PETが有用と考えられる病変/疾患を **Table 7** にまとめた。

　高安動脈炎や側頭動脈炎での感度77〜92％，特異度89〜100％だが，径2.5mm以下の血管では陽性になりにくい。PMRでは①坐骨結節，②棘突起，③腸恥滑液包への取り込みや，④肩関節の局所的な取り込みが特徴的で，いずれも滑液包炎を意味する。⑤手関節への取り込みを欠くこととあわせて，①〜⑤の3つ以上を満たす場合は感度92.6％，高齢発症関節リウマチとの鑑別では特異度90.0％と高い確率で診断可能である[20]。血管内リンパ腫では肺へのびまん性の取り込みがみられることがある[21]。

　クローン病でも有用で感度85.4％，特異度90％であったと報告されている[22]。AOSDでは骨髄や脾臓，リンパ節，関節に集積を認めるが特異的ではなく，特に悪性リンパ腫との鑑別は困難である[23]。

Table 7 | 病変ごとの FDG-PET の有用性

PET が有用	有用性が劣る	
	生理的集積に隠れやすい	偽陰性
癌/肉腫	筋（筋緊張で高集積）	血液腫瘍
悪性リンパ腫	心臓	中小血管炎
膿瘍	脳	結核性冷膿瘍
デバイス感染	腸管	
肺炎（間質性肺炎を含む）	尿路感染症	
肉芽腫性疾患		
大血管炎		
関節炎		
滑液包炎		
腱付着部炎		
リンパ節炎/転移		

不明熱における Ga シンチグラフィの感度は FDG-PET に劣る

　Ga シンチグラフィは炎症/腫瘍シンチとして長く使われてきた核医学検査である。不明熱の診断寄与率は 20〜29％と報告されていてリンパ腫や固形腫瘍では検出されやすいが，炎症巣への取り込みは乏しい傾向がある[24-26]。ただし，Ga シンチグラフィで検出される病巣は FDG-PET でも全例検出されるため感度は FDG-PET に劣る[27]。

　PMR は Ga シンチグラフィでも集積がみられることがあるが[28]，感度や特異度を検証した報告はない。

　白血球シンチグラフィは患者血液から白血球を抽出し ^{111}In などで標識して静脈注射を行う検査で炎症巣への集積を検出する。腫瘍への集積はみられない。煩雑な操作が必要な検査であり，不明熱の熱源検索においては FDG-PET と比べると感度が低く優位性は認められない[29]。

生　検

血液疾患と粟粒結核を疑ったら骨髄生検

　骨髄生検で診断される不明熱は悪性リンパ腫が多く，次いで白血病，結核である。Arnaud らは 280 名の不明熱患者中 130 名に骨髄生検を行い，悪性リンパ腫 19 例を含む 31 例で診断に有用であったと報告している[30]。また，Sharon らは 75 名の不明熱患者に骨髄生検を行い悪性リンパ腫 8 名を含む 20 例で確定診断が可能であったと報告している[31]。

　悪性リンパ腫以外で診断できたとする疾患は白血病，骨髄異形成症候群，骨髄線維症，慢性骨髄性白血病，多発性骨髄腫，固形癌の骨髄転移，結核，血球貪食症候群，全身性肥満細胞症などであり，骨髄生検が診断に寄与しやすい因子として，Sharon らは貧血，血小板減少，男性，リンパ節腫張，LDH 上昇を挙げている。生検を繰り返すことにより診断がつくこともあり，Arnoud の報告では 17 例で 2 回目の生検がなされ，2 例で急性骨髄性白血病が診断されたとしている。

肝生検が不明熱診断に役立つとき

　不明熱患者への積極的な肝生検を推奨する意見[32]と推奨できないとする意見[33]の両方があり見解は一定していない。

　肝生検で診断可能であったのは粟粒結核，血管内リンパ腫，巨細胞性動脈炎[34]，慢性活動性 EB ウイルス感染症との報告があるため，これらの疾患を疑う場合は生検を考慮してよい。肝生検が診断に寄与した例は，肝酵素異常や画像異常があったものが大多数である。

迅速なランダム皮膚生検は血管内リンパ腫の予後を改善する

　血管内リンパ腫（intravascular B-cell lymphoma；IVL）は治療が遅れるときわめて予後不良であり，報告症例の約半数は病理解剖での診断である。ランダム皮膚生検は腹壁，上腕，大腿などの無疹部から生検を行い，真皮微小血管内の腫瘍細胞浸潤を発見することを目的とする。IVL 診断には有効性が

高く，侵襲も低いと考えられている。

　Yasufumi らは①年齢40歳以上，②LDH が正常上限値の2倍以上，またはsIL-2R＞5,000 IU/L，③38℃以上の発熱と Performance status（PS）2〜4，④急激な PS の悪化や LDH 上昇，⑤末梢血，骨髄で異常リンパ腫細胞出現，のすべてを満たす場合は確定診断がつかなくても早急に化学療法開始するべきとしており[35]，これらの項目は IVL の特徴をとらえている。また血小板などの血球減少もしばしば合併する[36]。

　LDH 上昇を伴う中高年の発熱患者で，全身状態の急速な悪化，sIL-2R，血小板減少，DIC，血球貪食症候群，精神神経症状，びまん性肺障害のいずれかをみたら積極的にランダム皮膚を検討する。迅速なランダム皮膚生検による早期診断でリンパ腫から救命できる可能性がある。

側頭動脈生検を行う前に超音波検査も参考に

　巨細胞性動脈炎の疫学には地域差があり，本邦は最も罹患率の低い地域である。したがって，不明熱患者に盲目的に側頭動脈生検を行っても陽性になる可能性は低いだろう。巨細胞性動脈炎の病変は1/3は不連続であるため，小さな生検検体では陽性になりにくい。生検を行う血管の長さが5mm以下では19％，6〜20mmでは71〜79％の陽性率というデータがある[37]。

　血管超音波検査は低侵襲で行える検査であり，浅側頭動脈の Halo sign，狭窄や閉塞がみられることがある。メタアナリシスでは生検で証明された例の88％で超音波の異常所見をみたとされる[38]。また生検部位の特定にも役立つため，生検に先立って行うとよい。

　ESR＜40 mm/h，顎跛行，側頭動脈の圧痛のいずれも認めない場合は95％で側頭動脈生検は陰性であるという報告もあり[39]，生検を行うかどうかの参考になる。

不明熱診断のアルゴリズム案

　不明熱診断のアルゴリズム案を **Fig.1** に示す。

Fig.1 不明熱診断のアルゴリズム

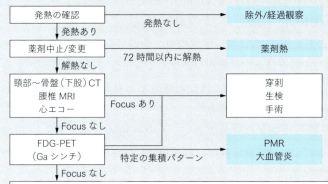

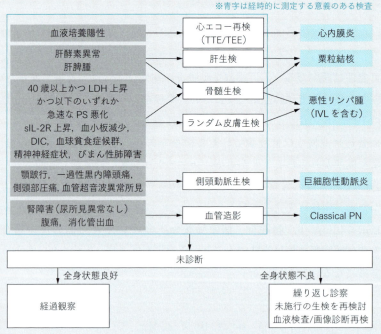

PMR：Polymyalgia rheumatica　TTE：Transthoracic echocardiography　TEE：Transesophageal echocardiography　PS：performance status　DIC：disseminated intravascular coagulation　IVL：Intravascular B-cell lymphoma　PN：polyarteritis nodosa

まず，体温表をつけてもらい，本当に発熱があるのかを確認する。持続する発熱が確認されれば，最初に薬剤性を除外するために必須薬剤以外は中止する。1～3日で解熱が認めたならそれ以上の検査は不要となる。

　次に局所的なfocusの有無を確認する。最近のCTは高性能で全身を一度にスキャン可能であるので下肢血栓性静脈炎除外のためにも下肢までのスキャンを行う。椎体椎間板炎や心内膜炎，左房粘液腫などはCTで検出できないのでMRI，心エコーも検討する。Focusが見つからない場合はFDG-PETを行う。ただし保険適用がなく，高価な検査なので難しい場合はGaシンチグラムで代用する。しかし感度はFDG-PETに劣る。大血管炎やPMRはFDG-PETの集積パターンで診断可能である。

　フォーカスが見つからない場合は，それまでの検査内容を確認して追加の検査を行う。Fig.1中の青文字の検査はそれまでに行われていても，短期間に変動しうるので再検する意義がある。血液培養はなるべく偽陰性になりやすい条件を排除して行う。検査結果に基づいて生検を検討する。

　約10～20%の不明熱症例は確定診断できない（Table 5）。これら未診断例の多くは自然寛解や長期に安定した経過をとるので，全身状態良好の場合は，経過観察を行い新しい徴候が現れたときにあらためて積極的に検査を行えばよい。しかし，全身状態不良の場合は綿密な診察や再検査，未施行の侵襲的な検査の再検討などを積極的に行わなければならない。このような場合は特に悪性リンパ腫の可能性を注意する必要があろう。

（狩野俊和）

Reference

1) Naito T, Mizooka M, Mitsumoto F et al：Diagnostic workup for fever of unknown origin：a multicenter collaborative retrospective study. BMJ OPEN 3：e003971, 2013
2) 永井英明，倉島篤行，赤川志のぶ ほか：粟粒結核症の臨床的検討．結核 73：611-617, 1998
3) Al-Jahdali H, Al-Zahrani K, Amene P et al：Clinical aspects of miliary tuberculosis in Saudi adults. Int J Tuberc Lung Dis 4：252-255, 2000
4) Mary A Williamson, L Michael Snyder：Wallach's Interpretation of Diagnostic Tests 9th ed, 2011, pp33-35
5) 日本結核病学会予防委員会：今後のツベルクリン反応検査の暫定的技術的基準．結核 81：

387-391, 2006
6) Harada N, Higuchi K, Yoshiyama T et al：Comparison of the sensitivity and specificity of two whole blood interferon-gamma assays for M. tuberculosis infection. J Infect 56：348-353, 2008
7) 日本結核病学会予防委員会：クォンティフェロン TB-ゴールドの使用指針．結核 86：839-844, 2011
8) 小橋吉博：T-SPOT(R) の臨床応用―特に T-SPOT．TB(R) について．呼吸 32：723-727, 2013
9) P R Studdy, R Lapworth, R Bird：Angiotensin-converting enzyme and its clinical significance--a review. J Clin Pathol 36：938-947, 1983
10) Tsujioka T, Kishimoto M, Kondo T et al：The impact of serum soluble interleukin-2 receptor levels on the diagnosis of malignant lymphoma. Kawasaki Medical Journal 37：19-27, 2011
11) 大曲貴夫：感染症検査における境界値の取り扱い方 感染症診療における血液培養の臨床的意義と評価．臨床検査 56：363-369, 2012
12) Cockerill FR 3rd, Wilson JW, Vetter EA et al：Optimal testing parameters for blood cultures. Clin Infect Dis 38：1724-1730, 2004
13) 小林寅てつ，山本真理子，長谷川美幸 ほか：血液培養ボトルの自動培養装置への装填遅延が判定結果へ及ぼす影響．感染症誌 78：959-966, 2004
14) 川上小夜子：全自動血液培養装置へのボトルセットの遅れが微生物の検出に及ぼす影響について．日本臨床微生物学雑誌 12：86-92, 2002
15) Manohar K, Mittal BR, Jain S et al：F-18 FDG-PET/CT in evaluation of patients with fever of unknown origin. Jpn J Radiol 31：320-327, 2013
16) Blockmans D, Knockaert D, Maes A et al：Clinical Value of [18F]fluoro-Deoxyglucose Positron Emission Tomography for Patients with Fever of Unknown Origin. Clin Infect Dis 32：191-196, 2001
17) Bleeker-Rovers CP, de Kleijn EM, Corstens FH et al：Clinical value of FDG PET in patients with fever of unknown origin and patients suspected of focal infection or inflammation. Eur J Nucl Med Mol Imaging 31：29-37, 2004
18) Buysschaert I, Vanderschueren S, Blockmans D et al：Contribution of (18) fluoro-deoxyglucose positron emission tomography to the work-up of patients with fever of unknown origin. Eur J Intern Med 15：151-156, 2004
19) Jaruskova M, Belohlavek O：Role of FDG-PET and PET/CT in the diagnosis of prolonged febrile states. Eur J Nucl Med Mol Imaging 33：913-918, 2006
20) Nishimoto N, Amano K, Hirabayashi Y et al：Drug free REmission/low disease activity after cessation of tocilizumab (Actemra) Monotherapy (DREAM) study. Mod Rheumatol 24：17-25, 2014
21) Kitanaka A, Kubota Y, Imataki O et al：Intravascular large B-cell lymphoma with FDG accumulation in the lung lacking CT/(67) gallium scintigraphy abnormality. Hematol Oncol 27：46-49, 2009
22) Neurath MF, Vehling D, Schunk K et al：Noninvasive assessment of Crohn's disease activity：a comparison of 18F-fluorodeoxyglucose positron emission tomography, hydromagnetic resonance imaging, and granulocyte scintigraphy with labeled antibodies. Am J Gastroenterol 97：1978-1985, 2002
23) Yamashita H, Kubota K, Takahashi Y et al：Clinical value of ^{18}F-fluoro-dexoxyglucose positron emission tomography/computed tomography in patients with adult-onset Still's disease：a seven-case series and review of the literature. Mod Rheumatol 24：645-650, 2014
24) Knockaert DC, Mortelmans LA, De Roo MC et al：Clinical value of gallium-67 scintigraphy in evaluation of fever of unknown origin. Clin Infect Dis 18：601-605, 1994
25) Knockaert DC, Mortelmans LA, Deroo MC et al：Clinical value of gallium-67 scintigraphy in the investigation of fever or inflammation of unknown origin in the ultrasound and computed tomography era. Acta Clin Belg 44：91-98, 1989

26) Habib GS, Masri R, Ben-Haim S：The utility of gallium scintigraphy in the evaluation of fever of unknown origin. Isr Med Assoc J 6：463-466, 2004
27) Blockmans D, Knockaert D, Maes A et al：Clinical value of ［(18)F］fluoro-deoxyglucose positron emission tomography for patients with fever of unknown origin. Clin infect Dis 32：191-196, 2001
28) Friedmann R, Feldman H, Nesher G et al：Gallium-67 scintigraphy in polymyalgia rheumatica. Clin Exp Rheumatol 25 (1 suppl 44)：S34-35, 2007
29) Seshadri N, Sonoda LI, Lever AM et al：Superiority of 18F-FDG PET compared to 111In-labelled leucocyte scintigraphy in the evaluation of fever of unknown origin. J Infect 65：71-79, 2012
30) Hot A, Jaisson I, Girard C et al：Yield of bone marrow examination in diagnosing the source of fever of unknown origin. Arch Intern Med 169：2018, 2009
31) Ben-Baruch S, Canaani J, Braunstein R et al：Predictive parameters for a diagnostic bone marrow biopsy specimen in the work-up of fever of unknown origin. Mayo Clin Proc 87：136-142, 2012
32) Mourad O, Palda V, Detsky AS et al：A comprehensive evidence-based approach to fever of unknown origin. Arch Intern Med 163：545-551, 2003
33) Bleeker-Rovers CP, Vos FJ, de Kleijn EM：A prospective multicenter study on fever of unknown origin：the yield of a structured diagnostic protocol. Medicine 86：26-38, 2007
34) Towns K, Szmitko PE, Smith C et al：Clinical problem-solving. It's not all in your head. N Engl J Med 365：1329-1334, 2011
35) Masaki Y, Dong L, Nakajima A et al：Intravascular large B cell lymphoma：proposed of the strategy for early diagnosis and treatment of patients with rapid deteriorating condition. Int J Hematol 89：600-610, 2009
36) Asada N, Odawara J, Kimura S et al：Use of random skin biopsy for diagnosis of intravascular large B-cell lymphoma. Mayo clin proc82：1525-1527, 2007
37) Breuer GS, Nesher R, Nesher G：Effect of biopsy length on the rate of positive temporal artery biopsies. Clin Exp Rheumatol 27：S10-13, 2009
38) Karassa FB, Matsagas MI, Schmidt WA et al：Meta-analysis：test performance of ultrasonography for giant-cell arteritis. Ann Intern Med 142：359-369, 2005
39) Gabriel SE, O'Fallon WM, Achkar AA et al：The use of clinical characteristics to predict the results of temporal artery biopsy among patients with suspected giant cell arteritis. J Rheumatol 22：93-96, 1995

III章

発熱診療における各領域の視点
―発熱診療の暗黙知について

EDITORIAL

「発熱診療の暗黙知」とはなにか？

　この章には"発熱診療の暗黙知について"という副題がついている。「暗黙知」とは"経験や勘に基づく知識のことで，コトバにされていない状態でもっているもの"という意味である。専門家は知識や経験に応じてこの暗黙知を持っていて，無意識にノウハウとして使っている。この暗黙知をなるべく言語化し，共有することは発熱診療を発展させるためには必要不可欠である。

　そこでⅢ章では，実際に，感染症，膠原病，総合診療の立場で発熱疾患患者のコンサルトを受けている経験から，日常診療の中での発熱患者へのアプローチ法を述べた。

　この章は全体を感染症，悪性腫瘍，膠原病，診断のつかない場合の4つに分け，この順番に並べている。オーバーラップや同時進行はあるにしろ，およそ発熱患者の診断はこの順番で行われることが多い。

急性かつ緊急性のある発熱は感染症が多く，発熱患者における頻度も圧倒的に高いことから最初に"感染症医が嗅ぎとる「感染症っぽい発熱」"を述べた。"感染症診療のロジック"の5ステップが重要であることが強調されている。すなわち，患者背景を考慮して感染臓器と原因微生物を推定し，それに基づいて抗菌薬を選択し，正しいパラメータを用いて経過観察することが感染症診断の大原則となる。

　2番目の"「これは腫瘍ではないか」と疑う発熱"では，がんセンターで悪性腫瘍と感染症との鑑別を数多くされてきた経験をもとに，判断の原則と日常診療で経験されることを解説している。腫瘍熱はバイタルサインが安定し，症状は乏しいことが特徴で発熱臓器は捉えにくい。悪性リンパ腫や白血病などの血液がん，肝転移での発熱がしばしば経験され，膿瘍などの感染症を見つけても背景の癌の存在を忘れてはならないことが述べられている。

3番目の"リウマチ医を本気で探すとき"では，リウマチ性疾患患者を見つけるポイントになる症候について触れた。リウマチ性疾患がある場合，発熱は高頻度だが，発熱のみのリウマチ性疾患はむしろ稀である。診断には皮膚症状，筋骨格系症状，神経障害，呼吸器症状，眼症状がポイントになることが多い。また基本的な検査異常の中にもヒントが隠されていることを強調した。

　最後に"「うちの科じゃない熱」へのアプローチ"でどうしても診断がつかないときにどんな問題が隠れているかを，具体的な症例を提示しながら解説している。特に炎症反応に乏しい場合や，問題が複合または境界領域にある場合，患者の表現が適切でない場合などで不明熱化しやすいことなどが触れられている。

専門外の分野においてどのようなアプローチで診療をし，どんなケースが高く，何がピットフォールになるかを知ることは，自分の専門領域（よく診る領域）の周辺部の見通しがよくなり，診療における視野が格段に広がることにつながる。

　また，専門家が周りにおらず簡単にコンサルテーションや紹介ができない場合に，完全に診断に至らなくても，"多分このあたりの疾患で，鑑別はAとBだろう"ということがわかれば，コンサルトが必要なのか，何科にするのか，自分の手元でフォロー可能なのかを自信をもって判断できるようになる。コンサルテーション能力は最も如実に臨床の実力が現れる。適切なコンサルテーションをみると"できるね"とか"あそこ（彼/彼女）はしっかりしている"といつの間にか高く評価していることに気づく。

　逆にコンサルテーションを受ける立場でも，他分野のどのあたりの疾患かが推量できれば，自信をもって「当科的には問題はありません」（このセリフはあまり好きではないのだが）といえる。

　Ⅲ章には発熱診療の原則が盛り込まれている。

Section-chief　狩野俊和

Ⅲ章　発熱診療における各領域の視点 — 発熱診療の暗黙知について

1 感染症医が嗅ぎとる「感染症っぽい発熱」

　最初に断っておきたいが，「感染症医が嗅ぎとる」と書いているものの私は常時鼻が詰まっており匂いが効かないのである．したがって，ここでいう「嗅ぎとる」とは嗅覚的な意味ではなく，直感的な意味での嗅ぎとるということである．

　ちなみに，看護師が患者の便の匂いだけで *Clostridium difficile* 感染症を嗅ぎ分けられるかという研究が存在するが，結果は全くダメダメであった[1]．人間が嗅覚で感染症を嗅ぎとることは難しそうである．

　しかし，犬となると話は別である．なんとトレーニングを積んだビーグル犬は，*Clostridium difficile* 感染症患者の便を正確に嗅ぎとることができるという研究が存在する[2]．論文には実際の犬の写真が掲載されているのだが，かなりかわいい犬なので犬好きは必見である．

感染症を疑う発熱のポイント

　さて，そろそろ本題に入りたいと思う．筆者が考える感染症を疑う発熱のポイントを以下に列記する．

- ■経過が急性である
- ■悪寒戦慄を伴う
- ■特定の臓器に限局した症状を伴う
- ■病院内で新たに起こる発熱

　つまり逆に考えると，経過が亜急性〜慢性の発熱，熱があるけど寒気もなくて元気そう，関節症状や呼吸器症状，皮膚症状など症状が多岐にわたる，

といった発熱患者は感染症よりも他の疾患を考える。

 とは言っても，疾患の頻度を考えると，発熱の原因は感染症が圧倒的に多い。発熱患者をみて最初から自己炎症症候群を疑うような医者はいないし，もしいたとしても絶対友達にはなりたくない。

 感染症の多くは経過が急性である。その最たるものが感冒であり，鼻汁からはじまり咽頭痛，咳嗽が出現しやがて消退するという経過を辿るが，ほとんどの症例が1週間以内に完結する。1年前から風邪を引いているという人は絶対に風邪ではない何かであり，おそらくただのアレルギー性鼻炎である。多くの感染症は数日の経過で病像が完成する。

 一方で膠原病や腫瘍による発熱は，亜急性〜慢性の経過で出現することが多い。ただし，例外があり亜急性〜慢性の経過を辿る感染症が存在する。最も重要かつ頻度が高いのは結核症であり，多くの場合診断されるまでに数週から数カ月の経過を辿る。

 またHIV感染症患者やステロイド内服中などの細胞性免疫不全患者が感染するような特定の病原微生物では亜急性〜慢性の経過を辿ることがあり，基礎疾患によっては経過だけで判断することはできない。

 悪寒戦慄は敗血症を示唆する所見であり感染症の疑いが強くなる。Tokudaらは毛布を羽織っても全身が震えるほどの悪寒戦慄を伴う発熱であれば，菌血症の尤度比が4.7であると報告している[3]。逆に，全く悪寒のない発熱では尤度比は0.24であり菌血症の可能性は低くなる。

 この業界では「患者がShakingしていたら自分もShakingしろ」という格言があるが，これはもののたとえであり実際にShakingしている場合ではなく，要するに早く血液培養を採れということである。

 他にも複数の項目を組み合わせることで菌血症を予測するというShapiroの予測ルールがあり特異度や陽性尤度比は高くないものの，感度と陰性尤度比に優れており，この条件を満たさない場合は菌血症の可能性は低いと考えることができる[4]。

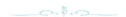

特に細菌感染症にいえることであるが，多くの場合，特定の臓器に限局した炎症が起こるため「感染症のフォーカス」が明確になりやすい。例えば腎盂腎炎，肺炎，胆嚢炎，髄膜炎，といった具合である。

一方で，ウイルス感染症は気道症状（鼻汁・咽頭痛・咳嗽）といった具合により広範囲に症状が現れたり，皮疹，関節痛，頭痛などの全身症状が現れることがある。

病院内で新たに出現した発熱では，感染症が原因である頻度が高い。これは入院患者がカテーテル類の挿入，人工異物の挿入，手術による侵襲，化学療法や免疫抑制剤の投与，抗菌薬の曝露，医療従事者による病原微生物の伝播などの複数の感染症のリスクを持つためである。詳細は「Ⅳ章 B-1. 入院患者・ICU 患者の発熱」を参考にされたい。

もちろん入院患者の発熱であっても，薬剤熱，痛風・偽痛風，深部静脈血栓症などの非感染症の原因はあるが，頻度や緊急性からするとまずは感染症による発熱を想定した対応が望ましい。

感染症を疑ったときの具体的なアクション

感染症による発熱を疑った際に行うことは，非常にシンプルである。すなわち「**感染症診療のロジック**」に則って診療を進めていけばよいのである[5]。感染症診療のロジックは5つのステップで行われる。

STEP1 患者背景を考える

患者背景とは，基礎疾患の有無や，曝露歴などを指す。

HIV 感染症や糖尿病などの基礎疾患を持つ患者や，全身性エリテマトーデスなどの自己免疫性疾患のためにステロイドを内服しているような患者では，細胞性免疫不全によって感染症のリスクが高くなる。

さらに，通常の病原微生物以外のウイルス，細菌，真菌，原虫に感染する可能性も考える必要がある（**Table 1**）。

Table 1 免疫不全の種類・原因および原因となりやすい微生物

免疫不全の種類		免疫不全となる原因		原因となりやすい微生物
		原因となる疾患	原因となる医療行為	
好中球減少・機能低下		慢性肉芽腫症,周期性好中球減少症,Chediak-Higashi症候群,再生不良性貧血,白血病など	化学療法,放射線療法,骨髄移植	*Staphylococcus aureus*, Coagulase-negative Staphylococci, Viridans group Streptococci, Enterococci, *Escherichia coli*, *Pseudomonas aeruginosa*, *Klebsiella pneumoniae*, Enterobacter and Citrobacter species
細胞性免疫障害		HIV感染症,悪性リンパ腫(ホジキンリンパ腫),サルコイドーシス,Chediak-Higashi症候群のような先天的殺菌障害,胸腺形成不全など先天的T細胞欠損/障害	ステロイド剤/免疫抑制剤,放射線療法,骨髄移植	Herpesviruses, Cytomegalovirus, Respiratory viruses *Listeria monocytogenes*, Nocardia species, *Mycobacterium tuberculosis*, Atypical mycobacteria, Aspergillus species, Cryptococcus species, *Histoplasma capsulatum*, Coccidioides species, *Penicillium mameffel*, *Pneumocystis jeroveci*, *Toxoplasma gondii*
液性免疫障害	脾臓機能低下	無脾症	脾臓摘出術	*Streptococcus pneumoniae*, *Haemophilus influenzae*, *Neisseria meningitidis*
	その他の液性免疫障害	無γグロブリン血症などの先天的B細胞欠損/障害疾患,慢性リンパ性白血病,多発性骨髄腫		*Streptococcus pneumoniae*, *Haemophilus influenzae*
解剖学的/物理的/科学的/生物学的バリアの破綻	粘膜障害		化学療法,放射線療法	Viridans group Streptococci, Enterococci, Capnocytophaga species, Fusobacterium species, Stomatococcus mucilaginosus, Candida species, Herpes simplex virus
	皮膚障害	穿通性外傷,白癬,熱傷	血管内カテーテル	Coaguiase negative Staphylococci, *Staphylococcus aureus*, Corynebacteria, *Stenotrophomonas maitophillia*, *Pseudomonas aeruginosa*, Acinetobacter spp, Candida species, Rhizopus species
	咳の障害	肋骨骨折,神経筋障害		肺炎を起こす細菌,口腔内常在菌(好気性菌と嫌気性菌)
	胃酸低下	胃酸分泌低下症	制酸薬の投与	*Salmonella* spp, 腸内細菌
	体内の異物		心臓弁	*Staphylococcus* spp, Coagulase negative Staphylococci, *Staphylococcus aureus*
			人工関節	*Staphylococcus* spp, *Staphylococcus aureus*, グラム陰性桿菌
	正常細菌叢の破綻		抗菌薬使用	*Clostridium difficile*, *Candida* spp
	異物排除機構の障害	嚢胞性線維症,気管支拡張症		*P. aeruginosa* による慢性下気道感染症

(文献6,7を参考に作成)

その他，好中球減少・機能低下，液性免疫障害，解剖学的・物理的・化学的・生物学的バリアの破綻などの免疫不全があり，単純に「この患者は免疫不全だ」という思考停止に陥らずに，目の前の患者がどの免疫不全の種類に属するのか吟味すべきである。

基礎疾患の評価だけでなく，曝露歴の評価も重要である。

感染症は多くの場合「人と病原微生物との出会い」によって起こる（虫垂炎や尿路感染症など体内の常在細菌叢の過剰増殖や移動が原因で起こるものを除く）。したがって，いつ患者が病原微生物と出会ってしまったのかを突き止めるのも，問診の重要な役割である。

例えば下痢をしている患者では食事歴を，尿道から膿が出ている患者では性交渉歴を，上気道症状のある患者では sick contact を聴取する。

感染症診療では，どこで患者と病原微生物が出会ったのかを考えながら診療を進めることが重要である。

STEP2 感染臓器を考える

すでに述べたように，感染症は特定の臓器に症状が出やすいという特徴がある。症状や身体所見によってどの臓器に炎症があるのかを推定する（**Table 2**）。

問診と診察で感染臓器が推定されたら，検査を行うことによって特定する。肺炎が疑われた場合には胸部レントゲン，胆嚢炎が疑われた場合には腹部超音波検査，腎盂腎炎が疑われた場合には尿検査，といった具合である。

これらの検査で炎症の所見が認められれば，その臓器の感染症である可能性が高まる。

STEP3 病原微生物を推定

感染症を起こしているであろう臓器がわかったところで診断を終えてしまってはいけない。ここからが感染症診療のキモなのであって，病原微生物を想定しない感染症診療は「あんこの入っていないあんまん」である。

すべての臨床医は可能な限り病原微生物を捉える努力をすべきである。肺炎を疑えば喀痰を，腎盂腎炎を疑えば尿を，髄膜炎を疑えば髄液を採取し培

Table 2 | 症状・身体所見から疑われる感染症・感染臓器

発熱以外の症状・身体所見	疑われる感染症・感染臓器
頭痛, 項部硬直, 羞明, 痙攣, 神経学的異常所見	髄膜炎
副鼻腔の圧痛, 下を向くと増悪する頭痛, 上顎歯痛	副鼻腔炎
耳痛, 聴力低下, 鼓膜の発赤・腫脹	中耳炎
咽頭痛, 頸部リンパ節腫大, 嚥下痛, 流涎	咽頭炎, 扁桃周囲膿瘍, 急性喉頭蓋炎など
咳, 痰, 呼吸困難, 胸痛, 聴診でラ音	肺炎, 気管支炎, 肺結核
心雑音, 皮疹, 動悸, 浮腫	心内膜炎
腹痛, 嘔気・嘔吐, 水様性下痢・粘血便	腸管感染症
腹痛, 便秘・下痢, 嘔気・嘔吐, 腹膜刺激症状	腹腔内感染症
尿意切迫感, 頻尿, 排尿時痛, 恥骨上部圧迫, 肋骨脊椎角叩打痛	膀胱炎, 腎盂腎炎
帯下の増加・悪臭, 排尿障害, 下腹部痛	骨盤内感染症
排尿困難, 直腸診で前立腺の圧痛, 会陰部違和感	前立腺炎
排便時疼痛, 肛門の疼痛・圧痛	肛門周囲膿瘍
皮膚の発赤・疼痛・腫脹（四肢・臀部も含めた体幹・頭部をくまなく検索）	蜂窩織炎
関節痛・熱感・腫脹, 関節可動域制限	関節炎
カテーテル刺入部の発赤・腫脹・疼痛, 刺入部の排膿	カテーテル関連血流感染症

（文献8より改変）

養検査に提出する。

　しかし，培養検査の結果が判明するまでには通常3日程度を要する。このため，培養検査の結果が判明するまでは病原微生物を「推定」した上で治療を行う必要がある。

では,培養結果が判明するまでの間,どのように推定すればよいのであろうか。

ひとつはグラム染色である。グラム染色は迅速に結果がわかることが最大の長所であり,検体のグラム染色所見に基いて,推定される病原微生物を標的として抗菌薬治療を開始する。

もうひとつは,疫学的な情報を利用することである。病原微生物には臓器嗜好性があり,また病原微生物によって感染症を起こす頻度が異なる。市中肺炎であれば肺炎球菌が原因として最多であり,インフルエンザ菌,モラキセラがこれに続く。一方で大腸菌による市中肺炎というのはかなり稀である。

検体がどうしても採取できずにグラム染色が行えないという場合も,闇雲に広域抗菌薬を使用する必要はなく(もちろん臨床状況によってはそうせざるを得ないことはありうる),疫学的な情報から頻度の高い病原微生物をカバーする抗菌薬を選択すべきである。

STEP4 抗菌薬を選択する

感染臓器と病原微生物が判明していれば,選択すべき抗菌薬は自ずと決まる。これは現代に至るまでの知見の集積によるものであり,いわば宇宙の真理に近いものである。

例えば感染臓器が腎臓で病原微生物が腸球菌(*Enterococcus faecalis*)であれば選択すべき抗菌薬はアンピシリンとなる。したがって,ある病原微生物に対して複数の抗菌薬が感受性を示すことがわかっていても,個人の好みやそのときの気分,あるいは「製薬会社にいつもお世話になっているから」といった理由で抗菌薬を選択することは決して許されない。

宇宙の真理に従うべし,である。感染臓器と病原微生物が判明した際に選択すべき抗菌薬の組み合わせについては様々な成書に記載されているが,簡単に知るにはSanford Guideなどを参考にするとよい[9]。

しかし,すべての状況で感染臓器と病原微生物がわかっているわけではない。

感染臓器はわかっているが検体が採取できない，あるいはすでに抗菌薬が投与されているために病原微生物がわからないという臨床状況はしばしば経験される．

検体がどうしても採取できない場合には（少なくとも血液培養は2セット採取した上で）感染臓器から推定される一般的な病原微生物に加えて，抗菌薬曝露歴などの患者背景から緑膿菌やMRSAなどの病原微生物のリスクを評価した上で，患者の重症度を考慮した上で抗菌薬を選択することとなる．

検査で感染臓器，病原微生物，感受性などが明らかになるほど，また軽症であるほど，抗菌薬のスペクトラムは狭いものを選択することができる．逆に感染臓器はわかっていても重症度が高く，耐性菌のリスクも十分にある患者では広域スペクトラムの抗菌薬を選択せざるをえない(Fig.1)．

極端なことをいえば，感染臓器すらわからないが敗血症性ショックが疑われる患者では採取できる検体をすべて採取した上で，広域スペクトラムの抗菌薬を開始せざるを得ない．しかし，この抗菌薬のスペクトラムを少しでも狭く開始することが臨床医の腕も見せ所である．

患者の救命を再優先することはもちろんのことではあるが，大原則としての「Narrow is beautiful」を忘れないようにしたい．

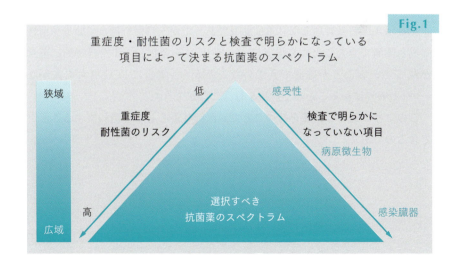

Fig.1 重症度・耐性菌のリスクと検査で明らかになっている項目によって決まる抗菌薬のスペクトラム

STEP5 適切に経過観察する

　感染症診療の最後のステップは，治療の経過を見守ることである。
　筆者はCRPを愛好する者の一人であるが，感染症の経過を見守ることは，毎日採血をしてCRPの推移を眺めることではないことには注意しておかなければならない。適切に経過観察をするためには，適切な指標を理解しておかなければならない。
　肺炎であれば呼吸数，喀痰の量，喀痰グラム染色の菌量，酸素需要量などである。ここで，例えば「胸部レントゲンの影」のような間違った指標を追いかけていては，治療翌日に自然経過として肺炎の陰影が濃くなっているものを「肺炎が悪くなっている」と判断してしまい，本来不要である広域スペクトラムの抗菌薬に変更してしまうことにもなりかねない。
　また肺炎の陰影は遅れて改善するため，すでに治癒しているにも関わらず肺炎の陰影が消えるまで治療を行う必要はない。

　抗菌薬が有効であるかどうかは，例えば経時的に喀痰グラム染色を行い菌量が減少していくのを確認することで容易に判断できる。
　Fig.2 は肺炎球菌性肺炎の患者の喀痰グラム染色をペニシリンG（PCG）投与前，投与開始2時間後，4時間後，12時間後と経時的にみたものである。
　患者は人工呼吸管理となり重症肺炎であったが，自信を持って肺炎球菌性肺炎と診断できたことから男気によってPCGを選択し，また経時的に菌量が減っていることが確認できていたことから「本当にPCGで大丈夫かな……」と不安になることなく治療を行うことができた。
　このように適切な指標を持つことで，医師は安心して経過観察することができるのである。

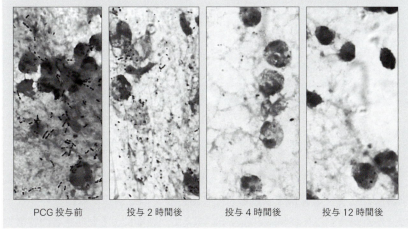

Fig.2 肺炎球菌性肺炎患者の喀痰グラム染色による経時的評価

PCG投与前　　投与2時間後　　投与4時間後　　投与12時間後

（忽那賢志）

Reference

1) Rao K, Berland D, Young C et al：The nose knows not：poor predictive value of stool sample odor for detection of Clostridium difficile.Clin Infect Dis 56：615-616, 2013
2) Bomers MK, van Agtmael MA, Luik H et al：Using a dog's superior olfactory sensitivity to identify Clostridium difficile in stools and patients：proof of principle study. BMJ 345：e7396, 2012
3) Tokuda Y, Miyasato H, Stein GH et al：The degree of chills for risk of bacteremia in acute febrile illness. Am J Med 118：1417, 2005
4) Shapiro NI, Wolfe RE, Wright SB et al：Who needs a blood culture? A prospectively derived and validated prediction rule. J Emerg Med 35：255-264, 2008
5) 大曲貴夫：感染症診療のロジック―患者さんのモンダイを解決するキホンとアプローチ法，2010，東京，南山堂
6) Dennis LK, Eugene B, Stephen H：Introduction to Infectious Diseases：Host-Pathogen Interactions. Harrison's PRINCIPLES OF INTERNAL MEDICINE 17th Ed, McGraw-Hill Professional, United States, 2008, pp695-699
7) Gerald L Mandell, John E. Bennett, Raphael Dolin：Mandell, Bennett, & Dolin DEFICIENCIES IN COMPONENTS OF HOST DEFENSES, Principles and Practice of Infectious Diseases 7th ed, Churchill Livingstone, United States, 2010, pp3781-3787
8) 大野博司：感染症入門レクチャーノーツ，東京，医学書院，2006，pp1-12
9) David N, Robert C, George M：The Sanford Guide to Antimicrobial Therapy 43th, 2013

2 「これは腫瘍ではないか」と疑う発熱

悪性疾患に関連した発熱一般の特徴

　いきなり発熱を主訴に受診する腫瘍患者は，正直なところ多くはない。鑑別診断として一応腫瘍を挙げるにしても，多くは感染症が原因ということで，かたがつくことが多い。その中であえて，腫瘍による発熱患者の特徴をまとめてみるならば以下のようになる。

　腫瘍による発熱患者の多くは，**全身状態は比較的良好**である。本人自体，熱による苦痛をあまり感じていないことがある。また発熱していても，一見全身状態が良好である。例えば，グラム陰性菌感染症の場合は敗血症をきたすことが多いが，この場合発熱だけでなく頻脈，頻呼吸，血圧低下などのバイタルサインの大きな変化を伴うことが多い。しかし腫瘍による発熱の場合には，これらを欠いている場合が多い。だからこそ，発熱していても一見全身状態が良好にみえるのかもしれない。

　腫瘍による発熱患者の多くは，**臓器特異的な症状・所見を呈していないことが多い**。身体の特定部位の痛みなどの異常を伴わないのである。よって不明熱の様相を呈しやすい。

　また腫瘍による発熱患者は，多くの場合，長期間発熱していても医療機関を受診していないことがある。感染症による発熱の場合は，発熱後数日以内に患者が医療機関を受診することが多い。それはおそらくは，発熱以外の症状がそれなりにあり，これが患者に苦痛を起こすため，この苦痛から逃れるために患者が積極的に医療を求めるからではないかと思われる。しかし腫瘍による発熱の場合は，熱以外の苦痛がそれほどに強くないため，本人も医療

機関への受診を積極的には考えないのかもしれない。

悪性リンパ腫

　経験上多いのは，悪性リンパ腫患者である。悪性リンパ腫自体が不明熱として発症しやすいので，不明熱診療時は常に考慮すべき必要がある。リンパ節の腫大が体表近くに目にみえて存在すれば，患者も医療者も気づきやすいのかもしれない。しかし実際にはそういうことは稀である。

　肝臓内に限局した悪性リンパ腫，脾臓内に限局した悪性リンパ腫，腹腔のリンパ節のサイレントな腫大のみ……，ということがあり，きわめて気づかれにくい。血管内のリンパ腫などはその最たるものである。不明熱的な臨床像から積極的に皮膚生検などを行わないと診断できないことも多い。

血液疾患

　血液疾患の場合は，発熱で受診することが多い。ただし筆者の経験では，不明熱としてではなく「のどが数週間痛くて，治らない」というものが多かった。このような患者の血液中の好中球は減少していることが多い。

　特に白血病の患者の初診時は，咽頭痛が遷延して治らないということは多い。筆者個人も数回経験している。そこで採血をしてみると，血算の上に気づくわけである。

　また成人T細胞白血病（adult T-cell leukemia；ATL）の患者で高Ca血症で来院した患者の記憶がある。患者は数週間続く倦怠感と発熱を主訴に受診。全身に"Maculopapular rash"あり。意識障害もあった。血球検査では異常な白血球細胞あり。この場合は，全身の皮疹と高Ca血症があったため，このための熱と思われた。

　また直接発熱によるものではないが，筆者は，ATL患者がまずは発熱と呼吸不全で医療機関に受診した，という逸話を何度も聞いたことがある。酸素化の悪化があり，胸部レントゲン写真では全肺野にすりガラス様の陰影が

みられ，多くの場合「間質性肺炎」と診断される。ステロイドで治療されるがよくならず，よくよく精査してみるとニューモシスチス肺炎で，血球の異常もあり同時に ATL が見つかる，というものである。

そもそも「間質性肺炎」自体も，呼吸不全の存在を認知しなければ不明熱の様相を呈することがあるのも注意を要する。

進行がんと発熱

進行したがんでは発熱を呈することがある。これはひとつには肝転移があるからである。肝転移の場合腫瘍は大きいことが多く，内部が壊死を呈しやすいことが発熱の原因と考えられている。

大腸がんの肝転移で，肝膿瘍と間違われて受診したケースの記憶がある。かなり大きな病変が肝臓内にあった。また骨髄内浸潤で発熱することがある。これは咽頭や肺の扁平上皮がんでみられるようである。また転移したリンパ節，なかでも頸部リンパ節が腫大している場合に発熱を呈することがある。内部が壊死することがその大きな理由のようであるが，リンパ節が急速に腫大するときには内部で出血が起こる場合があり，これもまた発熱の原因となる。

一般に固形がんの場合は，がんがよほど進行していないと発熱はみられにくい。少なくとも日本では初診の段階で，そこまで進行した悪性腫瘍患者を診ることは少ないので，あまり経験しない。

G-CSF 産生腫瘍

発熱で受診した患者の血球検査を行うと，末梢血の白血球数の異常増多がみられ，その精査の中で腫瘍が見つかるということもある。筆者も進行した大細胞癌などで経験がある。白血球の異常増多そのものの原因として血液疾患がまずは挙げられるが，主に固形がん，特に G-CSF 産生性腫瘍もときおり経験する。

Commonな感染症の中に，がんが隠れている

　Commonな感染症の中に，がんが隠れている場合がある。**肝膿瘍の患者では消化管の精査が必要である**。なぜならば肝膿瘍の原因となる菌は，もとは消化管の軟膜を突破して門脈に流入した菌が原因となるからである。となるとがんなどによる粘膜の破綻を考慮すべきである。精査すると大腸癌が見つかることがある。特に貧血がある場合は要注意である。

　肺膿瘍をみた場合には，必ず肺癌の存在を考える。特に誤嚥などの肺膿瘍を起こしやすい病態がない中で発症した肺膿瘍患者では，背景に悪性疾患があるがゆえにその末梢の肺に炎症が広がり，結果として二次性の肺膿瘍をきたすことがある。

　筆者が経験した事例は60代の男性で，過去に顔面の有棘細胞癌の切除歴があった。発熱と寝汗，咳嗽で医療機関を受診。肺野には肺膿瘍を思わせる空洞を伴う陰影があった。肺膿瘍があることは明確であったが，胸部CTで精査したところその中枢側にリンパ節腫大を思わせる陰影が存在した。有棘細胞癌のリンパ節への再発であった。

〔大曲貴夫〕

3 リウマチ医を本気で探すとき

リウマチ性疾患と発熱の関係

　リウマチ医は多臓器にわたる自己免疫疾患を守備範囲にしている。関節リウマチ，古典的膠原病といわれる全身性エリテマトーデス（SLE），皮膚筋炎/多発性筋炎，強皮症，シェーグレン症候群，混合性結合組織病（MCTD）の他に高安動脈炎，側頭動脈炎，（古典的）結節性多発動脈炎，顕微鏡的多発血管炎，好酸球性多発血管炎性肉芽腫症，多発血管肉芽腫症，再発性多発軟骨炎，リウマチ性多発筋痛症，ベーチェット病，血清反応陰性脊椎関節症，成人スチル病，痛風，偽痛風，サルコイドーシス，IgG4関連疾患などである。

　ここではこれらをまとめて「リウマチ性疾患」と呼ぶことにする。

　リウマチ性疾患の多くは炎症性疾患でもあるので，発熱を合併することが多く，診断の段階では感染症や悪性腫瘍などの他の発熱疾患を含めた熱性疾患全般との鑑別を日常的に行っている。

　しかし，すべてのリウマチ性疾患が発熱するわけではなく，SLE，血管炎，成人スチル病などしばしば高熱をみる疾患から，強皮症のように基本的には非炎症の病態で発熱しない疾患まである（**Table 3**）。

　リウマチ性疾患の診断は臓器障害のパターンと特異的または非特異的な検査所見を併せて，診断基準を参考にしながら診断する。

　診断基準とは分類基準であり，**一定の特徴をもつ患者群を暫定的にある疾患に分類する**ということを意味する。臨床現場での診断のためにあるという

Table 3 | リウマチ性疾患と発熱

しばしば高熱を伴う	SLE,血管炎症候群,皮膚筋炎/多発性筋炎,ベーチェット病,成人スチル病,痛風,偽痛風
通常は微熱までに留まる	関節リウマチ,リウマチ性多発筋痛症,シェーグレン症候群,混合性結合組織病,再発性多発軟骨炎,血清反応脊椎関節症,IgG4関連疾患,サルコイドーシス
発熱しない	強皮症

より,臨床研究を共通の患者群で行うためにばらつかせないように存在している。

診断基準には,感度も特異度も高く「診断基準を満たす」ことと「疾患である」ことをほぼ同一とみなせるSLEなどの診断基準もあれば,診断基準適応の前に広範な除外診断が必要で,使用困難なものもある。除外診断には他疾患を含めた知識や経験が必要となるため,診断の精度は臨床能力によって大きく変わる。

疫学も重要であり,好発年齢や性別が偏る疾患が多いので,「らしさ」を決める要素となる。ただ「らしさ」は確率判断に重要であるが,常に例外が存在するため,それだけでは診断確定も除外もできない。

結局はひとつひとつの症候や検査異常を検討して診断を行うこととなる。感染症や悪性腫瘍は併発することや最後まで鑑別困難であることも多い。したがってリウマチ性疾患診断の最終判断は,経験豊富なリウマチ医の判断が望ましい。

ここでは,発熱患者をみたとき,比較的リウマチ性疾患の診断につながることの多い徴候と考えられる皮膚症状,関節症状,神経障害,眼症状,一般検査での検査異常,自己抗体についての考え方を述べる。いくつかに当てはまるときはリウマチ医の意見を聞いてほしい。

発熱はよくみられる症状であるが、発熱のみのリウマチ性疾患は少ない

およそ1カ月以上持続する発熱は慢性炎症であり、リウマチ性疾患は鑑別対象になる。通常、日の単位で生じた急性の発熱でリウマチ性疾患は疑わない。慢性炎症を示唆するのは問診での発症時期が古いだけでなく、発症時期が不明確である場合も含まれる。

「いつから熱がでていますか？」と尋ねたとき、「○月×日からです」とはっきり答えられる場合はその日を発症時期と考えてよいが、「あまり覚えていません」とか「2〜3週間前位かな」といった曖昧な場合はもっと以前から発熱していたかもしれない。特に炎症が弱い場合には発症時期が曖昧になりやすい。例外的にリウマチ性多発筋痛症はしばしば急性発症をみる。

一般検査で慢性炎症を示唆するのは血沈亢進である。

リウマチ膠原病診療で血沈測定は欠かせない。血沈は炎症以外でも亢進するが、発熱に伴うならば血沈亢進は炎症によると考えてよい。明らかな発熱がない場合もCRP上昇と血沈亢進を同時に認めるならやはり慢性炎症とみなせる。血沈の正常値は年齢によっても変化し、男性で「年齢÷2」、女性で「（年齢＋10）÷2」とする文献もあり[1]、かつては使われたが、現在の検査法では年齢によらず、およそ20mm/h以上では「亢進」と考えてよい[2]。

慢性炎症を認めリウマチ性疾患の可能性を考えるとき、炎症を起こしている臓器が必ずあるので、炎症臓器を特定する必要がある。炎症臓器のパターンでリウマチ性疾患らしさが決まる。

必要なのは発熱のパターン、システマティックレビューを含めた詳細な問診、関節や神経所見を含めた身体所見。検査では血算と白血球分画、尿一般、尿沈渣、総蛋白、アルブミン、肝機能、腎機能、フェリチン、胸部単純X線検査（正面、側面）である。必要に応じて腹部骨盤部の造影CTスキャンを追加する。

自己抗体検査については臓器障害のパターンにより、検査前確率が大きく変わるので後述することにする。

これらの検査で異常がみつからない発熱患者がリウマチ性疾患であることはむしろ少ない。診断がつかない場合にFDG-PETが施行できれば炎症フォーカスの存在診断に有力な情報を与えてくれることがある。保険適用の問題もあり、積極的に推奨できる検査ではないが、Gaシンチグラムより感度と解像度は勝る。

　炎症のフォーカスがわかりにくいときには第一に血管炎、ついで成人発症スティル病、高齢者の場合にはリウマチ性多発筋痛症を考える。

血管炎

　血管炎は頻度も多く、まず考えるべき疾患である。一般に血管炎の症状は発熱、体重減少、食欲不振などの非特異的な全身炎症症状と、炎症の結果、血管が狭窄または閉塞したときにみられる還流臓器の虚血症状に大きく分けられる。

　高安動脈炎や側頭動脈炎などの大血管炎では血流障害が生じるまでの期間が長いため、非特異的全身炎症症状のみを認める場合がしばしば生じる。顕微鏡的多発血管炎などの小血管炎でも全身症状のみが前景にでることがあるが、血管が細い分、血流障害がより短期間で生じるので、臓器障害が出現しやすい。ANCA陽性であれば診断がつきやすい。

　（古典的）結節性多発動脈炎は稀な疾患である。ANCAなどの特異的なマーカーがなく、臓器障害が明らかになるまでの期間も長期に及んだり、熱型も多彩で弛張熱のこともあれば波状熱となることもあるので、内科医にとって最も診断が困難な熱性疾患である。

成人スティル病

　成人スティル病は39℃を超えるspike fever、関節痛が持続するときに考慮するが、関節痛は目立たないこともあり、定型疹とされる発熱時の一過性の皮疹は見逃されやすい。定型疹以外にも多彩な皮疹を認める。診断基準適用の前に他疾患の除外を必要とし、特徴とされるフェリチン値上昇もルーチ

ン検査項目に入らないことが多く，著明な高値でなければ特異的な指標にならない。

リウマチ性多発筋痛症

リウマチ性多発筋痛症は典型例では高齢者に生じた近位筋の筋痛と血沈著明亢進（>100mm/1h）で診断に迷うことは少ない。しかし，ときに筋痛を訴えず，筋把握痛も認めない場合があり不明熱となりうる。

皮膚症状は大きな手掛かりになる

皮膚症状は診断に直結する疾患特異的皮疹と，しばしばみられるが診断には直結しない非特異的皮疹がある。

発熱を伴うリウマチ性疾患で皮膚粘膜症状が診断につながる疾患はSLE，皮膚筋炎，シェーグレン症候群，混合性結合組織病，血管炎，ベーチェット病である。

SLEで特異疹といえるのは，蝶形紅斑，円板状皮疹，凍瘡様皮疹，深在性エリテマトーデス（脂肪織炎）などである。典型的な蝶形紅斑は鼻根部でつながり，鼻唇溝を超えて内側には出ない。脱毛も高頻度かつ初期病変としても重要で，Lupus hair（細くて折れやすい髪）をしばしば伴う。硬口蓋から軟口蓋にかけての口腔内潰瘍もよくみられる。無痛性のことが多いので，積極的な問診と診察を行わないと見逃してしまう。

光線過敏症は紫外線曝露後に，水泡形成や発熱などの強い反応を示すか回復まで長時間かかる場合，または既存の皮疹や疾患活動性を増悪させる場合を指し，SLEを疑うきっかけや誘発因子にもなる。SLEでは60％前後と高頻度にみられる症状で特徴的である[3]。光線過敏症は皮膚筋炎でも認めることがある。

SLEに特異度性が高い検査でループスバンドテストがある。ループスバンドテストは皮膚組織の蛍光抗体染色で，表皮基底膜に免疫グロブリンや補体の沈着がみられる現象である。無疹部でも陽性ならばSLEが強く疑われる。

SLEの分類基準は精度が高いので，基準をみたせばSLEと考えてよい[4]。

皮膚筋炎・多発性筋炎では発熱をしばしば認める。特に関節痛，間質性肺炎，機械工の手（mechanic's hand）を特徴とする抗アミノアシルtRNA合成酵素抗体症候群（抗ARS抗体症候群）では発熱の頻度が高い。

筋症状が前面に出ていれば診断は難しくないが，筋症状に乏しい皮膚筋炎の場合は皮疹が唯一の手がかりになるため，皮膚科医により皮膚筋炎の可能性を指摘されることもよくある。皮膚筋炎で特異的とされる皮疹にはヘリオトロープ疹，Gottron徴候，爪周囲の紅斑がある。ヘリオトロープ疹は上眼瞼の赤褐色〜赤紫色の浮腫性紅斑である。

ヘリオトロープは日本名で「木立瑠璃草（キダチルリソウ）」とよばれる植物である。薄紫〜紫色の花を咲かせ，バニラのような甘い香りがする。日本で最初に輸入販売された香水で，夏目漱石の「三四郎」の中にも登場する。日本人のヘリオトロープ疹はヘリオトロープ色には見えないが，白人ではヘリオトロープ色となるようである。

Gottron徴候は手指の関節背面に生じる角化性紅斑である。同じ性質の皮疹が肘や膝などの四肢関節面にも認めることがある。この皮疹はときに潰瘍を形成する。関節屈側にも紅斑をみることがあり，逆Gottron徴候という。

その他の皮膚症状としては頬部紅斑，光線過敏などSLE類似のものがある。多形皮膚萎縮（ポイキロデルマ），前胸部のV字状の紅斑（Vサイン），両肩〜上背部の紅斑（ショール徴候），難治性皮膚潰瘍，皮下の石灰沈着などをみることがある。頬部紅斑はSLEほどきれいな蝶形でなく，鼻翼の下や前額部にも紅斑がみられ掻痒を伴うことが多い。

筋症状に乏しい皮膚筋炎では間質性肺炎が高頻度にみられるので単純X線写真で異常がわからなくても必ず胸部CTで確認する。

皮膚粘膜症状は頭皮から手先，脚先の爪までくまなく見て，積極的に探して初めてみつかることも多いので予備知識と観察力を必要とする。部位ごとの注意する点を以下に述べる。

頭　皮

　頭皮をみるときは脱毛と髪の毛の変化に注意する。SLEでは円形脱毛〜びまん性脱毛やlupus hair（脆くて折れやすい髪）をみる。側頭動脈炎で虚血による脱毛や頭部の皮膚潰瘍が低頻度でみられる。乾癬では被髪部は好発部位である。

顔面部

　顔面部の紅斑はSLEや皮膚筋炎，伝染性紅斑などでみられる。紫外線曝露による皮疹の増悪（光線過敏）もSLEで高頻度だが，皮膚筋炎でも生じうる。SLEや皮膚筋炎では耳の紅斑もよく認める。耳介の腫脹や発赤を認めれば再発性多発軟骨炎を疑う。この場合耳朶は軟骨がないため腫れない。口腔内潰瘍はSLEやベーチェット病で認める。SLEでは鼻腔潰瘍をみることもある。

下　肢

　下肢は重力の影響もあり，血管炎による紫斑の好発部位である。紫斑は真皮浅層の血管炎による血管破綻で赤血球が漏出することで生じる。炎症性細胞浸潤のために皮膚表面の隆起がみられ，触知可能な紫斑（palpable purpura）となる。血管炎では紅斑，網状皮斑，皮下結節，皮膚潰瘍，指端壊死，水疱，膿疱，丘疹などもしばしばみるため生検での確認を必要とする。

　結節性紅斑はベーチェット病，潰瘍性大腸炎，クローン病での頻度が高い。サルコイドーシスの結節性紅斑は日本では稀とされる[5]。その他に高安動脈炎，抗リン脂質抗体症候群，関節リウマチ，再発性多発軟骨炎での報告がある。

手　指

　手指はリウマチ性疾患でも重要な情報を与えてくれる。SLEや皮膚筋炎では爪周囲の紅斑を認める。強皮症で指先は皮膚硬化の初発部位であり，初期には指全体の腫脹がみられる。指全体の腫脹はMCTDのソーセージ様指，

乾癬など血清反応陰性脊椎関節症での指炎でもみられる。抗 ARS 抗体の mechanic's hand は第 1 指，第 2 指の側面が好発部位である。

　爪の観察も重要である。強皮症では爪上皮の延長と爪上皮上の点状出血をみる。毛細血管顕微鏡やダーモスコピーを用いれば毛細血管の変化が観察可能である。皮膚筋炎でも爪上皮上の点状出血を認めることがある。爪の陥凹もしばしばみられるが，この所見は乾癬の爪ジストロフィーにも類似する。乾癬では爪がしばしば濁り，爪白癬との鑑別が必要である。SLE ではしばしば手掌紅斑を認めるが，顔の蝶形紅斑と同様な機序で生じる活動期の皮疹である。

　レイノー現象もリウマチ性疾患でしばしば認める症状である。レイノー症状は末梢血管のスパズムにより皮膚の色調変化が生じることを指す。典型的には寒冷刺激，白くなり次いで赤紫色になり，循環回復により赤くなり正常に復するものをいう。寒冷刺激だけでなく情動刺激によっても生じる。単に冷たくなるだけではレイノー現象とはいわない。色調変化が大事である。

　レイノー症状による手指の蒼白を診察室で認めることは少ないが，回復時の紅潮は長く続くため，冬の診察室で観察可能なことが多い。強皮症，MCTD ではほぼ必発。SLE やシェーグレン症候群で 20〜40％，筋炎 10〜20％，関節リウマチで 5％に認める。

多発関節炎は最もよくみられる症状である

　リウマチ性疾患で関節痛が主訴となることは多い。関節部の疼痛のみでは関節炎と即断できないが，発熱や関節腫脹を伴えば関節炎があると考えてよい。単関節炎の場合には化膿性関節炎，結晶性関節炎が鑑別になる。関節穿刺は必須である。

　グラム染色や培養で細菌が見つかれば化膿性関節炎，尿酸結晶やピロリン酸カルシウム血症を認めれば偽痛風であるが，ときに両者が合併することもある。急性多発関節炎の場合はウイルス性関節炎が多い。パルボウイルス B19，風疹，B 型肝炎，C 型肝炎，HIV が候補となる。

　パルボウイルス B19 感染は，しばしば関節リウマチや SLE の分類基準を満

たすので，基準に合致しても一度は疑わなければならない。子どもや孫が通う保育園でリンゴ病の患児がいたことがきっかけで診断がつくことは多い。

およそ1カ月以上持続する慢性多発関節炎の場合には，リウマチ性疾患による関節炎を考える。無治療またはコントロール不良の関節リウマチでは，低頻度ながら発熱をみる。関節痛や関節腫脹が目立たない場合もある。両手の手指に紡錘形の関節腫脹を認め，触診で軟部組織の腫脹とわかるときは関節リウマチである可能性は高い。

ただし関節リウマチでも明らかな関節腫脹を認めないことも多い。関節リウマチの疼痛関節を超音波検査で観察すると，関節滑膜の肥厚のみでは理学所見で腫脹を捉えられず，炎症滑膜の周囲に浮腫や関節液貯留があってはじめて触知可能となる。

SLE，シェーグレン症候群，皮膚筋炎/多発性筋炎，MCTDでも発熱・関節痛は多いが関節腫脹は明らかでない。左右対称であることはこれらの関節症状の特徴である。乾癬性関節炎は関節リウマチと区別のできない多発関節炎を示すことがあり，皮疹や爪の変化，乾癬の家族歴，乾癬の既往を忘れずに確認しておく。

50歳以上の比較的高齢者で，肩中心の大関節の疼痛が中心の場合はリウマチ性多発筋痛症を考慮する。手指などの末梢関節症状を伴い，リウマチ因子/抗CCP抗体陰性の場合には初期の関節リウマチと鑑別に迷うことはしばしばある。

左右非対称の大関節炎は，血清反応陰性脊椎関節症で特徴的である。これらの疾患に共通する関節症状は炎症性腰痛などの腱付着部炎，指炎，DIP関節炎である。ただし，これらの疾患は強い炎症は稀で，発熱の鑑別にはなりにくい。

筋痛，筋力低下，CK上昇がそろえば筋炎である

筋痛，筋力低下は一般内科診療でしばしば認める徴候であるが，CK・アルドラーゼの上昇を伴うかが鑑別の助けになる。筋痛のみで，脱力や筋酵素

上昇を伴わない場合は，リウマチ性多発筋痛症，シェーグレン症候群，血管炎症候群，好酸球性筋膜炎を鑑別する。

筋痛，脱力を認めるが筋酵素正常の場合は，筋疾患よりも代謝性疾患や神経疾患の可能性が高い。慢性腎不全，低リン血症，副甲状腺機能亢進症，Cushing 症候群，糖尿病性神経症，重症筋無力症，Eaton-Lambert 症候群，Guillan-Barre 症候群が候補になる。

筋痛，脱力，筋酵素上昇を認める場合は筋原性疾患である。急性の場合はウイルス性筋炎の可能性が高いが，慢性の経過なら皮膚筋炎/多発性筋炎，血管炎症候群，MCTD，SLE，筋ジストロフィー，甲状腺機能低下症，薬剤性の横紋筋融解症や悪性症候群を考える。稀にはトキソプラズマ症，繊毛虫症などの可能性もある。

筋痛，脱力を伴わない CK 上昇の多くは一過性上昇で筋肉注射や激しい運動でみられる。激しい運動の翌日に CK＞10,000 となるのは稀でない。2〜3日後に再検査すると低下している。甲状腺機能低下症のこともある。

多発性単神経炎をみたら血管炎を考える

末梢神経障害は，特に左右非対称の多発性単神経炎は小型動脈の血管炎を強く示唆する症状である。稀ではあるが左右対称の多発神経炎のこともある。血管炎は ANCA 関連血管炎，結節性多発動脈炎，関節リウマチ，SLE，シェーグレン症候群で認められる。

血管炎は前述のようにしばしば不明熱となりうるが，理学所見ではわからなかった神経障害を神経伝導速度で認めたことが診断につながりうる。関節リウマチでは手根管症候群や腱鞘炎が初発症状となり，関節炎より目立つこともある。この場合は腱そのものの炎症ではなく，腱鞘を覆う滑膜の炎症である。関節超音波や造影 MRI で，この腱鞘滑膜炎を画像的に証明できる。腱鞘滑膜炎は強皮症や反応性関節炎，痛風，糖尿病などでもみられる。

胸膜炎と間質性肺炎はリウマチ性疾患でみることが多い

　胸膜炎，間質性肺炎をみたらリウマチ性疾患を鑑別に加える必要がある。間質性肺炎は肺底部の背側が好発部位であるので，胸部単純写真は側面像に注意して読影する。ただ単純写真ではわからないことも多いので，CTが必要である。

　胸膜炎，心膜炎はSLEや関節リウマチ，MCTDでしばしば合併する。胸膜炎は胸痛のみで，胸水を認めない場合がある。両側性のことも片側性のこともある。

　間質性肺炎も関節リウマチ，皮膚筋炎，強皮症，SLE，シェーグレン症候群，混合性結合組織病で共通してみられる。また，明らかな膠原病が確定しないものの，レイノー症状や関節痛，抗核抗体陽性などの膠原病が疑われる症状に間質性肺炎を合併する一群もあり，「自己免疫疾患の特徴をもつ間質性肺炎」と呼ばれる[6]。数年の経過観察の後に膠原病の診断が確定する場合もあれば，確定しない場合もある。特発性間質性肺炎と比較して予後がよいことが示唆されている[7]。

痛みを伴う red eye に要注意

　リウマチ性疾患では眼合併症は多い。眼球乾燥感，充血，眼痛，視力低下，視野欠損などの眼症状をみたら，眼科での評価を必要とする。

　眼球乾燥は，シェーグレン症候群が最も重症の乾燥性角結膜炎を生じるが，SLEや関節リウマチ，強皮症でも認めることがある。充血に眼痛を伴う場合は強膜炎を考える。関節リウマチ，多発血管炎性肉芽腫症で認めることがある。強膜の周辺に炎症が波及すると，周辺部角膜潰瘍，ぶどう膜炎を合併する。

　虹彩毛様体炎などの前部ぶどう膜は若年性関節リウマチや強直性脊椎炎，炎症性腸疾患，乾癬，反応性関節炎などの脊椎関節症でみられるが，若年性関節リウマチのものは無症状で，緩徐に進行し，かなり進行してから視力低

下で気づくことも多い。脊椎関節症に合併するぶどう膜炎は急性に生じ眼痛を伴い，視力低下，霧視，羞明，飛蚊症を訴える。炎症が強い時は前房蓄膿を認める。

　ベーチェット病では眼発作といわれるほど急性のぶどう膜炎を高率に生じ，充血，眼痛，霧視，視力低下を訴える。後眼部の炎症が主体である汎ぶどう膜炎であり，硝子体混濁，網脈絡膜炎，網膜血管炎，網膜出血がみられる。1〜2週間で鎮静化するが片目ずつ，または両眼同時に再発と寛解を繰り返す。眼底中心の黄斑部に炎症が波及すると著しい視力障害を残す。

　SLEやシェーグレン症候群でも免疫複合体による炎症で強膜炎が生じ，眼痛，充血，網膜症による視力低下や視野障害を起こすことがある。抗リン脂質抗体陽性者では網膜病変が重篤になりやすいともいわれる。

汎血球減少をみたらSLEと血球貪食症候群，シェーグレン症候群を考える

　血算異常で多いのは軽度の正球性〜小球性貧血と血小板増加であり，非特異的な慢性炎症を反映している。白血球は炎症の強さに応じて高値を示すこともあるが正常のことが多い。成人スティル病は白血球増多を示すが，血球貪食症候群を合併すると汎血球減少となる。

　血球貪食症候群はリウマチ性疾患でしばしばみられる徴候であり，成人スティル病とSLEでよくみられる。稀に筋炎，関節リウマチ，結節性多発動脈炎，顕微鏡的多発血管炎，MCTD，サルコイドーシス，強皮症，シェーグレン症候群でも認めることがある。

　白血球減少，特にリンパ球減少はSLEで最もよくみられる血球異常である。汎血球減少になることもしばしばである。シェーグレン症候群も軽度の汎血球減少をみることが多い。

　貧血はSLEでは溶血性貧血を合併することがあり，ハプトグロビンの著明減少が感度の高いマーカーとなる。溶血性貧血は混合性結合組織病や抗リン脂質抗体症候群で認めることもある。

肝障害をみたら薬剤とアルコールを除外する

　肝機能障害をみたときには薬剤性肝障害やアルコール肝障害，NASH（非アルコール性脂肪肝炎）をまず考えるが，除外されるなら自己免疫性肝炎や原発性胆汁性肝硬変が候補に挙がる。自己免疫性肝炎ではALT，ASTの上昇が優位である。

　原発性胆汁性肝硬変では胆道系酵素であるγGTP，ALP優位上昇をみる。ALTに比してASTやLDH上昇が目立つときは筋酵素上昇を反映していることがあるのでCKを測定する。

疾患ごとに特徴的な腎障害のパターンがある

　尿検査で蛋白尿を認めるときは糸球体障害を意味する。ループス腎炎は糸球体腎炎であるので蛋白尿は必発で，しばしばネフローゼ症候群を合併する。ループス膀胱炎による両側水腎症で腎後性腎不全が起きることがあるが，尿所見は正常である。

　顕微鏡的多発血管炎はほとんどが急速進行性糸球体腎炎となるが，間質性腎炎のこともある。強皮症は熱性疾患ではないが，顕微鏡的多発血管炎や血栓性血小板減少性紫斑病を合併することがあり，腎障害や発熱の原因となる。

　シェーグレン症候群では間質性腎炎による遠位尿細管性アシドーシスを合併する。腎障害の進行は緩徐である。

　ヘノッホ・シェーンライン紫斑病はIgA血管炎とも呼ばれ，腎病変はIgA腎症と同じである。血尿は必発であるものの，無症候性血尿から急速進行性糸球体腎炎やネフローゼ症候群まで様々な腎症を起こす。腎障害以外の徴候から疾患の診断がつけば，腎生検は必ずしも要らないが，鑑別や治療方針に迷う場合は腎生検が必要である。

自己抗体測定が必要になる場合

　症候の組み合わせからリウマチ性疾患が疑われても，自己抗体が陽性には

ならない疾患もあるため，あくまで自己抗体が陽性になる疾患が疑われた場合に限って抗体測定を行う．

慢性の関節炎がある場合には関節リウマチの診断，関節リウマチと膠原病による関節炎の鑑別のために抗CCP抗体，リウマトイド因子と抗核抗体を測定する．

SLE，強皮症，MCTDに対する抗核抗体の感度は高く，ほとんど陽性になるので，症状や検査所見の組み合わせでこれらの疾患を考えるときには抗核抗体測定を行う．陽性が確認できたら，疾患特異的な抗dsDNA-IgG抗体，抗Sm抗体（SLE），抗RNP抗体（混合性結合組織病），抗Scl-70抗体，抗セントロメア抗体（強皮症）を測定する．抗核抗体陰性でも特異抗体が陽性になることもありうるが，例外的である．

シェーグレン症候群や皮膚筋炎・多発性筋炎では抗核抗体が陽性になることもならないこともある．シェーグレン症候群のスクリーニングとしては抗SS-A抗体だけでよい．抗Jo-1抗体を含む抗ARS抗体は，筋炎患者の25～30％にみられるが[8]，細胞質成分に対する抗体であるので，抗核抗体は陽性にならないこともある．

抗CCP抗体は病初期の関節リウマチでは感度約70％，特異度90％であり，経時的に感度は90％まで上昇する．関節リウマチの診断には感度・特異度ともに高いといえるが，リウマチ以外でも活動性結核の7～33％[9]，乾癬性関節炎，SLE，強皮症，シェーグレン症候群などで5～9％陽性になるため[10]，「抗CCP抗体陽性＝関節リウマチ」ではないことに注意が必要である．

リウマチ因子は関節リウマチの場合に抗CCP抗体と感度は同等であるが，特異度は約70％と低い．健常人の5～10％ SLEの20～30％，クリオグロブリン血症のほぼ全例で陽性となる．

フォーカス不明の発熱の際には血管炎を疑い，MPO-ANCAとPR3-ANCAの測定を一度は行う方がよい．

（狩野俊和）

Reference

1) Miller A, Green M, Robinson D : Simple rule for calculating normal erythrocyte sedimentation rate. Br Med J (Clin Res Ed) 286 : 266, 1983
2) Wetteland P, Røger M, Solberg HE et al : Population-based erythrocyte sedimentation rates in 3910 subjectively healthy Norwegian adults. A statistical study based on men and women from the Oslo area. J Intern Med 240 : 125-131, 1996
3) Hochberg MC : Updating the American College of Rheumatology revised criteria for the classification of systemic lupus erythematosus. Arthritis Rheum 40 : 1725, 1997
4) 古川福実：皮膚科臨牀アセット 7 皮膚科 膠原病診療のすべて, 中山書店, 2011 pp48-50
5) 岡本祐之：皮膚サルコイドーシス. 日本臨牀 60：1801-1806, 2004
6) Vij R, Noth I, Strek ME : Autoimmune-featured interstitial lung disease. Chest 140 : 1292-1299, 2011
7) Suda T, Kono M, Nakamura Y : Distinct prognosis of idiopathic nonspecific interstitial pneurnonia (NSIP) fulfilling criteria for undifferentiated connective tissue disease (UCTD). Respir 104 : 1527-1534, 2010
8) Mimori T : Autoantibodies in idiopathic inflammatory myopathy : an update on clinical and pathophysiological significance. Curr Opin Rheumatol 19 : 523-529, 2007
9) Lima I, Santiago M : Antibodies against cyclic citrullinated peptides in infectious diseases-a systematic review. Clin Rheumatol 29 : 1345-1351, 2010
10) Aggarwal R : Anti-citrullinated peptide antibody assays and their role in the diagnosis of rheumatoid arthritis. Arthritis Rheum 61 : 1472-1483, 2009

4 「うちの科じゃない熱」へのアプローチ

　ここでは，感染科，血液・腫瘍内科，リウマチ・膠原病内科，その他各専門科のいずれの科でも「当科的には問題ではありません」とされる傾向の高い熱へのアプローチについて述べる。

　『うちの科じゃない熱』とはヘテロな内容を包含しており，また奇をてらうようなタイトルでもあり，ここでは思い切って7つのカテゴリーに場合分けして述べてみる。

　また，『うちの科じゃない熱』というからには，すでに専門各科で濃淡問わず診察・精査された後からスタートしていることを前提としていただきたい。

1．CRP が 0〜ごく低値の場合
2．複合している場合
3．各科の境界域（すき間部分）の疾患である場合
4．すぐわからない場合〜頻度の問題が主因〜
5．再発性・反復性（recurrent）である場合
6．患者の表現が歪んでいる場合
7．マイナー科領域の症状やありふれていない症状の場合

1．CRP が 0〜ごく低値の場合

　　　血液データ異常に乏しいのは，「うちじゃない」となりがち

　「熱の原因がわからない」という問題に直面したときに，臨床医はまず病状の深刻さを査定する。そこで，バイタルサインだけでなく血液検査にも注目することになるが，炎症反応（CRP）が陰性であると，「とりあえず大丈夫

だろう」と判断されてしまうことがある。

　しかし，高熱が続いているのに CRP が陰性という状況は特殊であると認識すべきで，日常的な原因としては頭蓋内限局の炎症であり，ついで頻度は劣るが全身性エリテマトーデス（SLE）である。また，微熱レベルでは日常診療で遭遇頻度が高いのは習慣性高体温症と思われる。

　このように，炎症反応を活用した分類はあまり普及しておらず，これを知らないと「うちじゃない」となりがちである。

　まず，髄膜脳炎の初期や中枢性の血管炎などは，それ自体深刻な病態でありながら CRP が陰性となりうる。CRP は血液を循環する IL-6 の刺激を受け，肝臓で産生される。しかし頭蓋内に炎症が限局していれば，"すなわち IL-6 の循環も頭蓋内にとどまっていれば"，発熱があっても CRP が陰性のままという時間的フェーズが存在しうる。

　したがって，実際的にはこのような「発熱遷延＋炎症反応なし」をみたら次にとるべきアクションは腰椎穿刺である。

　SLE は，その活動期に炎症反応がないままに発熱することは知られている。ただし，漿膜炎（胸膜炎・心膜炎・腸炎・腹膜炎など）か関節炎（滑膜炎）か感染症併存があれば CRP は上昇する。

　ちなみに SLE における CRP 値は，活動性のある SLE におけるループス病態の重さに一致しない。CRP0 でも，重篤なループス病態となることはある。「発熱遷延＋炎症反応なし」に対する初診時の考え方としては，若い女性が CRP0 の発熱に血球減少を伴ったら SLE が疑わしい，と認識しておくことが重要である。抗核抗体を測るなど，SLE 分類基準を確認する作業に移ることができる。

　習慣性高体温症を疑うのは，熱のグレードが低く（微熱），一見して重篤感がなく，臓器特異症状に乏しく，血液検査でも異常を認めない場合に疑う。

　鑑別対象は，上記 2 疾患の他，薬剤熱や妊娠といった状況のほうがむしろ考えやすい臨床状況も多い。ただし，習慣性高体温症は除外診断するもので

あり，慎重なフォローや説明が重要となってくる．

　以上，3病態について述べたが，前2者に関してはさすがに感染症医・リウマチ膠原病医から回ってくることはないであろう．しかし，CRPという"surrogate marker"に頼りがちな本邦の診療現場にあっては，CRPが上がっていない熱は，「うちじゃない」とされてしまう臨床状況であると考えられる．

2. 複合している場合

他の複数の問題に埋もれていると，
熱に関して「うちじゃない」となりがち

　具体例を挙げる．

> 50歳男性．貧血で総合内科を初診し胃十二指腸潰瘍が判明．消化器科に入院し，絶食・PPIで診られていたが，状況に不釣り合いな白血球増多（3万）を認め血液内科で精査されたところ慢性骨髄性白血病（CML）が判明した．その治療に緊急性はなく，胃十二指腸潰瘍の治療が続行されるなか，入院中に発熱を認めはじめた．しかし消化器科担当医はこの熱の原因がわからない．

というシナリオである．
　消化器科担当医としては，潰瘍で発熱することはなく，白血病が判明した直後ということもあり血液腫瘍による熱と考えたいところだったと思われるが，発熱はCMLではcommonな症候ではない．このシナリオでも，おそらく発熱はCMLのせいではないであろう．この状況は，まさに「うちの科じゃない」ということになる．
　この患者の熱源は，末梢ルート刺入部の局所感染症±静脈炎だった．

　このように，臨床的に表現されている病態が複数で，かつ一元的に説明できないときには「うちじゃない」となりがちである（ちなみにCMLに胃潰瘍が偶然以上の頻度で合併しうることは有名である[1]）．やや印象的・逸話的

なシナリオを挙げてしまったが,本来一番頻度の高い状況は高齢者の"multi-problem"だろう.

例えば,

> 心不全疑いで救急搬送された超高齢者(疎通不能)が初療において発熱と下腿の腫脹が判明.嚥下性肺炎・尿路感染・下腿軟部組織感染のどれもありえる中,循環器科・呼吸器科・皮膚科,等々ひとしきり「うちじゃない」とされ,困った救急医に呼ばれた総合内科医が膝関節の偽痛風を診断した

という実例がある.問題の重みづけで議論すべきところを,問題の有無で線引きしようとするからこの種のトラブルが発生するのだと思う.

このカテゴリー(複合している場合)の難しいところは,熱の原因が複数の病態に埋もれているということを,"最初から"見抜けるものではないというところにある.

3. 各科の境界域(すき間部分)の疾患である場合

純粋に疾患の性質のために「うちじゃない」となりがち

ここに該当する原因疾患は,必ずしも稀な疾患とは限らない.伝染性単核球症,菊池病,結節性紅斑,Crowned dens症候群など,いまここで筆者がすべての疾患を挙げられないほど枚挙にいとまがない.

「いかにも総合内科医がマネジしそうな疾患」と考えていただけたらよいが,このカテゴリーに属する疾患・病態は,臓器専門医が苦手とするものでもあると思われ,「うちじゃない」とされる潜在性が高いといえよう.

病因候補が複数・多岐にわたり,病歴や症候も一様でないことでしられる脂肪織炎(panniculitis)などは,定型的な皮下結節などでわかればよいが,視触診が有用とはいえず,以前「Weber-Christian病」と呼ばれていたときのような独立した疾患単位として済ますことも現在ではできず[2],ひたすらヘテロな病態集団となっている.発熱を伴えば,忽ちのうちに「うちの科じゃない熱」となる.

これほど混沌としていなくても，診断基準のそろわないベーチェット病（骨髄異形成症候群に伴う[3,4]非典型なベーチェット病様症状や腸管病変のみでクローン病と鑑別困難な病態なども含む）だとか，脳MRIで異常のない非ヘルペス性辺縁系脳炎で病因候補の特定が難渋すれば「うちじゃない」となりうる。言い換えれば，単に区別が難しいという状態と考えればよい。

　サルコイドーシスのような疾患も，どの全身諸臓器（「臓器」でないところにも：皮膚，神経，etc）にも病変をつくりうる疾患で，かつ悪性のような振る舞いをせず，病型や病歴も定型的ではないので，「うちじゃない」とされがちである。

　肺病変や両側肺門部リンパ節腫脹は，ある程度はサルコイドーシスのhallmarkといえるが，これらを欠くことはある。発熱することは，commonとはいえないがありうるので，両側肺門部リンパ節腫脹を欠くなどすれば，簡単に「うちの科じゃない」となってしまう。

　自験例で，サルコイドーシスに典型的な分布のリンパ節腫脹を認めた患者のリンパ節生検結果が結核性だったということもある。サルコイドーシスという疾患が，各科の境界域（すき間部分）の疾患であるのだという認識が必要である。

　熱性疾患ではないので余談になるかもしれないが，IgG4関連疾患のような疾患やアミロイドーシス疑いのような病態も，病変が単発／限局的であることも多発／多臓器にわたることもあり，臓器専門医のみでは取り扱えない疾患となりうる。考え方はサルコイドーシスとほぼ同じである。

　小児と成人にもすき間部分は存在する。普段小児・成人のどちらかを診る医師が大多数と思うが，成人の川崎病[5]やランゲルハンス細胞組織球症，Fabry病などにおいては，互いに相手のほうがよく知っていると思ってしまい，「うちじゃない」となる潜在性はある。

　ただし残念なことに，実際によくあるのは，小児に特有な疾患をもつ小児が成人へのキャリーオーバーとなったときに，成人の内科医がその疾患に対

して親和性がないために「うちじゃない」としてしまう状況である．熱のこととはやや離れることを述べているのは自覚しているが，このようにライフスパンから小児→成人診療をみる視点は，熱をみる医師であればもっていてよいと感じたのであえて記述した．

4. すぐわからない場合～頻度の問題が主因～

稀すぎて診断がわからず，
専門医であってもすぐに rule in できないと，
「うちじゃない」となりがち

ややコモンな病態であっても
プレゼンが稀であったりトリッキーであったりすると，
「うちじゃない」となる

大きくわけて，「uncommon/rare diseases」と「uncommon presentation」を想定する．前者は，とにかく稀な疾患群である．polymer fume fever[6]，炎症性偽腫瘍，Rosai-Dorfman 病，全身性肥満細胞腫症，Erdheim-Chester 病などを挙げるが，これらに限らない．

これが不明熱になるの？ と感じるかもしれないが，それがこのカテゴリーに入る所以である．家族性地中海熱や TNFα受容体関連周期性症候群（TRAPS）などは，従来きわめて稀な疾患であって，およそ一般医には縁遠い疾患とされてきた．しかし近年これらの周期性発熱症候群（自己炎症/自然免疫の疾患とされている）の認識が高まり，診断機会が増えてきているという現場での実感がある．

したがってこのカテゴリーにはあえて入れず，次のカテゴリー〔再発性・反復性（recurrent）である場合〕に組み入れることとした．

「uncommon presentation」のグループでは，胸水と熱で受診した高齢患者の熱源が実は無症候性の上部消化管穿孔後の横隔膜下膿瘍だった実例がある

（しかも画像的にすぐ膿瘍とわかりにくい形態だった）。「感染症っぽい」との認識はしており，「肺炎＋随伴胸水」として治療ははじめていたものの，はじめの見立ての違いが生じた一例だった。

　古典的な例では，頭痛や顎跛行がはっきりしないプレゼンできた巨細胞性動脈炎などが相当する[7,8]。

「すぐ」の意味を次のように別解釈することもできる。

　たとえ抗酸菌感染症にある程度診断が絞れていたとしても，培養結果を待つ間は「すぐわからない」となる。たとえリンパ腫にある程度診断が絞れていたとしても，病理結果を待つ間は「すぐわからない」となる。たとえTRAPSにある程度診断が絞れていたとしても，遺伝子結果を待つ間は「すぐわからない」となる。

　これらに共通するのは，検査結果判明までの"時間的な"問題であるが，「うちじゃない熱」となってしまうリスクを孕む。しかも悪いことに，検査の偽陰性の問題も生ずるので，ますます「うちの科じゃない」と成り下がってしまうことになる。

　以上のように，このカテゴリーの疾患は，病像を定めにくいのが特徴であるといえる。

5. 再発性・反復性（recurrent）である場合

無症候期があるため問題とされにくく，
「うちじゃない」となりがち

　このカテゴリーは病像をつかみやすい。"recurrent fevers of unknown origin"[9]という考え方があって，この引用した文献によくまとまっている。習熟するには，まずこれを熟読すべきである。

　アプローチのコツは，「実は熱を繰り返していたりしないのか，関心をもつ」ということである。

例えば家族性地中海熱では，月1回ほどの発作（発熱・腹痛・胸痛など）の間欠期（＝1回1回の発作のあいだの時期）には全く元気でありデータ異常も全く伴わない。しかし，発作時には著しい炎症反応を伴う。

　この疾患に非常に特徴的なのは，この著増したCRPが急峻に直線的に"下がる"ということである。感染やその他の炎症性疾患が改善をみせる速度よりもずっと早いスピードですぐよくなるのである。体調もすぐ回復するため，患者の満足度も高く，医師も患者もこの繰り返す熱を問題視していないことが多い。

　『何年も前からいつも月1回くらいかぜひくんですよね。1日寝込むんですけどすぐ治るんです』という患者の発言は家族性地中海熱のありふれた発見契機である。この疾患では患者は驚くほど自分の繰り返す発作のhistoryに無頓着である。患者は得てしてこれを問題視せず，発作の症状が強いときのみ受診することになる。そのために，患者が過去の症状を言わないでいると"recurrent fevers of unknown origin"となってしまう。患者に罪はない。医師の問診のスキルの問題である。

　再発性・反復性の発熱では，直近1回の発熱エピソードに注目し過ぎていると全体像をつかめず，そして診断ができない。とにかくまず繰り返しているのではないかという眼で病歴聴取と診察をし，次にその反復する発熱エピソードたち全体を鳥瞰し，診断推論して詰めていくことが重要である。

6. 患者の表現が歪んでいる場合

心療内科・精神科・認知症の患者や，
そもそも熱に随伴する症状自体が
精神変容・軽度意識障害・認知症様である場合，
通常どおりに診断手順を踏めないため，
「うちじゃない」となりがち

　このカテゴリーの熱のアプローチに共通するのは，「通常通りに診断手順

を踏めない」ということに尽きる。臨床医は，ほぼ無意識に近いレベルで問診に重きを置いている。診断プロセスのうち，問診が抜き取られると"調子が狂う"のだと思う。

　もし医師がアーティストであればそれを嘆くだけでよいが，臨床医はアートを使うプロの実務家であってアーティストではない。こういった，問診からの情報がとれないという劣勢の状況においても，最大限の努力を尽くす必要があると思っている。

　どんな背景の患者であっても，内因性疾患の身体合併症はほぼ平等に生ずる。我々臨床医は，患者の背景を治療するわけではない。その人に生じた病気をみる仕事なのだから，このカテゴリーにおける発熱に関してはかえって「燃える」くらいでないといけない。

　「患者の表現が歪む」とは，うまく言い換えられないが，本来の聞き取りやすい発言が，正や負の修飾を受けるために，聞き取りにくくなってしまうというような意味である。

　エレクトリックギターとアンプ，そしてエフェクターの関係で理解しやすい（**Fig.3**）。ギターが奏でる音（＝患者に内在する真の状態）は，コードを介してアンプに繋がれ，適切な音量や音質となって聴かれる。アンプから聴こえる音は患者の訴え・発言である。

　この"音"を変えてしまうのが，エフェクターだったり，アンプ自体の設定だったりするわけである。これらの設定がいろいろ変わってしまえば（心身症，気分障害，神経症，認知機能低下，etc），いわば心地のよくない音（不定愁訴）として聴かれ，もはや音楽でなくなる（よくわからない），といった状況を想像されたい。

　このカテゴリーの熱は，「症状のとり方が難しい」ということがすべての本質で，症状の確認が重視される診断過程においては，このカテゴリーの発熱診療に困難が生ずる。

　これに対する対策として，病歴聴取のみに頼らず，検査データの読み・身体診察の技術を日々意識的に磨いておくことが挙げられる。

Fig.3
患者の真の状態はエフェクターの存在によって歪んで伝わる

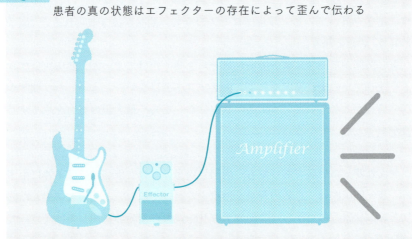

　身体診察も，大部分とはいわないが，患者の協力を要するものも多い．身体所見の一部は，患者の主観が入る．したがって，日頃から血液データや画像所見と病像を常にマッチさせ，客観データのみから病像を頭の中で描く習慣をつけておくのである．

　慣れてくると，一見して「これは感染症によるDICだろう」「aggressive lymphomaが疑わしい」「心内膜炎が疑わしい」のように「良質な第一印象」を持てるようになる．

　最後に具体例を挙げる．

> 　高齢男性が半年前から歩行困難・食欲低下となり，何カ月も続いてかかりつけの往診医も困ってしまった．本人も周囲も"いよいよ"と思ってしまい，この経過で熱もあったようだが抑うつのためか特段強い訴えにならず周囲も「まあ仕方がない」というムードとなっていた．最後にせめて少し体を大きな病院で熱の原因も含みてもらおうと家族が考え，総合内科外来と受診となったもの．
> 　血沈1時間値が100mmを超え，両肩の挙上困難，抑うつ的な発言を認めた．疼痛の訴えは実に消極的で，繰り返し問いつめるようにしてようやく聞き出せるほどであった．

> リウマチ性多発筋痛症（PMR）の基準をみたし，ステロイドで治療したところ，この方が半年前から生じていた症状が全部消失し意欲も回復，趣味もこなせて経過良好である。

　このシナリオは，一見PMRの典型例にみえるが，筋痛を強く訴えないPMRではその典型病像が歪むかもしれないという重要な示唆を与えている。
　このことは，特にPMRという疾患の特性上重要な観点である。PMRは病理診断のようなゴールドスタンダードがなく，臨床的に診断される疾患だからである。また，成人スティル病，PFAPA症候群といった，非特異的なクライテリアの組み合わせでもって臨床診断される疾患の診断時は，一般にrule in を急がないほうがよい。
　また，非典型なリウマチや巨細胞性動脈炎なども，結果としてしばしば臨床診断せざるを得ないことがある。「患者の表現が歪み，症状のとり方が難しい」という時点で，rule in も rule out も難しいと心得たい。

7. マイナー科領域の症状や ありふれていない症状の場合

　　　　皮膚・眼・鼻・耳・陰部などの症状がメインであると，
　まずはその当該科をかかることが多く「うちじゃない」となりがち。

マイナーな症状（例：陰嚢痛，こむらがえり，脱毛，女性化乳房，鼠径リンパ節腫脹，認知機能低下，皮膚のしこり，など）を伴いながら発熱する疾患は，その局所症状に目に留まり，その当該科と思われる科を受診しても解決しないという理由で「うちじゃない」となりうる。

　内科医側にも問題は十分ある。皮膚・眼・鼻・耳・陰部・肛門・前立腺などの診察・診療に手慣れていないからだ。ときにこれ自体が不明性の主因になる。
　例えば，高齢男性の不明熱で，局所所見がないとしていたが，後から熱の

相談を受けた総合内科医が陰嚢の圧痛をみつけ,後に結節性多発動脈炎がわかったなどである。また,睾丸はリンパ腫の原発となりうる部位でもある。

日常的な例としては,前立腺の診察を怠っていたために前立腺炎が不明熱とされていたなどがある。

このカテゴリーでは,リンパ腫に注意する。どんなマイナーな部位からも発生しうる。筆者は,「リンフォーマの原発は,髪の毛や爪以外ならどこでもありえる」とジョーク混じりに研修医に指導することがあるが,あながち大袈裟とはいえないのだろう。

副鼻腔,眼窩,眼内,皮膚,皮下脂肪,精巣・卵巣,骨,体腔液などからもリンパ腫は生じる。「ひょっとしてこんな場所にあるかも」と考えることが重要である。

「当該症状だけは調べた」として熱源の探査を終えてしまうという態度が間違いの元であると心得て,"天の邪鬼"になって診療に臨むのが対策法であるとしたい。

(國松淳和)

Reference

1) 有村美和子,有村博成,栗原一郎ほか:慢性骨髄性白血病(CML)に合併する消化性潰瘍の要因. 血液・腫瘍科 29:477-483, 1994
2) White JW Jr, Winkelmann RK:Weber-Christian panniculitis:a review of 30 cases with this diagnosis. J Am Acad Dermatol 39:56-62, 1998
3) Karuvannur S, Lipstein E, Brennessel D et al:Atypical Behçet's syndrome in a patient with myelodysplastic syndrome. Mt Sinai J Med 68:403-405, 2001
4) Kovacs E, Nemeth H, Telek B et al:Behçet's disease in a patient with myelodysplastic syndrome. Clin Lymphoma Myeloma 9:459-461, 2009
5) Wolff AE, Hansen KE, Zakowski L:Acute Kawasaki disease:not just for kids. J Gen Intern Med 22:681-684, 2007
6) Shimizu T, Hamada O, Sasaki A et al:Polymer fume fever. BMJ Case Rep 10:2012, 2012
7) Morris A, Grudberg S, Levy BD et al:Clinical problem-solving. A sleeping giant. N Engl J Med 365:72-77, 2011
8) Towns K, Szmitko PE, Smith C et al:Clinical problem-solving. It's not all in your head. N Engl J Med 365:1329-1334, 2011
9) Knockaert DC:Recurrent fevers of unknown origin. Infect Dis Clin North Am 21:1189-1211, 2007

IV章
臨床状況に応じた発熱診療

EDITORIAL

臨床状況によって発熱診療はどう変わるのか

　第Ⅳ章のテーマは「臨床状況に応じた発熱診療」である。発熱する患者には発熱するなりの理由がある，というのが私の持論であるが，ここではその「あるカテゴリーに属する患者が発熱する理由」について徹底的に述べている。

　おそらく我々は普段から無意識的にこのようにカテゴリー分けをして発熱患者を診療しているように思うが，その無意識的なアプローチを可能な限り意識的に行うようにするというのが第Ⅳ章の目的である。

　まず「A」では患者を年齢で分けて発熱診療について述べている。生来健康な成人の発熱についてはシンプルだからこそ陥りやすい罠についての鋭い指摘がある。高齢者の発熱については疫学的なアプローチから高齢者の発熱診療の困難さについて述べている。小児の発熱については内科医の実直な眼差しから論考している。どの年代の発熱診療も一筋縄ではいかないことがわかる。

　「B」は「シチュエーションごとに発熱診療を考える」ということで，ときに遭遇する「ややこしい系の発熱」をいくつかにカテゴリー分類し，それぞ

れの状況設定における発熱診療の考え方について述べている。

　この「B」の目的は，患者の免疫状態の違い，曝露する病原体の量，手術や入院中の手技による解剖学的な構造変化，あるいは本来から患者に備わっている遺伝的な傾向などの様々な要因でややこしくなっている発熱診療を，「入院患者・ICU」「術後」「固形臓器移植」「造血幹細胞移植」「渡航後」「繰り返す発熱」というカテゴリーに当てはめて考えることで状況や発熱の原因を整理しやすくする，というものである。これらのアプローチは決して新しいものではないが，実際の診療において役立つ機会は多いと思われる。

　最後に「C」は基礎疾患を有する患者の発熱診療を考える，というものである。悪性疾患患者，リウマチ性疾患，透析患者，HIV/AIDS患者の4つの基礎疾患に分けて，それぞれの発熱診療の問題や考え方について述べている。

　それぞれの基礎疾患の抱える本質的な問題，そこから起こる発熱の原因についてそれぞれ述べている。基礎疾患が異なることで発熱の原因が大きく異なるという，発熱診療の妙を堪能できるのではないだろうか。

Section-chief　忽那賢志

A 患者年齢別に発熱診療を考える

1 生来健康な成人の発熱

　切り取る時相（発熱1日目？　7日目？　それとも21日目？）や並存症状によって重症度が異なるため一概にはいえないが，外来受診できる程度の生来健康な成人における急性発熱の多くは自然軽快する疾患群である。

　一方で，見逃してはいけない疾患群や，健康な成人であるからこそ検査前確率の上昇する難治性の疾患群も存在する。

　本項では，「生来健康な若年〜中年の成人の発熱」というカテゴリーにおける診療上の注意点や鑑別疾患について述べる。

生来健康な成人の発熱に対するClinical reasoningの流れ

Step1 「生来健康」に騙されない ～その情報はどこまで確かなのか？～

　肝疾患，慢性腎臓病，COPDなどは，それぞれ病期の中盤〜後半にならなければ明確な症状が出現しない。HIV感染症も病初期を乗りこえれば無症状化し，CD4が下がってくることで何らかの感染症をきたして発見されることがしばしばある。

　定期的な健康診断を受けていないせいで，風邪症状で受診した際にはじめてHbA1c＝10％台の「糖尿病＋ケトアシドーシス」が診断されることも，*Klebsiella pneumoniae* の肺膿瘍と診断され，はじめてアルコール多飲歴が聴取されることもある。

　受診した患者本人が言う「生来健康」という情報の正確性を，必ず1度は

吟味すべきである。こういった場合，ただ「以前に入院したことがありますか？」と訊くだけでは正確な情報は集められない。幼いころから含めた既往歴（入院歴・手術歴・外傷歴・定期通院歴を含む），現時点での定期受診の有無，喫緊の検診歴や現在の生活状況などを注意深く問診し，「生来健康」である度合いを保証する必要がある。

Step2 まずは重症か否かを判断する

基本的なことだがバイタルサインに問題がないかどうかを確認する。臨床現場では口酸っぱく言われていることだが，やはりバイタル異常が見逃されて対応が遅れるケースは散見される。

SIRS (systemic inflammatory response syndrome) がないことは，菌血症を否定する根拠になりうるため[1]，バイタル異常の有無を確認することは必須事項である。

また，「発熱＋臓器特異的症状」がある場合，細菌感染を示唆するヒントとなりうる（上気道・下気道症状，腹部症状，尿路症状，関節腫脹・疼痛，皮膚発赤・腫脹など）。その場合は特にそれぞれの"Emergency setting"を除外する。

- 嚥下時痛が強い場合：扁桃周囲膿瘍や急性喉頭蓋炎などの killer throat disease
- 吸気時胸痛が強い場合：肺炎・胸膜炎
- 吸気に伴わない胸痛がある場合：心筋炎
- 腹部の局所的疼痛がある場合：腹膜炎，疼痛部位に対応する腹腔内感染症 単関節ないしは少数関節の腫脹疼痛・可動域制限：化膿性関節炎
- 下肢発赤・腫脹：壊死性筋膜炎（"生来健康な"患者のブドウ球菌や A 群 β 溶連菌，*Aeromonas hydrophila* などを考慮）

Step3 illness script/semantic qualifier の把握[2]と，鑑別疾患の想起

膨大な problem をひとつひとつ，しらみつぶしに挙げ，それらに個別の鑑別を立てることは網羅的なアプローチだが，どうしても時間がかかり非効率な診療となってしまう。患者情報の中から重要な点のみを抽出し患者の病歴を脚本化（illness script を作成）し，その脚本に近い鑑別診断を考えるこ

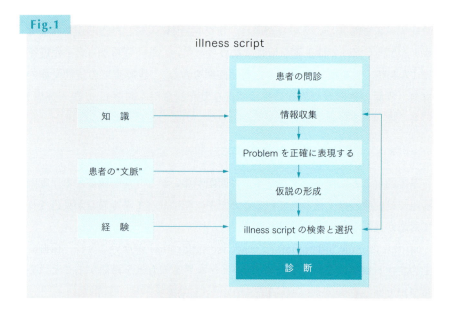

Fig.1

とで,より効率よく,かつ正確な鑑別を立てることができる(**Fig.1**)。

若い患者は高齢者よりも問題点が少ないことが多いため,illness script の概念を使えばより問題点を整理しやすい。逆に高齢者は同時に複数の疾患を抱えていることが多いため,この思考に付随して網羅的な問題解決思考をしなければならないことは言うまでもない。

このような流れで,「Step1 生来健康 or Not」「Step2 重症 or Not」を振り分けて,最終的に Step3 の思考過程に進むのが一般成人患者に対する通常の臨床推論の流れである。

生来健康な成人の方が（高齢者より）起こしやすい感染症

感冒

いわゆる"感冒"診療の難しさについては近年いろいろな書籍で指摘されている[3,4]。そもそも,①鼻水・咽頭痛などの上気道症状,ないしは咳・痰

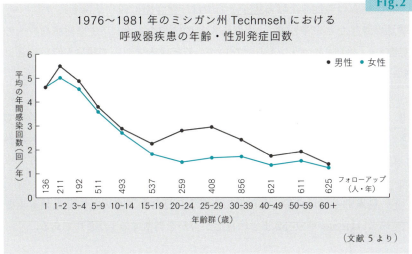

Fig.2 1976〜1981年のミシガン州Techmsehにおける呼吸器疾患の年齢・性別発症回数

（文献5より）

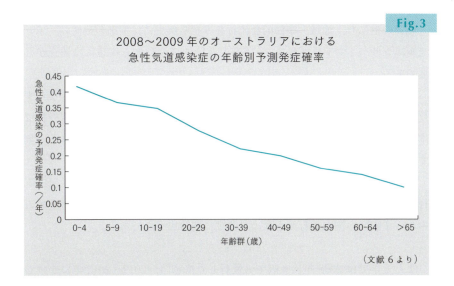

Fig.3 2008〜2009年のオーストラリアにおける急性気道感染症の年齢別予測発症確率

（文献6より）

などの下気道症状が出現し，②発熱・悪寒などの全身症状を伴うこともあり，③数日で自然に軽快する，というカテゴリーを満たす「いわゆる"感冒"」といわれる疾患群は，1900年代の報告でも2000年代の報告でも年齢の増加に従って罹患回数が著しく減ることが明らかになっている（**Fig.2, 3**）。

特に感冒の頻度を上げる因子としては，保育園に通う子供を持つことや，喘息の既往などが挙がる[6]。もちろんこの情報をもとに「生来健康な成人の発熱」=「感冒」というつもりはないが，若年成人において頻度が高いことは知っておいてよい。

逆に高齢者であればあるほど「発熱=感冒」という思考過程は要注意であり，日本の施設入所中の高齢者における発熱の検討では，感冒としか診断できなかった症例はわずか3.1%であったと報告されている[7]。むしろ高齢者が「風邪をひきまして……」と外来を受診した際には要注意であるというメッセージでもある。

「一見風邪っぽい病態」から重症な疾患を見落とさないという見地も重要で，それは前述の「Step2 まずは重症か否かを判断する」の通りである。

周囲で流行している感染症

感冒の他にも，地域・季節的な流行をみせる疾患には罹患しやすい。インフルエンザ[8]，マイコプラズマ[9,10]など季節的に流行する疾患には注意が必要である。

ただしこれらの流行は地域的な格差があり，例えば沖縄では冬のみならず夏でも散発的なインフルエンザの流行が近年確認されており，冬の流行株は本土のインフルエンザ流行株と一致し，夏の流行株は台湾での流行株と一致する傾向にあるとされる[11]。

海外渡航に関連した感染症のみならず，日本国内でもこういった散発的流行感染症に対して敏感になっておくべきだし，発熱患者に対して海外渡航のみならず喫緊の国内旅行歴も含めて詳細に問診すべきである。

また近年では2008年に大阪で大流行した麻疹[12]，2012～2013年にかけて東京・大阪を中心に大流行した風疹[13]など，日本のワクチン行政の不備も相まってvaccine-preventable diseasesの流行が散発的にみられる。これらも同年代で密に集まるコミュニティを持った若年者から蔓延するのが基本原則である。

さらに，2014年に関東近郊（東京の代々木公園からはじまったとされる）

で流行したデング熱など，渡航関連感染症だと考えられていた疾患が日本において局地的に流行することもありうる．デング熱に関しては年齢中央値33歳（6〜64歳）と報告されており[14]，やはりこういった局地的な流行に曝露するためには「生来健康であり外出可能である」ことが重要な因子といえるだろう．

繰り返すが，季節性・地域性に流行している疾患と，その感染状況の把握は重要である．また新規に流行している疾患情報についてアンテナを張り巡らせておくことも，臨床医のたしなみである．

伝染性単核球症・伝染性単核球症様の疾患

発熱・リンパ節腫脹・咽頭痛とともに異型リンパ球上昇を伴う疾患群は，EBウイルスによる伝染性単核球症とそれ以外の病原微生物による伝染性単核球症様疾患に分けられる[15]．伝染性単核球症は40歳未満で90％以上発症し，高齢者の発症はきわめて稀とされる[16]．ただし40歳以上の伝染性単核球症ではリンパ節腫大は軽度で，肝腫大や黄疸が強くなることも特徴である[17]．

また，EBウイルス以外にも伝染性単核球症のような症状を呈する疾患は存在し，これらも若年発症が多い．伝染性単核球症を疑った際には，Table 1のような鑑別疾患を同時に考えて問診・診察・検査に向かえるとよい．

Table 1 | 伝染性単核球症に似た症状を呈する疾患（Mononucleosis-like illness）

ウイルス	HSV-1，Cytomegalovirus，HHV-6，HIV-1，Adenovirus，Enterovirus，A型肝炎ウイルス，B型肝炎ウイルス，Rubella virus（風疹）
細菌	A群β溶連菌，*Bartonella henselae*，*Corynebacterium diphtheria*，Tularemia，結核菌
原虫	*Toxoplasma gondii*
膠原病	サルコイドーシス，全身性エリテマトーデス
悪性腫瘍	ホジキンリンパ腫，非ホジキンリンパ腫
薬剤	カルバマゼピン，ミノサイクリン，フェニトイン

（文献15より）

感染性腸炎

　感染性腸炎に関しては細菌性とウイルス性に大別される。*Campylobacter*[18]や *Salmonella*[19]，*Yersinia*[20]，腸管出血性大腸菌[21,22]などによる細菌性腸炎は，生肉・焼肉類の摂取が多い健常な若年者の方が発症率が高い。特に *Campylobacter* は下痢を発症する前に，あたかもインフルエンザのように悪寒戦慄が出ることが多く，食事摂取歴や周囲の流行状況を把握しておかなければインフルエンザと混同することもある。

　ウイルス性胃腸炎は健常成人も起こしうるが，ノロウイルスはやや高齢発症が多く，ロタウイルスは圧倒的に5歳未満に多い[23]。

性感染症

　健常な成人は性的活動性が高いため，commercial sex worker との接触や不特定多数との性交渉を契機に HIV や A 型・B 型・C 型肝炎，梅毒，淋菌・クラミジア感染症などに罹患する可能性が他の年代より高くなる[24,25]。

　性行為関連感染症の多くは，最初に発熱などの軽微な感冒様症状を呈することが多いため，多くの患者においてパートナーの存在や性的活動性の高さについての問診が必要となる（p82 参照）。特に急性 HIV 感染症は咽頭痛・後頸部リンパ節腫脹，1～3週とやや持続する発熱を主訴にすることが多く，ほとんどは50代までの健常な成人に発症する[26]。

渡航関連

　基本的に海外渡航ができる人は若くて元気な人が多い（**Fig.4** 参照）。若年であればあるほど途上国に赴かれる傾向にあり，かつワクチン接種や虫刺され予防（e.g. DEET の使用，長袖の着用など）をせずに渡航するいわゆる"ノーガード戦法"を繰り広げることが多い。

　熱帯熱マラリアが代表的だが，渡航関連感染症は場合により重症化する疾患も多いため，若年者の発熱において見落としてはいけない疾患群である。「どこに渡航したか？」と「渡航から症状発症までどの程度の間隔が空いているか」が鑑別の肝となるが，詳細は「B-5. 渡航後の発熱」を参考にされたい。

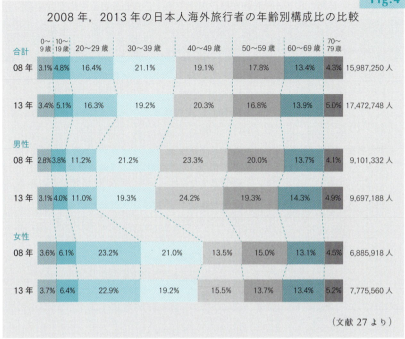

Fig.4 2008年，2013年の日本人海外旅行者の年齢別構成比の比較

(文献 27 より)

生来健康な成人の方が（高齢者より）起こしやすい非感染症

自己免疫疾患

　発熱を起こす頻度の高い自己免疫疾患を好発年齢でカテゴリー化した表を示す（Table 2）。これはある程度の目安であり，もちろん rare diseases with rare presentation は世の中に存在しうる（e.g. 高齢男性の全身性エリテマトーデス：ただし高齢発症の SLE だと男性患者の割合が上がる[28]）。

　ただし，自分が現時点で「zebra」を探しているのか否かについて認識しておく必要はあるだろう。若年者が発熱を起こした際に自分が「（年齢的に）妥

Table 2 発熱を起こしうる代表的な自己免疫疾患：日本における平均発症年齢

若年者に多い 自己免疫疾患	幅広い年齢分布を示す 自己免疫疾患	高齢者に多い 自己免疫疾患
・全身性エリテマトーデス[29] 　15〜44歳 ・ベーチェット病[30] 　25〜49歳 ・高安動脈炎[31] 　26.9±11.8歳 ・クローン病[32] 　11.5〜32.1歳	・関節リウマチ[33] 　平均57〜58歳 ・多発性筋炎/皮膚筋炎[34] 　40〜64歳 ・再発性多発軟骨炎[35] 　平均年齢52.7歳だが， 　3〜97歳まで発症 ・潰瘍性大腸炎[32] 　37.6〜79.9歳 ・サルコイドーシス[36] 　20代と60代の2峰性 ・成人スティル病[37] 　27〜65歳	・顕微鏡的多発血管炎[38] 　70.4±10.9歳 ・多発血管炎性肉芽腫症[39] 　平均61.4歳 ・リウマチ性多発筋痛症[40] 　年齢中央値71歳（60〜 　70代で8割を占める） ・側頭動脈炎[41] 　72.5±10.3歳

当な」疾患を考えているかを振り返る思考としてこの表を活用していただければ幸いである。

自己炎症性疾患

自然免疫の異常によって，獲得免疫や感染症の関与なく全身性の炎症を起こし，間欠的に繰り返す疾患群である．詳細は「B-6. 繰り返す発熱」を参照いただきたいが，一般的には成人になる前に発症する．しかし，自己炎症性疾患の中でも

■ 家族性地中海熱（Familial mediterranean fever；FMF）[42]
■ TRAPS（TNF-Receptor-1 associated periodic syndrome）[43]
■ PFAPA（periodic fever, aphthous stomatitis, pharyngitis and adenitis）[44]
■ CAPS（cryopyrin-associated periodic fever syndrome）[45]

などは成人になってから症状が発症するケースも報告されている．また，乳幼児の時期に発熱を繰り返しながら成人を迎え，その後に高IgD症候群が

診断されるケースなどもある[46]。

自己炎症性疾患を診断する可能性のある医師にとって大事なことは下記の3点である。

疾患の存在に対する認知

これらの疾患群を認知しておくことは言うまでもなく重要で，知らなければ診断できない。

医師および患者自身の「発熱の反復性」に対する認知

患者自身が発熱の反復性に気づかず受診する場合もあれば，「自分が反復して発熱するのはそれほどたいした疾患ではなく，"風邪"程度の軽い疾患の繰り返しだ」と判断して，反復性があることを伝えない場合もある。

病歴において「これ以前に同じような発熱をきたすことがなかったか」と医師から能動的に確認することは重要である。

疾患の定義に対する認知

疾患の定義が完全に固定化された疾患群ではないことを意識しておくことも重要である。特にFMFは頻度も高く成人発症も多いため，臨床医が最も遭遇しうる自己炎症性疾患となるだろう。しかし，日本のFMF患者311人の検討では，Tel Hashomerの診断基準における典型的なFMFにおいて一般的な遺伝子変異であるMEFV exon 10変異を起こす患者は62.4％，非典型的なFMFでは11.3％のみしかない。

また，exon10以外の遺伝子変異は多岐にわたる〔e.g. exon1（E84K），exon2（E148Q，L110P-E148Q，R202Q，G304R），exon3（P369SR408Q），exon5（S503C）など〕[47]。今後自己炎症性疾患における対応遺伝子やその他の病原因子がさらに明確化されるとともに，これらの疾患定義が変化する可能性があることには留意しておいたほうがよい。

また，実は既存の膠原病系疾患とよく似た病状を呈する自己炎症症候群もある。特に全身性エリテマトーデスや成人スティル病などの漿膜炎カテゴ

リーやベーチェット病/全身性エリテマトーデスなどの口内炎＋関節痛＋発熱と，家族性地中海熱[48-50]，CAPS[51]などは似たような clinical course を呈することがありえる。

やや若年者に発症し，全身性エリテマトーデスや成人スティル病を疑うような発熱，関節痛，皮疹などを呈する患者の鑑別では，自己炎症性疾患を頭の隅に置いておく。

ホルモン

亜急性甲状腺炎は発熱，咽頭痛などを呈し，感冒と間違いやすい疾患群のひとつである。この疾患の年齢中央値は 45 歳（範囲 14～87 歳）で，若年～中年者に多い疾患群である[52]。

バセドウ病は若年者でも高齢者でも幅広い年齢分布で起こるが，約 15％ は 60 代以上とされる[53]。また褐色細胞腫は平均発症年齢 47.1 歳で[54]，30％ 弱の患者に発熱を生じるとされる[55]。

医療曝露後｜薬剤性，鍼灸後

薬剤熱は若年者であっても頻度の高い疾患群であり[56]，薬剤使用後 7～10 日程度で出現することがしばしばある。「生来健康だが薬剤を使用している」というカテゴリーの患者さんにおいては，最近の新規薬剤使用について十分な問診が必要である。

また，若年者の薬剤熱の方が高熱をきたしやすい傾向にあることが知られているため[57]，「薬剤熱＝熱がそこまで強くない」という印象は，若年者には当てはまらない可能性がある。

薬剤以外にも鍼灸後の腸腰筋膿瘍[58,59]や硬膜外膿瘍[60]などは報告が多い。患者が受けている治療に関しては，薬剤投与や手術のみならず，漢方医療や鍼灸・マッサージなどにも注意を払い，熱源とならないかどうかを考慮すべきである。

アルコール離脱，違法薬物使用など

　日本におけるアルコール飲酒習慣，違法薬物使用に関しても，「生来健康な成人」と判断されがちな年代に多い健康問題である[61]。

　アルコール離脱[62]やアンフェタミン・メタンフェタミンなどの交感神経賦活薬[63]は交感神経系の賦活をきたして高体温になる。MDMA やマジックマッシュルームなどでも発熱をきたしうる。アルコール飲酒歴（ないしは中断の episode）や薬剤使用歴は問診において聞きづらい情報ではあるものの，やはり外してはいけない問診項目である。

まとめ

　生来健康な成人の発熱へのアプローチは下記3点に集約される。

❶ 本当に「生来健康か？」「現時点で重症か否か？」を把握し，illness script を構成して鑑別疾患の思考に入る
❷ 成人だからこそ発症しやすい疾患群（周囲の流行疾患，渡航感染症，STDs，膠原病，自己炎症性疾患，ホルモン疾患など）があるため，それらについての情報を集めるとよい
❸ 医療曝露のみならず，アルコールや違法薬物などの substance abuse を見逃さない

　これらに注意しながら診療を進めると，「若いからまぁ大丈夫だろう/いずれ元気になるだろう」的なアプローチから離脱して，より患者個人の疾患危険因子に向き合った診療ができるだろう。

（佐田竜一）

Reference

1) Coburn B, Morris AM, Tomlinson G et al：Does this adult patient with suspected bacteremia require blood cultures? JAMA 308：502-511, 2012
2) Bowen JL：Educational strategies to promote clinical diagnostic reasoning. N Engl J Med 355：2217-

2225, 2006
3) 岸田直樹：誰も教えてくれなかった「風邪」の診かた―重篤な疾患を見極める！ 医学書院，2012
4) 山本舜悟，上山伸也，池田裕美枝ほか：かぜ診療マニュアル―かぜとかぜにみえる重症疾患の見わけ方，日本医事新報社，2013
5) Monto AS, Sullivan KM：Acute respiratory illness in the community. Frequency of illness and the agents involved. Epidemiol Infect 110：145-160, 1993
6) Chen Y, Williams E, Kirk M：Risk factors for acute respiratory infection in the Australian community. PLoS One 9：e101440, 2014
7) Yokobayashi K, Matsushima M, Watanabe T et al：Prospective cohort study of fever incidence and risk in elderly persons living at home. BMJ Open 4：e004998, 2014
8) Suzuki Y, Taira K, Saito R et al：Epidemiologic study of influenza infection in Okinawa, Japan, from 2001 to 2007：changing patterns of seasonality and prevalence of amantadine-resistant influenza A virus. J Clin Microbiol 47：623-629, 2009
9) Dumke R, Schnee C, Pletz MW et al：Mycoplasma pneumoniae and Chlamydia spp. infection in community-acquired pneumonia, Germany, 2011-2012. Emerg Infect Dis 21：426-434, 2015
10) Goto H：Multicenter surveillance of adult atypical pneumonia in Japan：its clinical features, and efficacy and safety of clarithromycin. J Infect Chemother 17：97-104, 2011
11) 沖縄県感染症情報センター：インフルエンザ 週別年齢階級別報告数，2014/2015シーズン，http://www.idsc-okinawa.jp/influenza/nenrei_graph.pdf
12) Kurata T, Miyagawa H, Furutani E et al：An outbreak of measles classified as genotype H1 in 2008 in Osaka Prefecture. Jpn J Infect Dis 62：76-77, 2009
13) Centers for Disease Control and Prevention（CDC）：Nationwide rubella epidemic--Japan, 2013. MMWR Morb Mortal Wkly Rep 62：457-462, 2013
14) Kutsuna S, Kato Y, Moi ML et al：Autochthonous dengue fever, Tokyo, Japan, 2014. Emerg Infect Dis 21：517-520, 2015
15) Hurt C, Tammaro D：Diagnostic evaluation of mononucleosis-like illnesses. Am J Med 120：911. e1-8, 2007
16) Dourakis SP, Alexopoulou A, Stamoulis N et al：Acute Epstein-Barr virus infection in two elderly individuals. Age Ageing 35：196-198, 2006
17) Axelrod P, Finestone AJ：Infectious mononucleosis in older adults. Am Fam Physician 42：1599-1606, 1990
18) Blaser MJ：Epidemiologic and clinical features of Campylobacter jejuni infections. J Infect Dis 176 Suppl 2：S103-105, 1997
19) Biendo M, Laurans G, Thomas D et al：Regional dissemination of Salmonella enterica serovar Enteritidis is season dependent. Clin Microbiol Infect 9：360-369, 2003
20) Loftus CG, Harewood GC, Cockerill FR 3rd et al：Clinical features of patients with novel Yersinia species. Dig Dis Sci 47：2805-2810, 2002
21) Menne J, Nitschke M, Stingele R et al：Validation of treatment strategies for enterohaemorrhagic Escherichia coli O104：H4 induced haemolytic uraemic syndrome：case-control study. BMJ 345：e4565, 2012
22) 国立感染症研究所：IDWR 2012年第42号 ＜速報＞ 腸管出血性大腸菌感染症 2011年，http://www.nih.go.jp/niid/ja/ehec-m/ehec-idwrs/2774-idwrs-1242.html
23) Karsten C, Baumgarte S, Friedrich AW et al：Incidence and risk factors for community-acquired acute gastroenteritis in north-west Germany in 2004. Eur J Clin Microbiol Infect Dis 28：935-943, 2009
24) Centers for Disease Control and Prevention. 2011 Sexually Transmitted Diseases Surveillance. STDs in Ado-

lescents and Young Adults. http://www.cdc.gov/std/stats11/adol.htm
25) Yoshikura H : Analytical Review of HIV/AIDS in Japan from 1985 to 2012 : Infection detection pattern different in homosexuals and females and in heterosexuals. Jpn J Infect Dis [Epub ahead of print] 1, 2014
26) Centers for Disease Control and Prevention (CDC) : Diagnosis and reporting of HIV and AIDS in states with HIV/AIDS surveillance--United States, 1994-2000. MMWR Morb Mortal Wkly Rep 51 : 595-598, 2002
27) 一般社団法人日本旅行業協会：旅行データバンク 2014 年度　7. 海外旅行者の性別・年齢階層別構成比率，http://www.jata-net.or.jp/data/stats/2013/07.html
28) Achour A, Manka A, Thabet Y et al : Systemic lupus erythematosus in the elderly. Rheumatol Int 32 : 1225-1229, 2012
29) Ohta A, Nagai M, Nishina M et al : Age at onset and gender distribution of systemic lupus erythematosus, polymyositis/dermatomyositis, and systemic sclerosis in Japan. Mod Rheumatol 23 : 759-764, 2013
30) Ideguchi H, Suda A, Takeno M et al : Behçet disease : evolution of clinical manifestations. Medicine (Baltimore) 90 : 125-132, 2011
31) Ohigashi H, Haraguchi G, Konishi M et al : Improved prognosis of Takayasu arteritis over the past decade--comprehensive analysis of 106 patients. Circ J 76 : 1004-1011, 2012
32) Asakura K, Nishiwaki Y, Inoue N et al : Prevalence of ulcerative colitis and Crohn's disease in Japan. J Gastroenterol 44 : 659-665, 2009
33) Yamanaka H, Inoue E, Singh G et al : Improvement of disease activity of rheumatoid arthritis patients from 2000 to 2006 in a large observational cohort study IORRA in Japan. Mod Rheumatol 17 : 283-289, 2007
34) Ohta A, Nagai M, Nishina M et al : Age at onset and gender distribution of systemic lupus erythematosus, polymyositis/dermatomyositis, and systemic sclerosis in Japan. Mod Rheumatol 23 : 759-764, 2013
35) 岡　寛，山野嘉久，遊道和男ほか：再発性多発軟骨炎の全国疫学調査．リウマチ科 44 : 381-383, 2010
36) Morimoto T, Azuma A, Abe S et al : Epidemiology of sarcoidosis in Japan. Eur Respir J 31 : 372-379, 2008
37) Asanuma YF, Mimura T, Tsuboi H et al : Nationwide epidemiological survey of 169 patients with adult Still's disease in Japan. Mod Rheumatol 1-8, 2014 [Epub ahead of print]
38) Fujimoto S, Uezono S, Hisanaga S et al : Incidence of ANCA-associated primary renal vasculitis in the Miyazaki Prefecture : the first population-based, retrospective, epidemiologic survey in Japan. Clin J Am Soc Nephrol 1 : 1016-1022, 2006
39) Fujimoto S, Watts RA, Kobayashi S et al : Comparison of the epidemiology of anti-neutrophil cytoplasmic antibody-associated vasculitis between Japan and the U.K. Rheumatology (Oxford) 50 : 1916-1920, 2011
40) 青木葉子，岩本雅弘，簑田清次：当科におけるリウマチ性多発筋痛症の臨床的特徴．日本臨床免疫学会会誌 32 : 274-278, 2009
41) Kobayashi S, Yano T, Matsumoto Y et al : Clinical and epidemiologic analysis of giant cell (temporal) arteritis from a nationwide survey in 1998 in Japan : the first government-supported nationwide survey. Arthritis Rheum 49 : 594-598, 2003
42) Hoffman HM, Simon A : Recurrent febrile syndromes : what a rheumatologist needs to know. Nat Rev Rheumatol 5 : 249-256, 2009
43) Cantarini L, Lucherini OM, Muscari I et al : Tumour necrosis factor receptor-associated periodic syndrome (TRAPS) : state of the art and future perspectives. Autoimmun Rev 12 : 38-43, 2012
44) Padeh S, Stoffman N, Berkun Y : Periodic fever accompanied by aphthous stomatitis, pharyngitis and cervical

adenitis syndrome (PFAPA syndrome) in adults. Isr Med Assoc J 10：358-360, 2008
45) Eriksson P, Jacobs C, Söderkvist P：A patient with a phenotype of adult-onset still disease, but a genotype typical of cryopyrin-associated periodic fever syndrome. J Rheumatol 40：1632-1633, 2013
46) Li Cavoli G, Passantino D, Tortorici C et al：Renal amyloidosis due to hyper-IgD syndrome. Nefrologia 32：865-866, 2012
47) Migita K, Agematsu K, Yazaki M et al：Familial Mediterranean fever：genotype-phenotype correlations in Japanese patients. Medicine (Baltimore) 93：158-164, 2014
48) Nonaka F, Migita K, Jiuchi Y et al：Increased prevalence of MEFV exon 10 variants in Japanese patients with adult-onset Still's disease. Clin Exp Immunol 179：392-397, 2015
49) Yazici A, Cefle A, Savli H：The frequency of MEFV gene mutations in Behcet's disease and their relation with clinical findings. Rheumatol Int 32：3025-3030, 2012
50) Matsuda M, Kishida D, Tsuchiya-Suzuki A et al：Periodic peritonitis due to familial Mediterranean fever in a patient with systemic lupus erythematosus. Intern Med 49：2259-2262, 2010
51) Eriksson P, Jacobs C, Söderkvist P：A patient with a phenotype of adult-onset still disease, but a genotype typical of cryopyrin-associated periodic fever syndrome. J Rheumatol 40：1632-1633, 2013
52) Fatourechi V, Aniszewski JP, Fatourechi GZ et al：Clinical features and outcome of subacute thyroiditis in an incidence cohort：Olmsted County, Minnesota, study. J Clin Endocrinol Metab 88：2100-2105, 2003
53) a) Reid JR, Wheeler SF：Hyperthyroidism：diagnosis and treatment. Am Fam Physician 72：623-630, 2005；b) American Academy of Family Physicians：Information from your family doctor. Treating hyperthyroidism. Am Fam Physician 72：635-636, 2005
54) Guerrero MA, Schreinemakers JM, Vriens MR et al：Clinical spectrum of pheochromocytoma. J Am Coll Surg 209：727-732, 2009
55) Gordon DL, Atamian SD, Brooks MH et al：Fever in pheochromocytoma. Arch Intern Med 152：1269-1272, 1992
56) Patel RA, Gallagher JC：Drug fever. Pharmacotherapy 30：57-69, 2010
57) Mackowiak PA, LeMaistre CF：Drug fever：a critical appraisal of conventional concepts. An analysis of 51 episodes in two Dallas hospitals and 97 episodes reported in the English literature. Ann Intern Med 106：728-733, 1987
58) Tseng YC, Yang YS, Wu YC et al：Infectious sacroiliitis caused by Staphylococcus aureus following acupuncture：a case report. Acupunct Med 32：77-80, 2014
59) Ogasawara M, Oda K, Yamaji K et al：Polyarticular septic arthritis with bilateral psoas abscesses following acupuncture. Acupunct Med 27：81-82, 2009
60) Yang CW, Hsu SN, Liu JS et al：Serratia marcescens spinal epidural abscess formation following acupuncture. Intern Med 53：1665-1668, 2014
61) 和田　清：平成25年度厚生労働科学研究費補助金（医薬品・医療機器等レギュラトリーサイエンス総合研究事業）分担研究報告書　飲酒・喫煙・くすりの使用についてのアンケート調査（通称：薬物使用に関する全国住民調査）．2013

A 患者年齢別に発熱診療を考える

2 高齢者の発熱

高齢者の疫学

　世界中で高齢者の比率は高くなっており，その中でも日本は最も高齢者の多い国のひとつである。2007年には高齢者が人口を占める割合が21％を超え，すでに日本は超高齢社会となっている。

　この傾向は，この先ますます顕著となり2060年には国内人口は9,000万人を割り，2.5人に1人が65歳以上，4人に1人が75歳以上となると予測されており，我々はまさに未曾有の高齢社会を迎えようとしているのである（**Fig.5**）。

高齢者の平熱

　一般に，高齢者の平熱は若年者に比べ低いとされる[1]。高齢者では自律神経の老化による様々な影響のため，体温調節機能が障害されていることを示唆するデータも報告されている[2]。以前よりWunderlichとSeguinらは高齢者は若年者に比べ体温が低いと考えていたが[3]，それが裏付けられたのは1948年のHowellらによるLancetの報告であった[4]。

　最近の研究でも健康な高齢者（平均年齢80.3歳，62～99歳）は健康な若年者よりも平均深部体温が低かったと報告されている[5]。この研究では，口腔，腋窩，直腸の体温を同時に測定して比較したところ，高齢者では口腔と腋窩では平均体温が低かったが，直腸温では高齢者と若年者では同程度であった。

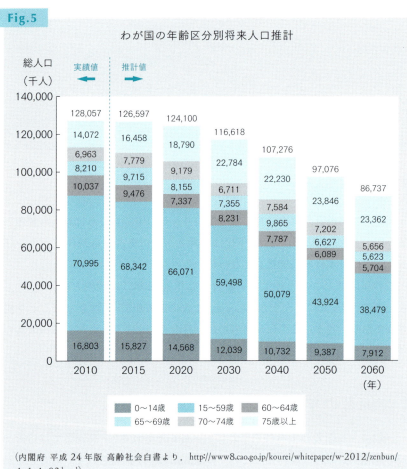

Fig.5 わが国の年齢区分別将来人口推計

(内閣府 平成24年版 高齢社会白書より,http://www8.cao.go.jp/kourei/whitepaper/w-2012/zenbun/s1_1_1_02.html)

高齢者の発熱

　高齢者では,平熱が成人に比べて低いことに加えて,発熱も起こりにくい。これは汗腺や血管運動の反応の減弱だけでなく,発熱物質(IL-1,IL-6,TNF)の産生量や反応性が減少することで,感染に対する反応が若年者よりも減弱するためであると考えられている。

　老健施設に入所中の111人の高齢者が何らかの感染症に罹患した際に,

38.3℃以上の発熱を呈したのはわずか40％であった。37.8℃以上，37.2℃以上の発熱を呈したのはそれぞれ70％，83％であった[6]。また，50人の老人施設入居者の計69回の感染症エピソードを解析した研究では，発熱エピソードの平均体温は38.3℃であったが，約半分のエピソードは38.3℃に満たなかった。ただし，この38.3℃に満たなかった患者も，1/4の患者では平熱から1.3℃以上の上昇がみられていた[7]。

　高齢者では平熱が低いだけでなく発熱も起こりにくく，体温の絶対値だけをみていては感染症などを見逃してしまいそうであるが，平熱からの上昇の幅を意識することで見逃しを少なくすることができるかもしれない。

　聖路加国際病院名誉院長である日野原重明医師は，ある対談において「発熱が37℃以上というのは誤解である。私の体温は朝起きたら35.3℃くらいなので，36℃以上になったら発熱である。私の体温が36.5℃というと，子どもの38℃にほぼ匹敵することになる。老人の無熱性肺炎というのは間違いで，ほとんどの肺炎患者は平熱から考えると発熱しているのである」と述べられているが[8]，高齢者の発熱の特徴はまさにこの言葉に集約されているといっても過言ではない。

　IDSAの老人施設入居者の発熱ガイドラインでは，高齢者の発熱を

❶口腔温で37.8℃以上が1回でもみられたとき
❷口腔温または鼓膜音で37.2℃以上，直腸温で37.5℃以上が持続的にみられたとき
❸平熱から1.1℃以上上昇しているとき

のいずれかと定義しており，筆者も多くの場合，この定義に基づいて高齢者の発熱の有無を判断している。

高齢者の感染症

　高齢者では感染症のリスクが高くなる。これは主に①加齢そのものによる細胞性免疫・液性免疫の低下（**Table 3**）[9,10]，②身体機能の低下（咳反射，循環器系，創傷治癒），③栄養不良，④加齢に伴う基礎疾患の増加（糖尿病，腎不全，肝硬変などによる免疫不全や，膠原病や悪性疾患による免疫抑制剤

Table 3 | 高齢者の免疫老化

	要 素	影 響
自然免疫	好中球	急性感染でも末梢血好中球数の上昇がない，貪食殺菌能の低下
	単球・マクロファージ・サイトカイン	サイトカイン分泌の低下
	Natual killer cell	機能低下とサイトカインに対する応答低下
獲得免疫	T細胞	胸腺の退化，T細胞増殖障害，Th1応答の低下，Th2応答の亢進
	B細胞	特異抗体の産生低下，自己抗体の産生亢進

（文献9，10より作成）

の使用），などによる。

　一般的に高齢者ではすべての感染症リスクが増える。肺炎，尿路感染症，軟部組織感染症といった成人でもみられることのある感染症だけでなく，褥瘡感染など高齢者特有の感染症もみられるようになる。また帯状疱疹やリステリアによる細菌性髄膜炎は加齢そのものがリスクファクターとして知られている。

　一方で，溶連菌性咽頭炎が高齢者でみられることは稀であり，麻疹，風疹，水痘，おたふくなどのウイルス感染症も大半の高齢者が既感染であることから稀である（稀にブレイクスルー水痘や修飾麻疹などがみられることもある）。高齢者では性的活動性が低下するため，一般論としては性感染症のリスクは低くなるが一概にいえない。

　前述のように高齢者が感染症に罹患した際には，体温だけでは感染症を捉えにくいことが知られている。菌血症における身体所見について検討した研究では，85歳以上の高齢者では菌血症の状態であっても発熱がみられたのは76.8%であった[11]。

　また発熱だけでなくそれ以外のバイタルサインや臨床症状も典型的な症状として現れにくいとされる[12]。例えば，75歳以上の高齢者の肺炎では7割

の患者が38℃に満たない体温であっただけでなく，63％の患者で頻脈（＞100／分）もみられなかったという報告がある[13]。感染性心内膜炎でも成人と比較して脾腫，Osler結節，Janeway病変，その他の塞栓症状が現れにくいという特徴がある[14]。

この他にも，高齢者の感染症では典型的な症状を呈さずに「なんとなく元気がない」「食欲がない」「ふらふらして転びやすい」「せん妄」といった症状が唯一の手がかりのこともある[15]。ある小規模研究では，老人施設における急性意識障害の最大の原因は感染症であったとされる[16]。

本邦で特に問題となるのは，高齢者の結核であろう。一般の人口と比較して65歳以上では結核のリスクが約2倍，老健施設居住者では4倍にもなる[17]。高齢者結核の大半が，若いころに感染した結核菌が細胞性免疫の低下に伴い再活性化することによるものである。さらに低栄養や基礎疾患，ステロイドの使用などが再活性化に拍車をかける。高齢者ではツベルクリン反応が偽陰性となりやすいため，判定には慎重を期すべきである。

また発熱，寝汗，血痰といった結核に典型的とされる症状は，60歳以下と比較し高齢者では頻度が低い。さらに高齢者結核の3/4が肺に病変を持つが，空洞影となる頻度は成人よりも低い。すなわち結核においても「発熱を伴うことが少なく，典型的な症状を呈さない」という高齢者の感染症の原則は成り立つのである。

高齢者のリウマチ膠原病疾患

高齢者の発熱の原因として感染症の頻度が高いことは間違いないが，こと不明熱という視点から考えた際にはリウマチ膠原病疾患の重要性が浮かび上がる。Knockaertらの報告では，高齢者の不明熱患者における感染症，悪性疾患，リウマチ膠原病疾患の占める割合はそれぞれ25％，12％，31％であったという[18,19]。

このリウマチ膠原病疾患のうち，リウマチ性多発筋痛症と側頭動脈炎が6割以上を占めており，高齢者の不明熱では特にこれら2疾患を念頭に置いて

おく必要がある。その他，結節性多発動脈炎，サルコイドーシス，高齢発症関節リウマチなどが原因となる。

高齢者の悪性疾患

リウマチ膠原病疾患と同様に，高齢者の不明熱という観点からは悪性疾患も重要である。原因疾患としては白血病，悪性リンパ腫，大腸癌などの頻度が高い。

その他の原因疾患

前述の Knockaert らの報告では薬剤熱が全体の 6% を占めていた。高齢者の多くは複数の薬剤を内服しており，昨今ポリファーマシーが問題となっている。新規に薬剤を始めてから数週間経ってから発熱を呈することが一般的であり，原因薬剤を中止すると 72 時間以内に解熱するのが典型的である。

高齢者の発熱診療の心構え

以上，高齢者の発熱について述べてきたが，若年者の発熱診療と比較してしばしば困難である高齢者の発熱診療に対する心構えとして，

- ■発熱の閾値を低くして考える，平熱からの差から判断する
- ■些細な変化も重要な徴候の可能性として捉える
- ■異常が身体所見として現れにくいため検査の閾値を低く置く

などを念頭に診療にあたりたい。

（忽那賢志）

Reference

1) Roghmann MC, Warner J, Mackowiak PA : The relationship between age and fever magnitude. Am J Med Sci 322 : 68-70, 2001
2) Weitzman ED, Moline ML, Czeisler CA et al : Chronobiology of aging : temperature, sleep-wake rhythms and entrainment. Neurobiol Aging 3 : 299-309, 1982
3) Wunderlich CA, Seguin E : Medical thermometry, and human temperature, William Wood, 1871
4) Howell TH : Normal temperature in old age. Lancet 1 : 517-518, 1948
5) Dahlström B, Eckernäs S : Patient computers to enhance compliance with completing questionnaires : a challenge for th 1990s. In InPatient Compliance in Medical Practice and Clinical Trials. New York : Raven Press Ltd : 233-242, 1991
6) Castle SC, Yeh M, Toledo S, et al : Lowering the temperature criterion im- proves detection of infections in nursing home residents. Aging Immunol Infect Dis 4 : 67-76, 1993
7) Castle SC, Norman DC, Yeh M et al : Fever response in elderly nursing home residents : are the older truly colder? J Am Geriatr Soc 39 : 853-857, 1991
8) 徳田 安春：バイタルサインでここまでわかる！OK と NG，カイ書林，2010
9) Lord JM, Butcher S, Killampali V et al : Neutrophil ageing and immunosenescence. Mech Ageing Dev 30 ; 122 : 1521-1535, 2001
10) Castle SC : Clinical relevance of age-related immune dysfunction. Clin Infect Dis 31 : 578-585, 2000
11) Lee CC, Chen SY, Chang IJ et al : Comparison of clinical manifestations and outcome of community-acquired bloodstream infections among the oldest old, elderly, and adult patients. Medicine (Baltimore) 86 : 138-144, 2007
12) Meyer KC : Lung infections and aging. Ageing Res Rev 3 : 55-67, 2004
13) Metlay JP, MJ Fine : Testing strategies in the initial management of patients with community-acquired pneumonia. Ann Intern Med 138 : 109-118, 2003
14) Durante-Mangoni E, Bradley S, Selton-Suty C et al : Current features of infective endocarditis in elderly patients : results of the International Collaboration on Endocarditis Prospective Cohort Study. Arch Intern Med 168 : 2095-2103, 2008
15) Gavazzi G, Krause KH : Ageing and infection. Lancet Infect Dis 2 : 659-666, 2002
16) Cacchione PZ, Culp K, Laing J et al : Clinical profile of acute confusion in the long-term care setting. Clin Nurs Res 12 : 145-158, 2003
17) Fitzgerald DW, Sterling TR, Hass DW. Mycobacterium tuberculosis. Principles and Practice of Infectious Diseases 7th ed, Churchill Livingstone, United States, 2010, pp3129-3163
18) Knockaert DC, Vanneste LJ, Bobbaers HJ : Fever of unknown origin in elderly patients. J Am Geriatr Soc 41 : 1187-1192, 1993
19) Knockaert DC, Vanneste LJ, Vanneste SB et al : Fever of unknown origin in 1980s. An update of the diagnostic spectrum. Arch Intern Med 152 : 51-55, 1992

A　患者年齢別に発熱診療を考える

3

小児の発熱

　「小児の発熱」はそれ自体で成書にもなりうる大きなテーマであり，限られた紙幅で網羅することは，もとより不可能である．

　知識を教授するのではなく，「小児の発熱」についてこれまで言葉で語られなかった側面を強く意識して語る，ということを本項の主題とした．

「小児科医にとっての熱」と「小児の熱」との違い

　まず，小児科と内科は，同じ内科系という括りもできようが，小児科医と内科医のアタマは本質的に異なる面がある．小児と成人の熱を比較する展開は，読者に読み心地をよくさせるかもしれないが，私は基本的に人間の「体」には小児・成人の区別はなく，連続しているものと考えており，子供の熱であろうと大人の熱であろうと熱は熱であって，同じものだと思っている．

　一方で当然，臨床医が小児と成人の違いを認識することは重要である．しかし私がここで指摘したいのは，「熱」という同じものをみているのに，小児科医と成人内科医とでその思考が異なっているという点である．

　小児科医にとって，熱をみることは日常的・自然すぎて「熱をみる」という意識はない．発熱診療などと一大テーマに切り取られることはなく，そもそも小児科医は発熱に対し身構えていない．もっといえば，小児科医は熱に困っていないのである．

　「小児の発熱診療におけるピットフォール」などという切り口もありえようが，小児科医にとってこの"ピットフォール"も小児科学・小児臨床の中に織り込み済みなのである．

"uncommon presentation of common disease"というのは，小児科でもそれなりにテーマであろうが，これを本項の主題にしては小児科医に失礼というものである．本項では，小児の熱を話題とするが「小児科医にとっての熱」は主題にしない．

- 本当に小児科医が熱で困るとき
- 小児科医が「本当の（不明）熱」をみるとき

といったシチュエーションが，私が想定した具体的なテーマである．そこで以下のような項目を立てた．

A 小児科医にしかわからない小児特有の熱〜小児特有の長引く熱について〜
　1 小児特有の疾患・病態
　2 小児と成人の「症候の違い」からみた小児特有の熱
B 成人の内科医だからわかる熱〜成人内科医からみた誤りやすい点〜
C 小児科における不明熱〜"熱のみ"の真の不明熱について〜
　1「疑えてはいるが，いまひとつ rule-in できずにいる不明熱の状態」
　2「ときに，疾患のカテゴリーすら想起しがたい不明熱」

しかし，これら各論に入る前にさらに小児の熱について語ってみたい．

小児科医と成人内科医の異同についての論考

冒頭で小児科医と成人内科医のアタマが異なると述べた．小児科医は小児であればどんな内科分野の疾患も対応するから小児科そのものが総合内科である，「小児科医はいつもジェネラリストである」とは使い古されたフレーズである．

が，実際には小児科医の思考過程は，救急医（ER医）に近い．初診の児ならば，緊急度と重症度の把握・迅速なプランの決断が診療のキモとなる．これはまさに救急医のマインドそのものである．

小児では軽症疾患の予後があまり変わらないとされ，診断よりも病態把握・トリアージに重きが置かれる，ということが背景にある．

熱に関しても，急性で随伴症状を伴う熱，バイタルサインに異常がある熱，重症感のある熱，などへのアプローチは，それぞれに"それ用"のものがあるというより，小児科学の基本に従えばよいのである。このようなアプローチに習熟することは，小児科の診療(＝小児科医が身につけるべきこと)の中に織り込み済みだからである。

　小児では，よく熱が出ることが普通であり，また熱が長引かない。生後1カ月未満，3カ月未満，1歳未満，3歳未満といった線引きはあるだろうが，月齢・年齢が浅い場合については診療アルゴリズムが存在し，ある程度確立されている。

　日頃から発熱診療に慣れているうえに(小児科医にしか持てない経験や勘)，個々の方針の目安(アルゴリズムやガイドライン)も存在するとなると，ますます小児科医は発熱に対して迷わない。

　このような文脈から，そんな小児科医が"迷う"発熱とは，「ある年齢以上の児の長引く熱」ということになると私は考えている。

　「ある年齢」をいくつに定めるかということについては一考を要する。小児における長引く熱や熱源不明の熱についての臨床研究は，年齢がフォーカスされた場合には「36カ月まで」の児が対象となっているのがほとんどである。

　それ以外では，例えば「小児の不明熱」というように小児をひとまとめにした研究や，結果を集計する際に患者集団を年齢ごとに区切っていた場合などであって，とにかく「3歳(36カ月)以上」の年齢集団に重点を置いた発熱の研究というのが少ないのである。

　もう少し低めの年齢，すなわち「月齢3〜36」では"Fever without a (localizing) source (FW[L]S)"という概念がすでに確立されている[1]。これは「3〜36カ月未満の"well-appearing な"児の，フォーカスが明らかでない発熱」から菌血症を拾い出して抗菌薬を投与するための考え方である。この状況での菌血症を"occult bacteremia"と呼ぶことがある。

　具体的には，1993年Braffらのガイドライン[2]が枠組みとしては有用であり，考え方の核となっている。ただし現在では，国内外でのワクチン接種事

情，細菌学的な疫学や医療事情の変化があるために，そのままでは適応させにくいであろう。

　1歳以降というのは，①徐々に感染リスクが低下する，②免疫寛容性も低下に向かう，③免疫寛容の消失によってむしろ免疫過剰ともいうべき病態の疾患（川崎病，インフルエンザ脳症などの種々の脳症など）が増える，といった時期に一致する。これは特記するに値する。

　1〜3歳というのは，これらの事情と，先のFW [L] Sなどもあいまって，この時期の児の熱の考え方はやや複雑であり，フォーカスが曖昧だったり重症感がないまま長引いたりすると熱源がわかりにくい。感染症のリスクがやや下がる（①）とはいってもまだやや高い上に，③の要素も加わるからである。

　3歳を過ぎると，（FW [L] Sの想定年齢帯から外れることからもわかるように）急速に感染症に対しての不安が減っていく。実際には3歳台くらいだと大人に比べ免疫は弱いので，まだ一定の警戒は必要だが，4歳以降では細菌感染症への心配は随分薄らぐ。

　6歳で区切った発熱に関する研究は実は少ないが，1961年Petersdorfらの有名な不明熱の研究では[3]，なんと6歳で分けた集計となっていた。この研究では6歳以上の大人も含む集計であるのと，かなり昔の研究であるため，一概に「6歳」という区切りに必然性を唱えにくい。今筆者は「ある年齢以上の児の，長引く熱」の「ある年齢」をどうするかについて考えている。

　上記の文脈からは「4歳以上」と言いたいところだが，①種々の例外をできるだけ排除したいこと（安全マージンをとって，ぎりぎりの4歳でなく6歳），②かの有名なPetersdorfらによる不明熱としての最初の記述のもとになった研究で年齢の区分が奇しくも6歳だったこと（Petersdorfへのリスペクトの意味もある），③6歳といえば本邦では小学校への就学開始前後にあたりキリがいいこと，などの恣意的な要素からは，私はこの「ある年齢」を**6歳**としたい。

　6歳以上であれば，発熱に関しては成人の診療がある程度通用すると考える。3〜4歳頃から，子供は自分の症状を言える。5歳以降ならいわんやをや

で，患者から情報を得られるので内科医でも診察が成り立つ。初期研修医が，小児科ローテート中などに指導医とのスーパーバイズのもと小児科の当直業務ができてしまうのは主にこの辺りからくるもので，「患者が子ども」ときくとアレルギーのように診察を忌避するのは成人の内科医である。

成人内科の「アタマ」を利用した小児の長引く熱の診療

　6歳以上の児であれば，長引く熱に関しては小児科医も成人内科医も同じ土俵である。もちろん，小児の専門性と経験の差はある。成人の内科医がそれをどこで埋めているかというと，「臨床推論の知識」「特異的診断を突き止める診療」「rule-inする力」である。

　病態把握にとどまらず，診断を固有名詞のレベルまで詰める作業の経験でもって，小児診療の経験不足の穴を埋められると私は考える。

　小児の長引く熱を，診療する医師の状況によって2つに分けると，①手がかりはあるがrule-inできていない状況，②診断が全く想起できていない状況，がある。

　②は真の不明熱である。①は真の不明熱にしないために経ざるをえないプロセスである。頻度が高いと思われるものについて **Table 4** にまとめた。

　②の代表的疾患は，クローン病，高安病などになる。全身性エリテマトーデスや菊池病は，成人の内科医でも疑えて，診断まで可能である。関節症状などに注目すれば若年性特発性関節炎（juvenile idiopathic arthritis；JIA）の診断に迫れる。関節リウマチと成人スティル病の知識を活用すればよい。

　治療は小児リウマチ医の専門性を要するが，診断までなら内科医でもできる。ランゲルハンス細胞組織球症は，小児でも成人でも診断は難しい。

　小児医療があまりに多忙で，しかも大多数が軽症感染症であるという事情を酌めば，小児科医の発熱診療の本領は**3歳未満の発熱をみること**にあるともいえる。であるなら，緊急疾患を除外する鑑別能力や，いつもと違うかど

Table 4 | 小児の長引く熱における臨床的ヒント・診断的手がかりと，候補となる疾患（比較的頻度の高い，代表的なもの*）

血球減少	白血病，菊池病，ウイルス感染症，全身性エリテマトーデス
リンパ節腫脹	ウイルス感染症，マイコプラズマ感染症，菊池病
皮疹	全身型 JIA，ランゲルハンス細胞組織球症
関節腫脹	JIA，骨髄炎，化膿性関節炎

JIA：juvenile idiopathic arthritis，若年性特発性関節炎
*川崎病は，一般論としては「手がかりのある長引く熱」の有名な鑑別候補だが，本邦の小児診療レベルや疾患自体の認知度からすると，本邦の小児科医にとっては「診断に困る」ということはほぼないと思われるため，表から掲載外とした。1歳付近の川崎病は，粘膜症状がしっかり出て典型的な川崎病の症状が揃うが，3〜4歳以降の年長児の川崎病では症状が十分揃わない（熱とリンパ節腫脹が目立つのみなど）傾向にある，といったことも本邦の小児科医は知っているのである。

うか・普通じゃないかどうかの峻別に磨きをかけるのは当然であり，自然「しぶとく突き止める」タイプの診断力よりも「すばやく rule-out する力」が発達する。

　このrule-in するアタマ・rule-out するアタマというのは，両輪をなすという言い方は成り立つものの，「アタマ」の使い方は全く異なる。これは非常に感覚的な違いかもしれない。

　普段，rule-out する作業に慣れている（＝ばかりしている）者が，急にrule-in のアタマに切り替えるのは難しいのである。このため，確率判断が狂ってしまい，状況が複雑化し不明熱となる。小児科医は発熱の診療は得意だが，発熱を突き止める診療は不得意である，という側面がある。ここに，成人の内科医が関わる余地があると私は考えている。

　成人の内科医は，患者の年齢が（14，5歳とか）ちょっとでも下回れば診ようとしないし，一方小児科医には我流が横行し閉鎖的な面があったりしないだろうか。

　診療区分はいずれかの線引きは必要であろうが，目標はひとりの患者の健康であり，そのためのディスカッションは明け透けでありたい。成人と小児

の対立構造でなく，私は協力関係を望んでいる。「子どもは小さな大人」である。区切りのない連続したひとりの人間である。

各論への橋渡し 〜小児の熱にも"カラー"がある〜

A 小児科医にしかわからない小児特有の熱〜小児特有の長引く熱について〜
　1 小児特有の疾患・病態
　2 小児と成人の「症候の違い」からみた小児特有の熱
B 成人の内科医だからわかる熱〜成人内科医からみた誤りやすい点〜
C 小児科における不明熱〜"熱のみ"の真の不明熱について〜
　1「疑えてはいるが，いまひとつ rule-in できずにいる不明熱の状態」
　2「ときに，疾患のカテゴリーすら想起しがたい不明熱」

　最初に提示した上記の各論コンテンツは，臨床医の思考に沿ったつもりではあるが，小児の熱で困る事項についての**分類の試み**のようなものであり，いささか独創的で，かえって直感的にはわかりにくいものになっているかもしれない。

　そこで，その「直感的な」把握を助けるために**Fig.6**を作成した。小児の長引く熱の病因を，3つのグループにわけ，それぞれにおいて，いくつかの疾患・病態を挙げておいた。この3つの分類を，さらに親しみやすくするためにフランスの国旗を模して，**トリコロール分類**と名付けた。

　リストアップされた疾患たちの選定基準とリスト順については，EBM的な根拠はあまりなくやや恣意的である。しかし，もし網羅的にしてしまうと「直感的な」把握という目的を適えられない。よって，疾患の選定に関してはそれぞれの"カラー"をよく象徴しているだろうという疾患を，小児科医の意見や過去の症例報告，小児の（不明）熱に関する論文や書籍・雑誌などを参考にしてピックアップした。

小児の熱のトリコロール分類

青 | uncommon presentation of common ID（コモンな感染症の稀なプレゼン）

　これは小児科診療の真骨頂であるはずである。私見だが，このグループの疾患たちをみることに小児科医の存在意義がある。

Fig.6

小児の長引く熱のトリコロール分類

uncommon presentation of common ID （コモンな感染症の稀なプレゼン）	uncommon ID （コモンでない感染症）	non-infectious rare disease （稀な非感染性疾患）
・化膿性骨髄炎 ・化膿性関節炎 ・尿路感染 ・乳様突起炎 ・腹腔内膿瘍 ・原発性免疫不全を背景にした感染症の反復	・感染性心内膜炎 ・脳膿瘍 ・結核 ・猫ひっかき病 ・サルモネラ ・Q熱 ・HIV	・周期性発熱 ・炎症性腸疾患 ・ベーチェット病 ・サルコイドーシス ・ランゲルハンス細胞組織球症 ・高安病 ・Fabry病

ID：infectious disease

　頻度の高い病態だけにバリエーションも豊富となり，結果として非典型例も多く生じる。通常の経過でないものをみたら即（大きな病院へ）紹介，という医療機関があることは理解しているが，私はこの「青」の診療をすべての小児科医の診療の範囲内であると信じている。

白｜uncommon ID（コモンでない感染症）

　この疾患たちは，「いつも鑑別には挙がるけれど，（あまり，自分では，etc）みたことはない」というイメージのものを集めている。が，いつかは目の前に現れるかもしれない感染症である。私は（成人・小児によらず）まともに診たことがないような疾患も概略をつかみ，もしやってくるならどのようなパターンか？　といったことを要点とした事前把握のようなことが必要であると考えている。知っていなければ，疑えない。やんわりでも知っておいたおかげで勘が働いて診断できた，という経験は誰しももっているのではないだろうか。

赤｜non-infectious rare disease（稀な非感染性疾患）

このグループに属する疾患たちは，ある意味不均一で，「その他の疾患」という様相ではある。厳密には，"稀少"とまではいかない非感染性の疾患もこの「赤」のグループに含めている。例えばクローン病などである。

ここに入るものは，本当の稀少疾患（一生の一度，激レア：extremely rare）も含まれる。例えば，家族性自律神経失調症，炎症性偽腫瘍，乳児皮質過骨症（Caffey病），クリオピリン関連周期熱症候群，高IgD症候群（HIDS）といったものがあるが，上で述べたように網羅的とするのは直感的な理解の妨げになると考えているので掲載していない。

そして各論へ…

A 小児科医にしかわからない小児特有の熱
～小児特有の長引く熱について～[4]

1 小児特有の疾患・病態

非典型的な川崎病（やや年齢が上の川崎病）

- 川崎病の臨床症状を特徴づけているのは，1歳前後という年齢のほどよさである。
- いわゆる幼稚園児〜小学校低学年の川崎病ですら，やや典型から外れる。
- 本邦の小児科医の川崎病に関する診断力はもはや人知を超えており，教科書以上の臨床的英知が小児科医の中にある。

亜急性乳様突起炎

- 小児クリニックもしくは耳鼻科などで，中耳炎や上気道炎（本当にそうであるかは不明）を繰り返したり，長引いている児の中にいる。
- 「中耳炎がうまく治らない」とされている児で，鼓膜所見や臨床所見が乏しくみえるものの中にいる。
- 昨今，抗菌薬のoveruseにより，典型的な急性乳様突起炎は減少した。

脳膿瘍

- チアノーゼ性の先天性心疾患（congenital heart disease；CHD）がある児の熱で疑う。
- ただし，CHDの児は，そもそも上気道炎を繰り返す傾向にある。副鼻腔炎の併存は脳膿瘍のリスクと考えるべき。その中から本疾患を疑うことは，きわめて困難である。

周期性発熱（TNFα受容体関連周期性症候群：TRAPS，PFAPA症候群，HIDS）

- このカテゴリの疾患の診断のコツは，周期性に気づくことと，症候の特徴をつかむことにある。しかし稀少疾患のため，習熟するのは難しい。
- 発症年齢が大事で，TRAPSは成人でも不明熱の鑑別にときに挙がるが，実は中央値は3歳，HIDSは通常1歳未満である。
- PFAPA症候群も大体3歳頃発症とされるが，症候は非特異的で，「疑うこと」が発見の端緒である。

原発性免疫不全に伴う感染症の反復

- 例えば，「1歳＋多発リンパ節腫脹＋発熱」という病像で，感染症の診断が判明しても背景にある慢性肉芽腫症などを疑うべきである。
- 重症な細菌感染を年に2回以上，中耳炎でも年に4回以上はおかしいし，副鼻腔炎でもやけにひどいものは引っ掛ける。
- 妙に治りが悪い，鵞口瘡がある，家族歴がある，などのキーワードも免疫不全を疑うポイントである。

2 小児と成人の「症候の違い」からみた小児特有の熱

化膿性関節炎・骨髄炎

- 頻度が多く，多様なプレゼンテーションでくる。3歳までの男児に多い。成人とは異なる病像を呈する。
- 片側の股や膝が多く，乳児ならおむつ交換が困難になるとか，年長児なら親がだっこしても嫌がったり，歩くのを嫌がったりするなどの表現できかねない。小児科独特の疑い方を要する。

- 鑑別疾患としては，別の発熱疾患というより，小児の場合むしろ本疾患を疑えば骨折や子ども虐待を疑うことになる．

サルコイドーシス

- 病型は2つ．年長児～思春期にみられる，ほぼ成人と病像が似るもの（本書の各項を参照されたい）と，乳幼児期（4歳以下）に発症するいわゆる若年性サルコイドーシス（Blau 症候群）[5]とがある．
- 後者は，苔癬様をはじめとする多彩な皮疹，「あし」を中心とする関節炎，ぶどう膜炎を3徴とし，リンパ節腫脹を特徴としない．
- 発熱は認めうるので，全身型 JIA と似る面がある．

家族性地中海熱 (familial Mediterranean fever；FMF)

- 20歳未満の小児期発症が原則であることは間違いないが，①気づかれずに成人まで持ち越す，②軽症であるため患者があまり困らず成人まで持ち越す，といった背景があるので，小児でも成人でもありうるとしたほうがよい．
- 成人まで持ち越す，ないし成人発症の FMF では，症候が軽くてかなりの年数を経ても合併症も残さず，"たまに"調子を崩す程度である場合も多い．MEFV 遺伝子-exon2 におけるヘテロ単独～少数の変異のみといったパターンでみられる．
- 成人と小児の差というより，本邦の FMF でみられる遺伝子変異のパターンが，地中海周辺各国でみられる FMF とは異なるという差がある．例えば小児期より強い発作が発現するような変異パターンは，"本場の"FMFの変異（例えば exon10 含む複数の変異など）が背景にあるのかもしれない．

B 成人の内科医だからわかる熱
～成人内科医からみた誤りやすい点～

「誤りやすい」とは，そのままだと語弊があるので少し解説する．このカテゴリに入る疾患に共通するのは，**小児期に発症しうるが，発見・診断され**

ずに成人期まで持ち越しかねない**ことである。実はこれは発熱診療にとどまらない大きなテーマで,「成人へのキャリーオーバーをどうするか・ライフスパン全体で小児→成人診療をとらえる」といった視点が必要である[6]。一大テーマとなるということは,それはすなわちうまくいっていないということである。

　患者が成人になってもやむなく小児科医が診続けたり,成人の内科医がそのような患者のフォローを引き継ぐのを嫌がったりと,問題は多い。成人の内科医は,本来ならこのキャリーオーバーしかねない疾患についても習熟し,どのようなパターンで自分の目の前にくるか,どこがポイントかを把握すべきである。

　小児期に診断がつかないままであって成人に持ち越されるのは,疾患によっては望ましくない。例えばFabry病では酵素補充療法を可及的早期にはじめる必要があり,成人期にはじめて発見されるFabry病は,内科学的には30〜40歳台以降に進行期腎不全ないし心拡大(心筋症)が診断契機となる。この時点ではもう不可逆的な部分が多い。高安病も,早期診断なら防げた動脈狭窄による阻血や大動脈解離・眼症状などの合併症が起きうる。FMFも遺伝子変異のパターンによってはアミロイドーシスの合併が成人となってから懸念される(本邦では多くないとの私感を持っているが)。JIAも,適切に専門医が治療介入しなければ,不可逆的関節変形を残すし,ステロイドによる低身長のリスクも最低限にできない。ランゲルハンス細胞組織球症(langerhans cell histiocytosis；LCH)も,基本的には良性の振る舞いをするが,適切な疾患理解と経過観察を要し,例えば中枢病変(尿崩症など)の合併などへの進展も警戒すべき疾患である。

　このように,「ある種の疾患においては,その診断および疾患管理に関して,小児科医だけでもダメ・内科医だけでもダメ」というのが私の真意である。

Fabry病
- 小児期は,「謎の四肢末端痛」がいかにも不定愁訴ないし精神疾患のようにされてしまうためか診断が遅れる。血液検査も小児期には正常である。

- 発熱との関連は，この疾患でみられる「低汗症」にあり，いわゆる「うつ熱」の状態であって体温調節機能障害である。炎症病態ではない（したがってCRPは上がらない）。
- αガラクトシダーゼ酵素製剤（ファブラザイム®，リプレガル®）の登場は，本疾患患者にとっていわば福音であろう。治療薬があることは，早期発見のモチベーションになる。

高安病

- 血管雑音や血圧・脈の左右差で気づく高安病は，ここでのターゲットではない。熱や倦怠感のみ＋炎症反応持続陽性（CRPや血沈）といった児からなるべく早期に拾い出すことが目標である。
- 「熱や倦怠感のみ＋炎症反応持続陽性」は，一見非特異的だが，これ自体が特徴である。局所所見のない炎症反応ということになる。今後は小児でもFDG-PETがpowerfulな診断ツールになるかもしれない。
- 小児と成人との違いは知られていないが，女性では好発年齢は10代後半〜20代であり，小学生や思春期発症は十分ありえる。

家族性地中海熱

- 小児期では，「繰り返すがすぐ治るかぜ」とされるため，成人ではその「繰り返し」が異常にみえても，小児では過小評価されてしまう。
- 成人で大きいのは，（昔の記憶が薄らいでいることを除けば）詳細に病歴がとれるということである。成人してからのほうが周期性がくっきりすることもある。
- 既知のMEFV遺伝子に変異がないFMFも存在する。コルヒチンへの反応性と病像で判断する。

若年性特発性関節炎

- 熱の鑑別としては，全身型の認識が重要である。
- 皮疹，関節痛，炎症反応高値，白血球上昇など，成人の疾患でいえばスティル病に似る。

- 「小児リウマチ医」が少ない本邦（世界でも？）では，リウマチ・膠原病疾患の診断やマネジメントの検討に際し，成人（を普段は主にみている）リウマチ医と協議するのも一考である。

ランゲルハンス細胞組織球症

- 2/3 が小児発症とされ，好発年齢は乳幼児（0〜3 歳）。成人発症もあるが，それは内科医がやるとして，問題は長期経過に伴う LCH 児の成人キャリーオーバー例である。経過中，発熱がありうる。
- LCH の晩期合併症で懸念されるものとして，中枢神経病変がある。ひとつは下垂体病変で症候としては尿崩症。もうひとつは大脳基底核や小脳の病変で「変性」が病態とされている。
- 中枢神経病変は，一見当初の病変（肺や骨や皮膚など）が寛解したのちにも生じうるものであり，年の単位，といっても 1〜2 年とかではなく「ライフスパン」でみたシームレスな診療が望まれる。小児科医の視点，内科医の視点の双方の協合が望まれる。

ベーチェット病

- 小児ベーチェットは十分知られていないが，ベーチェット病自体が白人の 30 倍の有病率とされているので，日本の小児科医はいつか出会うものとして認識するべきと思われる。
- ベーチェット病全体では平均発症年齢は約 35 歳であり，多くみているのは明らかに成人のリウマチ医であるため，もし疑わしい児をみたら，JIA 同様『小児リウマチ医〜成人リウマチ医〜一般医（小児科や内科）』の 3 者の協力体制が理想である。
- 成人で高頻度の外陰部潰瘍や眼症状はやや低く，相対的に消化器症状の頻度が高いのが特徴。ベーチェットとわかっている場合には，クローン病と鑑別を要することになる。

C 小児科における不明熱
~"熱のみ"の真の不明熱について~

1「疑えてはいるが、いまひとつ rule-in できずにいる不明熱の状態」

血球貪食性リンパ組織球症（hemophagocytic lymphohistiocytosis；HLH）

　小児ならではの HLH として家族性，コモンであって常に問題となる EBV 性などがある。HLH には，ある種の prodrome（前駆症状）の段階があり，もしすぐ疑って検査したとしても rule in しきれないようなフェーズになることがある。これは不明熱となる。

　現在では HLH については病態が周知され，臨床判断されて治療が先行される傾向になってきた。HLH はエマージェンシーであるので，クリニックなどでこの病態を疑えば早期に高次機関への転送が望まれる。JIA などに伴いうるマクロファージ活性化症候群も，HLH と同様の病態であり速やかな現状把握と原疾患の治療が必要である。

急性白血病

　急性白血病は小児領域ではありふれた悪性腫瘍であり，診断・対応は小児科医が手慣れているはずであるが，頻度が高いことによって，疾患のバリエーションを感じることはあるだろう。特に "preleukemic state（前白血病状態）" となると，血算異常や肝障害などから急性白血病が疑えたとしても，骨髄穿刺の反復によっても白血病を診断できないことはありうる。

2「ときに，疾患のカテゴリーすら想起しがたい不明熱」

高安病，クローン病

　もちろんある程度これらの疾患の非典型的なものとしてよいが，共通するのは局所症状・所見がないままに炎症反応が持続することである。高安病は年の単位ですらあり，クローン病は腹部症状や腸炎症状がなかったり乏しかったりすることもある。

ここであえて炎症性腸疾患といわず潰瘍性大腸炎（Ulcerative colitis；UC）をオモテに出していないのは，UC を疑えて下部消化管検査がなんとか実施できれば UC の診断はできるだろうからである．その点，クローン病は小腸限局型が存在し，カプセル内視鏡・ダブルバルーン内視鏡まで検討して初めてわかる病型がありえる．この辺りを酌んで，クローン病のみオモテに出した．
　炎症性腸疾患は，腸管外症状（関節痛，ぶどう膜炎，発熱）を合併することが知られ，成人でも小児でも不明熱の原因になる．ちなみに小児では，「まずカプセル内視鏡から」という戦略は，私が知る限りまだ一般化していないはずである．

　高安病は，大動脈あるいは第一分枝の壁に炎症が起きる．大きな径の動脈であり，病初期には炎症は動脈壁にとどまるため，すぐに罹患動脈が塞がれる・破れる・裂けるといったことは起きない．この時期は不明熱となる．機序不明ではあるが，頸動脈の圧痛[7]，上肢挙上時の疼痛（鎖骨下動脈の圧痛）を診察で捉えられることがあり，それを手がかりに次の検査に進むというのが現状の合理的な診断手順であろう．
　超音波や MRI での実績があったが，近年 FDG-PET の有用性の知見が進み，安全かつ一度に広範囲に炎症部位を描出できる[8]という強みから，本邦をはじめ世界中で非悪性疾患の診断に試みられている．高安病の診断における FDG-PET は，成人での経験は積まれており，小児では同時に撮像する CT 分の被曝を除けば，非常に安全かつ診断能の高い検査であるといえる．ただし，小児での実施実績が不十分であるので適応に関しては現時点では慎重であるべきで，小児独自の精査戦略をつくるための研究が今後望まれる．

（國松淳和）

Reference

1) Simon AE, Lukacs SL, Mendola P：Emergency department laboratory evaluations of fever without source in

children aged 3 to 36 months. Pediatrics 128：e1368-1375, 2011
2) Baraff LJ, Bass JW, Fleisher GR, et al：Practice guideline for the management of infants and children with fever without source 0-36 months of age. Pediatrics 92：1-12, 1993
3) Petersdorf RG, Beeson PB：Fever of unexplained origin: report on 100 cases. Medicine (Baltimore) 40：1-30, 1961
4) 症例に学ぶ―診断に苦慮する長引く発熱疾患．小児内科 39(11), 2007
5) 今中啓之：サルコイドーシス　とくに若年性サルコイドーシス．小児内科 39：2036-2039, 2007
6) 原田正平：治療管理の進歩と小児慢性疾患の予後について．小児内科 43：1434-1437, 2011
7) Hayakawa I, Kunimatsu J, Watanabe R et al：Value of carotid artery tenderness for the early diagnosis of Takayasu arteritis. Intern Med 51：3431-3434, 2012
8) Sato T, Kunimatsu J, Maeda J et al：Diagnosis of late-onset Takayasu arteritis for elderly adults using fluorine-18 fluorodeoxyglucose positron emission tomography/computed tomography. J Am Geriatr Soc 62：2463-2464, 2014

B　シチュエーションごとに発熱診療を考える

1 入院患者・ICU 患者の発熱
〜術後を除く〜

　「入院患者・ICU 患者の発熱」の含むものは不均一で，一編で網羅するようにまとめようとすれば内容がやや薄くなり，濃くすると網羅的でなくなる．本項では手術後の発熱を除くこととなっている．したがって，ICU における発熱に関しては外科系 ICU 患者の事項を除くことになるので，「ICU 患者の発熱・ICU 特有の発熱」をここで網羅的に語るのは無理があると考えた．そのかわり，入院患者の発熱について語ることを通して「ICU 患者の診療にも通ずる」ような記載を心がけた．

「Nosocomial fever of unknown origin：病院内の不明熱」に関する論考

　本書は不明熱のみを扱う本ではないが，入院患者の発熱を考えるときには「Nosocomial fever of unknown origin（FUO）：病院内の不明熱」の概念を無視できない．

　入院患者というのは，入院した時点で（社会的入院というのでなければ）入院理由があるはずで，診断名や治療の目的，問題となる病態などはある程度定まっているはずである．したがって，入院中に発熱した場合，まずはその科の専門性や原疾患に由来する問題が底にあることが多い．つまり不明熱になる前に，普通はその科のノウハウによって大体熱源のアタリはつけられ，処理される．

　担当医が入院患者の熱の原因がわからず「困ってしまった」と自覚するのは，いつものその科の手順を踏んでもわからず不明熱の様相になってからなのである．Table 5 に Durack と Street の「病院内の不明熱」の定義[1]を示す．

> **Table 5** 病院内の不明熱の定義
>
> Nosocomial FUO
> - Fever 38.3℃ (101°F) or higher on several occasions in a hospitalized patient receiving acute care
> - Infection not present or incubating on admission
> - Diagnosis uncertain after 3 days despite appropriate investigation, including at least 2 days' incubation of microbiologic cultures

（文献 1 の Table 3.1 を改変せずそのまま抜粋）

　この表をみると，病院内の不明熱とは単に「入院中に熱が続く」程度の事象を指しているのではなく，急性期の治療を受けている（"receiving acute care"）入院患者が対象となっていること，入院時には感染症がないこと，また入院時が感染症の潜伏期間ではないことなどといった要件がある。定義というのは重要で，原著をよく読むべきである。そして今日的には，この中にある，"appropriate investigation"の部分が問題となってくる。"appropriate"とはどういうことを指しているのか？

　実はこの Durack らの論文の（Table ではなく）本文の方を読むと，この"appropriate"とはどのようなことを言っているのかを窺わせる記述はあり，Durack と Street の考えが垣間みられる。

　以下 Durack らの論文の「Nosocomial FUO」のセクションの文章記載を要約して箇条書きにしたものを示す。

> 病院内不明熱
> ☐ 病院内で急性期治療を受けている患者の遷延する発熱を Nosocomial FUO と定義する。
> ☐ ほとんどの患者に，すでに診断された基礎疾患があり，またそれらに濃厚な治療が加わっている。
> ☐ 年齢に制限はない。
> ☐ 高齢者はこれに該当しやすいが，慢性期のケアになっている，nursing home にいるなどの状況下での熱は除外される（classical のほうに組み込む）。

- □ Nosocomial FUOの病因は多様；基礎疾患や入院後の合併症を考慮すべきである。
- □ 多くが感染症である。
- □ 全身性カンジダ症，輸血関連サイトメガロウイルス感染症，非Ａ型，非Ｂ型肝炎，無石性胆囊炎，気管内挿管患者の副鼻腔炎といったものは，確定診断が難しい。
- □ 薬剤熱は鑑別に入れるべき。
- □ このカテゴリーでは，複数の潜在する熱源が同時に出てくることもあるので，混乱がよく生じる。
- □ 基礎疾患の状況，入院の期間，挿管チューブ・血管内ライン・他各種デバイスや異物といったもののうちどんなタイプのものが入っているか，そしてそれらの留置期間，投与された薬物などを把握する必要がある。
- □ 身体診察は，皮膚・傷・穿刺部位・肺・腹部・尿路を特にフォーカスして行うべきだが，医療機器や患者の抑制帯，ライン類などが非常に診察の邪魔となる。
- □ したがってまめに診察するしかなく，また許されるなら包帯等を取り去るべきである（"Wrapping and bandages must be removed"）。
- □ 入院患者の発熱の場合，熱のためであろうとなかろうと，すでにいろいろ諸検査（胸部レントゲン，血液検査，血ガス，尿検査など）がなされて，"the welter（ごちゃまぜ・寄せ集め）"の状態になっている。
- □ 新たに追加するものとして，腹部の超音波とCT，胆囊スキャン（原文では"gallbladder function scans"），副鼻腔レントゲン，肺病変に対する気管支鏡検査（BAL，ブラッシング，TBLB含む），心臓超音波，サイトメガロウイルス血液検査，肝炎や膵炎の血液検査，便中クロストリジウム・ディフィシル抗原検査，（ICU患者では難しいが）MRIなどが，有用な検査として考慮される。
- □ Nosocomial FUOの自然歴や予後は非常に多様であり，年齢や基礎疾患などによって大きく変わる。
- □ このような混沌としたカテゴリーでもあるため，理解が進めば，将来さらに修正されることを願う。

（文献1より）

これを読んでどう思われたであろうか。

輸血後肝炎や胆囊スキャンのように今日的には通用しにくい事項も含まれるが，全体的には非常に基本的なことが記載されているという印象を受けないだろうか。まるで，プラクティカルな臨床マニュアル本の発熱の章の総論

部分に書いてあるような，または「入院患者の発熱」に詳しい臨床家による実践的レクチャーのような，そんな内容である．この論文の底にある「spirit」は，十分今日にも通用すると思う．

「カンジダ血症（全身性カンジダ症）」は，当時と比べて血液培養ボトルの技術などの進歩が進んだ今日でもなお，入院患者，特にがん患者などの免疫不全者において"診断しにくい"感染症のひとつとなっている．

「無石性胆囊炎」も，UpToDate® (2013年12月に peer-review されたもの) の「Fever in the intensive care unit」の項に，「Risk factors for acute acalculous cholecystitis」として独立した表になって26個のリスク因子が提示されているなど，現在も重要で見落とされやすい熱源として認識されている（項目末のCOLUMN「感染症じゃないDCCではACCを考える!?」参照）．

また，「挿管患者の副鼻腔炎」は，ICU領域における発熱のワークアップ時に注目すべき部位として知られている．薬剤熱にも触れられており，FUOの病因論においてもDurackらの慧眼には目を見張るものがある．

さらには，「診察をまめにせよ」とか，「フォーカスされた診察を行いデバイスを確認せよ」など，非常にプラクティカルかつ「微に入り細を穿った」内容もあり，そして実に原則的である．「包帯を外せ」といった記載からは，熱源を知るための"気概を見せろ"と言わんばかりである．

Table 5 で示した，件の "appropriate investigation" であるが，日本語に訳すと「適切な精査」という，場合によってはどうとでもとれるものになってしまう．

しかし20年以上も前にDurackとStreetの言った「適切な」という語の重みは，現在にも通じ，そして，かくも内容の濃い深みのあるものであったということをあらためて認識したい．

病院内の発熱の原因を探るには
～入院中の発熱診療にスター選手は要らない！～

　DurackやStreetがどんな臨床医だったか，また病棟でどのような働きっぷりだったのかは知らないが，病院内の発熱の熱源を探るための診療で必要なのは，ある種の「しぶとさ」であり，地味で地道な診察である。
　イメージ的には，チェックリストを埋めていくような診療であり，見落としのないワークアップと注意深いフォローが望まれる。したがって，派手なホームランや鮮やかなフリーキックを決めるような診療ではなく，確実な送りバントと走塁や固いディフェンスのような診療である。アルゴリズムに基づいたものや，「指さし確認」をするような診療である。

　Durackらが看破したように，病院内の発熱は「込み入っていて，原因が複数かつ同時発生的で，診察は重要だが難しい」という性質があるだけに，わかりにくい熱源を詰めるにあたっては，院内の患者を常時横断的に診療している感染症専門医の協力が欲しいところである。
　例えば，外科医が手術の片手間にそれをやるのは本来は望ましくないだろう。外科医に本来の仕事（手術）に専念してもらうために，内科医が努力すべきことかもしれない。

　山本舜悟氏の論文[2]の中にある，マインドマップ風の入院中の発熱の確認事項のまとめは非常に秀逸であり，非専門医（この場合，非感染症医）にとってわかりやすい。明解であるのに，網羅的である。
　内科医ならば，これにとらわれない独自の「詰め方」があってもよいが，内科医以外であればまずはこのマインドマップ風まとめを参照し，「指さし確認」を実践すればよいと思われる。

mnemonicに考える

　繰り返しのようだが，入院患者の発熱では，系統的かつ漏れなく調べ上げ，

そしてそれらを「素早く」やる必要がある。これを助けるために mnemonic が役立つ。"mnemonic（ニーモニック）"とは，記憶を助けるもの一般を指し，例えば語呂合わせや記号を用いてつくられた暗記法などが挙げられる。

入院中の発熱の原因 "6 枚の CD (6-CDs)"

入院中の発熱の原因の多くが，頭文字 C か D かで始まることに気づいたので，CD (compact disk) になぞらえて mnemonic を作ってみた (**Fig.7**)。

最後の "Doctor" というのは，おわかりかと思うが一種の irony で，入院中というセッティングの熱では，医療的な介入自体が熱源の候補の多くを占めることから，自分自身を疑えとの意である。

"Doctor" を "Carbapenem" のすぐあとに組み入れたのは，そのカルバペネムが本当に要るかどうかも含めてのことである（これも irony のつもりだが本当に知ってほしい人には届かないだろう……）。

入院中の発熱の原因 "infectious/non-infectious DCC：2 つの DCC"

こちらは少し簡便なものを作ってみた。頭文字 **D-C-C** でまず作り，それを「感染性」と「非感染性」の 2 つに分類したものである。

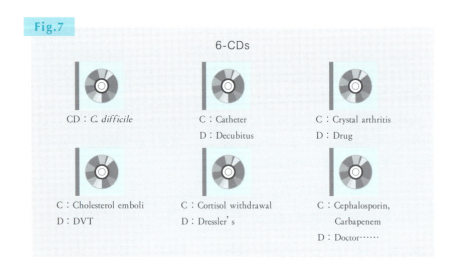

Fig.7

6-CDs

CD：*C. difficile*

C：Catheter
D：Decubitus

C：Crystal arthritis
D：Drug

C：Cholesterol emboli
D：DVT

C：Cortisol withdrawal
D：Dressler's

C：Cephalosporin, Carbapenem
D：Doctor……

```
infectious DCC        non-infectious DCC
D：Decubitus          D：Drug
C：Catheter           C：Crystal
C：C. difficile       C：acalculous Cholecystitis（ACC：項目末 COLUMN 参照）
```

分類して考える

　熱源を知ろうとするとき，例えば感染症とそうでないもの（非感染性）に分けて考えることは常套手段といっていい。入院中の発熱に限らず，不明熱やショック，関節炎などの原因病態を探るときにも，感染症と非感染性で分けることは有用である。本項ではその分類にさらに「ひと味」加えて，記憶や整理の工夫に役立てるような，分類の仕方のいくつかについて紹介する。

極論で語る〜短いが極端に高熱 vs 遷延するが微熱〜

　41℃を超すような高熱は，一般には有害となるが，その原因は非感染性のものが多い。入院中の発熱では，長引く微熱は非感染性のことがほとんどである。よって，極論で語れば非感染性かどうかの区別ができる（**Table 6**）。

非感染性の熱をショックの有無で分ける〜 UpToDate® 式〜

　ショックの有無で分けるという考え方もある（**Table 7**）。

免疫不全かどうかで分ける

　免疫不全患者は特別な配慮を要するのでここに述べる。免疫不全かどうかを認識する意味は，感染症である場合の病原体鑑別にある。ただし，免疫不全といっても簡単にそれを区別できる定性的・定量的マーカーは存在せず，臨床医の臨床判断であることがほとんどである。

　背景を知ることは免疫状態を知る第一歩になるが，免疫不全の種類は意識する必要はある。免疫不全患者における発熱・感染症のマネジメントが難しいのは，**Table 8** のように背景が多彩であり，かつそれらが重複することもあり，免疫不全の程度や質も均一でなく，個別性もかなり強いためである。

Table 6 | 「熱のグレード×持続時間」で分類した発熱の主な原因

熱のグレード	Acute or Short duration	Prolonged
>41.1℃	非感染性 ・薬剤熱 ・輸血後の反応 ・副腎不全 ・甲状腺クリーゼ ・悪性症候群 ・高体温症	Danger!
low grade (37.2～37.7℃)	Insignificant…	非感染性 ・脱水 ・胸水 ・腹水 ・血栓 ・薬剤熱 ・副腎不全

Table 7 | 非感染性の発熱の主な原因

ショックあり	・副腎クリーゼ（急性副腎不全） ・甲状腺クリーゼ ・輸血後反応（溶血あり）
ショックなし	・輸血後反応（溶血なし） ・薬剤熱 ・無石性胆嚢炎 ・"acute mesenteric ischemia"* ・急性膵炎 ・深部静脈血栓症 ・肺塞栓

* "acute mesenteric ischemia" については次頁の COLUMN 参照　　　　（UpToDate® より）

　こういうときは，「原則」を大切することが大事である。
　Table 8 のうち，「担癌状態」すなわちがん患者の発熱・感染症は一大テーマである。なぜなら，まずがんは非常にコモンだからである。そして，"入院中に発熱しやすい"からである。その背景として，がん診療では原病・治

療(薬物,手術,デバイス)・免疫低下・感染症合併といったトラブルが頻発・共存しやすいことが挙げられる。感染合併の場合,付随して薬剤熱・下痢症などを併発する可能性がある。このようにがん患者の入院は,熱の要因をひたすら伴いやすい。

さきほど,「原則」を大切にすることが大事と述べた。これに関して,「がん患者の感染症マニュアル 第1版,大曲貴夫ら編,南山堂,2008年」[5]の「第1章(pp.1〜42)」に優る記述は私の知る限りない。がん患者用のマニュアルと銘打っているが,入院患者一般に通ずるので一読を強くお勧めする。各論に入った後も,例えば「子宮留膿腫(pp.189〜190)」という感染症についての記載がある。この感染症は,子宮頸癌などの子宮悪性腫瘍が基礎にあることが多いとされるが,フォーカス不明の発熱というプレゼンテーションで

COLUMN

acute mesenteric ischemia (AMI:急性腸間膜虚血)について

Table 7 にある "acute mesenteric ischemia" は,病名というより病態名であり,私は「おなかの AMI」と呼んでいる。

病態名としての急性腸間膜虚血[4]:「おなかの AMI」
- 動脈閉塞(85〜95%)
  　上腸間膜動脈塞栓(50%)
  　上腸間膜動脈血栓症(15〜25%)
- 非閉塞性腸間膜虚血(20〜30%)
- 静脈閉塞(5%)
  　腸間膜静脈血栓症(5%)

といったものの集合体である。いずれの疾患も診断が難しく,マネジメントも困難なものばかりである。致死的な病態であり,早期診断がひたすら重要で,「心臓の AMI(急性心筋梗塞のこと)」の死亡率を優に凌駕する。腹痛はあっても,身体所見が乏しいことが普通にある。ICU などで気管内挿管下の患者などは,痛みを訴えることもできず,ますます診断は難しい。

ここでは「発熱しうる」という認識を持ってほしい意図で掲載しており,詳細は成書に譲る。

Table 8 | 免疫が低下する要因や背景

- 原発性免疫不全
- 脾摘後・脾臓低形成
- 担癌状態
- AIDS
- ステロイド内服中
- 免疫抑制剤使用中
- 抗がん剤治療中
- 移植後
- コントロール不良の糖尿病
- 低栄養(亜鉛欠乏,摂食障害など含む)
- ネフローゼ症候群
- 肝硬変
- 血液腫瘍
- 好中球減少状態
- リンパ球減少状態
- 高齢
- 重症のアトピー性皮膚炎
- 炎症性腸疾患
- ダウン症
- 妊婦

来ることがある.このとき,まだ認識されていない子宮癌が(子宮留膿腫の診断を契機に)見つかることすらある[6].

がんとそれに関係する感染症,そしてその周辺に習熟することが,すなわち病院内での発熱診療の向上につながると信じている.

(國松淳和)

Reference

1) Durack DT et al：Fever of unknown origin-reexamined and redefined. Curr Clin Top Infect Dis 11：35-51, 1991
2) 山本舜悟：入院患者の不明熱. Hospitalist 1：169-178, 2013
3) Huffman JL, Schenker S：Acute acalculous cholecystitis：a review. Clin Gastroenterol Hepatol 8：15-22, 2010
4) 窪田忠男：急性腸管虚血. ブラッシュアップ急性腹症,中外医学社,2014, pp154-170
5) 大曲貴夫,具 芳明,上田晃弘 編：がん患者の感染症診療マニュアル,南山堂,2008
6) 具 芳明,大曲貴夫,山田義治：発熱にて発症した子宮留膿腫2例の検討. 感染症誌 80：295, 2006

COLUMN

感染症じゃない DCC では ACC を考える⁉

ACC：Acalculous Cholecystitis 無石性胆嚢炎は[3]，様々な病態が関与しており，実は総合内科的視点が必要である。しかも，治療は基本的に手術がメインとなり，胆嚢炎だからといって消化器内科医全員が熟知しているとは限らない病態である。手術となるのは，虚血から壊死に至るからである。

本文で，UpToDate®のFever in the intensive care unitの項に，「Risk factors for acute acalculous cholecystitis」として26個のリスク因子が提示されていることは述べた。下表はその抜粋である。

無石性胆嚢炎の危険因子
Risk Factors for acute acalculous cholecystitis

- Acute myelogenous leukemia
- Acquired immune deficiency syndrome
- Ampullary stenosis
- Bone marrow transplantation
- Burns
- Cardiopulmonary resuscitation
- Childbirth
- Choledochal cyst
- Cholesterol emboli
- Coronary heart disease
- Cystic duct obstruction by a percutaneous transhepatic catheter in the bile duct
- Diabetes mellitus
- End-stage renal disease
- Heart failure
- Hemobilia
- Immunosuppression
- Infections
- Major trauma
- Mechanical ventilation

- Medications (eg, opiates, sunitinib)
- Metastases to porta hepatis
- Multiple transfusions
- No biliary surgery
- Sepsis/hypotension
- Total parenteral nutrition
- Vasculitis

　このTableは非常に網羅的で，その意味で有用だが，脈絡がない（よくみるとアルファベット順である…）ので即座にわかりにくい．そこで，このACCを臨床的に4つに分類してみた．
①胆囊軸捻転（奇形などがベース）に伴う胆囊動脈の虚血
②循環不全に伴う胆囊動脈の虚血（重症患者・ICU）
③ある内科疾患に伴う胆囊動脈の虚血（血管炎・塞栓）
④ウイルス感染症に伴う胆囊炎
　この分類により，ACCはクリニカルセッティングによって分類すると理解しやすいことが浮き彫りになったと思う．また，病態は虚血がメインであることもわかる．
　これをさらに系統的にまとめて下記に表にした．ICU患者含む入院中の患者の発熱において，"感染症ではない"病因としてのACCを念頭に置いておくと有用である．

無石性胆囊炎に関与する様々な病態

主病態	機序	契機・基礎病態	治療
胆囊動脈の虚血→壊死	胆囊軸捻転	先天奇形	全身管理 手術
	循環不全	重症・ICU患者	
	塞栓	コレステロール塞栓	
	血管炎	結節性多発動脈炎・SLE	ステロイド
ウイルス感染	不明・様々	HAV，HBV，EBV，CMV，デングウイルスなど	全身管理

B シチュエーションごとに発熱診療を考える

2 術後患者の発熱

術後早期（48〜72時間以内）の発熱の特徴

術後48時間以内の多くは，手術侵襲に対する生体反応が原因である

　術後に患者が発熱することは，よくある。手術直後は侵襲によりinterleukin 1（IL-1），IL-6，tumor necrosis factorとinterferon-γなどのサイトカインが発生する。これが視床下部前部に直接作用しprostaglandinsの発生を促して，発熱する。

　通常，術後48時間以内に起こる発熱の原因の多くはこの手術侵襲に伴う発熱である。よって術後48時間以内の発熱の多くは非感染性の発熱であるので，特に治療なしでも通常治まる。

術後の発熱の高さは，手術侵襲と相関する

　大侵襲の手術であればあるほど，高い熱が出うる。WortelらはWhipple手術後24時間以内にIL-6を測定し，熱の高さとIL-6には相関があることを示した[1]。

　一般に侵襲が大きければIL-6濃度は高くなるため，大侵襲の手術では高い発熱がみられることの傍証であるといえる。また術後24時間以内の発熱をみた研究では，下肢の動脈手術の例が発熱頻度が高く，熱の高さとIL-6には相関があった[2]。

術後時間が経てば(48〜72時間以降)，感染症の頻度は高くなる

術後 48 時間以内の発熱では，感染症の頻度は低い

　術後 48 時間以内の発熱で感染症の頻度は低い。過去には婦人科術後発熱患者の原因を検討した研究があり，この研究では 92％で感染症が見つからなかった[3]。また整形外科術後の発熱を扱った研究では，検討された事例の中では感染症は発見できず，全症例のうち 1/5 程度は 39℃を超える熱があり，熱の程度では感染の有無が区別できなかったとする研究もある[4]。

　術後 1 日以内の熱は 80％は非感染症であるとの研究がある[5]。ここで仮に感染症を発症したとしても，手術部位感染症が原因であることは少ない。尿路感染，肺炎，カテーテル関連血流感染などが原因である。

術後 48 時間以降の発熱の特徴

　術後 48 時間以降の発熱患者の場合では，状況が異なる。尿路感染，肺炎，カテーテル関連血流感染などの医療関連感染症の頻度が高くなるばかりでなく，手術部位感染症も発症しうる。

術後早期(48時間以内)の発熱への対処法

手術侵襲以外の原因を見落とさない

　先ほど述べたように，術直後，特に数日以内の患者発熱の原因の多くは手術侵襲に伴う非感染性の発熱である。よって多くの場合は自然に解熱する。しかしこれがすべてではない。なかには，頻度は低くとも手術侵襲では説明できない発熱が存在する。

　この中でも重篤な疾患は無視できない。よって，手術侵襲に伴う発熱が多いことを知っておき，やたらと抗菌薬を濫用することなく，しかも同時に，そのなかには重大な疾患が隠れていることも意識しつつ診療を進めていくこ

とがこのフェーズでは重要である。

術後早期の発熱の原因で注意すべきもの

　術後早期でも起こりうる重大な疾患をおさえておくことが重要である。**肺塞栓は入院患者では常に起こりうる**。血圧低下，呼吸状態の悪化という形で発症することが通常であるが，発熱という形でも発症しうる。これに呼吸不全を伴うため，「肺炎」として認知されてしまうこともある。

　入院中患者に起こった「発熱＋呼吸不全」に対して，肺炎を想定して治療を行うことは，院内肺炎の重症度を考えれば筋の通る対処方法ではある。しかし院内で発症する「発熱＋呼吸不全」の原因となる疾患には肺塞栓を含めて重篤な疾患も含まれているために注意しておく。

　そもそもアルコールを多飲する方は肝臓疾患に罹患している頻度が高く，それ以外の手術のうえでのリスク因子を有していることが多いため，少なくとも日本では手術対象とはなりにくいかもしれない。しかしそれでも術後のアルコール離脱症はときおり経験する。

　術後の遷延する発熱・頻脈・異常発汗などをみたときには，下記の甲状腺クリーゼなどと同様に意識しておくべき病態である。

　ステロイド使用中の患者が手術を受ける場合にはステロイドカバーが行われることが一般的であるため，現実的には頻度は低いと思われるが，それでも遭遇しうるのが副腎不全である。発熱だけで発症し，電解質異常などの傍証に欠ける場合もあるので注意を要する。個人的には腎臓摘出などの泌尿器科手術の術後に何度か経験をしている。

　もうひとつ，ごく稀であるが経験しうるのは甲状腺クリーゼである。私自身感染症医として外科術後のコンサルテーションを受ける中で数例は経験がある。注意しておきたい疾患である。

　発熱に異常な頻脈と発汗を伴い，一見すると敗血症を考えたくなる。しかし，感染症に対する治療に全く反応する様子もなく，微生物学的検査でも診

断の手がかりが得られないのが特徴である。

悪性高熱も同様に術後発熱の原因となりうる。術後1日目からの発熱であると疑わしい。

術直後に発症する感染症もありうる

一般に術直後には感染症が原因の発熱は少ないと述べた。しかしゼロではない。術直後の発熱で発症する感染症は存在する。そのなかでも重篤なものは押さえておくべきである。

A群β溶連菌による手術部位感染は術直後から起こる。一般に手術部位感染症が数日経過してから明らかとなるのとはきわめて対照的である。

通常の手術部位感染症の原因微生物で頻度が高いのは、Staphylococcus aureusによる感染症である。この菌は創傷部位に好んで侵襲するが、感染が成立し全身的な徴候が出現するには少なくとも2～3日以上はかかる。よって、術後数日経過してから発症する「典型的な」手術部位感染症の原因微生物である。

これと異なる振る舞いをするのがA群β溶連菌である。一般に、溶連菌のようなグラム陽性の「連鎖する菌」の重症感染症は、急に発症し一気に進行する。肺炎球菌の肺炎などがよい例で、肺炎球菌による肺炎は前触れなく突然発症しうることがよく知られている。

同様にA群β溶連菌による手術部位感染は、術直後から突然発症し一気に進行する。A群β溶連菌による手術部位感染はトキシックショック様症候群で発症し、菌そのものの物理的な増殖とこれに伴う浸潤が原因というよりは、菌が産生するsuper-antigenによる病態であるからと説明されている。

トキシックショック「様」症候群と呼ばれるのは、S. aureusによる感染症の一病態としてトキシックショック症候群という病態が存在するからである。しかし先に述べたように、S. aureus感染症が進行するには数日かかる。よってS. aureusによるトキシックショック症候群は術後数日して発症することが多い。これが、術後数時間後でも発症しうるA群β溶連菌によるトキシックショック様症候群との大きな違いである。

後述するがこれが意外にも、医療関連感染の代表格であるカテーテル関連

血流感染などは，術後早期からでも一気に発症しうる。

このように，術直後でも起こる感染症を踏まえておくことが重要である。確かに手術侵襲による発熱は多い。これが外科医の判断を狂わせる場合がある。つまり手術侵襲による発熱と判断してしまうわけである。しかし実際には，患者は発熱以外のバイタルサインの変化など，普段とは違う兆候を必ず呈している。

急な変化に無頓着にならないことが重要である。術後患者の状態が変化した際に，手術侵襲だけでは説明できない状況が少しでもあれば，そこにこだわって徹底的に詰めていくことが重要である。

術後 48～72 時間経過後の発熱への対処

感染症への対処法

手術部位感染症は存在がわかりやすいので，外科医が見落とすことはまずない。よって主に本書の読者と思われる内科医師がコンサルテーションの形で声がかかって診療して，そこではじめて発見するということはまずはないであろう。よって本項ではこの点にはあまり深くは立ち入らないこととする。

ただし存在のわかりにくい医療関連感染症については担当医にとってピットフォールとなりうる。頻度が最も高いのはやはり尿路感染である。腎盂腎炎は肋骨脊柱角の叩打痛などわかりやすい所見を伴うことが多く，一般的には診断は容易と思われている。しかし，腎盂腎炎は患者に意識障害があると容易に見過ごされやすい。上記の叩打痛が出にくくなるからである。

また男性であれば前立腺炎による発熱が起こりうるが，そもそも前立腺炎自体が的確に診断されていないことも多い。院内の感染としての肺炎は頻度が高いばかりでなく，死亡率も高いために早期発見が重要である。

また血流感染なかでもカテーテル関連血流感染は院内ならではの感染症であり，局所的な所見をきたしにくいために重要である。カテーテル関連血流

感染症は中心静脈カテーテルでも，末梢静脈カテーテルでも起こりうる。

また，**カテーテル刺入部に必ずしも発赤・圧痛・主張などの所見を認めないことも多い**。よって，術後患者で他に感染症のソースがどう探しても見つからないときには，カテーテル刺入部の所見が一見正常であっても，そこであえてカテーテル関連血流感染を疑ってかかる態度が重要である。

Clostridium difficile 感染症は，見落とされやすい。まずは院内発症の下痢症の中で *Clostridium difficile* 感染症の頻度が高いことを押さえておく。そうすれば，術後の発熱患者が下痢をしていればまずは *Clostridium difficile* 感染症を念頭に検査などの対応ができる。

問題は，***Clostridium difficile* 感染症は必ずしも下痢を伴わない場合がある**ことである。この場合患者は，フォーカスのはっきりしない発熱として発症する。下痢はなくむしろ便秘であったりさえする。診断の鍵として有用なのは，末梢血の白血球数である。これが3万～5万などの普段はまずみないレベルにまで上昇していれば，*Clostridium difficile* 感染症を考える。

非感染性疾患への対処法

非感染性の発熱にも注意する。薬剤熱は術後でなくとも院内発症の発熱の原因として重要である。発熱のわりには他のバイタルサインの崩れに乏しく，患者は熱苦を訴えないことが多い。皮疹を伴うことも多い。採血では末梢血での好酸球数上昇やトランスアミナーゼの上昇などがみられる。

手術によっては手術部位に大きな血腫を形成する場合がある。これが術後の発熱の原因となる場合がある。術後の血腫で厄介なのは，慢性化しうる場合があることである。これは古くなった血腫の周囲に隔壁ができて，この隔壁を栄養する微細な血管が形成され，この血管が血液の供給元となり，なかなかに血腫が吸収されない場合があるためである。

よく腹部の手術後の腹直筋内の血腫が慢性化したなどの記載がある。筆者自身も胃癌手術後の慢性化した腹直筋血腫の事例に数回遭遇している。

また頭蓋内出血で出血の程度の強い事例では，発熱が遷延する場合があ

る。脳室ドレナージチューブ留置などの手技が行われるため，これに伴う医療関連髄膜炎がまずは疑われるのだが，微生物学的には菌は検出されず，やはり発熱が遷延する。院内発症髄膜炎の原因として最も頻度が高いのは無菌性髄膜炎であるが，無菌性髄膜炎の原因として頭蓋内出血による髄液中の血液の存在が挙げられている。

痛風・偽痛風などの結晶性関節炎は，術後の発熱の原因として比較的よく経験する。しかし，実際には見逃されることも多いようである。それはおそらくは，術後であればまず手術部位の異常に意識が向いてしまい，それ以外の部分への異常の存在が想起できないためと思われる。

術後患者の発熱の評価時には，関節の所見も必ず確認しておきたい。患者自身も手術部位に意識が集中していることが多く，手術部位以外に異常が生じていてもそれを問題として認識できない，あるいは感じていても医療者に言い出せない場合がある。このようなことを考えれば，術後の患者の発熱を診る場合には，あえてパジャマの袖やズボンをまくって関節に異常がないかどうかをきちんと確かめることが必要であろう。

筆者自身，これで何度も結晶性関節炎を発見して救われたことがある。妙なモノで，患者はこの場合に症状をほとんど訴えないことがある。しかし病歴を訊くと，同じような発作が何度も過去に起こっていることがわかる場合がある。ということは患者にとっては慣れてしまったことであって，とりたてて問題としては認知しにくいのだろうか？

発熱と無気肺との関連は過去よりよく言われてきた。筆者自身も研修医の際にそのように指導を受けた。よって術後患者のレントゲン写真では，無気肺の所見がないかどうかをみるように何となく習慣づけられている。しかし近年の文献では，術後の無気肺は発熱の原因ではないと主張しているものが出てきている。

術後の無気肺は麻酔による気管内挿管に関連して起こるものと思われる。当然起こるとすれば術直後に起こるわけであるが，この時期には手術侵襲に伴う発熱が出る時期でもある。よってこの時期に偶然無気肺が起こった場合

に，それが原因で無気肺が起こっているようにみえる場合があるのではないかと推察される。

ときにはコンサルタントを呼ぶことも重要

　術後の発熱の原因として内科的な疾患は意外に多い。しかし実際に診療するのは外科医やその下で研修する研修医である場合が多い。よって通常の術後の経過で説明がつきがたい発熱時には，感染症医や総合内科医などの内科医の目を通すことも，外科医に推奨できる案である。バランスのよい外科医はこのようなことを熟知していて，内科医をうまく使いこなしている印象をもっている。

　ただし内科医でも，自分の専門領域以外の診療にはあまり熱心ではない者もおり，その意味では誰をコンサルタントとして呼ぶのかも重要かもしれない。

（大曲貴夫）

Reference

1) Wortel CH, van Deventer SJ, Aarden LA et al：Interleukin-6 mediates host defense responses induced by abdominal surgery. Surgery 114：564-570, 1993
2) Frank SM, Kluger MJ, Kunkel SL：Elevated thermostatic setpoint in postoperative patients. Anesthesiology 93：1426-1431, 2000
3) Fanning J, Neuhoff R, Brewer J et al：Frequency and yield of postoperative fever evaluation. Infectious diseases in obstetrics and gynecology 6：252-255, 1998
4) Shaw JA, Chung R：Febrile response after knee and hip arthroplasty. Clinical orthopaedics and related research 367：181-189, 1999
5) Garibaldi RA, Brodine S, Matsumiya S et al：Evidence for the non-infectious etiology of early postoperative fever. Infection control. IC 6：273-277, 1985

B シチュエーションごとに発熱診療を考える

3 固形臓器移植後患者の発熱

固形臓器移植後患者では，時期によって

- 拒絶反応の起こりやすさ
- 免疫抑制薬の投与量
- ドナー由来感染症の起こりやすさ

が異なるため，移植が行われた日からの期間によって発熱の原因が大きく異なる (**Fig.8**)[1,2]。

したがって，移植日からの期間を3つに分けてアプローチするとよい。

臓器移植患者の感染症のリスク

拒絶反応と免疫抑制

　固形臓器移植では，造血幹細胞移植とは逆に患者自身の免疫細胞が移植臓器に攻撃する拒絶反応が問題となる（移植臓器に含まれるドナーのリンパ球によるGVHDも起こりうるが，非常に稀である）。

　この拒絶反応を抑制するために手術前後から免疫抑制薬が投与される。移植臓器の種類や施設によって使用される免疫抑制薬のレジメンは異なるため免疫抑制の程度に違いはあるものの，臓器移植後の患者は細胞性免疫・液性免疫が抑制される。

　免疫抑制薬は術後の高用量から経過とともに徐々に減量されるものの，生涯にわたって免疫抑制薬が必要となる点が造血幹細胞移植とは異なる。

Fig.8

移植後のタイムラインと原因となる感染症

移植

移植手術に関連する創部感染症
ドナーまたはレシピエント由来の感染症

薬剤耐性菌による感染症
MRSA, VRE, *Candida* 属（non-albicans），誤嚥，カテーテル関連血流感染症，*Clostridium difficile* 感染症

創部感染症
吻合部のリークや虚血

ドナー由来感染症（稀）
HSV, LCMV, rhabdovirus（rabies），West Nile virus, HIV, *Trypanosoma cruzi*

レシピエント由来感染症（コロナイゼーションによる）
Aspergillus, *pseudomonas*

1カ月

潜伏感染の再活性化
日和見感染症

PCPとウイルス（CMV，HBV）の予防をしている場合
Polyomavirus BK infection, 腎症, *Clostridium difficile* 感染症, HCV感染症，アデノウイルス感染症，インフルエンザ，*Cryptococcus neoformans* 感染症，結核

移植手術に関連した吻合部合併症

予防をしていない場合
Pneumocystis, ヘルペス属による感染症（HSV, VZV, CMV, EBV），HBV感染症，*Listeria*, *Nocardia*, *Toxoplasma*, *Strongyloides*, *Leishmania*, *T.cruzi* による感染症

6カ月

市中感染症

市中肺炎，尿路感染症
アスペルギルス，糸状菌，接合菌による感染症
Nocardia, *Rhodococcus* による感染症
後期ウイルス感染症
CMV感染症（腸炎，網膜炎），肝炎（HBV, HCV），HSV脳炎，JC polyomavirus感染症（PML），皮膚癌，リンパ腫（PTLD）

拒絶反応は急性と慢性に分かれ，急性拒絶反応は移植後半年以内に起こることが多い．臨床症状はないこともあるが，発熱に加えて移植臓器の臓器障害による症状が現れることが特徴である．例えば，腎移植であれば発熱に加えて乏尿や高血圧などの症状がみられることがあり，肝移植では発熱，腹痛，腹水の増加などがみられることがある．

ドナー由来感染症

固形臓器移植では，臓器を移植したドナー由来の感染症が問題となることがある．ドナーが感染していた感染症が移植後に再活性化することがある．

ドナー由来の感染症として術後に問題となりうる病原微生物としては単純ヘルペスウイルス（HSV）やサイトメガロウイルス（CMV）などのヘルペス属，HIV，B型肝炎やC型肝炎，梅毒，結核，トキソプラズマなどがある．これらの病原微生物に関してはレシピエントだけでなく，ドナーも術前にスクリーニングしておくことが推奨されている．

CMVなどのウイルスによる"Indirect effect"

CMVをはじめとしたウイルスは，そのウイルスそのものによる感染症（例えばCMV網膜炎やCMV腸炎）だけでなく，より免疫を抑制しアスペルギルス症など他の日和見感染症を起こしやすくする免疫抑制効果や，拒絶反応を起こしやすくする効果などがあり，"Indirect effect"と呼ばれる．

移植から発熱までの期間によるアプローチ

移植後から1カ月まで

この時期は免疫抑制薬による免疫抑制が全面に出ることは少ないため，日和見感染症は稀である．

固形臓器移植は侵襲が大きく，しばしば術後人工呼吸管理が行われ，中心静脈カテーテル，尿道カテーテル，ドレーンなどのライン類が挿入されている．したがってこの時期は，これらの人工呼吸器やライン類に関連した病院

内感染症のリスクが高く，これらの病原微生物はレシピエントまたはドナーに定着していた微生物や，病院内の環境菌であり薬剤耐性を示すことが多い。

また固形臓器移植患者では，虚血や脆弱性のある移植臓器（吻合部など），貯留した液体（血腫，胸水，ユリノーマなど）に感染を起こしやすいという特徴がある。

したがって，この時期の発熱に対するアプローチは，病院内感染症（病院内肺炎，カテーテル関連血流感染症，カテーテル関連尿路感染症，*Clostridium difficile* 感染症）を考慮した通常の「病院内の発熱アプローチ」に加えて，移植手術に関連する術後創部感染症，特に吻合部のリークや虚血の有無の評価が重要である。

またこの時期の発熱の原因として急性拒絶反応を常に考慮するべきであり，移植臓器に関連した臨床症状の有無，臓器障害の程度・機能の評価が必要である。

移植後 1～6 カ月まで

この時期に発熱がみられたら最も注意すべきである。

この時期には術後から投与されている免疫抑制薬による免疫抑制がみられるようになり，日和見感染症のリスクが高くなる。

ウイルス感染症ではCMVをはじめとしたヘルペス属による感染症やB型肝炎の再活性化，細菌感染症ではリステリア，ノカルジアによる感染症や結核，真菌ではニューモシスチス肺炎，原虫ではトキソプラズマ症などが問題となる。

移植手術に関連した合併症もまだ起こりうる時期であり，また一般的な市中感染症，病院内感染症についても考慮したアプローチが必要である。

この時期も術後1カ月未満の時期と同様に，発熱の原因として急性拒絶反応を常に考慮するべきであり，移植臓器に関連した臨床症状の有無，臓器障害の程度・機能の評価を丁寧に行う。

移植後6カ月以降

　この時期には多くの場合，免疫抑制薬は減量されているため免疫抑制の程度は軽くなっている。

　したがってこの時期の発熱の原因としては，肺炎や尿路感染症といった市中感染症が多くなってくる。しかし，移植臓器の機能や拒絶反応の程度によっては免疫抑制薬が高用量で使用されている症例もあり，このような患者では移植後1～6カ月までと同様に日和見感染症の評価を丁寧に行う必要がある。

　この時期にみられる拒絶反応は慢性拒絶反応であり，発熱がみられる頻度は低い。

　移植後リンパ増殖性疾患は，臓器移植に伴う免疫抑制のために起こるリンパ増殖性疾患であり，移植後6カ月以降にみられることが多い。

〈忽那賢志〉

Reference

1) Fishman JA：Infection in solid-organ transplant recipients. N Engl J Med 357：2601-2614, 2007
2) Fishman JA, Issa NC：Infection in organ transplantation：risk factors and evolving patterns of infection. Infect Dis Clin North Am 24：273, 2010

B シチュエーションごとに発熱診療を考える

4 造血幹細胞移植後患者の発熱

　造血幹細胞移植後患者は，固形臓器移植後患者と同様に時期によって，

- 移植片対宿主病（graft versus host disease；GVHD）の起こりやすさ
- 免疫抑制薬の投与量
- ドナー由来感染症の起こりやすさ

が異なるため，移植が行われた日からの期間によって発熱の原因が大きく異なる（**Fig.9**）[1]。

　したがって，固形臓器移植患者の発熱のアプローチと同様に移植日からの期間を3つに分けたアプローチが実際的である。造血幹細胞移植では生着前，生着後早期，生着後後期の3つに分けて考える。

　一方で，GVHD，前処置，生着など固形臓器移植とは異なる点もある。

造血幹細胞移植と感染症のリスク

GVHDとは

　造血幹細胞移植は，患者自身の造血幹細胞を事前に採取・保存し移植に用いる「自家造血幹細胞移植（autologous HSCT）」と，ドナーから提供された造血幹細胞を移植する「同種造血幹細胞移植（allogeneic HSCT）」の2つに大きく分かれる。自家造血幹細胞移植は，採取した自己の造血幹細胞の中にも癌細胞が混入している可能性があり，再発に関与しうるというデメリットがある一方でGVHDが起こることはない。

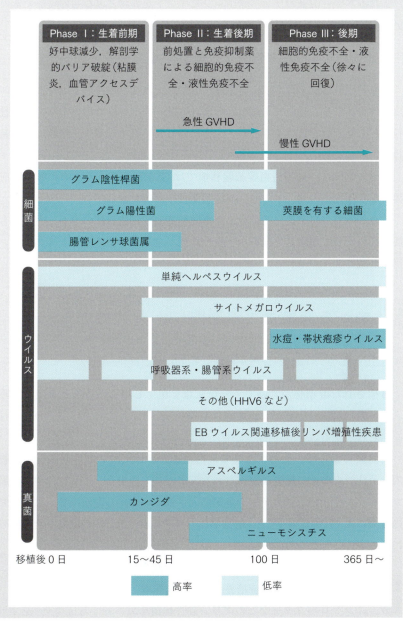

Fig.9 造血幹細胞移植（特に同種）後にみられる日和見感染症の時相

対して，同種造血幹細胞移植において癌細胞混入は通常ないが，移植片に含まれるドナー由来のリンパ球がレシピエントを異物とみなして攻撃するのがGVHDである。

移植前処置とGVHD予防による免疫抑制

造血幹細胞移植を行う前に前処置として，全身放射線照射や大量抗がん剤投与が行われる。特にフル移植と呼ばれる従来の前処置では正常な血液細胞もろとも癌細胞を破壊するため，非常に強く長い好中球減少，粘膜障害，臓器障害が起こる。

これに加えて，同種造血幹細胞移植ではGVHDを抑えるために移植日前後から半年以上の間，予防的免疫抑制薬投与が行われる。

したがって，自家造血幹細胞よりも同種造血幹細胞移植の方が，生着後も長期にわたって細胞性免疫不全・液性免疫不全による感染症のリスクが高い状態が続く。

移植から発熱までの期間によるアプローチ

移植後から生着まで（移植からおよそ10〜21日）

移植された幹細胞が骨髄で十分な血球を産生しはじめることを生着と呼ぶ。一般的には好中球が3日連続して$500/\mu L$を超えた場合に，その1日目を生着日とする。

前処置によって，生着するまでは白血球がほぼゼロの状態が続き，口腔内・消化管を中心に粘膜炎がみられる。また多くの場合，患者には中心静脈カテーテルや末梢静脈カテーテルが挿入されている。したがって，生着までの時期には「好中球減少」と「解剖学的バリア破綻」の2つの免疫不全が同時に存在することになる。

この時期の発熱はいわゆる「発熱性好中球減少症」であり内科エマージェンシーである。すばやく血液培養2セットを採取した上で緑膿菌，クレブシエラ，エンテロバクターなどのグラム陰性桿菌をカバーする抗菌薬（第4世

代セファロスポリンなど）の投与を開始すべきである．また，グラム陽性菌による感染症も発熱の原因となりうる．黄色ブドウ球菌やコアグラーゼ陰性ブドウ球菌に加えて，口腔内常在菌である緑色レンサ球菌が問題となる．特に緑色レンサ球菌による Viridans streptococcal shock syndrome は急性の経過を辿りうる．

この時期は細菌だけでなく真菌，ウイルス感染症も問題となりうる．造血幹細胞移植患者では抗真菌薬の予防投与が行われていることが多いが，それでもカンジダ，アスペルギルス，そして，ときには接合菌もブレイクスルー感染を起こすことがある．アスペルギルスや接合菌では肺感染症の頻度が高い．ウイルス感染症では単純ヘルペスウイルスによる再活性化のリスクが高い．

また RS ウイルス，インフルエンザウイルス，パラインフルエンザウイルスなどの呼吸器感染症を起こすウイルス感染症によって下気道感染症を起こすことがあり，注意が必要である．

感染症以外の発熱の原因でこの時期に重要なのは，GVHD と生着症候群である．GVHD は前述のような機序によるドナー由来リンパ球による臓器障害であり，発熱，発疹，消化器症状，肝障害などを特徴とする．また生着症候群は皮疹，Capillary leak，肺陰影，肝障害，下痢を特徴とする生着早期にみられる疾患である．

どちらも臨床症状が似ており，皮疹を生検しても鑑別は困難であるが，一般的には GVHD は自己造血幹細胞移植では起こらず，同種造血幹細胞移植で起こりうる病態である．逆に生着症候群は自己造血幹細胞移植の方が頻度が高く同種造血幹細胞移植ではやや頻度が低いとされる．どちらも移植後 1〜3 週以内に発症することが多い．

生着から移植後早期（移植後約 3 週〜3 カ月）

この時期には移植直後と同様に粘膜や皮膚のバリア破綻が存在する．それに加えて，前処置による細胞性免疫不全および液性免疫不全がこの時期に顕著となる．また同種造血幹細胞移植では，GVHD を抑えるために移植日前

後から免疫抑制薬が投与されるため，より強い細胞性免疫不全と液性免疫不全がみられる．

ウイルス感染症ではサイトメガロウイルス，ヒトヘルペスウイルス6をはじめとしたヘルペス属による感染症やRSウイルス，インフルエンザウイルスをはじめとした呼吸器感染症，細菌感染症ではリステリア，ノカルジアによる感染症や結核，真菌ではニューモシスチス肺炎，原虫ではトキソプラズマ症などが問題となる．GVHDはこの時期にも起こりうる．

移植後後期（移植後約3カ月～）

この時期にはGVHDに対する免疫抑制薬も減量が行われていることが多く，細胞性免疫と液性免疫は徐々に回復がみられる時期であるが，それでも生着から移植後早期にみられる感染症については注意を払う必要がある．また慢性GVHDに対する治療としてステロイド投与が行われている場合には，日和見感染症のリスクは依然として高いと捉えるべきであろう．

この時期の特徴としては，ウイルス感染症として帯状疱疹のリスクが高くなることと，移植後リンパ増殖性疾患（「B-3．固形臓器移植後患者の発熱」を参照）を含めたEBウイルス感染症がときにみられる．

（忽那賢志）

Reference

1) Maiolino A, Biasoli I, Lima J et al：Engraftment syndrome following autologous hematopoietic stem cell transplantation：definition of diagnostic criteria. Bone Marrow Transplant 31：393, 2003
2) M Tomblyn, T Chiller, H Einsele et al：Guidelines for preventing infectious complications among hematopoietic cell transplantation recipients：a global perspective. Biol Blood Marrow Transplant 15：1143-1238, 2009

B　シチュエーションごとに発熱診療を考える

5

渡航後の発熱

　現代においては海外渡航は一般的となっており，2011年には1,699万人が何らかの理由で日本から海外に渡航している (**Fig.10**)[1]。また海外から日本を訪れる外国人も増加の一途を辿っており，2014年で1,341万人となっている。「渡航後の発熱」というと特殊な状況であると考えがちであるが，我々が思っている以上に「渡航後」という状況は現代では一般的なのである。
　しかし，多くの医療従事者はいわゆる「輸入感染症」を診る機会は多くないため，実際に海外から帰ってきて熱が出たという患者を目の前にすると固まってしまうことがしばしばである。

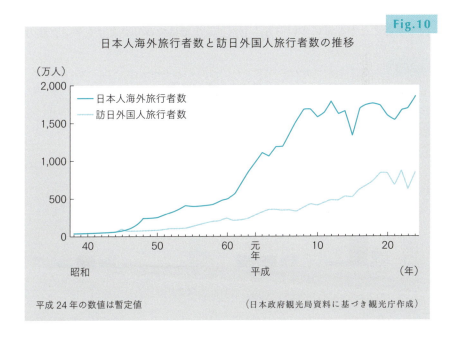

Fig.10　日本人海外旅行者数と訪日外国人旅行者数の推移

平成24年の数値は暫定値　　　　　　　　　（日本政府観光局資料に基づき観光庁作成）

ここでは海外渡航後に発熱を呈した患者のアプローチについて述べる。

まずは渡航後であることを認識する

本項のテーマは「渡航後の発熱」であるが，発熱患者が「渡航後」であることを認識できていない状況を目にすることがある。マラリア，デング熱といった輸入感染症は「渡航後」であることを認識しなければ決して診断することのできない疾患である。発熱患者，特にフォーカスのはっきりしない発熱患者ではルーチンで海外渡航歴を聴取するよう心がけたい。

渡航地はどこか

Fig.11 は渡航後の発熱疾患に占める疾患の頻度を渡航地別にみたものである。これをみてわかるように，どこに渡航していたかによって疾患の頻度は大きく異なる。サハラ以南アフリカから帰国した患者の発熱はマラリアが原因であることが非常に多い一方，東南アジアではマラリアよりもデング熱の

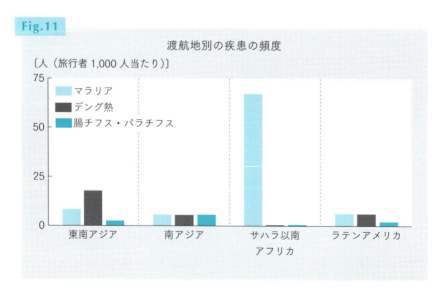

Fig.11 渡航地別の疾患の頻度

頻度が高い。

　より詳細な疾患頻度は，GeoSentinelという世界各国のトラベルクリニックによるサーベイランスの発表しているデータを参照することで知ることができる[2]。

　例えば，2007年から2011年までの間に東南アジアから帰国してGeoSentinelに参加しているトラベルクリニックを受診した発熱患者では，①デング熱，②熱帯熱マラリア，③三日熱マラリア，④チクングニア熱，⑤腸チフス・パラチフス，⑥レプトスピラ症，の順に多かった。このような渡航地の疫学的な情報を知ることで，診断の検査前確率を考えることができる。

　実際には，多くの医療従事者にとって渡航後の患者を診療する機会は少なく，これらの知識をアップデートしておくことは困難である。しかし，今日では，このような地域の流行疾患に関する情報源は容易に入手することが可能であり，渡航後の発熱患者を診療することになった際に，どのような情報源をあたればよいのかをあらかじめ知っておくことが重要である。

　筆者が参考にしているインターネット上の情報源を以下に紹介する。

FORTH 厚生労働省検疫所 (http://www.forth.go.jp/)

　厚生労働省検疫所による海外の感染症情報に関するサイト。日本語で書かれたものの中では最もまとまっており，情報の更新も早い。世界各国の感染症の最新流行情報を調べるときには「新着情報」を，渡航予定地の流行情報や必要なワクチンを調べるときには「国・地域別情報」からアクセスする。海外渡航にあたって必要となる予防接種や黄熱ワクチンに関する基礎的な知識についても記載されており，渡航後の診療のみでなく，渡航前の予防相談にも活用できる。

CDC Travelers' Health (http://wwwnc.cdc.gov/travel/) Yellow Book (http://wwwnc.cdc.gov/travel/page/yellowbook-home-2014)

　CDC（アメリカ疾病予防管理センター）による旅行者の健康情報に関するサイト。英語で書かれているが大変よくまとまっており，FORTHでカバーしていない旅行者が少ない国に関する情報でもここを見れば詳細な情報が得られる。

Yellow BookはCDCが発行する国際旅行のための健康情報をまとめた書籍であり，2年毎に情報がアップデートされている． 書籍として購入することも可能であるが，ウェブサイトでも無料で公開されている．

Fit for Travel (http://www.fitfortravel.nhs.uk/home.aspx)

イギリスのNational Health Serviceが運営しているウェブサイト． 記載されている情報はFORTHやCDC Travelers' Healthと同様であるが，特筆すべきはマラリアマップであり，国ごとの流行情報だけにとどまらず，マラリアが流行している地域がどこなのかということがわかる地図が公開されている．

HealthMap (http://healthmap.org/en/)

今まさに世界でどのような感染症が流行しているのかを知ることができる．刻一刻と世界中の感染症の流行状況がアップデートされており，地域におけるアウトブレイクの情報もここから発信される．輸入感染症は渡航地の流行状況に大きく左右されるという性質上，このようなアウトブレイクの情報を知ることも重要である．

潜伏期を確認する

現地（リスク地域）に入った日と出た日を確認し，発症した日から換算して，海外で感染したとすると潜伏期が何日になるのかを計算する．例えば，8月1日から8月9日までインドネシアに渡航し，10日に発症したとすれば潜伏期としては1〜10日ということになる（これは現地で感染したという仮定を前提としており，渡航前あるいは帰国後に感染した感染症や，非感染性疾患については考慮していない）**(Fig.12)**．

潜伏期を計算することによって鑑別診断を絞り込むことができる．**Table 9**は主な輸入感染症を潜伏期ごとにまとめたものであるが，先ほどの例であればマラリアや腸チフスなどの潜伏期11日以上の感染症の可能性はかなり低くなる．潜伏期が10日以内の感染症から絞り込んでいけばよいということになる．

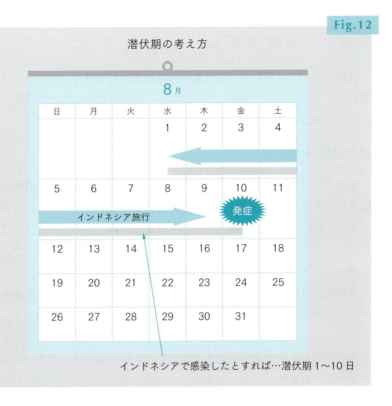

Fig.12 潜伏期の考え方

インドネシアで感染したとすれば…潜伏期1〜10日

Table 9 | 主な輸入感染症の潜伏期

Short（＜10days）	Medium（11-21days）	Long（＞30days）
• デング熱/チクングニア熱 • ウイルス性出血熱 • 旅行者下痢症 • 黄熱 • リケッチア症 • インフルエンザ • レプトスピラ症	• マラリア 　（特に P. falciparum） • レプトスピラ症 • 腸チフス・パラチフス • 麻疹 • トリパノソーマ症 • ブルセラ症 • トキソプラズマ症 • Q熱	• マラリア • 結核 • ウイルス性肝炎 　（A，B，C，E） • Melioidosis • 急性HIV感染症 • 住血吸虫症 • フィラリア症 • アメーバ肝膿瘍 • リーシュマニア症

（文献3を改変）

曝露歴を確認する

当然のことではあるが，輸入感染症の患者は海外のどこかで病原微生物に曝露している。どこで曝露しているのか丁寧に聴取することで診断に近づくことができる。

蚊の曝露

マラリア，デング熱，チクングニア熱，フィラリア症などの感染症は蚊に咬まれることによって感染する。旅行中に蚊に咬まれたかどうかが重要であるが，実際に患者が蚊に咬まれたかどうかを詳細に覚えていることは稀である。したがって，リスク地域においてどのような防蚊対策を行っていたかを評価することで，蚊の曝露の程度を推定することができる。

具体的には防虫剤（特にDEETを含む防虫剤）を適切な頻度で使用していたか，リスク地域滞在中の服装，蚊帳の使用の有無などを確認する。

患者がマラリアの予防内服を適切に行っていた場合は，発熱の原因がマラリアである可能性は大きく下がるが，内服アドヒアランスが低下していればマラリアの可能性もある。そのため，抗マラリア薬の種類，内服の回数，内服期間などを確認する必要がある。予防内服の失敗例の多くは早期に内服を自己中断している。

食事の曝露

腸チフス・パラチフス，A型肝炎・E型肝炎，旅行者下痢症などの感染症は食事の曝露によって感染する。食事については

- ■火の通っていないものを食べていないか（サラダやカットフルーツを含む）
- ■水分摂取はどうしていたか（水道水を飲んだか，ペットボトルの水を飲んでいたか）
- ■どのようなところで食事を摂ったか（ホテル，屋台，ホームステイ先など）

などについて問診する。その他，ブルセラ症やリステリア症を疑った場合には乳製品の摂取の有無なども確認すべきである。

性交渉歴

　海外旅行をすると人は開放的になるものである。散財したり，いつもより深酒をしてしまったり……。それは性欲についても例外ではない。

　ある研究によると，旅行者の 4～5 人に 1 人は海外ではじめて会った相手と性交渉をするという[4]。さらに，その半分はコンドームを使用しない性交渉であり，性感染症のリスクが非常に高い。こういった行為は男性だけにみられるわけではない。男性に比べやや頻度は低くなるものの，女性の 5 人に 1 人は海外旅行中に性交渉をしていると報告されている。

　もちろんこれは日本人を対象とした研究ではないため，この研究結果をそのまま日本人旅行者に当てはめることはできないが，海外旅行が性感染症のリスクとなることは間違いない事実である。「Ⅱ章 A-1. 発熱患者の問診」でも記載されている「5つのP」を意識して性交渉歴も丁寧に聴取を行いたい。

その他の曝露歴

　海外旅行では様々な曝露が存在する。レプトスピラ症や住血吸虫症が疑われる際には淡水曝露歴を，また鉤虫症や皮膚幼虫移行症を疑った場合は「裸足で歩く」などの土壌曝露歴を聴取すべきである。その他，周囲に発熱や呼吸器症状のある患者がいなかったかという sick contact も重要である。

身体所見および検査所見の確認

　ここまでの「渡航地」「潜伏期」「曝露歴」の3つのステップで鑑別診断はかなり絞りこまれているはずである。身体所見および検査所見に関しては「所見があれば儲けもの」くらいのつもりで考えていればよい（決して手を抜いてよいという意味ではない）。なぜなら，発熱を呈する輸入感染症の多くは非特異的な身体所見，検査所見であることが多く，診断の手がかりが得られることはあまり多くないからである。

　しかし，**Table 10** のような所見があった場合には診断に有用とされており，注意して所見の有無を確認すべきである。

Table 10 | 渡航後の発熱における診断に有用な所見

所見	鑑別疾患
眼球結膜充血	レプトスピラ症
黄疸	マラリア，ウイルス性肝炎，レプトスピラ症，ウイルス性出血熱など
皮疹・丘疹	アルボウイルス感染症（デング熱，チクングニア熱）風疹，麻疹，パルボウイルス，薬剤性過敏症，梅毒，ハンセン病，真菌感染症（ヒストプラズマ症，ペニシリン症 伝染性単核球症（EBV, CMV, HIV seroconversion），リケッチア症，ウイルス出血熱（エボラなど）
水疱	HSV，水痘，帯状疱疹，サル痘，紅皮症：デング熱，川崎病，TSS，猩紅熱，日焼け，*Vibrio vulnificus* 感染症
紫斑	デング出血熱，淋菌感染症，水痘，髄膜炎菌感染症 ペスト，リケッチア症，敗血症 ウイルス出血熱（ラッサ熱，エボラ，CCHF，リフトバレー熱）
潰瘍，Chancre	*Trypanosoma rhodesiense*，*Yersinia pestis* (Bubonic plague)
痂皮	アフリカ紅斑熱，炭疽
性器潰瘍	梅毒，HSV
皮膚潰瘍	炭疽，ジフテリア，真菌感染症，ブルーリ潰瘍
肝脾腫	デング熱，ウイルス性肝炎，伝染性単核球症（EBV, CMV, HIV），ブルセラ症，腸チフス，レプトスピラ症 Q熱，回帰熱，リケッチア症，アメーバ肝膿瘍，マラリア，トリパノソーマ症，内臓リーシュマニア，肝蛭症，片山熱など
白血球減少	腸チフス，リケッチア症，デング熱
異型リンパ球	伝染性単核球症（EBV, CMV, HIV），デング熱，ウイルス性肝炎
血小板減少	マラリア，デング熱，リケッチア症，ウイルス出血熱，腸チフス
好酸球増加	寄生虫症，薬剤性過敏症
肝酵素上昇	マラリア，デング熱，リケッチア症，レプトスピラ症，デング熱，伝染性単核球症

重症度の高い疾患，治療可能な疾患，頻度の高い疾患から除外していく

　渡航後の発熱のアプローチに限ったことではないが，重症度の高い疾患，治療可能な疾患，頻度の高い疾患から除外していくことが重要である。この3つのいずれにも当てはまるマラリアは，最初に除外すべき疾患ということになる。

　渡航地と潜伏期からマラリアの可能性が少しでもある場合には，まずはマラリアを除外することが何よりも優先すべき事項である。

　最後に輸入感染症は多くの場合，特殊な診断・治療を必要とするため，診療経験がなく治療に自信がもてない場合は，患者の利益を重視し速やかに専門機関への紹介を考慮すべきである。

（忽那賢志）

Reference

1) 国土交通省 観光庁ホームページより（最終アクセス 2014 年 7 月 7 日）：http://www.mlit.go.jp/kankocho/siryou/toukei/in_out.html
2) GeoSentinel Surveillance of Illness in Returned Travelers, 2007-2011. Ann Intern Med 19；158 (6)：456-468, 2013
3) Assessment of travellers who return home ill. Lancet 361：1459-69, 2003
4) Foreign travel, casual sex, and sexually transmitted infections：systematic review and meta-analysis. Int J Infect Dis 14：e842-851, 2010

B　シチュエーションごとに発熱診療を考える

6 繰り返す発熱

「繰り返す発熱」とは

　「繰り返す発熱」というドラマ性に人は惹きつけられる。「人は」と書いたが，正しくは「私は」である。私は繰り返す発熱に興味がある。熱にうなされる期間が続いたかと思えば，スッと熱が下がりその間は全くの無症状になってしまう。そのようなギャップに人は惹きつけられるのである。

　まず，何をもって「繰り返す発熱」とするのか。この領域の権威であるKnockaertらは「少なくとも2回以上の発熱エピソードがあり，無症状の期間が2週間以上あるもの」と定義している。本書でも原則としてこの定義を踏襲するものとする。

　不明熱の中に「繰り返す発熱」が占める割合は，18～42％といわれており[1]，決して少なくない。不明熱を診療する機会のある臨床医であれば，繰り返す発熱を主訴に受診する患者の診療経験はあるだろう。しかし，その繰り返す発熱の原因が最終的にわかるのは通常の不明熱に比べると低い。

　Knockaertらは発熱が持続する不明熱のうち82％で診断がついたのに対し，繰り返す発熱を呈する不明熱では診断がついたのは49％であったと報告している[2]。Vanderschuerenらによるその後の研究でも同様に，発熱が持続する不明熱（74％）に対し，繰り返す発熱の不明熱（52％）は診断率が低かったという結果であった[3]。

　このように繰り返す発熱の診断が困難である理由としては，私が考えるに以下の理由が考えられる。

- 患者自身が発熱を別エピソードと捉えており，繰り返していることが認識できていないことがある
- 無熱期間に受診しても無症状であり，取っかかりがない
- 発熱のたびに別の医療機関を受診することがあり，精査を進めにくい

したがって，無症状期に受診した患者が繰り返す発熱であると認識した場合には「次に熱が出たら必ず当院を受診してください」と伝えることが重要である。

「繰り返す発熱」のようにみえる発熱の除外

繰り返す発熱の原因は多岐にわたる。ここでもパターンに分けて考えることをお勧めしたい。以下の3パターンは本質的な繰り返す発熱というよりも，繰り返す発熱のようにみえている病態である。

感染症の治療不良

繰り返しているようにみえて，実際は治療失敗による再燃であるというパターンである。診療上よくみかけるのはフォーカスがはっきりしない感染症である感染性心内膜炎や骨髄炎などであろう。この場合，時間差の程度はあれど抗菌薬の投与と解熱に相関があることが診断の手がかりとなる。

前医で診断がついていない場合は臓器と病原微生物を特定する必要があるが，抗菌薬が投与されている状況では培養検査が陽性にならないことがあり，患者の状態が許せば抗菌薬を投与せずに数日経過観察を行い，あらためて培養検査を行うことも考慮すべきである。

毎回発熱の誘引となるエピソードがある

これは薬剤が投与された場合の薬剤熱や急性汎発性発疹性膿疱症（acute generalized exanthematous pustulosis；AGEP），アレルゲンを吸入した場合の過敏性肺臓炎，金属粒子を吸入した場合の metal fume fever などである。入院してしばらくすると解熱する，薬剤中止後に解熱する，などのエピソードがヒントとなる。発熱の際に毎回繰り返している誘引がないか確認を行う。

基礎疾患の再燃と寛解

　例えばSLEや成人スティル病などの基礎疾患が，薬剤の増減や原病の自然経過によって発熱や解熱を繰り返し，この臨床経過が「繰り返す発熱」のようにみえることがある。基礎疾患の再燃はときに診断が困難であるが，治療経過や臨床症状が参考になる。

　これらの3つのパターンが否定された場合，真の「繰り返す発熱」として認識して精査を進めていくことになる。

本当に「繰り返す発熱」の原因疾患

　繰り返す発熱を呈する不明熱の原因疾患は，通常の不明熱と同様に感染症，膠原病，悪性疾患が多い。しかし繰り返す発熱の特徴としてはこの3大原因以外の疾患の占める割合が多くなることが示されており[2]，家族性地中海熱をはじめとした周期性発熱症候群も考慮する必要がある。

　繰り返す発熱の原因となる疾患と頻度をFig.13, Table 11に示す[2]。

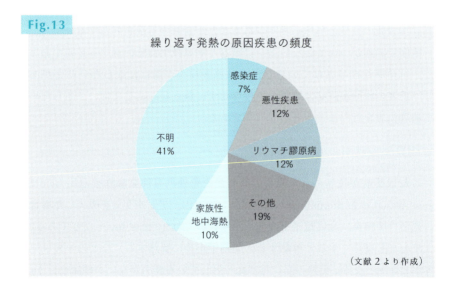

Fig.13　繰り返す発熱の原因疾患の頻度

（文献2より作成）

Table 11 | 繰り返す発熱の原因となる疾患

感染症
- 非熱帯熱マラリア
- 回帰熱
- ブルセラ症
- 前立腺炎
- 再発性胆管炎
- 中耳炎および乳様突起炎
- エルシニア症
- 鼠毒（Rat bite fever）
- メリオイドーシス（類鼻疽）
- ウィップル病
- トキソプラズマ症
- トリパノソーマ症

悪性疾患
- 悪性リンパ腫（ホジキンリンパ腫を含む）
- 血管免疫芽球性リンパ節炎
- 悪性組織球増殖症
- Schnitzler症候群
- 心臓粘液腫

膠原病
- 成人スチル病
- 再発性多発軟骨炎
- ベーチェット病
- クローン病

定期的な曝露に起因する疾患
- 薬剤熱
- 過敏性肺臓炎
- 金属ヒューム熱（metal fume fever）
- ポリマーヒューム熱
- 乳タンパク質アレルギー

周期性発熱症候群
- 家族性地中海熱
- 高IgD症候群
- TNF受容体関連周期性症候群
- PFAPA症候群
- 周期性好中球減少症
- クライオパイリン関連周期熱症候群

病原性のない疾患
- 詐熱
- 習慣性高体温

リンパ増殖性疾患
- キャッスルマン病
- 菊池病
- リンパ節の炎症性偽腫瘍
- Erdheim-Chester病
- Rosai-Dorfman病

発熱を繰り返すことのある遺伝疾患
- ゴーシェ病
- ファブリー病

発熱を繰り返すことのあるその他の疾患
- 肺塞栓症
- 肥満細胞症
- 大顆粒リンパ球性白血病
- 血球貪食症候群・結晶誘発性関節炎（痛風・偽痛風）
- 溶血性貧血
- アジソン病
- 血管-腸管瘻
- 醸造酵母の摂取
- コレステロール塞栓症
- 慢性疲労症候群
- 視床下部性下垂体機能低下症
- 高トリグリセリド血症
- 特発性肉芽腫症
- Klippel-Trenaunay症候群
- Poikilothermia（変温症）
- ラトケ嚢胞
- 痙攣

繰り返す発熱に対するアプローチ

　ここまで書いておいてこんなことを言うのは申し訳ないが，繰り返す発熱のアプローチは難しい．これまでの報告でも4割が診断されずにいることをみていただければ，診断は容易ではないことはおわかりいただけるだろう．
　しかし，それでも我々は繰り返す発熱を呈する患者から，少しでも診断につながる手がかりを探しださなければならない．

問　診

　前述の繰り返す発熱を呈する疾患を想起しながら問診を行う．当然鑑別診断として考えられる疾患の症状について，ひとつひとつ訊いていく．周期性発熱症候群を意識すると，おのずと人種，最初の発熱エピソードのときの年

齢，家族歴といった事項は聴取しておきたい．

周期性発熱症候群では，随伴する症状に加えて

- いつから繰り返しているのか？
- 発熱の期間は？
- 発熱の周期は？　規則正しいか不規則か？
- 発熱の随伴症状は？

を丁寧に聴取することで，どの疾患か鑑別可能な場合がある（Fig.14, Table 12）[5]．

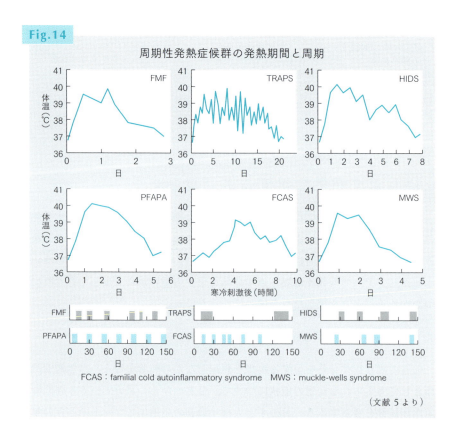

Fig.14　周期性発熱症候群の発熱期間と周期

FCAS：familial cold autoinflammatory syndrome　MWS：muckle-wells syndrome

（文献5より）

Table 12 | 主な遺伝性周期性発熱症候群の臨床的特徴

項目	家族性地中海熱	高IgD症候群	TRAPS	CAPS
遺伝形式	AR	AR	AD	AD
発症年齢	＜20歳	＜1歳	多様（中央値：3歳）	小児期/新生児期
発作の持続期間	1〜3日	3〜7日	通常1〜数週間	不定
腹痛	多い（腹膜炎）	多い	比較的多い	稀
筋骨格系の症状	単関節炎，筋肉痛	関節痛	筋肉痛	破壊性関節炎
胸痛	胸膜炎（しばしば片側）	非常に稀	あり	なし
皮疹	稀（＜5％）下肢の丹毒様皮疹	多い（＞90％）種々の斑状丘疹〜丘疹	比較的多い 遠心性紅斑（上肢にもみられる）	じん麻疹/紅斑
他の徴候	心外膜炎，睾丸痛，脾腫	頭痛，頸部リンパ節腫脹，肝脾腫	眼瞼浮腫	感音性難聴，寒冷過敏，骨変形
Amyloidosis	あり	非常に稀	あり	あり
治療	コルヒチン IL-1阻害剤 TNF阻害剤	simvastatin TNF阻害剤 IL-1阻害剤	ステロイド etanercept IL-1阻害剤	IL-1阻害剤
染色体	16p13.3	12q24	12p13	1q44
遺伝子	*MEFV*	*MVK*	*TNFRSF1A*	*CIAS1*
蛋白	pyrin	mevalonate kinase	TNFR1	cryopyrin

（文献5より）

その他，定期的な曝露がないか確認するためには生活様式，職業，住居環境，趣味，動物曝露歴などの確認も行うべきである．感染症であればマラリア，回帰熱，ブルセラ症，メリオイドーシスなどエキゾチックな感染症も想起されるため海外渡航歴の聴取も必須であろう．

薬剤歴については，病院から処方されている薬剤だけでなく健康食品やサプリメント，違法ドラッグなどについても忘れないようにしたい．

身体所見

すみずみまで診察する．しかし，特に皮疹，口内炎，関節炎，表在リンパ節腫脹，肝脾腫，直腸診（肛門周囲膿瘍や前立腺の圧痛）には注意して観察する．

血液検査

原則として培養検査は症状のある時期に採取すべきである．以下の所見に対応する疾患を列記する（もちろんこれらの所見がみられたからといって，直ちにその診断となるわけではない）．

- 好酸球上昇：薬剤熱
- 白血球減少：周期性好中球減少症，血球貪食症候群
- LDH 高値：悪性疾患，肺塞栓，溶血性貧血
- ALP 高値：肥満細胞症，Schnitzler 症候群，Erdheim-Chester 病
- フェリチン高値：成人スティル病

また一部を除く周期性発熱症候群では，遺伝子診断がゴールドスタンダードである．

画像検査

- 胸部腹部造影 CT 検査：肺塞栓症，悪性リンパ腫，キャッスルマン病
- 下部消化管内視鏡：クローン病
- 心臓超音波検査：心臓粘液腫

PET（ピー・イー・ティー→p580 脚注参照）については，繰り返す発熱を呈する疾患における有用性はまだ十分に検討されていないが，不明熱におけ

る有用性についてはエビデンスが集積しつつある。

　國松氏はPET（ピー・イー・ティー）を用いることでリンパ節の炎症性偽腫瘍の診断につながった症例を経験しており，繰り返す発熱においても疾患によっては有用であると思われる。

その他の検査

　最終的には生検が診断を決めることが多い。検査の侵襲性と症例の重症度を天秤にかけながら骨髄生検，肝生検，ランダム皮膚生検などを行うタイミングを見計らう。

まとめ

　繰り返す発熱を呈する患者の診断はチャレンジングであることが多い。しかしそれでも，いやだからこそ我々はなお「繰り返す発熱」に惹きつけられるのである。

（忽那賢志）

Reference

1) Knockaert DC, Vanneste LJ, Bobbaers HJ：Recurrent or episodic fever of unknown origin：review of 45 cases and survey of the literature. Medicine (Baltimore) 72：184-196, 1993
2) Knockaert DC：Recurrent fevers of unknown origin. Infect Dis Clin North Am 21：1189-1211, 2007
3) Knockaert DC, Vanneste LJ, Vanneste SB et al：Fever of unknown origin in the 1980s. An update of the diagnostic spectrum. Arch Intern Med 152：51-55, 1992
4) Vanderschueren S, Knockaert D, Adriaenssens T et al：From prolonged febrile illness to fever of unknown origin：the challenge continues. Arch Intern Med 163：1033-1041, 2003
5) 楠原浩一：自己炎症性疾患の診断と治療．小児感染免疫 22：43-51, 2010

C 基礎疾患を有する患者の発熱診療を考える

1 悪性疾患患者の発熱

悪性疾患患者の発熱原因の内訳を知る

まずは悪性疾患患者の発熱原因の内訳を知る

　参考となる研究としてベルギーからの報告がある[1]。ベルギーのがん専門医療施設で行われた研究では，2000～2001年の間に同院に入院したがん患者371人，合計477の発熱のエピソードを対象にその内訳を検討している。371人の患者の内訳は白血病53人，悪性リンパ腫26人，そして固形がん292人であった。

　477エピソードのうち感染症は67％，非感染性原因による発熱が23％（薬剤熱，腫瘍熱，術後の発熱，その他），不明熱が10％であった。**がん患者全体では感染性の発熱が最も多い。**

　発熱性好中球減少症（febrile neutropenia；FN）患者と非FN患者では，感染症の頻度は67％前後と大差ないが，FN患者では不明熱の頻度が次に高く，非FN群では非感染性原因による発熱の頻度が次に高い。

　具体的には，感染性の発熱の頻度はFN群で70％，非FN群で67％（239/357）であった（$P=0.6$）。またFN群では全体のうち非感染性原因による発熱が13％（15/115例），不明熱が全体の17％（20/115）であった。非FN群では，全体のうち非感染性原因による発熱が26％（26/357例），不明熱が全体の7％（92/357）であった。

非感染性原因による発熱の内訳は，FN患者では薬剤熱の頻度が高く，非FN群では腫瘍熱の頻度が高い。

　このなかで，非感染性原因による発熱の内訳をみていくと，FN群では薬剤性が53.3％を占めており，これに腫瘍熱（がんそのもの，もしくは転移によるもの）が13.3％と続いていた。非FN群では腫瘍熱が41％と最多で，これに手術関連27％，薬剤熱21％，その他11％と続いた。

悪性疾患患者の発熱精査の進め方

まずは発熱の傾向を知る

　前述のように，がん患者の発熱の原因として70％程度が感染症であり，感染症の頻度はやはり高い。それ以外の要因は好中球減少症の有無で分けて考える。

発熱性好中球減少症患者

　FN患者では感染症の頻度が高く，これに次いで不明熱の頻度が高く，薬剤性が続く。

　FNの中には，緑膿菌感染などの重篤な感染症の事例が含まれている。これらの感染症に対して速やかに対処がなされなければ，患者は不幸な転帰を辿る可能性が高い。よって内科的緊急症と位置づけられる。基本的には感染症の発生を念頭に置いて，速やかに対処する必要がある。

　もう一点大切なのは，発熱が遷延した場合の「引き時」である。確かにFN患者では感染症の頻度が高いが，不明熱や薬剤熱の頻度も高い。この場合の不明熱については，予後は比較的よいことが知られている。一方で薬剤熱など他の病態との区別がつけにくいため，現実的には抗菌薬の変更や終了を考える必要もある。薬剤熱の場合は被疑薬の変更や中止などの判断が必要である。

　要は，発熱性好中球減少症一般への対応を漏れなく行うことが必要である。加えて発熱患者の状態が安定しており，感染の可能性が高くない場合に，抗菌薬の変更・終了などをどう考えてくかが重要な領域である。

非発熱性好中球減少症患者

非 FN 群では腫瘍熱の頻度が非常に高い。一方，腫瘍熱は一般的に除外によって診断がなされる。そのため，感染症，薬剤熱，手術関連の発熱，といった他に頻度の高い疾患・病態の可能性を積極的に排除しながら，患者の悪性疾患の種類やその状態から腫瘍熱の可能性を考慮しつつ，腫瘍熱の可能性が十分あると判断した時点でナプロキセンテストなどによる診断的治療の介入を行う必要がある。

腫瘍熱

がん患者，特に FN のないがん患者の発熱の原因として，腫瘍熱は頻度が高い。

腫瘍熱の原因は腫瘍に関連して産生される IL-1，2，6，TNF-α などのサイトカインの影響で，体温中枢のセットポイントが上昇するためと考えられている。

腫瘍熱の臨床像

腫瘍熱の臨床像として以下のような特徴がある。

悪寒戦慄が乏しく熱感のみのことが多い

患者が熱苦を訴えることはあまりない。むしろ医療者による定期の体温測定の結果，体温上昇が判明することが多い。ただし長期的には消耗につながっている印象がある。

頻脈や精神状態の変化がないかあっても軽度

敗血症の際にみられるようなバイタルサインの変化や意識の変容は，体温上昇を除けばみられにくい。

感染症を思わせる症状・身体所見に乏しい

　感染症であれば感染部位の障害に由来する症状，所見が出ることが多いが，腫瘍熱の場合にはこれはみられない。ただし，腫瘍熱は腫瘍自体が急速に増大・拡散しつつある状況でみられることが多く，腫瘍自体の増大で説明のつく症状が出ることがある。

　具体的には「肝転移の増大に伴って季肋部の膨満感や圧痛が出る」などである。

アセトアミノフェンに対する反応は不良だが，NSAIDs（特にナプロキセン）によく反応して解熱する

　通常24時間以内に速やかに解熱するといわれる。また解熱薬を終了すると発熱が再燃するように思われるが，実際には解熱してから解熱薬を終了しても，その後は発熱がみられないことが多い。

検査では特記すべき所見はない

　ただし骨髄がん腫症を伴っている例では，末梢血分画で白赤芽球症や播種性血管内凝固症候群がみられる場合がある。

診断と治療

　まずは，「がん患者において，フォーカス不明の発熱をきたす」他の原因による発熱を可能な限り除外する。考慮すべきものとして，深部静脈血栓症，血栓性静脈炎，副腎転移やコルチコステロイド離脱による副腎不全，薬物アレルギー，放射線治療に伴う肺臓炎や心外膜炎などがある。これらが存在しないか丹念に評価する。

―――――

　この過程を経て，「がん患者において，フォーカス不明の発熱をきたす」他の原因の存在可能性が低くなれば，相対的に腫瘍熱である可能性が高くなる。つまり検査前確率が高くなる。ここで診断的治療であるナプロキセンテストを行う。検査前確率が高まっているので，24時間以内解熱すれば腫瘍熱である可能性は高い（陽性適中率が高い）。

　1980年代の報告では，腫瘍熱のほとんどがナプロキセンで24時間以内に

完全に解熱している[2,3)]。ほかのNSAIDs(インドメタシン，イブプロフェン，ジクロフェナクなど)も有効とされている。

解熱しないようであれば，他の原因による発熱を引き続き検討する。

> 治療例
> ■ 腫瘍熱に対しナプロキセン(ナイキサン®)，1回100～200 mg，1日3回

診療上のポイント

腫瘍熱かどうかの判断を迫られる状況では，現実的には患者は終末期にあることが多い。この段階で，いたずらに画像診断などの検査を行うことは患者の苦痛の改善に直接つながらず，むしろ貴重な時間を奪うだけになってしまう可能性さえある。

この場でこそ医療者の臨床判断が重要である。慣れてくれば腫瘍熱の患者の臨床像は，きわめて特徴的であることがわかる。背景，臨床所見などから，典型的な臨床像はあるわけである。その判断ができれば，他の疾患の評価に優先してナプロキセンテストを行えばよい。

このアプローチを行う患者の問題は「発熱のみ」であるはずだから，解熱すれば発熱の問題の解決にはつながるからである。

発熱性好中球減少症

発熱性好中球減少症とは

好中球の減少している患者が，発熱を伴っている状態を「発熱性好中球減少症」という。本症候群は内科的緊急疾患のひとつに数えられている。この症候群の患者においては緑膿菌に代表される微生物による死亡率の高い重篤な感染症が起こること，適切な治療開始の遅れは直接に患者の死亡率を上昇させうるからである。よってこの病態のマネジメントは，非常に重要である。

FNの定義を **Table 13** に示す。

Table 13 | 発熱性好中球減少症の定義

項　目	米国感染症学会	日本臨床腫瘍学会
発熱の程度	1回の口腔内体温 38.3℃以上，もしくは 38.0℃以上の状態が1時間以上持続	腋窩体温≧37.5℃以上（口腔内体温 38℃以上）
好中球減少の程度	500/μL 未満，あるいは 48 時間以内に 500/μL 未満に減少すると予測される状態	500/μL 未満，または 1,000/μL 未満で，48 時間以内に 500/μL 未満に減少すると予想される状態

(IDSA2010，JSMO2012)

好中球減少時の発熱の原因

　一般にがん患者におけるFNのうち，固形がん患者のFNの場合，40～70％程度で感染症の存在が同定可能である[1,4]。感染以外の原因には腫瘍熱[1,5]，血栓，炎症性疾患の併存[6]，診断治療手技の影響[7,8]，輸血[9,10]・薬剤熱[11]などがある。

患者の評価～感染している臓器を詰める～

　好中球減少時の発熱を有する患者では，感染症を発症している場合でも，好中球が少ないがゆえに，症状・身体所見・検査所見が軽微・非典型的な場合が多い。よって微細な所見・非典型的な所見も有意として，その意義を拾い上げていく。

　身体診察では，化学療法後に異常の出やすい口腔内・口腔粘膜（歯肉炎や扁桃周囲膿瘍など）や，中心静脈カテーテル刺入部とその周囲，胸部聴診音（胸膜摩擦音・胸水貯留による呼吸音低下），腹部では腸蠕動音の変化や圧痛（特に右下腹部の有無→Neutropenic enterocolitis の鑑別のため），肛門周囲の異常（肛門周囲感染・膿瘍の有無），皮疹の有無（薬疹や，グラム陰性菌による壊死性病変，溶連菌などによる発疹，単純ヘルペス・水痘帯状疱疹ウイルス再活性化による水疱性皮疹など）を丹念に評価する。

感染の多い部位としては口腔内・呼吸器・腹腔内・尿路・皮膚軟部組織などがある[1]。

好中球減少状態においては一部の検査の結果が誤解を招く。

例えば好中球数が少ないために尿路感染や髄膜炎があったとしても，尿や髄液検体の鏡検で白血球がみられないこともある。

画像検査も同様で，肺炎があっても好中球減少状態で撮影された胸部単純写真ではほとんど異常が認められず，むしろCTスキャンでの検査が有効である場合も多い。

感染の原因微生物を推定・同定する

原因微生物の推定・同定はきわめて重要であり，血液培養の重要性を特に強調したい。発熱性好中球減少症患者では血液培養の陽性率が高いからである[1]。FNの原因微生物を **Table 14** に示した。

好中球減少時の感染の原因微生物で重要なのは，グラム陰性桿菌である。通常の免疫不全のない患者に起こるグラム陰性桿菌感染症の場合は，大腸菌やクレブシエラなどが問題になるが，好中球減少時には緑膿菌も問題となる。よって，第1選択薬剤には抗緑膿菌作用が必要である。

Table 14 発熱性好中球減少症と原因微生物

期　間	病原体
5日未満→細菌感染	*Pseudomonas aeruginosa* *Klebsiella pneumoniae* *Enterobacter* & *Citrobacter* spp *Staphylococcus aureus* Coagulase-negative staphylococci *Viridans* streptococci *Enterococcus* spp
5日以上→真菌感染	*Candida* spp *Aspergillus* spp

グラム陽性球菌も問題となる。いまやグラム陽性菌が原因菌のうち60〜70％を占める[12]。特に中心静脈カテーテルが使用されている場合には黄色ブドウ球菌，コアグラーゼ陰性ブドウ球菌および腸球菌などのグラム陽性球菌感染の頻度が上がる。好中球減少状態が長く続く場合には，真菌症なかでもカンジダ症やアスペルギルス症のリスクが高くなってくる。

発熱が7日以上持続する場合には，真菌症を強く疑う必要がある。ただしこれは好中球減少期間の長い血液疾患患者の場合に当てはまることが多く，多くの固形がん患者では好中球減少期間は短いため，深在性真菌症が問題となることは少ない。

発熱性好中球減少症の初期治療の選択

FNはmedical emergencyである。血液培養複数セットなどの微生物学的検体の採取後，速やかに治療を開始する（**Fig.15**）。治療の原則は，静注抗菌薬による治療である。

静注抗菌薬で治療開始する場合，通常抗緑膿菌作用を有するβラクタム系薬剤で治療を開始する。この場合，原則として静注抗菌薬での経験的治療を行う。FNの患者に対する初期治療として，抗緑膿菌作用を有するβラクタム系抗菌薬である セフェピム[13,14]，ピペラシリン/タゾバクタム[13]，イミペネム/シラスタチン[15]，メロペネム[16]などを単剤で使用する[17]。

セフタジジム[18]は従来第1選択薬のひとつに位置づけられていたが，腸内細菌科の好気性グラム陰性桿菌の同薬剤に対する耐性化が進んでいるため，自施設で検出される微生物の感受性パターンを十分に考慮したうえで，安全と判断された場合に使用する。

上記の薬剤のうちいずれを選択するかについては，考慮すべき点が複数ある。ひとつは施設における微生物の抗菌薬耐性パターンである。例えば緑膿菌の各種抗菌薬に対する感受性は医療機関ごとに異なっている。自施設のデータをもとに薬剤を選択していく必要がある。なかでも緑膿菌の各種薬剤に対する感受性は重要な情報である。

Fig.15 発熱性好中球減少症のマネジメントアルゴリズム

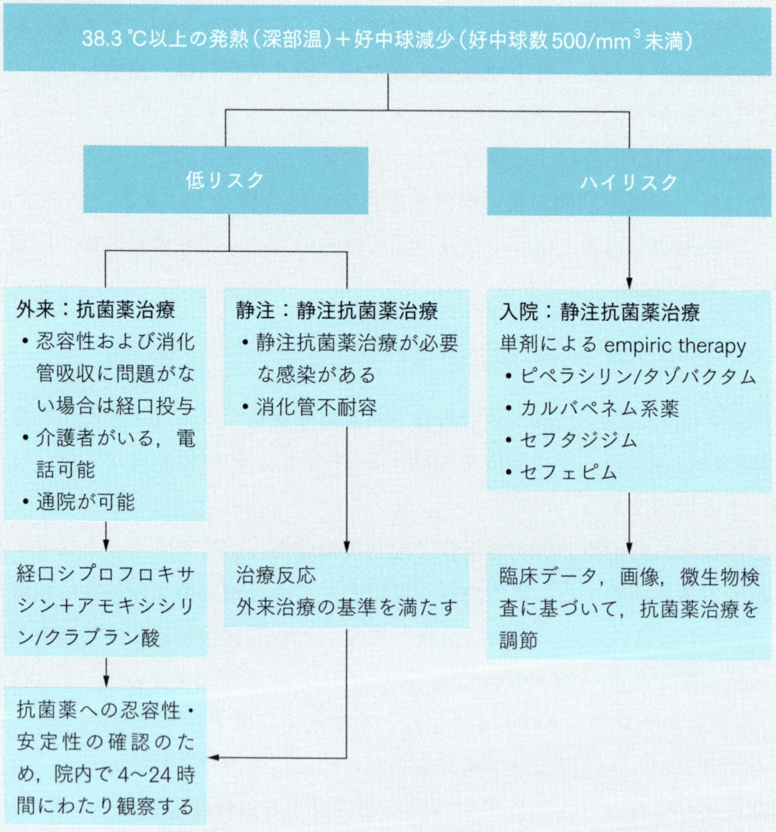

```
┌─────────────────────────────────────────────────────┐
│ 38.3℃以上の発熱（深部温）＋好中球減少（好中球数 500/mm³ 未満）│
└─────────────────────────────────────────────────────┘
                │
        ┌───────┴────────┐
     低リスク           ハイリスク
```

外来：抗菌薬治療
- 忍容性および消化管吸収に問題がない場合は経口投与
- 介護者がいる，電話可能
- 通院が可能

↓

経口シプロフロキサシン＋アモキシシリン/クラブラン酸

↓

抗菌薬への忍容性・安定性の確認のため，院内で4〜24時間にわたり観察する

静注：静注抗菌薬治療
- 静注抗菌薬治療が必要な感染がある
- 消化管不耐容

↓

治療反応
外来治療の基準を満たす

入院：静注抗菌薬治療
単剤による empiric therapy
- ピペラシリン/タゾバクタム
- カルバペネム系薬
- セフタジジム
- セフェピム

↓

臨床データ，画像，微生物検査に基づいて，抗菌薬治療を調節

（IDSA ガイドライン 2010 より一部改変）

バンコマイシンの適応

バンコマイシンはルーチンで使用する必要はない。これは抗菌薬適正使用の観点からも重要である。ただしペニシリン耐性肺炎球菌，MRSA，MRSE などの抗菌薬耐性グラム陽性球菌感染のハイリスク状態では，バンコマイシンの追加を考慮する。バンコマイシン適応の具体例には以下がある。

- カテーテル関連血流感染疑い
- ペニシリン耐性肺炎球菌や MRSA を保菌
- 血液培養でグラム陽性球菌陽性
- ショックなど血行動態が不安定

治療開始後の経過観察

治療を開始してから 3〜5 日経過後の対応

　一般に，好中球減少状態で抗菌薬を開始した場合には，治療開始後 3〜5 日後に評価を行う。

　まず FN の解熱には，そもそも 5〜7 日はかかることを認識しておく。感染のフォーカスと微生物がはっきりした場合は，それに合わせた抗菌薬に変更する。ただし，通常は末梢血好中球数≧$500/mm^3$ となって安定するまでは，抗菌薬の de-escalation は行わない。

　原因不明の発熱が 4〜7 日間の治療後も遷延しているが，好中球数が回復している場合，隠れた感染巣や非感染性の発熱要因がないかどうか再評価を行う。この時点で感染があるとすれば，身体深部の膿瘍などである。細菌感染については，この時点で末梢血好中球数は回復しつつあるので，膿瘍性病変などの形で顕在化してくることが多い。加えてカンジダなどの深在性真菌感染，単純ヘルペスウイルスなどのウイルス感染などである。

　それでも発熱原因がはっきりしない場合には，本項で述べたように要因は薬剤熱や全く原因のわからない不明熱のいずれかであることがほとんどである。これらの病態の予後はおおむね良好であり，抗菌薬の変更や中止，あるいは自然経過の中で解熱することが多い。

　よって末梢血好中球数が>$500/mm^3$ となって，4〜5 日経過しているならば抗菌薬を終了し，慎重に経過を追うことも可能である。好中球数がここまで回復していれば，感染症の存在を極度に恐れる必要はない。

原因不明の発熱が 4〜7 日間の治療後も遷延しており，好中球数回復がすぐには見込めない場合

　この場合，まずは見逃している細菌感染がないかどうか再評価が必要にな

るのは当然のこととして,カンジダ症やアスペルギルス症などの深在性真菌症の存在を疑って,診療を行う。なかでもアスペルギルス症をはじめとした糸状菌感染を早期に発見し,治療開始することは患者予後の観点からきわめて重要である。

　なお,このような場合の真菌症(疑い)へのアプローチとしては,①経験的な抗真菌薬の投与(empiric therapy),②β-Dグルカン,galactomannanなどの生物学的指標がある一定の条件を満たして陽性となった場合に開始する先制攻撃的治療(pre-emptive therapy),③β-Dグルカン,galactomannanなどの生物学的指標とCT検査を組み合わせて行い,真菌症を疑うに足る一定以上の所見が得られれば治療を開始する(early presumptive therapy),④臓器所見および微生物学的確証が得られたところで治療開始する(definitive therapy),の4つの戦略が存在する。現実には各施設において,このうちいずれかを各施設の状況に合わせて行うのが一般的である。

　侵襲性肺アスペルギルス症(invasive pulmonary aspergillosis;IPA)は血液疾患や移植後などの免疫抑制状態,特に好中球減少状態で発症しやすい肺感染症である。原因微生物は糸状菌の一種である*Aspergillus*である。IPAの早期診断には胸部CTスキャンがきわめて有用である。

　いわゆるhalo sign, air crescent signなどは,IPAに特徴的な所見であり[19],胸部CTスキャンでこれらの所見を確認できれば,侵襲性の肺真菌症としてアプローチしていくことが可能となる。一般に,IPAは早期に診断し,治療を開始する方が予後がよいとされている[20]。そのためにはCTで特徴的な所見を早期に検出して,治療を開始することが重要である。

　具体的には,IPAのハイリスク患者が遷延するFN状態や,好中球減少時に再度の発熱をきたした場合は早期に胸部CTを施行する。そこでhalo signを確認することができれば,IPA発症後の早い段階で治療を開始することができる。

　しかし,発症後ある程度時間が経過してしまうと(目安は7日間),halo signの出現頻度は低くなり,むしろ非特異的な陰影の出現頻度が高くなる。Air crescent signは特徴的ではあるが,この所見がみられやすいのは発症

から時間が経過し,好中球が回復過程に入る頃である。これはCTのタイミングが遅れると,CT上非特異的な所見のみられる頻度が高いために臨床家の判断を迷わせるばかりでなく,抗真菌薬の開始も遅れてしまい,結果として患者予後の改善につながりえないことがあることを示している。

〈大曲貴夫〉

Reference

1) Toussaint E, Bahel-Ball E, Vekemans M et al : Causes of fever in cancer patients (prospective study over 477 episodes). Support Care Cancer 14 : 763-769, 2006
2) Chang JC : How to differentiate neoplastic fever from infectious fever in patients with cancer : usefulness of the naproxen test. Heart Lung 16 : 122-127, 1987
3) Chang JC, Gross HM : Utility of naproxen in the differential diagnosis of fever of undetermined origin in patients with cancer. Am J Med 76 : 597-603, 1984
4) Kamana M, Escalante C, Mullen CA et al : Bacterial infections in low-risk, febrile neutropenic patients. Cancer 104 : 422-426, 2005
5) Dinarello CA, Bunn PA, Jr : Fever. Semin Oncol 24 : 288-298, 1997
6) Klastersky J, Weerts D, Hensgens C et al : Fever of unexplained origin in patients with cancer. Eur J Cancer 9 : 649-656, 1973
7) Le Roux P, de Blic J, Albertini M et al : Flexible bronchoscopy in children. Experience at French centers of pediatric pneumology. Rev Mal Respir 21 : 1098-106, 2004
8) Scharfe T, Alken P, Muller ST et al : Percutaneous litholapaxy. Indications and limitations of the technique in complex nephrolithiasis. Arch Esp Urol 43 : 311-318, 1990
9) Ezidiegwu CN, Lauenstein KJ, Rosales LG et al : Febrile nonhemolytic transfusion reactions. Management by premedication and cost implications in adult patients. Arch Pathol Lab Med 128 : 991-995, 2004
10) Henderson RA, Pinder L : Acute transfusion reactions. N Z Med J 103 : 509-511, 1990
11) Mackowiak PA, LeMaistre CF : Drug fever : a critical appraisal of conventional concepts. An analysis of 51 episodes in two Dallas hospitals and 97 episodes reported in the English literature. Ann Intern Med 106 : 728-733, 1987
12) Viscoli C, Castagnola E : Treatment of febrile neutropenia : what is new? Curr Opin Infect Dis 15 : 377-382, 2002
13) Bow EJ, Rotstein C, Noskin GA et al : A randomized, open-label, multicenter comparative study of the efficacy and safety of piperacillin-tazobactam and cefepime for the empirical treatment of febrile neutropenic episodes in patients with hematologic malignancies. Clin Infect Dis 43 : 447-459, 2006
14) Tamura K, Matsuoka H, Tsukada J et al : Cefepime or carbapenem treatment for febrile neutropenia as a single agent is as effective as a combination of 4th-generation cephalosporin+aminoglycosides : comparative study. Am J Hematol 71 : 248-255, 2002
15) Cherif H, Bjorkholm M, Engervall P et al : A prospective, randomized study comparing cefepime and imipenem-cilastatin in the empirical treatment of febrile neutropenia in patients treated for haematological malignancies. Scand J Infect Dis 36 : 593-600, 2004

16) Feld R, DePauw B, Berman S et al : Meropenem versus ceftazidime in the treatment of cancer patients with febrile neutropenia : a randomized, double-blind trial. J Clin Oncol 18 : 3690-3698, 2000
17) Freifeld AG, Bow EJ, Sepkowitz KA et al : Clinical practice guideline for the use of antimicrobial agents in neutropenic patients with cancer : 2010 update by the infectious diseases society of america. Clin Infect Dis 52 : e56-93, 2011
18) Mustafa MM, Carlson L, Tkaczewski I et al : Comparative study of cefepime versus ceftazidime in the empiric treatment of pediatric cancer patients with fever and neutropenia. Pediatr Infect Dis J 20 : 362-369, 2001
19) Kuhlman JE, Fishman EK, Siegelman SS : Invasive pulmonary aspergillosis in acute leukemia : characteristic findings on CT, the CT halo sign, and the role of CT in early diagnosis. Radiology 157 : 611-614, 1985
20) Caillot D, Casasnovas O, Bernard A et al : Improved management of invasive pulmonary aspergillosis in neutropenic patients using early thoracic computed tomographic scan and surgery. J Clin Oncol 15 : 139-147, 1997

C　基礎疾患を有する患者の発熱診療を考える

2 リウマチ性疾患患者の発熱

　リウマチ性疾患でみられる発熱は原疾患による発熱，日和見感染や偶発的な感染症による発熱，薬剤熱に分けられる。
　診断には確率判断も重要で起こりやすい時期や状況がある。原疾患の発熱のしやすさ，疾患コントロール状態，ステロイドの量と投与期間，免疫抑制剤併用の有無と種類，様々な併用薬剤開始の時期，炎症のフォーカス，感染症予防投与の有無が参考になる。

発熱しやすい疾患と発熱しにくい疾患

　原疾患ごとに発熱のしやすさは異なる。無治療で38℃を超える発熱をしばしばみる疾患としては，全身性エリテマトーデス（SLE），皮膚筋炎・多発性筋炎，血管炎症候群，成人スティル病，ベーチェット病，痛風，偽痛風，再発性多発軟骨炎である。リウマチ性多発筋痛症（PMR）は発熱をみる頻度は多いが，ほとんどが37℃前後の微熱にとどまる。
　発熱が比較的低い頻度で生じる疾患は自己免疫性肝炎，混合性結合組織病，サルコイドーシス，血清反応陰性脊椎関節症，シェーグレン症候群である。
　通常発熱の原因にならないのは強皮症，IgG4関連疾患，抗リン脂質抗体症候群である。またSLEを除けば発熱時にはCRP上昇を伴う。

頻繁に発熱する疾患

全身性エリテマトーデス

　無治療のSLEでは高熱をしばしば認めるが，通常は発熱以外の症状や検査異常を伴っているのでSLEの診断は容易である。随伴症状として多いの

は皮疹，関節痛，胸膜炎，心膜炎，血球減少，低補体血症，抗dsDNA-IgG抗体陽性などである。

胸膜炎，心膜炎などの漿膜炎を合併しない限りCRP上昇はみられず，CRP上昇を伴わない発熱はSLEらしいといえる。

SLEでは様々な臓器障害や血球異常に対してステロイド治療がなされるが，多くの症例で中等量～大量ステロイド〔プレドニゾロン（PSL）0.8～1mg/kg/day：40～60mg〕が使用される。SLEの場合，発熱を抑えるのに必要と思われるステロイド量はPSL 20～30mgであり，臓器障害の治療で使用される量よりは少ない。したがって治療開始と同時に速やかに解熱し，発熱が遷延することは稀である。

皮膚筋炎・多発性筋炎

皮膚筋炎，多発性筋炎でも発熱をみることがある。抗Jo-1抗体に代表される抗アミノアシルt-RNA合成酵素抗体症候群（抗ARS抗体症候群）ではしばしば高熱を伴う。

抗ARS抗体症候群は間質性肺炎，レイノー現象，多発関節炎を高率に合併しmechanic's handと呼ばれる手指先端指腹の角化を特徴とし，発熱は約80％の症例にみられる[1]。

抗ARS抗体は最近，保険収載もされた。この検査は抗Jo-1抗体の他，抗PL-7抗体，抗PL-12抗体，抗EJ抗体，抗KS抗体を測定できるため，現在知られている主要な抗ARS抗体を検出できる検査である[2]。

筋炎でも治療開始時に使用されるステロイド量はPSL 1mg/kg/dayであり，SLEと同様に治療開始と同時に速やかに解熱する。また皮膚筋炎では悪性腫瘍の合併率が高いので，遷延する発熱は腫瘍熱も念頭に置く必要がある。

血管炎症候群

血管炎症候群も発熱の頻度が高い疾患である。血管炎は疾患ごとに侵される血管径や臓器に特徴をもち，診断の手がかりになる。血管炎は発熱，体重減少，食欲不振といった炎症に伴う非特異的な症状と，血管の炎症持続の結果，血管狭窄や閉塞が生じることによる虚血症状がある。

虚血症状が出るまでの期間は発熱のみが唯一の症状になることが多いので，しばしば不明熱の原因になる。虚血に至るまでの期間が長い血管径の大きい大血管炎ほど不明熱になりやすく，顕微鏡的多発血管炎などの小血管炎では早期に臓器症状を伴うので不明熱にはなりにくい。

　血管炎は発熱とともにCRP上昇をみるが，頭蓋内の中枢神経病変に血管炎が限局する場合は発熱があってもCRP上昇を伴わないこともある。

成人スティル病

　成人スティル病は，ほとんどの症例で高熱をみる。スパイク状の弛張熱，または間欠熱が典型的である。定型疹とよばれる発熱時のサーモンピンク疹，関節痛，フェリチン高値などの特徴が揃えば診断は容易であるが，発熱以外の症候が乏しかったり，定型疹以外の皮疹をみることもあり，典型例でない場合は診断に難渋することも多い。

　白血球増多にフェリチン著明高値（>5,000 ng/mL）を伴えば，成人スティル病を強く示唆する所見である。この疾患は通常の大量ステロイド（≒PSL 1 mg/kg/day）では十分な治療効果が得られず，最大PSL 2 mg/kg/day程度の超大量ステロイドをしばしば必要とする。

リウマチ性多発筋痛症

　PMRは高齢者に多く，大関節近傍の滑液包を中心に炎症が生じる疾患である。臨床症状としては近位筋の筋痛，関節痛が主体となる。

　約80％の症例で発熱をみるが，39℃を超えるような高熱になることは少ない。高熱をみる場合には，側頭動脈炎の合併を考慮する必要がある。

ベーチェット病

　ベーチェット病も高熱が出ることがある。口内炎，陰部潰瘍，結節性紅斑などの症状と共に発熱をみる。PSL 20〜30 mgの短期間ステロイド治療で軽快する。

痛風

痛風は長期の高尿酸血症を背景として，関節に尿酸結晶が沈着し関節炎を起こす疾患である。典型的には「痛風発作」とよばれる突然の単関節炎でしばしば発熱を伴う。

第1 MTP関節が好発部位であるが，足や膝にもしばしば関節炎を生じる。高尿酸血症が持続すると持続的関節炎や多発関節炎に移行し，ときに敗血症を疑うほどの高熱となることもある。

発作時の血清尿酸値は低下する傾向があり，正常値であっても痛風発作を否定する材料にならない。関節液で尿酸結晶を証明できれば診断が確定する。NSAIDsやステロイド関節内注射，ステロイド内服で解熱と関節炎の鎮静化が得られる。

偽痛風

偽痛風は高齢者の単関節炎をみたときに，まず鑑別に挙がる疾患である。膝関節，手関節，足関節，肘関節などが好発部位で関節症状と共に発熱をみることが多い。

稀に39℃を超える高熱になると，重症感染症との鑑別が必要とする。また多発関節炎になることもある。関節X線所見で膝関節半月板，三角靱帯，恥骨結合，股関節などの軟骨石灰化を傍証として，関節液でピロリン酸カルシウム血症を証明できれば確定であるが，一部の症例では化膿性関節炎合併もあるため，グラム染色や関節液培養も同時に行う。

また特殊な偽痛風で環軸椎関節炎を起こすCrowned dens症候群があり，発熱と頭痛で髄膜炎と誤診されやすい（「V章 D-12. 髄膜炎とCrowned dens症候群と深頸部感染症」を参照）。項部硬直とは違って首の回旋制限も生じることが特徴であり，環軸椎にフォーカスをあてたCTスキャンで診断可能である。

再発性多発軟骨炎

再発性多発軟骨炎は耳介軟骨炎，鼻軟骨炎，関節炎，眼病変，気管・気管支軟骨炎などを特徴とする稀な疾患である。40～81％と高い頻度で発熱をみる[3]。

ステロイド治療が奏功するが，ステロイド減量と共にしばしば再燃し治療に難渋する．

ときに発熱をみる疾患

自己免疫性肝炎

自己免疫性肝炎は多くが慢性肝炎であり，自覚症状に乏しくルーチン検査で肝機能異常として見つかることが多いが，ときに急性肝炎で発症し発熱や関節痛などが生じることがある．

混合性結合組織病

混合性結合組織病は，レイノー現象や末梢循環障害などの強皮症様症状を中心としたオーバーラップ症候群である．病初期にはSLE様症状が前面に出ることが多く，発熱をきたしやすい．厚生省研究班の統計では約21％の混合性結合組織病患者で発熱をみたとしている．

38℃以上の発熱が持続するときには重症と考えるべきで，臓器障害としては肺病変，中枢神経病変，血液障害や血管障害を伴っている場合が多い．

サルコイドーシス

サルコイドーシスは全身の肉芽腫性疾患であらゆる臓器に病変をつくるものの，発熱は比較的少ない症状である．全国統計によれば発熱は6.1％と報告されていて[4]，微熱にとどまることが多いものの例外的に高熱を生じることがある．

血清反応陰性脊椎関節症

血清反応陰性脊椎関節症には乾癬性関節炎，強直性脊椎炎，反応性関節炎，腸炎性関節炎など様々な疾患が含まれる．

これらは脊椎関節炎や仙腸関節炎，腱付着部炎などの筋骨格症状をしばしば起こすものの，一般的には潜行性に生じる慢性関節炎であり発熱の頻度は高くない．強直性脊椎炎は本邦では有病率0.0065％と稀な疾患である．初期の比較的炎症が強い時期を中心に，2.7％で発熱を認めたとする報告がある．

乾癬は10〜30%に関節炎を合併し，乾癬性関節炎（皮膚科領域では関節症性乾癬）とよばれる。関節炎は慢性経過をとることが多く，関節炎そのものは発熱の原因にはなりにくい。乾癬の皮疹は尋常性乾癬，膿胞性乾癬，乾癬性紅皮，滴状乾癬に分類される。症例の90%を占める尋常性乾癬では発熱はほとんどないが，膿胞性乾癬や乾癬性紅皮症ではしばしば発熱する。

　反応性関節炎では尿道感染後や細菌性腸炎後，または泌尿器でのBCG療法後の1〜3週間で左右非対称の少数大関節炎を認める。比較的急性発症で発熱をみることもある。50〜80%のHLA-B27陽性患者では脊椎関節炎を起こしやすい。

　溶連菌感染後に発熱，関節炎を起こすこともあり，溶連菌感染後反応性関節炎といわれる。リウマチ熱の亜型と考えられていてHLA-B27との関連はみられない。潰瘍性大腸炎やクローン病に末梢性関節炎や脊椎関節炎を合併することがあり，腸炎性関節炎と呼ばれる。炎症性腸疾患はしばしば発熱をみるがしばしば不明熱の原因にもなる。

シェーグレン症候群

　シェーグレン症候群は慢性の涙腺炎と唾液腺炎を主体とする疾患であり，発熱は少ない。ただし，自己免疫性の機序で急性の両側唾液腺炎が生じて発熱を伴うことがある。

　片側の場合は唾液流出障害に合併した化膿性唾液腺炎を鑑別する。シェーグレン症候群ではリンパ増殖性疾患が合併し，約5%に悪性リンパ腫を合併することがある。

　また全身の反応性リンパ節腫脹と発熱が生じる偽性リンパ腫という病態もあるがこれはMALTなどの低悪性度リンパ腫とする意見もある。

通常発熱しない疾患

強皮症

　強皮症は全身の線維化が主体の非炎症性疾患であるので，原疾患による発熱はないと考えてよい。比較的稀ではあるが，血栓性血小板減少性紫斑病やANCA関連血管炎などを合併すれば発熱をみる可能性がある。

IgG4 関連疾患

IgG4 関連疾患は炎症性疾患でないと考えられ，典型的には発熱も炎症反応上昇もみられない．ただし後腹膜線維症/炎症性大動脈瘤では，発熱やCRP 上昇の報告がある[5]．

多発性のリンパ節腫脹を認めリンパ節の生検組織で IgG4 陽性細胞をみたときは，IgG4 関連リンパ節炎が疑われるが，この場合には多中心性キャッスルマン病（multicentric castleman disease；MCD）を鑑別しなければならない．MCD のリンパ節組織も IgG4 陽性細胞が多いことがあり，生検組織では鑑別困難である．MCD は IL-6 産生による CRP 上昇，高γグロブリン血症を特徴とする．

抗リン脂質抗体症候群

抗リン脂質抗体症候群は約半数が SLE と合併，残りの半数が原発性である．原発性抗リン脂質抗体症候群で発熱は稀であるが，劇症型抗リン脂質抗体症候群などで臓器が梗塞に陥れば，発熱が生じることがある．

ただし，この場合は発熱よりも臓器不全が前面に出るであろう．

治療開始からの時期と免疫抑制剤による鑑別

免疫抑制剤の種類と量，治療開始からの期間により発熱の原因頻度が違ってくる．

大量ステロイドによる治療が行われている場合

全身性エリテマトーデス，皮膚筋炎/多発性筋炎などのリウマチ性疾患ではしばしば PSL 50〜60mg 以上の大量ステロイドが使われる．ステロイドの治療対象は罹患臓器に生じた炎症であるが，発熱という観点でみると，前述のとおり臓器障害の治療量でほとんどの発熱は抑えられる．

したがって，ステロイド治療開始後に発熱をみることは少ない．ただし例外はある．内服ステロイド薬のバイオアベイラビリティは高く，ほぼ 100％であるので，原則として内服（または経管）で投与する．

ところがネフローゼ症候群などで腸管の浮腫があるときには吸収能が低下し，期待される治療効果が得られなくなっていることがある．この場合は，一時的にステロイドを点滴静注に変更する．内服と点滴静注のステロイド換算は，一定の基準がないものの点滴静注時にはおよそ1.5倍量を分2で投与する．

　初期のステロイド治療は寛解導入の期間として2～4週間継続し，その後漸減する．治療開始から早期の発熱は，日和見感染も少ないので薬剤熱を第一に考える．

　およそ大量ステロイド開始1カ月前後から日和見感染のリスクが高くなってくる．頻度が多いのは，サイトメガロウイルス（CMV）再活性化やニューモシスチス肺炎（PCP）である．CMV再活性化は肝障害や血小板減少を指標にしてCMV抗原（antigenemia）でモニタリングすれば発熱に至る前に発見が可能である．

　しかし，診断が遅れるとCMV肺炎にまで至り高熱が生じうる．CMV感染はしばしば消化管病変として胃潰瘍や腸炎，口腔内潰瘍をみることがある．消化管病変ではアンチゲネミアはしばしば陰性であり，感染否定の材料にならない．

　PCPはST合剤の予防投与が行われていればまず生じないが，予防投与がない場合は高い頻度で生じる．ST合剤はアレルギーが多いため，ペンタミジン吸入やアトバコン，レクチゾールで代用されることも多いが，これらの薬剤ではPCPに対する予防効果がやや落ちる．

　また，ST合剤は細胞性免疫不全で問題となるグラム陰性桿菌，グラム陽性球菌，ノカルジア，レジオネラ，リステリアなどもカバーするので長期大量のステロイド治療時にはなるべく投与しておきたい予防抗菌薬であり，アレルギーが生じても減感作療法を行い積極的に投与する方がよい．

　その他の日和見感染症としてはカンジダ食道炎，帯状疱疹（ときに汎発性），ノカルジア感染，結核，非結核性抗酸菌症も経験する．日和見感染はシクロホスファミド，シクロスポリン，タクロリムス，メトトレキサート，ミコフェノール酸モフェチルなどの免疫抑制剤との併用があると頻度が増

え，必発と考えて対処する。

日和見感染の頻度は PSL 20mg 以下では減少する。この時期の日和見感染はステロイドのみの治療では少ないが，免疫抑制剤の併用下では生じることがある。ST 合剤の予防投与中止も検討可能であるが，免疫抑制剤併用の場合には慎重になる方がよい。さらに原疾患の再燃による発熱も再び考慮する必要も出てくる。

Clostridium difficile 感染症は，免疫抑制治療中でもしばしばみる感染症である。寛解導入治療中，ステロイド漸減過程，維持治療のどの段階でも起こりうるため免疫抑制の強さよりも，抗菌薬使用や感染予防策徹底度の方が影響が大きい。

プロトンポンプ阻害薬使用，高齢者，低栄養，長期入院などが危険因子になるが，リウマチ性疾患で入院加療中の患者の多くが複数の危険因子をもつことになる。抗菌薬投与中に下痢，発熱，腹痛という典型的な経過ならば，疑うのは容易であるが，発熱のみ，血便，腸閉塞，無症状で WBC/CRP 上昇のみなど，非典型的な症候で発症することが稀ではないので，免疫抑制治療中の発熱や炎症反応上昇，腹部症状をみたら必ず鑑別に挙げるべきである。

2013 年よりリツキシマブが多発血管炎性肉芽腫症と顕微鏡的多発血管炎に使用できるようになった。今後，ステロイドとリツキシマブで治療する機会が増えると思われるが，B 型肝炎ウイルスの再活性化には注意する必要がある。

リツキシマブは悪性リンパ腫の治療で使われてきた薬剤であるが，B 型肝炎既感染パターンの患者においてリツキシマブとステロイドの併用で 12〜23.8％と高い割合で HBV 再活性化がみられたため，注意が喚起されるようになった。今後注意していかなければならない感染症である。

中等量以下のステロイド治療が行われる場合

　PMR では PSL 15～20 mg で治療が開始され，症状改善後は漸減を行う。ベーチェット病や痛風，偽痛風では PSL 30 mg 程度のステロイドを 1～2 週間の短期間使用することがある。

　大量投与であっても 2～3 週間以内に漸減中止される場合や，PSL 20 mg 以下のステロイドのみで治療する場合には日和見感染はほとんど生じない。薬剤性，偶発的な感染症，原疾患コントロール不良を鑑別する。

関節リウマチの場合

　関節リウマチの治療は近年メトトレキサート（MTX），生物製剤が中心となった。免疫抑制が強くなることに伴い以前はほとんど問題にならなかった日和見感染が生じるようになった。

　関節リウマチの治療は他のリウマチ性疾患とは違い，寛解導入されても薬剤を漸減中止をできることは少なく，同じ免疫抑制治療が継続されるため，日和見感染が治療開始から期間には関係なく感染症が生じる。むしろ結核や PCP などに対する予防投与がなされているかの方が診断には重要である。

　肺病変を伴う発熱は，最も頻度が高く鑑別すべき病態が多い。MTX などによる薬剤性肺炎，PCP，リウマチ性間質性肺炎，細菌性肺炎などである。

　MTX による薬剤性肺炎は薬剤アレルギーであるため，治療開始後 2 年以内に起こることがほとんどである。この時期を超える場合には MTX 増量や腎機能障害が進行など，MTX の薬効が増強しやすい状況以外では，頻度は極端に減る。

　PCP はステロイド治療中のリウマチ性疾患患者と同様に ST 合剤などの予防投与がされている場合はまず起きないが，予防投与をされていない場合にはしばしば経験する。

　HIV 感染に合併するニューモシスチス肺炎と違い，菌体量は少なく菌に対する過敏性肺炎の要素もあるため，CT 像上は薬剤性肺炎に類似しており，β-D グルカンや気管支鏡検査を行わないと鑑別できない。

そのため，治療もST合剤に加えてステロイドも併用されることが多い。リウマチ性間質性肺炎で発熱を伴いやすいのは，比較的急性の経過をとる器質化肺炎である。器質化肺炎はCTでは細菌性肺炎との鑑別が困難であることもあり，喀痰や呼吸器症状が乏しく菌が検出されないことや抗菌薬が効かないこと，気管支鏡検査の結果などを併せて判断する。細菌性肺炎は偶発的な感染症のこともあれば，誤嚥性肺炎のこともある。

また，関節リウマチではしばしば非結核性抗酸菌症に類似する細気管支炎や気管支拡張症をみる。緑膿菌などの細菌が定着すると，気管支炎や肺炎を繰り返しやすい。さらに関節リウマチ患者も高齢患者が増加しており，誤嚥性肺炎も増えている。

もともとある蜂巣肺に細菌性肺炎が合併すると，CTでわずかに蜂巣の隔壁肥厚のみしか変化がわからないこともある。症状とCRPなどの炎症反応を目安として抗菌薬治療を行う。リウマチ性間質性肺炎の増悪と誤診してステロイド増量を行うと，かえって悪化してしまうので注意が必要である。

結核はインフリキシマブが発売された当初は頻発したが，ツベルクリン反応やクオンティフェロンでスクリーニングを行い，潜在性結核例に対して6～9カ月のイソニアジド（INH）予防投与が行われるようになってからは激減した。しかし発症がないわけでない。自験例でも肺結核の既往がある患者にINH予防投与を6カ月行い，MTXと生物製剤で治療を行っていたが，生物製剤導入4年で肺結核を発症した。

生物製剤によるB型肝炎の再活性化が問題になっている。通常治癒と判定されるHBs抗体陽性の患者の治療中に，B型肝炎ウイルスの再活性化（HBV-DNA検出）が起こることが知られるようになった。

リウマチ患者における再活性化率は2～5％とされており，治療前のB型肝炎のスクリーニングと，HBc抗体陽性の既感染例でのHBV-DNAのモニタリングが必要であり，再活性化をみたら速やかに核酸アナログ製剤を投与するというガイドラインが出されている。再活性をみたときに慌てて免疫抑制治療をやめてしまうと，劇症肝炎活発につながり禁忌である。

炎症フォーカスの考え方

熱性疾患の治療で炎症のフォーカスを特定することは，基本的かつ重要な事項であり，これはリウマチ性疾患にも当てはまる。

自己免疫疾患には橋本甲状腺炎のように器官特異的な自己免疫疾患と全身性エリテマトーデス，混合性結合組織病，皮膚筋炎など，器官非特異的な自己免疫疾患がある。

また複数の自己免疫疾患が合併することもある。臓器特異的自己免疫疾患ではフォーカスが絞りやすいが，非特異的自己免疫疾患では疾患毎に主に侵される臓器に特徴的なパターンがあるものの，本質的にはリンパ球やマクロファージなどの免疫担当細胞の活性化による多臓器の炎症が同時に生じるため，フォーカスとしては捉えにくくなる。

また，血管炎などの全身に分布する組織をターゲットとする疾患もフォーカスが絞りにくい。

関節リウマチは全身の関節に炎症が生じる自己免疫疾患である。未治療またはコントロール不良の関節炎があるときに発熱を生じることをしばしば経験する。

関節の炎症は自覚症状としての関節痛，視診や触診による腫脹・圧痛などで容易に捉えられることが多い。しかし発熱が関節リウマチによるものとわかりにくい場合もある。

関節炎（滑膜炎）は超音波でみると滑膜肥厚と新生血管の増生，周囲の浮腫や関節液貯留を認めるが，関節滑膜の肥厚や新生血管の増生だけでは関節腫脹を理学所見では捉えにくい。

その場合は圧痛の有無が活動性関節炎の唯一の指標になるが，疼痛の感受性は個人差が大きく，炎症があっても圧痛をほとんど訴えない場合もあり，活動性関節炎なしと判断してしまう。肩や股関節など大関節炎を伴えば発熱しやすいが，これらの大関節は厚い軟部組織に覆われているため，理学所見で腫脹を捉えることは困難である。このようなときは関節炎が原因であっても，不明熱とされることがある。

PMRは近位筋筋痛を主症状とする疾患であるが，ときに疼痛を訴えないことがあり，不明熱になりうる。

　関節リウマチやPMRの活動性有無について判断に迷うときは超音波検査（習熟が必要），MRI，FDG-PETの所見が参考になる。理学的所見で炎症が明らかでない場合もこれらの検査で炎症ありと判断できる場合が多い。

鑑別困難なときに考えること

　十分な免疫抑制治療が行われていて，感染症の合併も否定的で，発熱の原因がわからないことがある。このときに，必ず一度は考えなければならないのは「ステロイドの退薬」である。患者自身によってステロイドを全く飲んでいないこともあれば，部分的に減量している場合もある。

　患者がステロイドの副作用を強く気にしている場合に起こりやすい。疑わしい状況であれば，看護師や家族の目の前での服薬を確認してもらう，または一度点滴静注にして確実に体内にステロイドを入れてみる必要がある。

　ただ，そのような状況では患者の主治医の信頼が十分でないことも多いため，あまり露骨に確認すると信頼関係が傷つきやすい。慎重な対処が必要である。

　またステロイド長期使用後に漸減中止された場合，数カ月の間は相対的副腎不全になっており，平常時には問題にはならないが，感染症などの発熱ストレス時には内因性ステロイドの追加分泌が行えず，高熱や意識障害といった強い症状が生じることがある。

薬剤熱

　免疫抑制治療中には骨粗鬆症予防，日和見感染予防，胃潰瘍予防，高脂血症治療薬，血糖降下薬など様々な薬剤が使われる。大量ステロイドや免疫抑制剤の使用下では多くの薬が処方されがちである。治療中に薬剤性肝機能障害，血小板減少などを頻繁に経験する。発熱を経験することは多くないもの

の，ときにみることはある．

　膠原病患者は一般に薬剤アレルギーも起こしやすい．シェーグレン症候群，成人スティル病，全身性エリテマトーデスなどでは特に多い．

　薬剤投与を必要最小限にする常時からの努力が必要である．

　シクロホスファミドパルス療法はSLEの腎症や神経症状，重症血管炎などでしばしば行われる．グラニセトロン，メスナなどを制吐や出血性膀胱炎予防で使用することがあるが，これらによる発熱をみることはしばしばある．

　ときに39℃を超える高熱が1〜2日持続する．次のパルス治療のときにエンドキサンと補液のみの治療とすると熱が出ないことが多いので，シクロホスファミドアレルギーで継続できないと短絡的に結論を出さないことが重要である．

（狩野俊和）

Reference

1) Targoff IN：Laboratory testing in the diagnosis and management of idiopathic inflammatory myopathies. Rheum Dis Clin North Am 28：859, 2002
2) 矢冨　裕：平成26年1月より適用の新規保険収載検査項目の解説．臨床病理 62：635-637, 2014.
3) 小林茂人，秋元智博：再発性多発軟骨炎．炎症と免疫 20：86-92, 2012
4) 森本泰介，吾妻安良太，阿倍信二：2004年サルコイドーシス疫学調査．日サ会誌 27：103-108, 2007
5) Kasashima S, Zen Y：IgG4-related Inflammatory Abdominal Aortic Aneurysm, Spectrum of IgG4-related Chronic Periaortitis. Ann Vasc Dis 3：182-189, 2010

C 基礎疾患を有する患者の発熱診療を考える

3 透析患者の発熱

　日本の慢性透析患者の1年粗死亡率は9〜10％程度，5年生存率は60％程度であり，当然のことながら透析患者は基本的に重症な患者層である[1]。また，感染症が透析患者の死亡要因の20％に，透析導入1年以内の死亡原因の26％を占めること[1]，そして米国の透析患者は健常人と比べて50倍敗血症を起こしやすいという報告[2]などを鑑みると，透析患者は致死的感染症を非常に起こしやすいpopulationであることが理解できる。

　本項では透析患者の発熱の主因である感染症にフォーカスを当て，透析患者の免疫不全，対応すべき感染症について主に述べ，そのあとで透析患者特有の非感染症発熱について簡単に述べる。

　ただし，これらのポイント以外は一般人における発熱性疾患と同様の鑑別を進めればよい。ただただ致死率の高いpopulationであることを認識した上で，早急なアプローチを行うのみである。

透析治療がもたらす免疫不全

　透析患者が感染症を発症しやすく，感染症による死亡率が高いのは，免疫不全の影響である。

皮膚バリア障害

　血液透析では週3回透析治療のために，自己血管（ないしは人工血管/表在化動脈）に対して週6回針を刺す。また，透析用血管内カテーテル留置者は，常に体表皮膚と血管の交通がある状態となる。皮膚から直接血流に細菌が侵入するリスクはきわめて高い。

また，腹膜透析では腹腔内と体表が交通している状態であるため，清潔操作による腹膜透析カテーテル管理を怠ったり，体表の清拭を怠れば速やかにCAPD腹膜炎に至る。

細胞性免疫不全[3]

　自然免疫としての単球や好中球（貪食細胞）の活動性が低下し，適応免疫としてのT細胞の活動性も低下するため，基本的には細胞性免疫不全を呈する。また，ヘルパーT細胞機能低下により，インフルエンザやB型肝炎，破傷風ワクチンに対する抗体産生率が低い[4]。

　このようにして発症する感染症は免疫の不活化に伴うサイトカインの増大をもたらし，慢性的な炎症を起こすため，ひいては動脈硬化を誘発して心血管イベントを増大させ，透析患者の死亡率をさらに上昇させることが示唆されている。

その他｜自然免疫

　単球や好中球の活動性が低下は前述したが，それ以外の機能も低下しうる。Toll-like receptors（TLRs）は，ウイルスのRNA・細菌のオリゴデオキシヌクレオチドなどの病原因子に反応して，それらを排除する働きと様々なサイトカインを出す働きを持つ。

　透析患者ではこのTLRsの活性が低下している。透析患者の慢性的な尿路感染は，残腎機能の低下をもたらし，尿量低下をきたすためそれが心臓への負担を増して死亡率が悪化する[5]。

　透析患者の免疫不全はぼんやりとしたものではなく，意外と明確である。皮膚バリアの障害による菌血症やCAPD腹膜炎，細胞性免疫不全による感染症を惹起する。さらに，感染症の発症だけでなく，維持透析によるサイトカイン増大や残腎機能の低下により心血管イベントを発症させることが生命予後悪化につながるのである。

透析患者の発熱の原因 〜総論〜

透析患者の発熱に関しての first approach は健常者の発熱と変わらない。網羅的な問診と共に全身の診察をしてフォーカスを検索するとともに，インフルエンザ流行時期にはインフルエンザの鑑別も欠かせない。

ただし，一般事項に追加して，下記のことも留意する。

- ■透析方法は何か？
  血液透析なら，デバイスはシャント？　グラフト？　血管内留置カテーテル？　腹膜透析なら，透析液の混濁や腹膜透析カテーテル周囲の発赤や膿汁の分泌はない？
- ■透析に至った背景疾患は何か？
  膠原病関連であれば，現在の治療やその活動性は？
- ■熱型は？
  透析日のみに熱が出るような熱型ではないか？　そして，血流感染症の検索のための血液培養を絶対に忘れてはならない

感染症

血流感染症

透析患者は血液透析・腹膜透析に関わらず血流感染症を起こしやすい。透析導入1年目での血流感染症発症率は，血液透析患者において17.5/100人・年[6]，腹膜透析患者でも8.0/100人・年程度ときわめて高い。

また，透析患者の感染症による死亡のうち75％が菌血症であることから[7]，透析患者の発熱においては1にも2にも血流感染症を外してはならない。原因微生物としてはブドウ球菌（特にMRSA）が多く，化膿性脊椎炎などの播種性感染症や感染性心内膜炎の合併を常に考慮しなければならない。

また，前述の通り血流感染症を起こした透析患者は，新たな心血管イベントを起こしやすく，血流感染を起こさなかった透析患者と比べて半年以内の心不全発症が4.1倍，脳梗塞発症が5.5倍，末梢動脈疾患発症が3.8倍高くなる[6]。

血液透析関連デバイス感染症

一般的に透析患者の血管デバイスには動脈—静脈吻合（いわゆるシャント），動脈—静脈人工血管吻合（いわゆるグラフト），透析用カテーテル留置の3パターンがある。それぞれの菌血症発症率は，シャントが1,000透析回数中0.2回，グラフトが1,000透析回数中2.5回とされる[8]。人工血管そのものの感染に関しては，感染したグラフト部位だけを切除して再吻合する場合もあるが，感染範囲が広ければ全置換が必要となる[9]。

カテーテルには，皮膚刺入部と血管内到達部がほとんど一緒である短期留置型カテーテルと，細菌の侵入を防ぐカフ付きで，かつ皮膚刺入後に皮下を数センチ以上這ってから血管内に到達する長期留置型カテーテルがある。短期留置型では1,000挿入日あたり19.5回，長期留置型では1,000挿入日あたり1.8回発症するとされる[10]。長期留置型カテーテルの方が感染率は低いものの，やはり人工血管やシャントと比べてカテーテルの方が感染率が高い。長期留置型カテーテルの場合は，皮膚の浅い部分にのみ感染する蜂窩織炎のような場合と，血流感染のみを起こす場合がある。

皮膚に限局した感染症の場合には，洗浄や皮膚切開などのドレナージのみでカテーテルを温存しながら治療できることもあるが，炎症が広範囲の場合や菌血症を合併しているときは基本的に抜去が必要となることが多い（**Fig.16**）。

透析用カテーテル関連血流感染症については，全身抗菌薬投与＋抗菌薬ロック療法，ないしはガイドワイヤー使用下でのカテーテル交換を追加することが，全身抗菌薬投与単独よりも治療効果が高いことが示唆されている[11]。

腹膜透析腹膜炎

腹膜透析（peritoneal dialysis；PD）は腹腔内にカテーテルを挿入し，透析液を注入することで水分と毒素を体内から腹腔内に排出し，それをカテーテルを介して排泄する仕組みであり，夜間のみ間欠的に行うタイプと一日中持続的に行うタイプとがある[12]。

Fig.16
長期留置型カテーテルに生じた血流感染症

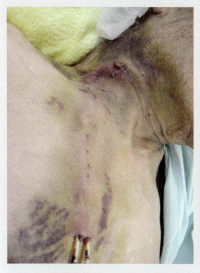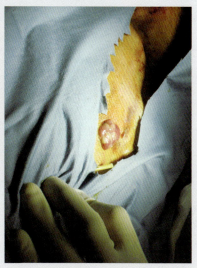

カテーテル留置部位に沿った発赤を認め(左), 抜去すると大量の膿汁が出現(右)

　皮膚バリアの障害により腹壁からカテーテルを伝わり, 細菌が腹腔内に侵入することで腹膜炎を起こす。腹痛はしばしば起こるが発熱は2～3割しか起らないのが特徴で, 腹膜透析液が濁ることで見つかることが多い[13]。

　原因菌としてはグラム陽性球菌が50％, グラム陰性桿菌が15％を占め, 培養陰性が20％程度存在する[14]。稀ながら結核・非定型抗酸菌を含む抗酸菌感染, 真菌感染などがあるので, 培養陰性の場合にはやや長時間培養をしたり, 抗酸菌培養を追加する必要がある。

　日本では0.22回／人・年の頻度で起こる[1]。反復すると腹膜透析の効率が落ちるだけでなく, びまん性に肥厚した腹膜の癒着により反復性イレウスを起こす被膜性腹膜硬化症などを生じることがある。

結　核

　透析治療は結核発症の強力なリスク因子 (**Table 15**) であり, 一般人口と比べた相対リスクは7～10倍といわれている[15-17]。糖尿病[18], 肝硬変[19], HIV

Table 15 | 結核発症の危険因子とリスク比

危険因子	一般人口と比較したリスク比
透析患者	7～10 倍
糖尿病	1.31～2.95 倍
アルコール性肝硬変	2.18 倍
C 型肝炎・肝硬変	1.18 倍
HIV 感染症全般	26～31 倍*
ステロイド使用	4.9 倍
固形腫瘍	4.69 倍
血液腫瘍（リンパ腫＋白血病）	3.22 倍

＊ただし HIV に対して ART を行うと，結核発症リスクは 80％以上下げることができる

感染者[20]，ステロイド使用[21]，固形腫瘍[22]，リンパ腫や白血病含めた血液腫瘍[23]などのリスクと比べても，透析患者はかなり濃厚な結核発症リスクを抱えていると判断すべきである。

また，透析患者の結核は肺外結核が多い[24]ため，典型的な呼吸器症状をきたさない場合があることにも留意する。

血液曝露関連感染症～特に HBV～

血液曝露関連感染症は，稀だが重要な鑑別である。透析室は他者の血液曝露が起こりやすい環境である。B 型肝炎ウイルスをもつ透析者の血液で汚染されると，容易に B 型肝炎のアウトブレイクが生じる。B 型肝炎アウトブレイクの報告のうち最も頻度の高いものは血液透析室関連である[25]。

B 型肝炎の他にも C 型肝炎，HIV，HTLV-1 など重要なウイルスはあるが，B 型肝炎は少量の血液で曝露しやすく，劇症化すれば致死的になるため，重要なウイルスとして記載した。また予防策も重要であり，まずはワクチンによる予防と接触感染対策の遵守が必須である。

非感染症

膠原病

　透析患者に新たに発症しやすい膠原病については，特に明確な報告はない。しかし，透析に至った背景疾患として重要なものとして，全身性エリテマトーデス（SLE）や血管炎（特に ANCA 関連血管炎）は発熱を生じうる。
　しかし，実はこれらの疾患は透析に移行してからの活動性が下がることが多く，再燃の頻度も減ることが示唆されている。

全身性エリテマトーデス

　透析に移行した患者における SLE の活動性を報告した論文の systematic review では，24 本中 15 本の論文で透析導入後の SLE 活動性の低下を示していた[26]。特に透析導入 1 年以降に活動性が低下する症例が多く，その要因は透析治療に伴う尿毒症の改善による免疫不全状態の改善や，肺での貪食機能の回復により免疫複合体が除去されることが関連しているとされる。flare-up する症例は散見されるが，そういった症例は透析導入時の SLE 活動性が高い症例がほとんどである。
　また，非透析患者と比べて抗リン脂質抗体をより誘発しやすく[27]，それに伴う血栓イベントやシャント閉塞をきたしやすい。

血管炎

　ANCA 関連血管炎は急速進行性糸球体腎炎を起こし，透析移行率の高い疾患のひとつである。再燃率は日本の報告では 18 カ月で 19％程度[28]，EU 諸国では 18 カ月で 13〜15％程度とされ[29]，PR3-ANCA 陽性の方が MPO-ANCA 陽性よりも再燃率が高いとされる[30]。
　一方で，透析移行してからの再燃はそれほどきたしづらい。非透析患者の再燃率は 0.20/人・年である一方，慢性透析患者の再燃率はその半分以下の 0.08/人・年であるという報告もある[31]。
　透析移行後の SLE や ANCA 関連血管炎患者において再燃率が低いことは

知っておいてよいだろう。ただし，個別の患者において発熱の事象が元々の膠原病の再燃か否かを判断するに対して，慎重な判断が必要であることはいうまでもない。

腫瘍

透析患者は健常人よりも腫瘍を発症しやすいことが知られており，特に腎泌尿器系腫瘍のリスクが上昇するとされるが[32]，これそのものが発熱と関連しうるかどうかは不明確である。

若年透析者においてリンパ腫が発症しやすくなるという報告もあるが[33]，透析患者が不明熱化した際に腫瘍が原因か否かを考える戦略は，"Tissue is issue"という意味合いで非透析者とそれほど変わらないだろう。

その他｜血液透析患者特有の発熱

血液透析に関連した機材や投与薬剤は，それ自体が発熱の原因になりうる。透析時のみに発熱を起こすことが特徴であり，このような発熱パターンが出現した場合には下記を強く疑って対応する必要がある。

ダイアライザーに対する反応

ダイアライザーに対するアレルギーに関しては，呼吸苦・血圧低下・などの重篤な症状を呈するType A，軽度の嘔気や頭痛・胸痛などを起こすType Bに分かれる[34]。

Type Aの原因は主に透析機材の消毒に用いられるエチレンオキサイドが原因といわれ，Type Bの原因は補体の活性化によるものとされる。透析中（主に透析直後からはじまり透析後に消失する）に生じた全身徴候の一環として発熱を生じ，透析ごとに繰り返す可能性がある。

他の疾患を除外した上でダイアライザーに対する反応が疑われる場合には，ダイアライザーの変更をすることで再発を予防できる。しかし，気道狭窄などの強いアナフィラクトイド反応が出た場合には，回収した血液を体内に戻すことなく透析を終了しなければならない。

Pyrogenic reaction

 主にグラム陰性菌が産生する微量なリポサッカライドが透析液のなかに混入し,透析中に体内に侵入することで生じる発熱であり,精査をしても菌血症が証明されないものを指す。透析液内に菌体がいないか死滅していたとしても,発熱物質のみの侵入で発熱は生じうる。

 1990年代後半の米国の透析施設の調査では21％の施設で1例以上のpyrogenic reactionの発症報告があり[35],患者1人あたり0.5〜12％程度とする報告もある[36]。高流量透析やダイアライザーの再利用,透析機材の劣化などが原因とされている。

 一般的に透析室の衛生状態は厳重に管理されているが,発熱が続き原因が不明の場合は,透析液に関わる衛生環境や透析機材の劣化を再確認すべきである。

そのほかの透析関連薬剤に対する反応

 透析中は,ダイアライザーの目詰まりを予防するためにヘパリンや低分子ヘパリン,メシル酸ナファモスタットなどを使用するが,これらに対する反応により熱が出る報告もある[37, 38]。すべての薬剤は「薬剤熱」を起こしうるという思考過程が重要である。

熱源・炎症としての報告はあるが,やや微妙なカテゴリー

Malnutrition, Inflammation, and Atherosclerosis syndrome（MIA症候群）

 MIA症候群は透析患者特有の慢性炎症である。腎臓によるクリアランスの減少に伴うサイトカイン上昇や,透析膜・透析回路などの異物により免疫系の賦活化が起こり,体内で炎症が持続するとともに低栄養,動脈硬化の進展をもたらす。長期的で持続する炎症が,低栄養と動脈硬化進展に伴う心血管死亡率の増加につながる[39]。重要な疾患概念ではあるが,これ自体が発熱を起こすかどうかはかなり微妙である。

 「発熱はしないし状態は良好だが,CRPのみが軽度上昇している透析患者について,精査をしたほうがよいか？」というコンサルテーションに対して,不明熱の鑑別疾患や本項で述べた熱源をある一定調べた上でそれでも原因不

明の場合に，この病名は免罪符となることがしばしばある。

透析アミロイドーシス

　日本からの報告として，20年以上の長期透析者に起こった38℃台の発熱・貧血，炎症反応高値（CRP 14 mg/dL台）にて精査したところ，ガリウムシンチで左肩への集積があり，生検にてβ2ミクログロブリンを検出したため透析アミロイドーシスと診断し，β2ミクログロブリン吸着カラムとステロイド併用にて改善したという1例報告がある[40]。

　また，原因不明の発熱の精査を施行した透析患者42例のうち6例が透析アミロイドーシスによる発熱だったとの報告もある[41]。この報告では熱は平均37.6±2℃，CRPの平均値11.5 mg/dLとされており，「MIA症候群だから様子見でしょう」と放置しておけない部類の炎症であったのだろうと想像される。

　どの症例も滑膜生検やシンチグラフィの集積などを根拠に診断されており，「アミロイドーシス」そのものの診断の妥当性はあると思われるが，炎症や微熱の原因がアミロイドーシスだったのか，MIA症候群が関わっていたのか，それともステロイドに反応する膠原病関連疾患やその他のself-limiting diseasesだったのかについては難しいところである。

まとめ

　透析患者は，皮膚バリア障害と細胞性免疫不全を抱えたimmunocompromised hostであると認識し，まずは血流感染症と結核含めた感染症の存在を注意深く検索するべきである。その上で，透析に関わる特殊な発熱の鑑別が把握できれば，それ以外の熱源の検索は健常人と特に変化ない。焦ることなく熱源を検索すればよい。

（佐田竜一）

Reference

1) 一般社団法人日本透析医学会 統計調査委員会：我が国の慢性透析療法の現状, http://docs.jsdt.or.jp/overview/
2) Sarnak MJ Jaber BL：Mortality caused by sepsis in patients with end-stage renal disease compared with the general population. Kidney Int 58：1758-1764, 2000
3) Kato S, Chmielewski M, Honda H et al：Aspects of immune dysfunction in end-stage renal disease. Clin J Am Soc Nephrol 3：1526-1533, 2008
4) Eleftheriadis T, Antoniadi G, Liakopoulos V et al：Disturbances of acquired immunity in hemodialysis patients. Semin Dial 20：440-451, 2007
5) Shemin D, Bostom AG, Laliberty P et al：Residual renal function and mortality risk in hemodialysis patients. Am J Kidney Dis 38：85-90, 2001
6) Foley RN, Guo H, Snyder JJ et al：Septicemia in the United States dialysis population, 1991 to 1999. J Am Soc Nephrol 15：1038-1045, 2004
7) Jaber BL：Bacterial infections in hemodialysis patients : pathogenesis and prevention. Kidney Int 67：2508-2519, 2005
8) Taylor G, Gravel D, Johnston L et al：Prospective surveillance for primary bloodstream infection soccurring in Canadian hemodialysis units. Infect Control Hosp Epidemiol 23：716-720, 2002
9) Santoro D, Benedetto F, Mondello P et al：Vascular access for hemodialysis : current perspectives. Int J Nephrol Renovasc Dis 7：281-294, 2014
10) Weijmer MC, Vervloet MG, ter Wee PM：Compared to tunnelled cuffed haemodialysis catheters, temporary untunnelled catheters are associated with more complications already within 2 weeks of use. Nephrol Dial Transplant 19：670-677, 2004
11) Aslam S, Vaida F, Ritter M et al：Systematic review and meta-analysis on management of hemodialysis catheter-related bacteremia. J Am Soc Nephrol 25：2927-2941, 2014
12) Bieber SD, Burkart J, Golper TA et al. Comparative outcomes between continuous ambulatory and automated peritoneal dialysis : a narrative review. Am J Kidney Dis 63：1027-1037, 2014
13) Oliveira LG, Luengo J, Caramori JC et al：Peritonitis in recent years : clinical findings and predictors of treatment response of 170 episodes at a single Brazilian center. Int Urol Nephrol 44：1529, 2012
14) Port FK, Held PJ, Nolph KD et al：Risk of peritonitis and technique failure by CAPD connection technique : a national study. Kidney Int 42：967-974, 1992
15) Chou KJ, Fang HC, Bai KJ et al：Tuberculosis in maintenance dialysis patients. Nephron 88：138-143, 2001
16) Ahmed AT Karter AJ：Tuberculosis in California dialysis patients. Int J Tuberc Lung Dis 8：341-345, 2004
17) Dobler CC, McDonald SP, Marks GB et al：Risk of tuberculosis in dialysis patients : a nationwide cohort-study. PLoS One 6：e29563, 2011
18) Pablos-Méndez A, Blustein J, Knirsch CA：The role of diabetes mellitus in the higher prevalence of tuberculosis among Hispanics. Am J Public Health 87：574-579, 1997
19) Lin YT, Wu PH, Lin CY et al：Cirrhosis as a risk factor for tuberculosis infection--a nationwide longitudinal study in Taiwan. Am J Epidemiol 180：103-110, 2014
20) WHO：Tuberculosis and HIV, http://www.who.int/hiv/topics/tb/about_tb/en/
21) Jick SS, Lieberman ES, Rahman MU et al：Glucocorticoid use, other associated factors, and the risk of tuberculosis. Arthritis Rheum 55：19-26, 2006
22) Kim HR, Hwang SS, Ro YK et al：Solid-organ malignancy as a risk factor for tuberculosis. Respirology

13：413-419, 2008
23) Wu CY, Hu HY, Pu CY et al：Aerodigestive tract, lung and haematological cancers are risk factors for tuberculosis：an 8-year population-based study. Int J Tuberc Lung Dis 15：125-130, 2011
24) Fang HC, Lee PT, Chen CL et al：Tuberculosis in patients with end-stage renal disease. Int J Tuberc Lung Dis. 2004 Jan；8(1)：92-97.
25) Lanini S, Puro V, Lauria FN et al：Patient to patient transmission of hepatitis B virus：a systematic review of reports on outbreaks between 1992 and 2007. BMC Med 7：15, 2009
26) Mattos P, Santiago MB：Disease activity in systemic lupus erythematosus patients withend-stage renal disease：systematic review of the literature. Clin Rheumatol 31：897-905, 2012
27) Cucchiari D, Graziani G, Ponticelli C：The dialysis scenario in patients with systemic lupusery the matosus. Nephrol Dial Transplant 29：1507-1513, 2014
28) Ozaki S, Atsumi T, Hayashi T et al：Severity-based treatment for Japanese patients with MPO-ANCA associated vasculitis：the JMAAV study. Mod Rheumatol 22：394-404, 2012
29) Jayne D, Rasmussen N, Andrassy K et al：A randomized trial of maintenance therapy for vasculitis associated with antineutrophil cytoplasmic autoantibodies. N Engl J Med 349：36-44, 2003
30) Hogan SL, Falk RJ, Chin H et al：Predictors of relapse and treatment resistance in antineutrophilcytoplasmic antibody-associated small-vessel vasculitis. Ann Intern Med 143：621-631, 2005
31) Lionaki S, Hogan SL, Jennette CE et al：The clinical course of ANCA small-vessel vasculitis on chronicdialysis. Kidney Int 76：644-651, 2009
32) Butler AM, Olshan AF, Kshirsagar AV et al：Cancer Incidence Among US Medicare ESRD Patients Receiving Hemodialysis, 1996-2009. Am J Kidney Dis 2015 Feb 6, PMID：2566283
33) Maisonneuve P, Agodoa L, Gellert R et al：Cancer in patients on dialysis for end-stage renal disease：an international collaborative study. Lancet 354：93-99, 1999
34) Daugirdas JT, Ing TS：First-use reactions during hemodialysis：a definition of subtypes. Kidney Int Suppl 24：S37-43, 1988
35) Tokars JI, Miller ER, Alter MJ et al：National surveillance of dialysis-associated diseases in the United States, 1997. Semin Dial 13：75-85, 2000
36) Christopher SW, Wilcox MD：Chapter 77：Technical Aspects of Hemodialysis；Pyrogenicreactions during hemodialysis. Therapy in Nephrology and Hypertension：A Companion to Brenner & Rector's The Kidney, 3rd edition.
37) Warkentin TE, Greinacher A：Heparin-induced anaphylactic and anaphylactoid reactions：two distinct but overlapping syndromes. Expert Opin Drug Saf 8：129-144, 2009
38) 濱田　哲，松原　雄，遠藤修一郎ほか：メシル酸ナファモスタットの先発医薬品，後発医薬品両者で異なるアレルギー症状を呈した血液透析患者の1例．日本透析医学会雑誌 42：541-545, 2009
39) Qureshi AR Alvestrand A, Divino-Filho JC et al：Inflammation, malnutrition, and cardiac disease as predictors of mortality in hemodialysis patients. J Am Soc Nephrol 13：S28-36, 2002
40) 石井智子，大竹剛靖，岡　真知子ほか：不明熱の原因が透析アミロイドーシスであった長期透析患者の1例：日本透析医学会雑誌 40：1057-1062, 2007
41) 佐藤啓太郎，大坪　茂，杉　織江ほか：当院における原因不明の発熱で入院した慢性腎臓病患者の特徴．日本透析医学会雑誌 41：317-322, 2008

C 基礎疾患を有する患者の発熱診療を考える

4 HIV/AIDS 患者の発熱

　HIV/AIDS 患者の発熱の原因は多岐にわたるが，①CD4 陽性 T リンパ球（以下 CD4）数が低いことが原因で起こる発熱疾患，②HIV/AIDS そのものがリスクとなり発熱の原因となる疾患，③性感染症，④HIV の治療に関連した発熱，⑤HIV/AIDS と無関係な発熱疾患の 5 つに分けて考えると整理しやすい。

CD4 数が少ないことが原因で起こる発熱疾患

　一般的に CD4 数が 200 以下になると日和見感染症のリスクが高くなるとされており，日和見感染症による発熱を鑑別診断に入れる必要がある。しかし，臨床的には 200 でスパっと区切れるものではなく，CD4 数が 200 以上であってもニューモシスチス肺炎を発症することもあるため，あくまで目安として用いる数値である (**Fig.17**)。

　ただし，細胞性免疫不全の程度が数値化されるという意味ではリスクの評価がしやすい。

　これらの日和見感染症は細胞性免疫不全によって起こるが，免疫正常者の感染症と比較して進行が緩徐であり，感染症の標的臓器が症状として現れやすいという傾向がある。したがって，発熱以外にどのような症状があるのかを丁寧に聴取することで鑑別診断を絞ることが可能である (**Table 16**)。

　本邦での HIV 感染症患者の AIDS 指標疾患の頻度 (**Fig.18**) をみてみると，ニューモシスチス肺炎が最も多く[2]，カンジダ症，サイトメガロウイルス感染症が続く。これらの疫学的な情報を参考にしながら診断を進めていく。

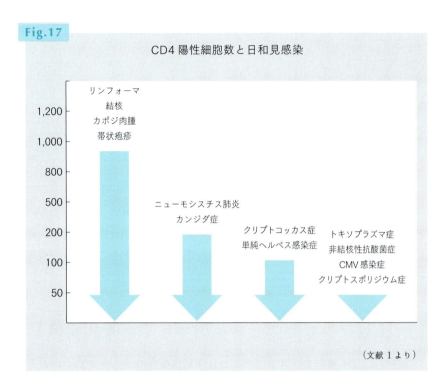

Fig.17 CD4陽性細胞数と日和見感染

(文献1より)

Table 16 | CD4＜200の際に原因となりうる感染症と臨床症状

発熱以外の症状	疑われる感染症・病原微生物
視覚症状	サイトメガロウイルス網膜炎，トキソプラズマ網膜炎
呼吸器症状	肺結核，ニューモシスチス肺炎，ノカルジア肺炎，細菌性肺炎
神経学的症状	細菌性髄膜炎，結核性髄膜炎，クリプトコッカス髄膜炎，トキソプラズマ脳症
皮膚症状	ノカルジア症，クリプトコッカス症，細菌性蜂窩織炎，（東南アジア渡航歴・居住歴があれば）ペニシリウム症
リンパ節腫脹	結核，MAC症，播種性真菌症
腹痛・下痢	サルモネラ症，腸結核，MAC症，サイトメガロウイルス

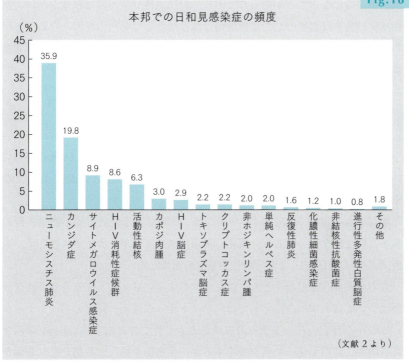

Fig.18 本邦での日和見感染症の頻度

（文献2より）

HIV/AIDS に感染していることそのものがリスクとなる疾患

　結核はHIV/AIDS患者において最も警戒すべき疾患のひとつである。HIVに感染していることによって，潜伏結核の状態から結核症を発症するリスク，結核菌曝露から結核を発症するリスク，どちらも高くなる。

　またCD4数が低くなるにつれて画像検査上，空洞形成がみられなくなる傾向にあり，肺外結核・粟粒結核の頻度も増加する[3]。すなわち，HIV/AIDSのどのステージでも結核症を発症しうるが，CD4数が低いほど診断が困難になる点には注意が必要である。

　HIV/AIDS患者は細胞性免疫不全のため非感染者と比較して悪性疾患の

罹患率が高くなることが知られており，特に悪性リンパ腫は頻度が高い。悪性リンパ腫をはじめとした悪性腫瘍は腫瘍熱として発熱の原因となることがあるため，他に原因が明らかでない場合は，発熱の原因として腫瘍熱も考慮すべきである。

性感染症

本邦の HIV/AIDS 患者の多くは，Men who have Sex with Men（MSM），いわゆる男性同性愛者である。欧米での報告では，MSM は HIV だけでなく他の性感染症の罹患率も高いことが明らかとなっている[4]。

本邦でも一部の MSM は「ハッテン場」と呼ばれる集会所で不特定多数の相手と性交渉を行っており，梅毒，淋菌，クラミジア，ウイルス性肝炎，赤痢アメーバ，HSV-1，2 などの性感染症の温床となっている。

もちろん MSM でなくとも，性交渉は感染症のリスクとなりうる。性交渉歴について聴取すべき点としては，パートナーの性別，特定のパートナーがいるのか不特定のパートナーのみであるか，性交渉の内容（oral sex のみであるのか，肛門を使った性交渉をするか，生殖器を挿入する側かされる側か両方か，コンドームは正しく使用しているか，フィスティングなど特殊な行為を行っているか）などである。

性感染症というと「尿道から膿が出た」「陰部にブツブツができた」などの生殖器の症状を想起しやすいが，実際には疾患によって様々な症状を呈する（Table 17）。多様な症状からも性感染症を想起できるようにしたい。

HIV 感染症の治療に関連した発熱

HIV の治療に関連した発熱として，ART や日和見感染症治療薬による薬剤熱，免疫再構築症候群（immune reconstitution inflammatory syndrome；IRIS）が挙げられる。

薬剤熱は HIV/AIDS 非感染者であってもみられるが，HIV/AIDS 患者で

Table 17 | 発熱を呈する性感染症と症状・身体所見

発熱以外の症状・身体所見	疑われる感染症・病原微生物
皮疹，咽頭痛，筋肉痛，頭痛	急性HIV感染症，梅毒
倦怠感，黄疸，関節炎	急性A型肝炎，急性B型肝炎，急性C型肝炎
排尿時痛，帯下の増加・悪臭，尿道からの排膿	淋菌・クラミジア感染症
下痢，血便，右季肋部痛	赤痢アメーバ症
下痢，血便，腹痛	赤痢

は特定の薬剤に対する過敏症のリスクが高くなることが知られている。特にST合剤などのサルファ剤やアミノペニシリンによる過敏症が起こりやすく，開始から1〜2週間後が最も多い。

またantiretroviral therapy（ART）に用いられる薬剤であるAbacavirも過敏症の原因となることがある（abacavir hypersensitivity reaction）が，日本人では少ないとされる。その他，アンプレナビル，アタザナビル，エファビレンツ，ネビラピン，デラビルジンなどが過敏症を起こしやすいことが知られている。

またダルナビル，エトラビリン，ラルテグラビル，マラビロクなどが薬疹を起こしやすい。

最近ARTを開始したのであればIRISの可能性を考慮する必要がある。

ARTを開始した患者のおよそ10〜25％がIRISを起こすと考えられている。ある研究によると，ART開始からIRIS発症までの平均期間は48日であった[6]。ここではART開始から3カ月以内と大雑把に線引きをしているが，帯状疱疹など疾患によってはより遅くにIRISを発症しうる。

日和見感染症の既往，ART開始時のCD4数が50/μL以下，HIV-RNA量が$1.0×10^5$コピー/mL以上がIRIS発症のリスク因子であり，本邦では，帯

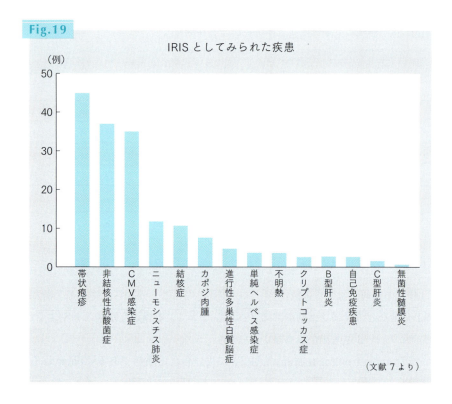

Fig.19 IRISとしてみられた疾患

（文献7より）

状疱疹，非結核性抗酸菌症，サイトメガロウイルス感染症，ニューモシスチス肺炎，結核症，カポジ肉腫，進行性多巣性白質脳症の順に多くみられている（**Fig.19**）[7]。

HIV/AIDSに関係ない発熱

「HIV患者の発熱」というとついつい身構えてしまい，過剰な検索をしがちであるが，当然HIV患者の風邪やHIV患者の亜急性甲状腺炎も起こりうるわけであって，HIV感染症に引きずられ過ぎないように常に注意して診療にあたるべきである。

（忽那賢志）

Reference

1) Spach DH et al：Primary Care in Developed Countries. In：Dolin et al eds, AIDS Therapy 3rd ed, Philadelphia：Churchill Livingstone：23-42, 2009
2) 安岡 彰：HIV感染症に合併する日和見感染症の現状．日内会誌 98：2814〜2821, 2009
3) Shafer RW et al：Extrapulmonary tuberculosis in patients with human immunodeficiency virus infection. Medicine (Baltimore) 70：384, 1991
4) Klausner JD et al：Sexually Transmitted Diseases in Men Who Have Sex with Men：A Clinical Review. Curr Infect Dis Rep 5：135, 2003
5) Ratnam I, Chiu C, Kandala NB et al：Incidence and risk factors for immune reconstitution inflammatory syndrome in an ethnically diverse HIV type 1-infected cohort. Clin Infect Dis 42：418, 2006
6) Murdoch DM et al：Incidence and risk factors for the immune reconstitution inflammatory syndrome in HIV patients in South Africa：a prospective study. AIDS 22：601, 2008
7) 厚生労働科学研究費エイズ対策研究事業「日和見感染症の診断/治療およびそれを端緒とするHIV感染者の早期発見に関する研究」班：免疫再構築症候群診療のポイント Ver.3, 2012

V章

発熱・不明熱の鑑別
── mimicker と connection

EDITORIAL

「mimicker」にだまされてしまわないように

「mimicker」とは，語義を辿れば，「人を笑わせる目的で人のものまねをする人」という意であるが，しばしば英文の症例報告のタイトルなどに使われている。

ある疾患Aの確定診断に至る過程で，紛らわしくも別の疾患Bが疾患Aと病像が似たために，担当医が混乱・誤診してしまった症例を教訓的に提示するという症例報告は，英文雑誌では当たり前に認められている。いわば「失敗談」である。和文雑誌にはなぜかこの種の症例報告はあまり見当たらない。ややシニカルに言えば，ほとんどの日本語の症例報告はレア疾患か美談なのである。

不明熱診療は失敗を前提としているような臨床状況であるから，"mimic"，"mimicker"，"mimicking"というフレーズが踊る英文症例報告は，不明熱診療の向上という点では，ほぼ全部役に立つ。役には立つのだが，実際の自分の診療においては，この「mimicker」に笑われたくはない。

対策｜前もって mimicker となりうる疾患を mimicker としてとらえておく

　発熱診療における「mimicker」を，ここでは「診断の大部分を臨床診断が占め，判断を誤ると不必要な治療が開始されかねないばかりかそれによって bad outcome をもたらしうる病態」と定義したい．自然，「mimicker」はリウマチ膠原病疾患（非感染性非悪性の疾患＝ステロイド投与の誘惑が強い疾患）がそれに該当しやすいことになる．

　ということで，まずは「A」で様々な「発熱＋α」の症候のパターンをなるべく多く深く認識すべく 13〔＋1（臓器特異的症状がない発熱を含めると）〕の代表的な「α」を記述した．特に，目の前の患者さんが不明熱的であるとき役立つはずである．

　そして不明熱といえば，「結核・リンパ腫・血管炎」である．「B」はこの3大不明熱疾患について"逃げずに"理解していただくために設けた．「B-0. はじめに」で，序文的な mini-overview も記述したのでご一読いただきたい．

次に「C」では，いわゆる"great mimicker"と呼ばれる名うてのmimicker 4つ（血管炎・リウマチ性多発筋痛症・全身性エリテマトーデス・成人スティル病）に加え，昨今全身疾患という視点で疾患概念が再認識されつつあるIgG4関連疾患のmimickerについても考察する。

　研修医やリウマチ専門医でない医師が不明熱に直面したとき，発熱の原因候補としての膠原病に関して「膠原病」とだけ書かれたアセスメントノートをみたことはないだろうか？　不明熱診療をするにあたっては，「C」にリストされた疾患たちの理解からは逃れられない。「膠原病」とだけ記載してしまう状況から是非脱却していただきたい。

　「D」ではダメ押し的にさらに13通りの「2～4個程度の疾患の組み合わせ」を挙げ，これをもとに鑑別について考察するセクションを設けた。あえて具体的に挙げ，鑑別の肝をふんだんに記述した。かなり各論的に感じるかもしれないが，「組み合わせ」でとらえて記述することで，単なる各疾患の知識の羅列に終わることを防ぐことができる。

なぜなら，ある疾患のことを述べようとするときに，別の疾患のことも意識した解説にしようとするからである．また診断難度の高い，代表的な熱性疾患についての各論知識も学べるはずなので，レア疾患と思われるところも精読されたい．

mimickerに，だまされることなく
むしろ"楽しく笑わせてもらう"のを目標に…！

Section-chief　國松淳和

A 「発熱＋α」の症候学

1

発熱＋リンパ節腫脹/脾腫

　発熱の原因を探る上で，リンパ節腫脹があるかどうかの認知は重要であり，病態が急性か慢性か，局所性か全身性かを分類することはそれなりに診断のヒントになる。特に「局所性リンパ節腫脹」は病態をより Rule-in する方向に働き，「全身性リンパ節腫脹」の場合はそれに基づいて鑑別疾患を広げたり，鑑別の方向性を変化させる思考につながるだろう。

　しかしながら，多くの「急性リンパ節腫脹」は自然軽快することがほとんどで，軽快しない場合もかなり定型的である。また慢性的にリンパ節腫脹を伴う発熱は多岐にわたるため，極論をいえばそれらの情報を基にして「生検をするか否か？」と「生検時に何の検査を提出するか？」を考察することが最も重要であり，それ以外にリンパ節腫脹そのものが重要な情報となる場合は少ない。個人的にはリンパ節腫脹（特に全身性リンパ節腫脹）という情報は，"帯に短し襷に流し"な臨床情報であると考えている。

「発熱＋頸部リンパ節腫脹」の鑑別

　発熱・リンパ節腫脹を捉えるには，頻度の高い頸部リンパ節腫脹について整理しておくと理解しやすい(**Fig.1**)[1]。「急性の発熱＋リンパ節腫脹」の場合，大きく分けて2つ考えればよい。

- ■局所の炎症：標的リンパ節の近隣臓器（皮膚，咽喉頭，耳・副鼻腔，歯肉など）の炎症
- ■全身性感染症：特にウイルス感染症（Sexually transmitted diseases；STDs と渡航関連感染症を含む）

Fig.1 「発熱＋頸部リンパ節腫脹」の鑑別

全身性

急性・全身性
- 感染症（ほとんどがウイルス性）
- （※）ただし皮疹があれば
  EBV, CMV, HIV, HBV, HCV
  rubella, measles, dengue など
  稀だが細菌性：日本紅斑熱,
  ツツガムシ病
- （※）ただし関節痛が強ければ
  HPV-B19, チクングニアなど

慢性・全身性
Table 1 参照

急性（＜1週間） → **慢性（＞2週間）**

急性・局所性
- 「急性・全身性」に準じた鑑別疾患
- 溶連菌性扁桃炎による腫脹
- 歯性感染症
- 細菌性リンパ節炎（猫ひっかき病含む）
- 丹毒・蜂窩織炎による二次性腫脹
- （小児なら）川崎病

慢性・局所性
- 「慢性・全身性」に準じた鑑別疾患
  特に下記の鑑別
  - 結核性リンパ節炎
  - 非定型抗酸菌感染
  - 猫ひっかき病

局所性

（文献 1 より改変）

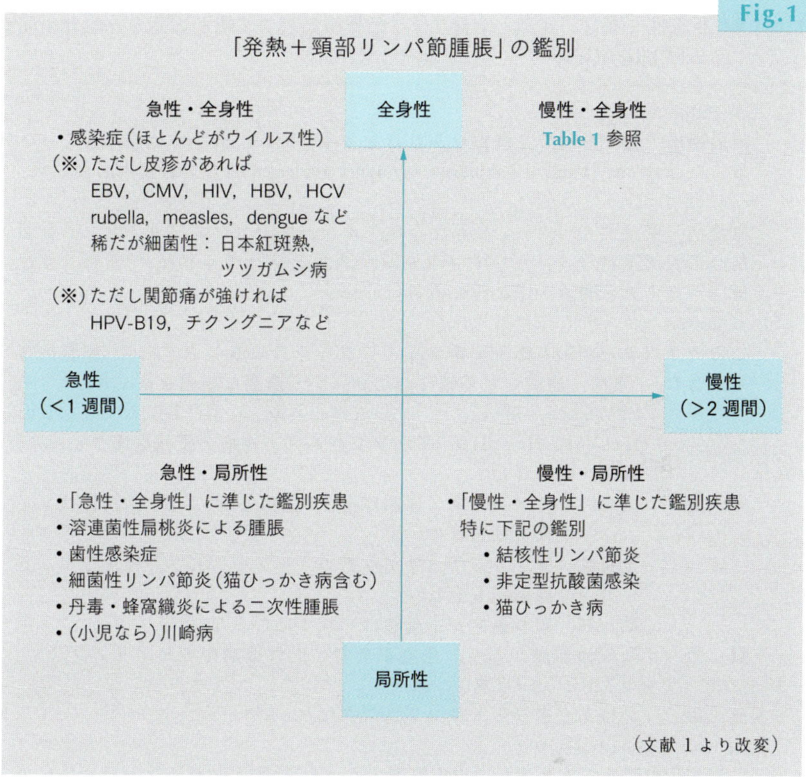

　全身性リンパ節腫脹を伴う場合には，付随する症状として診断のヒントとなりやすい皮疹・関節痛などに注意しながら，問診・診察を追加する。ただし5歳未満の小児の場合は，これらの他に川崎病を頭の隅に挙げておく[2]。

亜急性〜慢性の発熱・リンパ節腫脹の場合

　この場合，鑑別は狭められるようでいて，かなり多岐にわたる（Table 1）[3]。「リンパ節腫脹」という情報を，鑑別の方向性を整理するために利用することには意味がある。

Table 1 | 亜急性～慢性の発熱と全身リンパ節腫脹を起こす鑑別診断の mnemonics ＝「CHICAGO」

C：Cancer & malignancy
　　固形腫瘍で発熱を起こす腫瘍はそれほど多くないが，肺小細胞癌は起こしうる．あとは non-Hodgkin lymphoma，lymphocytic leukemia などは鑑別となる

H：Hypersensitivity
　　血清病，薬剤性（ジフェンヒドラミン，カルバマゼピン，プリミドン，金製剤，アロプリノール，インドメタシン，スルフォンアミドなど），シリコン反応，ワクチン関連，Graft-Versus-Host Diseases

I：Infection
　　このカテゴリーが最も鑑別の幅が広く，ウイルスのみならず細菌（細胞内寄生菌含む），真菌，原虫など多岐にわたり，かつ重要な疾患を多く含む
　　ウイルス：EBV/CMV，肝炎ウイルス（A型，B型，C型，E型など），HIV，HTLV-1，HPV-B19，アデノウイルス，水痘・帯状疱疹ウイルス，麻疹・風疹など
　　細　菌：限局性：ブドウ球菌・連鎖球菌，Bartonellosis など．結核性リンパ節炎は忘れない
　　　　　　全身性：クラミジア，リケッチア，レプトスピラ，梅毒など．粟粒結核も忘れない
　　　　　　結　核：繰り返すが，結核は忘れてはならない
　　真　菌：海外渡航歴があり，免疫不全者・慢性経過ならヒストプラズマ，コクシジオイデス
　　原　虫：免疫不全者ならトキソプラズマなど

C：Connective tissue diseases
　　SLE でも関節リウマチでも，皮膚筋炎でも MCTD でも腫れる．関節や筋に炎症を起こす疾患なので，その免疫経路である末梢リンパ節が腫れることはしばしば経験される．またシェーグレン症候群はリンパ節腫脹およびリンパ腫を合併しやすい．シェーグレンによく似た疾患として IgG4 関連疾患を想起しがちだが，IgG4-RD は発熱を起こしづらいためこのカテゴリーには入らない

A：Atypical lymphoproliferative disorder
　　キャッスルマン病などのリンパ増殖性疾患

G：Granulomatous disorder
　　肉芽腫性疾患．結核，ヒストプラズマ症，クリプトコッカス症，ネコ引っかき病など感染症に起因するものもあれば，肉芽腫性血管炎，サルコイドーシスなど自己免疫疾患に関わるものも含む

O：Other unusual cause
　　mnemonics の中に「その他」を入れることは心苦しいが，それでもなかなか上記に分類できないものはある．例えば菊池病，Langerhans cell histiocytosis などはこのカテゴリーに入る

（文献 4 より改変）

一方で，鑑別疾患の対象を狭めることには使えない。まずは感染症（特にSTDsと渡航関連感染症，zoonosisを含む），薬剤性リンパ節腫脹の除外，そして膠原病に関連した症状の再検索と自己抗体のチェックを行う。

それでも診断がつかない場合には，結局のところリンパ節生検による病理・培養（抗酸菌培養含む）・PCR検査を行うかどうかが問題となる。

リンパ節生検を考えるタイミング

リンパ節の性状から

リンパ腫を含む悪性腫瘍の独立した危険因子としては，高齢，男性，サイズが1cm以上，鎖骨上リンパ節，弾性硬・可動性不良なリンパ節，2領域以上のリンパ節腫脹などが挙がる[4,5]。

スコアリングシステム

Z scoreという計算式があり（**Table 2**），末梢リンパ節腫脹をきたした315例のうち，リンパ節生検により診断がついた83例とリンパ節生検以外の方法で診断がついた232例による症例対照研究から作成された点数加算方法である。

Z score≧1点の際にリンパ節生検が有用である感度は95.2%，特異度81.0%とされる[6]。日本の施設で行われた151例のvalidation cohort（うち26%が悪性腫瘍・肉芽腫性疾患）では，悪性腫瘍や肉芽腫が検出された感度は97.4%，特異度56.3%とされている[7]。

ただ，慢性的な発熱＋リンパ節腫脹を診断する場合にはすでに「不明熱化」していることも多く，できる限りの手段での早急な診断が求められる状態となっていることがしばしばである。やや煩雑であるこの計算法をもとに生検の是非を検討することは，あまりないだろう。「疑ったときは生検を」が原則であり，臨床医の判断に優るツールは今のところないと考えている。

Table 2 | Z score

因子	点数
a＝年齢＞40歳	5
b＝圧痛あり	5
c＝最も大きいリンパ節のサイズ	
＜1.0 cm^2	0
1.0-3.99 cm^2	4
4.0-8.99 cm^2	8
＞9 cm^2	12
d＝全身の掻痒	4
e＝鎖骨上リンパ節腫大	3
f＝弾性硬	2

Z score の計算法 5a－5b＋4c＋4d＋3e＋2f－6
上の計算式≧1点の場合はリンパ節生検が有用である可能性が高い

脾腫について

　リンパ組織のひとつである脾臓の腫大（脾腫）に関しては，リンパ節腫脹を起こす疾患群と鑑別は酷似している（Table 3）[8]。脾腫を起こしていることそのものは臨床的に重大なことが起こっている suggestion となり，特に massive splenomegaly（肋骨弓下15 cm 以上 or 画像検査でサイズ18 cm 以上 or 生検・剖検で1,500 g 以上）だと診断に直結する情報になりうる[9]。

　しかし，リンパ節腫脹と同じく軽度の脾腫であれば，脾腫そのものが診断に直結することはあまりない。脾腫がありリンパ節腫大を起こしづらいものとして，しいて挙げれば感染性心内膜炎や菌血症は考えられる。しかしながら，そういった分類を基に感染性心内膜炎を診断する状況はきわめて少ない。

Table 3 | 発熱と脾腫を起こす疾患

①脾機能亢進による脾腫
- 感染症への反応
  ウイルス感染（HIV, EBV/CMV, ウイルス性肝炎 etc），感染性心内膜炎，菌血症，脾膿瘍，結核，ヒストプラズマ症，マラリア，リーシュマニア，トリパノソーマ etc
- 免疫調整機能の障害
  RA，SLE，血管炎，免疫性血球減少（溶血性貧血，血小板減少，好中球減少），サルコイドーシス，血管免疫芽球性リンパ腫，甲状腺中毒症，菊池病，AOSD
- 髄外造血
  骨髄線維症，薬剤・放射線・ストロンチウムなどによる骨髄障害，悪性腫瘍の骨髄浸潤

②脾臓への良性細胞/悪性細胞の浸潤による脾腫
  リンパ腫，骨髄増殖性疾患（真性多血症，本態性血小板血症），血管肉腫，転移性腫瘍，好酸球性肉芽腫，ランゲルハンス巨細胞腫，肝腫瘍

＊脾腫の原因になるが発熱をきたしにくいもの
- 網内系の過形成（異型な赤血球の除去）
  遺伝性球状赤血球症，鎌状赤血球症，サラセミア，発作性夜間血色素尿症，悪性貧血 etc
- 門脈圧亢進
  肝硬変，肝静脈・門脈閉塞，門脈の海綿状変性，脾静脈閉塞，住血吸虫症，Badd-chiarl 症候群
- 脾臓への細胞内/細胞外沈着：アミロイドーシス，ムコ多糖症，高脂血症
- 原因不明：特発性脾腫大，ベリリウム沈着，鉄欠乏性貧血

（文献 8 より改変）

そのため，軽度の脾腫は「何か大変なことが起こっているかもしれない」という曖昧な「危険フラッグ」を立てる意味では重要だが，それ以上に診断への近道を提示してくれない。

まとめ

発熱にリンパ節腫脹や脾腫を合併していることを認知することそのものは意味があり，鑑別の方向性を整理してくれる一助になるだろう。ただ，「不

明熱化」するような発熱とリンパ節腫脹を伴う場合にはやはり"Tissue is issue"であり，生検が最も診断に近づく方法である。

　おそらく「発熱＋リンパ節腫脹」の網羅的な鑑別が最も生きる瞬間は，鑑別診断の整理に悩んだときと，生検時に提出すべき検査（一般病理検査，フローサイトメトリー，一般細菌・抗酸菌培養，必要であれば各種細菌・ウイルスに対するPCR検査など）のうち，どれを提出するかを再度振り返る時であろう。

（佐田竜一）

Reference

1) The Royal Children's Hospital Melbourne Clinical Practice Guidelines：Cervical Lymphadenopathy (http://www.rch.org.au/clinicalguide/guideline_index/ Cervical_Lymphadenopathy/)
2) Research Committee of the Japanese Society of Pediatric Cardiology：Cardiac Surgery Committee for Development of Guidelines for Medical Treatment of Acute Kawasaki Disease. Guidelines for medical treatment of acute Kawasaki disease：report of the Research Committee of the Japanese Society of Pediatric Cardiology and Cardiac Surgery (2012 revised version). Pediatrics International 56：135-158, 2014
3) Habermann TM, Steensma DP：Lymphadenopathy. Mayo Clin Proc 75：723-732, 2000
4) Bosch X, Coloma E, Donate C et al：Evaluation of unexplained peripheral lymphadenopathy and suspected malignancy using a distinct quick diagnostic delivery model：prospective study of 372 patients. Medicine (Baltimore) 93：e95, 2014
5) Chau I, Kelleher MT, Cunningham D et al：Rapid access multidisciplinary lymph node diagnostic clinic：analysis of 550 patients. Br J Cancer 88：354-361, 2003
6) Vassilakopoulos TP, Pangalis GA：Application of a prediction rule to select which patients presenting with lymphadenopathy should undergo a lymph node biopsy. Medicine (Baltimore) 79：338-347, 2000
7) Tokuda Y, Kishaba Y, Kato J et al：Assessing the validity of a model to identify patients for lymph node biopsy. Medicine (Baltimore) 82：414-418, 2003
8) Patrick HH et al：Enlargement of Lymph nodes and Spleen. Harrison's Principles of Internal Medicine, 18th Edition, 2011, pp370-375
9) O'Reilly RA：Splenomegaly in 2,505 patients in a large university medical center from 1913 to 1995. 1913 to 1962：2,056 patients. West J Med 169：78-87, 1998

A 「発熱+α」の症候学

2 発熱+結節/腫瘤形成

　前項で発熱と腫大リンパ節の組み合わせについて述べたので，ここでは節外腫瘤を考える。

　体にできる結節/腫瘤全体の原因候補は無数にある。しかしながら，発熱の原因を検索中，その原因がすぐにわからないでいるときに発見した結節/腫瘤の鑑別は限られる。しかもアプローチの原則はシンプルで，まずはリンパ腫から考えればよい。

生検第一

　すべての腫瘤・結節にリンパ腫を考えるのは鉄則ともいえる。リンパ腫といえば，「B症状：発熱・盗汗・体重減少」で象徴される消耗性疾患というイメージもあるだろうが，全くの無症状の人に生じた皮下結節からの生検で高悪性度のリンパ腫だったという症例を筆者は複数思い出す。

　極論で申し上げるようで恐縮だが，**すべての腫瘤・結節に生検を考慮すべきである**。考慮のうえ，それがやはりよくある炎症性粉瘤だとか，反応性病変だとか，感染性膿瘍だとか，そう見立てるならそれでよい。無症状であることをもって，リンパ腫かもしれないという問題を棚上げしないことである。

　が，それはときとして「美しい正論」となる。実際には生検が難しいことがある。その状況としては，①部位の問題で生検が手技的に困難（脳底部のみにある，脈管のそばにあるなど），②全身状態が悪い，などがある。いずれも実際に生検を行う外科医の事情によるところが大きい。

　しかし内科医としては，本当にリンパ腫かもしれないと思うのなら，ここであきらめてはいけない。他によい生検部位があるかもしれない。一度生検

できないと判断されても，それを再検討し続けることが必要になることもある。このことはリンパ腫診療全体ではひとつのテーマと筆者は考えており，別項（「B-2. リンパ腫」参照）で述べることになる。

リンパ腫診療のハイライトは，（病理診断が確定してからの）治療学にある。しかし FDG-PET/CT の登場によって，「リンパ腫を疑う→臨床診断→（PET）→生検→組織診断→治療」のプロセスがよりダイナミックになってきた感があり，今後臨床診断にも関心が集まるものと思われる。筆者としても，初発症候からリンパ腫組織型確診までの時間（"sympom-to-pathology time"）の短縮にこだわっていきたい。

節外性リンパ腫の好発部位

「リンパ腫はどこにでもできる」と覚えておくのも一法だが，できやすい場所を知っておくと役立つ。Fig.2 は本邦の集計で，節外性リンパ腫（DLBCLに限る）の病変別のおおよその頻度が把握できるので掲載した。

また，Table 4 は節外性リンパ腫全体において，頻度を度外視して発生部位別に並列に列挙されたリストである。まずは俯瞰的にみていただきたい。

大多数を占める「びまん性大細胞型 B 細胞性リンパ腫（DLBCL）」以外では，「MALT リンパ腫」がかなり広範囲な臓器にわたってみられることに気づくだろう。眼・唾液腺・甲状腺・胸腺・肺・乳腺・胃・小腸・大腸など多彩にわたるが，まとめると「頭頸部」「胸部」「腸管」に集約され，そして「腺組織」が多いということに気づくので覚えやすい。ちなみに MALT リンパ腫は普通，発熱しない。

残りのものは個別性が強い。例えば**鼻腔**となると節外性 NK/T 細胞性リンパ腫，鼻型（extranodal NK/T-cell lymphoma, nasal type），**縦隔**や**脾臓**や**皮膚**となると，固有名詞的なリンパ腫に対応している。

具体的には，縦隔大細胞性リンパ腫，脾辺縁帯リンパ腫，肝脾 T 細胞性リンパ腫，菌状息肉症，セザリー症候群といったものが並ぶ。

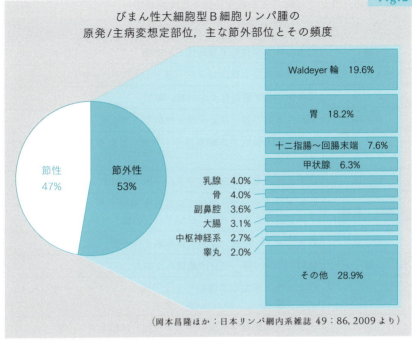

Fig.2 びまん性大細胞型B細胞リンパ腫の原発/主病変想定部位，主な節外部位とその頻度

(岡本昌隆ほか：日本リンパ網内系雑誌 49：86, 2009 より)

リンパ腫以外で注意すべき鑑別疾患

「発熱＋結節/腫瘤」を精査中に，リンパ腫以外で注意すべき疾患のうち，多発血管炎性肉芽腫症（Wegener 肉芽腫症）とリンパ腫様肉芽腫症を挙げておく。どちらも稀な疾患ではある。「カタマリ」をつくる発熱疾患というのが，いかにリンパ腫が大勢を占めるかということである。部位別に分類すると，下記のようになる。

- ■脳：リンパ腫様肉芽腫症
- ■鼻：多発血管炎性肉芽腫症
- ■肺：多発血管炎性肉芽腫症，リンパ腫様肉芽腫症

Table 4 | 節外性リンパ腫の主な発生部位と主な組織型

臓器	病理組織型
脳	びまん性大細胞型B細胞性リンパ腫
眼付属器，眼窩	節外性辺縁帯B細胞性リンパ腫（MALTリンパ腫）
鼻腔	節外性NK/T細胞性リンパ腫，鼻型
唾液腺	MALTリンパ腫，びまん性大細胞型B細胞性リンパ腫
Waldeyer輪	びまん性大細胞型B細胞性リンパ腫，濾胞性リンパ腫，MALTリンパ腫
甲状腺	びまん性大細胞型B細胞性リンパ腫，MALTリンパ腫
胸腺・縦隔	ホジキンリンパ腫，縦隔大細胞型B細胞性リンパ腫，T細胞性リンパ芽球性リンパ腫，MALTリンパ腫
胸壁	膿胸関連リンパ腫，原発性体腔液リンパ腫
肺	MALTリンパ腫，リンパ腫様肉芽腫症
乳腺	びまん性大細胞型B細胞性リンパ腫，MALTリンパ腫，Burkittリンパ腫
胃	びまん性大細胞型B細胞性リンパ腫，MALTリンパ腫
小腸	びまん性大細胞型B細胞性リンパ腫，MALTリンパ腫，Burkittリンパ腫，マントル細胞リンパ腫
大腸	びまん性大細胞型B細胞性リンパ腫，MALTリンパ腫，Burkittリンパ腫，マントル細胞リンパ腫
脾	脾辺縁帯リンパ腫，肝脾T細胞性リンパ腫，びまん性大細胞型B細胞性リンパ腫
子宮	びまん性大細胞型B細胞性リンパ腫
卵巣	びまん性大細胞型B細胞性リンパ腫
精巣	びまん性大細胞型B細胞性リンパ腫，Burkittリンパ腫
皮膚	CTCL（菌状息肉症，セザリー症候群，皮膚未分化大細胞型リンパ腫），成人T細胞性白血病/リンパ腫，cutaneous DLBCL，血管内大細胞型B細胞性リンパ腫
骨・骨髄	びまん性大細胞型B細胞性リンパ腫，血管内大細胞型B細胞性リンパ腫
その他	血管内大細胞型B細胞性リンパ腫←全身の毛細血管腔に浸潤

（画像診断 30：2010より）

多発血管炎性肉芽腫症は，症候群としての診断基準やPR3-ANCAなどのマーカーも存在しており，生検のみで勝負することはあまりない。
　一方，リンパ腫様肉芽腫症は病理診断が重要であり，治療はリンパ腫に準ずるような化学療法とされている。肺に多いとされるが，多発血管炎性肉芽腫症ではなさそうとの判断がされたのなら，臨床的にはあとはリンパ腫かどうかということになり，生検が次のプランになるだろう。よって，"迷う"ことはあまりないと思われる。脳にできた場合も，リンパ腫が鑑別対象となる。

まとめ
　「発熱＋結節/腫瘤形成」は，リンパ腫から考え，最後までリンパ腫を捨てない

（國松淳和）

A 「発熱＋α」の症候学

3

発熱＋皮疹

病歴聴取を始める前に

　発熱・皮疹の鑑別を進める前に，まずはこのまま悠長に鑑別を進めていて大丈夫なのかを確認する必要がある。

- 全身状態はどうか？
- そもそも問診に応じることはできるのか？
- すぐに挿管する必要は？
- すぐに治療を始める必要は？

　緊急を要する発熱・皮疹の原因疾患として，髄膜炎菌感染症，毒素性ショック症候群，感染性心内膜炎，リケッチア症などがある。重症度・緊急度によっては血液培養を採取の上，ただちにエンピリック治療を開始する。

　また，麻疹，水痘は空気感染対策，風疹は飛沫感染予防策が必要である。実際には皮疹の性状では麻疹と風疹の鑑別は困難であり，少しでも可能性があると判断したら，ただちに陰圧個室（なければ個室）に隔離の上で空気感染対策を実施する。

　発熱と皮疹を呈する疾患は，主に病歴と皮疹の性状・分布から鑑別疾患を考える。

聴取すべき問診事項と推定される疾患

　発熱を呈する疾患の診断における病歴の重要性は論をまたない。しかし，発熱を呈する疾患の原因は様々であり，聴取すべき事項は薬剤歴，海外渡航歴，居住地域，ワクチン接種歴，性交渉歴，免疫不全の有無，接触歴，森林

Table 5 | 「発熱＋皮疹」患者に聴取すべき事項と推定疾患

- 過去1カ月以内に投与されている薬剤：DIHS（DRESS），スティーブンス・ジョンソン症候群（SJS）/中毒性表皮壊死症（TEN），急性汎発性発疹性膿疱症（AGEP）
- 海外渡航歴：デング熱，チクングニア熱，ジカ熱，リケッチア症，腸チフス，住血吸虫症，糞線虫症，ライム病，幼虫皮膚移行症，皮膚リーシュマニア症など
- 日本での居住地：ツツガムシ病，日本紅斑熱，その他のリケッチア症（極東紅斑熱，*R. helvetica* 感染症）
- ワクチン接種歴：麻疹，風疹，水痘
- 特定の曝露歴：リケッチア症（ダニ），レプトスピラ症（淡水）
- 性交渉歴：二期梅毒，ヘルペス（性器および口唇），急性HIV感染症
- 免疫不全の有無
  好中球減少症
  　細菌：緑膿菌，緑色レンサ球菌，*Clostridium septicum*，*Helicobacter cinaedii*
  　真菌：カンジダ，アスペルギルス，ムコール，フサリウム，トリコスポロン
  細胞性免疫不全
  　ウイルス：HSV，VZV
  　細菌：ノカルジア
  　抗酸菌：結核，非定型抗酸菌症
  　真菌：クリプトコッカス，ペニシリウム，ヒストプラズマ
  　寄生虫：ノルウェー疥癬，糞線虫，リーシュマニア
  液性免疫不全
  　細菌：肺炎球菌，髄膜炎菌，インフルエンザ菌b型
  糖尿病
  　糖尿病性足壊疽
  肝硬変
  　壊死性筋膜炎（*Vibrio vulnificus*，*Aeromonas hydrophila*）
- 弁膜症の既往：感染性心内膜炎
- 周囲の発熱患者への接触歴：麻疹，風疹，水痘，パルボウイルスB19感染症，マイコプラズマ感染症
- 寄宿舎や寮の居住の有無：髄膜炎菌感染症
- 森林曝露歴や動物曝露歴：リケッチア症，サルモネラ症，オウム病，レプトスピラ症
- アレルギー歴：薬疹
- 日光曝露：日光過敏症

曝露歴や動物曝露歴，アレルギー歴など多岐にわたる[1]（**Table 5**）。これらの項目を，時間や患者の状態の許す限り拾い上げていく。

皮疹の性状と鑑別疾患

もうひとつの鑑別方法は皮疹の性状によるものである[2]。内科医の視診による診断には限界があるが，性状や分布によってある程度鑑別することが可能である。

ただし「視診のみ」で診断することは内科医には困難であり，前述の病歴と組み合わせることで診断精度を高めるよう心がけたい。

紅　斑

境界鮮明な平坦な色調の変化で，表面にtextureの変化がない二次元の発疹を「斑」と呼ぶ。

- 全身に分布する紅斑：風疹，リケッチア症（日本紅斑熱，ツツガムシ病），デング熱/チクングニア熱
- 局所性：ライム病（**Fig.3**）

斑状丘疹

表皮から皮下組織までのいずれかの部位にmassの増加があり，限局性に隆起した触知できる発疹を「丘疹」と呼ぶ。

- 癒合傾向のあるもの：麻疹，伝染性紅斑，多形滲出性紅斑，猩紅熱，薬疹，GvHD
- 癒合傾向のないもの：風疹（癒合することもある）（**Fig.4**），梅毒

水疱・膿疱

隆起して触知できる三次元の発疹の中で内容物が透明な水様性の場合を「水疱」，膿性の場合を「膿疱」と呼ぶ。

Fig.3

ライム病患者の遊走性紅斑

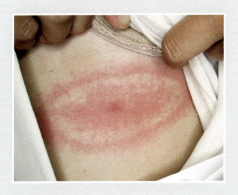

Fig.4

風疹患者の斑状丘疹

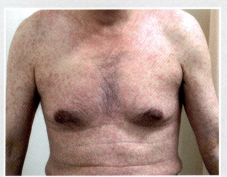

一部癒合している

- 感染性：水痘（**Fig.5**），伝染性膿痂疹，単純ヘルペス，手足口病，二期梅毒，播種性淋菌症
- 非感染性：急性汎発性発疹性膿疱症（AGEP），好酸球性膿疱性毛包炎，膿疱性乾癬，掌蹠膿疱症

Fig.5

水痘患者の水疱，膿疱

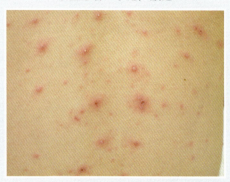

同時に様々なステージの皮疹がみられるのが特徴である

紫斑・点状出血斑

　血管から赤血球が漏出したもので，硝子圧によっても消退しないことが紅斑との鑑別となる。

- ■感染性：リケッチア症，マラリア，ウイルス性出血熱，感染性心内膜炎，緑膿菌菌血症，電撃性紫斑病（肺炎球菌，髄膜炎菌）（**Fig.6**）
- ■非感染性：特発性血症板減少性紫斑病（ITP），血栓性血小板減少性紫斑病（TTP），アナフィラクトイド紫斑

　なお，本項では感染症を中心に述べたが，リウマチ膠原病疾患の皮膚症状については「Ⅲ章3．リウマチ医を本気で探すとき」を参考にされたい。

Fig.6

髄膜炎菌による電撃性紫斑病患者の紫斑

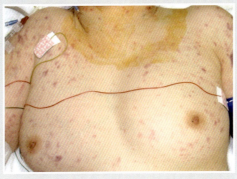

(忽那賢志)

Reference
----
1) Edmund L Ong：Approach to the acutely febrile patient who has a generalized rash, Cohen & Powderly- Infectious Diseases 3rd ed, 2010, pp155-157
2) 宮地良樹：発疹のみかた―宮地教授直伝 発疹が読めると皮膚科が面白い，メディカルレビュー社，2013

A 「発熱＋α」の症候学

4 発熱＋口腔病変

発熱に関連する口腔病変は多彩であり，また様々な原因による。

口腔病変を見たら，陰部を見る

口腔病変を見た場合には，陰部病変も必ず観察するのを忘れないようにしたい。これはひとつにはヘルペス感染症，梅毒，淋菌/クラミジアなどの性感染症がoral sex を介して，口腔から陰部に，また陰部から口腔に感染するためである。

またベーチェット病では，口腔粘膜のアフタ性潰瘍に加えて外陰部潰瘍を特徴とする。

感染症に伴う口腔病変

口腔病変を伴う疾患としては，感染症が占める割合が高い。急性HIV感染症，口腔カンジダ症，単純ヘルペス感染症，手足口病，梅毒，水痘などが原因となりうる。

急性HIV感染症

HIVに感染後2〜4週後に発熱，咽頭痛，下痢，皮疹などを呈する病態である。口腔粘膜や肛門，陰茎などに辺縁明瞭な浅い潰瘍が現れることがある。後述の口腔カンジダ症が同時にみられることもある。

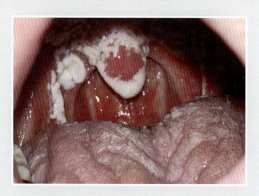

Fig.7 口腔カンジダ症

口腔カンジダ症

　灰白色〜乳白色の点状，線状，斑紋状の白苔が粘膜表面に付着する（**Fig.7**）。口腔カンジダ症だけで発熱を呈することは少ないが，HIV感染症を疑うきっかけとなることがある。嚥下時痛を伴う際には食道カンジダ症の合併を疑う。

単純ヘルペス感染症

　特に1型が口腔病変に関連している。口腔内に広く小水疱を形成する（**Fig.8**）。初感染では歯肉口内炎を呈し，成人では強い咽頭炎を起こすこともある。一方，再感染では口唇ヘルペスの形態をとることが多い。また単純ヘルペス2型も口腔病変を呈することがあり，「1型＝口腔病変」「2型＝性器病変」と割り切れるものではない。

手足口病

　手足，陰部に加え口腔内に小水疱がみられる。口腔内病変は舌や頬粘膜にみられることが多い（**Fig.9**）。紅斑から水疱になり，水疱が破裂すると潰瘍となる。

Fig.8
成人の単純ヘルペス初感染

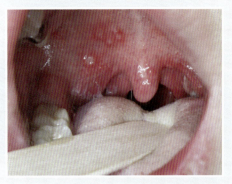

軟口蓋に水疱病変がみられ，扁桃腫大と白苔付着も伴っている

Fig.9
手足口病による舌の小水泡

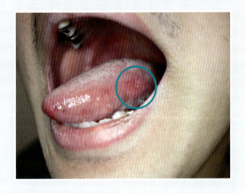

梅 毒

　oral sex によって梅毒トレポネーマが口腔に接種されることにより，一期梅毒では口唇や舌，扁桃に硬性下疳をつくる[1]。口唇下疳は一見，口唇ヘルペスのようにみえることもある (**Fig.10**)。二期梅毒の病変をみられることもある。

Fig.10

一期梅毒による口唇下疳

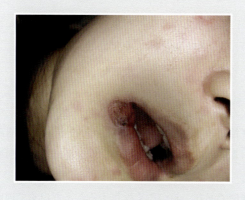

Fig.11

水痘患者にみられた口腔内病変

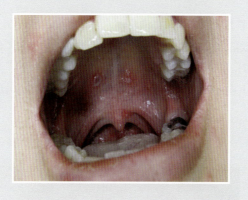

水痘

　全身の水疱に加えて口腔内にも水疱が観察されることがある(**Fig.11**)。

感染症以外の疾患による口腔病変

感染症以外の口腔病変を伴う発熱疾患としては，ベーチェット病，全身性エリテマトーデス，クローン病，多発血管炎性肉芽腫症，多形紅斑，スティーブンス・ジョンソン症候群がある。

ベーチェット病

再発性アフタ性口内炎を呈する（**Fig.12**）。ベーチェット病診断基準の主症状のひとつである。口内炎自体は普通の口内炎っぽいが，何度も繰り返すのが特徴である[2]。

多発性，有痛性であり，しつこく反復する。また白くて周囲が赤い，水疱がない。部位は，口唇裏，舌を含む口腔内すべてから咽頭に及ぶ。

全身性エリテマトーデス

SLEでも口腔および鼻咽頭に潰瘍がみられることがある。SLE分類基準（ACR1197年改訂，SLICC2012年）にも項目のひとつとして口腔潰瘍が含まれている（p437）。

ベーチェット病と異なり無痛性であることが多い。場所は硬口蓋に多く，

Fig.12

ベーチェット病患者の再発性アフタ性口内炎

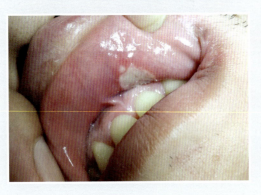

頬内側，歯肉にもみられることがある[3]。口腔潰瘍が先行することもある。

クローン病

稀にアフタ性口内炎や歯肉炎などの口腔病変を伴うことがある。

多発血管炎性肉芽腫症（Wegener肉芽腫症）

有痛性または無痛性の口腔潰瘍を伴うことがある。

多形紅斑，スティーブンス・ジョンソン症候群

皮膚や粘膜に病変を生じる過敏性反応である。多形紅斑は単純ヘルペス感染症やマイコプラズマ感染症をはじめとした感染症が主な原因であり，スティーブンス・ジョンソン症候群は薬剤が主な原因である[4]。

悪性疾患

扁平上皮癌，口腔白板症，黒色腫などである。これらの疾患自体が発熱を呈することは稀である。

（忽那賢志）

Reference
1) 青木　眞：レジデントのための感染症診療マニュアル　第2版，医学書院，2007，pp915-921
2) 三森明夫：膠原病診療ノート―症例の分析・文献の考察・実践への手引き　第2版増補版，日本医事新報社，2006，pp429-445
3) 三森明夫：膠原病診療ノート―症例の分析・文献の考察・実践への手引き　第2版増補版，日本医事新報社，2006，pp93-223
4) Revuz J, Penso D, Roujeau JC et al：Toxic epidermal necrolysis. Clinical findings and prognosis factors in 87 patients. Arch Dermatol 123：1160, 1987

A 「発熱+α」の症候学

5

発熱+筋骨格症状

　発熱疾患で筋痛，関節痛などの筋骨格症状の頻度は高い。鑑別を考える際には，明確な関節炎，筋障害が存在するかしないかを考えるのが実際的である。関節炎は罹患関節の腫脹，圧痛，発赤，熱感などの理学所見で判断する。必要に応じて超音波検査，MRI などの画像診断を加味して判断する。筋炎は CK，アルドラーゼなどの筋酵素上昇の有無により判別できる。

　ただし，軽症の場合は明確な線引きができないことがある。関節炎が理学所見では捉えられない場合もあるし，筋炎でも筋酵素上昇がわずかで，基準範囲内に収まることもある。

　非特異的な筋痛，関節痛は炎症性サイトカインの働きで説明される。組織の炎症が生じるとヒスタミン，ブラジキニンなどの炎症メディエーターが産生される。ブラジキニンやヒスタミンは，発痛物質として知覚神経を刺激し疼痛が生じる。発熱物質である PGE_2 は，ブラジキニンの作用を増強して疼痛を悪化させる。

発熱に筋痛を伴う場合

　通常は筋痛のみで筋障害が乏しい疾患と筋障害をしばしば起こす疾患をTable 6 に示す。

Table 6 | 発熱と筋障害

筋痛のみ	・リウマチ性多発筋痛症 ・壊死性筋膜炎 ・好酸球性筋膜炎 ・シェーグレン症候群 ・血管炎症候群 ・甲状腺機能亢進症 ・感染症（感染性心内膜炎，髄膜炎菌敗血症，ウイルス性肝炎，チフス，マラリア，バベシア，ツラレミア，ブルセラ，リケッチア，ライム病）
筋障害あり	・ウイルス性筋炎（インフルエンザ，コクサッキー，エコー，Epstein Barr，ヘルペス，パラインフルエンザ，アデノ，サイトメガロ，水痘帯状疱疹，HIV，デング，HTLV-1） ・化膿性筋炎（S. aureus，Group A streptococcus など） ・その他の感染症（旋毛虫，Toxoplasma，Sarcocystis，異型肺炎，レプトスピラ） ・膠原病（SLE，皮膚筋炎/多発性筋炎，混合性結合組織病） ・薬剤（悪性症候群，高脂血症治療薬，麻薬，アルコール，フェノバルビタール） ・激しい運動

CK上昇を認めない場合

　発熱，筋痛はあるが筋酵素のCK，アルドラーゼの上昇がみられない場合は，筋そのものの障害でないことを意味する。筋の周囲の構造物である筋膜，滑液包，腱付着部などの炎症が原因か，高サイトカイン血症による非特異的な筋痛の場合である。

リウマチ性多発筋痛症

　およそ50歳以上の肩中心の関節痛や上腕の筋痛をみたらリウマチ性多発筋痛症（polymyalgia rheumatica；PMR）を考える。大関節周囲の滑液包に主に炎症を起こし，臨床症状としては頸部痛，肩関節痛，上腕，大腿部，股関節痛が生じる。理学所見上，関節痛にみえることもあれば筋痛にみえるこ

ともある。

　超音波検査やMRIで肩峰下滑液包，三角筋下滑液包，上腕二頭筋腱鞘滑膜炎，転子部滑液包炎を認めれば特徴的な所見といえる。ときに関節リウマチ類似の手関節炎やMCP関節，PIP関節腫脹を合併することもあり，この場合，高齢発症関節リウマチとの鑑別は困難である。PMRであればプレドニゾロン15mgを3～4日投与して炎症反応，自覚症状ともに著明に改善することが多い。

好酸球性筋膜炎

　好酸球性筋膜炎の好発年齢は30～60歳といわれるが，どの年齢でも発症しうる。過度の筋負荷やスポーツの後で急速に発症するのが典型例である。四肢の疼痛が主症状で発熱や全身倦怠感を認めることもある。四肢での皮下硬結や疼痛を認めるが，顔面や指趾では生じない。末梢血好酸球増加は多くの症例で認め，生検を行うと筋膜の肥厚とリンパ球や好酸球浸潤をみる。真皮，皮下組織に膠原線維の増加がみられる。

血管炎症候群

　血管炎症候群では半数以上に筋痛，関節痛を伴う。熱は無熱から39℃を超える高熱まで様々であるが，高安動脈炎や側頭動脈炎では微熱が多く，顕微鏡的多発血管炎や結節性多発動脈炎ではしばしば高熱をみる。
　結節性多発動脈炎では腓腹筋で著明な筋肉痛あるいは筋力低下をみることがあり，筋生検で血管炎を証明できうる。

シェーグレン症候群

　シェーグレン症候群でも軽度の筋痛を訴えることがある。筋力低下はほとんどみられず筋酵素上昇もない。組織学的にも炎症細胞浸潤はほとんどみられない。シェーグレン症候群単独では発熱の原因にはなりにくい。

甲状腺機能亢進症

　甲状腺機能亢進症では脱力や易疲労感，筋萎縮が生じることがある。ただ

し，高熱をみたら甲状腺クリーゼや感染症の合併を疑わなければならない．

CK 上昇を伴う場合

　CK 上昇を伴うときは全身性炎症疾患により筋に対する直接の損傷が原因の場合と，筋損傷の結果，2 次的に炎症が生じ発熱する場合がある．CK 上昇は障害の程度が軽ければ認めないかごく軽度に留まる．

ウイルス感染症

　ウイルス感染では筋痛や筋炎，横紋筋融解症など，様々な程度の筋障害をみる．

　筋炎合併が最もよく知られているのはインフルエンザウイルスで，特に小児で多く報告されている．そのほかにもコクサッキー，エコー，HIV，HTLV-1，B 型肝炎，C 型肝炎，パラインフルエンザ，アデノ，RSV，単純ヘルペス，サイトメガロ，Epstein-Barr，水痘帯状疱疹，デングウイルス性筋炎はコクサッキー，エコー，HIV で報告されている[1]．

化膿性筋炎

　化膿性筋炎は筋の外傷や手術後にしばしばみられる．最も多いのは黄色ブドウ球菌，次いで A 群溶連菌である．その他のグラム陽性球菌，グラム陰性菌，嫌気性菌，抗酸菌，真菌などの報告例はあるが，稀である．筋痛は必ず起きるとは限らない．膿瘍形成のみで筋の破壊はない場合は CK 上昇を認めない場合もある．

感染性心内膜炎・トキソプラズマ症・旋毛虫症

　感染性心内膜炎では約 15％の症例で筋痛を認める[2]．筋炎や横紋筋融解症も稀ながら報告されている[3,4]．トキソプラズマ症でも脱力，筋痛が主症状となる場合がある．旋毛虫症は米国では不完全調理の豚肉やソーセージ，アジアでは馬肉，シカ肉，本邦ではクマの刺身で感染が報告されている．1974 年には青森県で集団発生した．感染初期には腹痛，下痢，発熱，好酸球増加

などがみられるが，2～6週になると粘膜内で産出された幼虫が全身の筋に移行し，発熱，筋炎，眼窩周囲浮腫，好酸球増加を起こす。

膠原病

膠原病では多発性筋炎/皮膚筋炎（PM/DM），混合性結合組織病（MCTD），全身性エリテマトーデス（SLE）が発熱と関節痛，筋痛を伴い筋酵素上昇もしばしばみる。皮膚筋炎，多発性筋炎は筋痛より脱力や関節痛が前景に出ることが多い。

MCTD，SLEでも筋炎が起こりうるが，筋酵素上昇も筋痛や脱力も軽度である。

壊死性筋膜炎

壊死性筋膜炎は皮下の脂肪組織と筋膜が炎症の首座であるが，筋膜の炎症が筋に波及すればCK上昇をみる。ただし1,000を超えない報告例がほとんどである。

病変部の疼痛が非常に強いことが特徴で，病変部局所の紫斑，水疱，血疱，壊死などの皮膚変化がみられ，筋膜に沿って感染が拡大するので急速に進行し，速やかな外科的デブリードマンが行わなければ予後不良である。

初期には蜂窩織炎のような発赤のみの場合，皮膚所見がなく疼痛のみの場合もあるので，時間単位の注意深い観察が必要である。人喰いバクテリアとよばれる劇症型A群溶連菌感染症のものが有名であるが，*Vibrio vulnificus*, *Aeromonas hydrophilia*, *E. coli*, *Klebsiella*, *Bacteroides fragilis*, MRSA, *P. aeruginosa*, *Acinetobacter baumannii*, *H. influenza* type bなどの細菌でも生じる。

悪性症候群

悪性症候群は抗精神病薬服用患者では，必ず鑑別に挙げなければならない。緊急病態であり，早期に適切な対処を行わないと予後不良である。

すべての抗精神病薬，抗不安薬，パーキンソン病治療薬で起こりうるがドパミンD_2受容体遮断作用の強いブチロフェノン誘導体（ハロペリドールな

ど)の方が,フェノチアジン誘導体や非定型精神病薬よりも発症率が高く,全体としては服用患者の0.01〜0.02%とされる。

開始後1週間以内に生じる頻度が高く,ほとんどが1カ月以内に発症するが,増量などの後にも生じるため,いつ生じてもおかしくはない。37.5℃以上の発熱,体のこわばりや動きにくさ(筋強剛)が特徴的な症状である。

非典型例では手足のふるえ,ぼんやりしている(意識障害),頻脈/頻呼吸/高血圧(自律神経障害),唾液や汗が増えるなど特異的でない症状で発症するので,抗精神病薬投与中の患者では常に積極的に疑う。薬剤性横紋筋融解症により,CKは著明な上昇をみることもしばしばで,高ミオグロビン尿症による急性尿細管壊死も起こりうる。

悪性高体温症

悪性高体温症は,骨格筋細胞内のカルシウム濃度の調節障害により発症する致死的な筋疾患である。カルシウム放出チャネルである1型リアノジン受容体(ryanodine receptor;RYR1)の機能障害が原因といわれ,Ca^{2+}によるCa^{2+}放出機構の異常亢進が原因と考えられている。

手術中の揮発性吸入麻酔薬や脱分極性筋弛緩薬が発症の誘因となる。発症頻度は5万〜10万人に1人と少ないが,麻酔薬が改良された現在でも全身麻酔における致死的合併症として念頭に置く必要がある[5]。

薬剤性横紋筋融解症

薬剤性横紋筋融解症で重篤なものは,上記の悪性症候群と悪性高体温症であるが,頻度が多いのはスタチンをはじめとする高脂血症治療薬である。

筋崩壊が急速かつ重症の場合には発熱も生じうる。スタチン服用者で筋肉痛は2〜7%,CK上昇や筋力低下は0.1〜1%で生じる。フィブラート系,ニューキノロン系抗菌薬,低カリウム血症を引き起こす薬剤(例えば利尿薬,緩下剤,グリチルリチン製剤,アムホテリシンB,アルコール過剰摂取)なども重要である。

シクロスポリン,タクロリムス,コルヒチン,ジドブジン,オメプラゾールなどによるものも報告されている。

運　動

運動で CK 上昇することはしばしばあり，激しい運動では CK が 10,000 を超えることや発熱を伴うことがある．

関節痛と関節炎

多くの急性熱性疾患で非特異的な関節痛をみるため，関節痛が診断に役立つことは少ないが，関節痛が慢性化した場合や明らかな腫脹をみる場合には診断のきっかけになる．

関節液が採取できそうなら，必ず関節穿刺を行いグラム染色や細胞診，培養検査を行う．

まずは分類から～急性 vs 慢性，多関節炎 vs 単関節炎～

急性関節炎は基本的には 1 カ月，多くは 2 週間以内の発症を意味する．慢性関節炎は 1 カ月以上持続する関節炎と考えてよいが，2～4 週間では日の単位で発症した場合は急性，発症日が不明確な場合は慢性よりになる．しかし，双方の鑑別を行うのが無難である．

単関節炎と多発関節炎の分類は絶対的なものではなく，単関節炎を起こす疾患もときには多関節炎になるし，多発関節炎も初期には単関節炎にみえることもある．主な疾患を **Table 7** にまとめた．

急性単関節炎～細菌性関節炎は見逃さない～

細菌性関節炎が否定できるまでは，細菌性関節炎として対処する．必ず関節穿刺を行いグラム染色と培養，尿酸結晶やピロリン酸カルシウム（calcium pyrophosphate dehydrate；CPPD）結晶を確認する．

細菌性関節炎は敗血症性関節炎であるので，疑われる場合は関節液，血液培養などの必要な検体を採取したら速やかに抗菌薬を投与する．細菌性関節炎でも淋菌性関節炎の場合は単関節炎ではなく，非対称性でときに遊走性の多発関節炎で発症する．15～40 歳が好発年齢で女性が多い．

Table 7 | 発症形式と関節炎の鑑別

発症形式	単関節炎（1関節）	多関節炎（2つ以上）
急性関節炎 （日の単位で発症）	・細菌性関節炎 ・淋菌性関節炎 ・痛風，偽痛風	・淋菌性関節炎 ・感染性心内膜炎 ・ウイルス（HPVB19，風疹，肝炎，HIV）
慢性関節炎 （1カ月以上持続）	・結核性関節炎 ・変形性関節症	・関節リウマチ ・SLE ・リウマチ性多発筋痛症 ・血管炎 ・シェーグレン症候群 ・混合性結合組織病 ・乾癬性関節炎

　痛風性関節炎の典型例では20年以上高尿酸血症が持続した後に，足の第1MTP関節に単関節炎が生じる．熱感，発赤を伴う強い炎症である．高尿酸血症が持続すると半年〜2年程度で再発し，間欠的から持続的な多発関節炎である慢性痛風性関節炎となる．

　慢性痛風性関節炎には痛風結節をしばしば合併する．閉経前の女性でないこと，健診での尿酸高値，過去の発作歴などとともに診断の参考になる．発作時の血清尿酸値は低下していることもあり，正常値でも否定できない．

　関節液で白血球に貪食された尿酸結晶を偏光顕微鏡で認めれば，有力な根拠になる．痛風結晶にしろピロリン酸カルシウム結晶にしろ，グラム染色でも確認できる．細菌性関節炎との鑑別には必須であるのでぜひ習熟したい．痛風の初回発作が多発関節炎であることも3〜14％の症例で生じるとされる．

　偽痛風はCPPD結晶により，引き起こされる急性関節炎である．高齢者の単関節炎として高頻度であり，ときに少関節〜多関節炎となる．

　痛風発作と同様に熱感や発赤を伴う強い関節炎である．膝，手，足，肘関節が多いが，ときに環軸椎関節の関節炎も起こすことがあり，髄膜炎と鑑別が必要になる（Crowned dens症候群）．

関節穿刺によりCPPD結晶を検出することが重要であるが，結晶を認めても細菌性関節炎を合併している場合もあるので，グラム染色や関節液の培養も忘れてはならない。

急性多発関節炎 〜細菌性心内膜炎の除外が大事〜

　急性多発関節炎では，ウイルス性関節炎が高頻度であろうが，治療方針が全く異なることと予後に大きく影響することを考えると，細菌性心内膜炎は必ず除外しなければならない。

　血液培養と心音聴診，超音波検査は必須である。細菌性心内膜炎の15〜20%で関節痛や筋肉痛が生じる。

―――――

　播種性淋菌感染症を起こしやすい菌株は，通常は生殖器に炎症を起こさない。患者の2/3は女性で月経が播種のリスクになる。女性患者の半数で月経開始の7日以内に発症する。臨床的には菌血症と淋菌性関節炎の2つの病期に分けられる。菌血症はしばしば高熱と悪寒戦慄を伴う。丘疹や膿疱などの皮膚病変，関節痛，腱鞘炎がみられる。

　淋菌性関節炎は1〜2関節の関節炎で膝，手，足，肘が好発部位である。手足の小関節，胸鎖関節，顎関節に生じることもある。

―――――

　ウイルス性関節炎ではパルボウイルスB19，B型肝炎，C型肝炎，HIV感染が重要である。パルボウイルスB19 IgM抗体は健康保険適用の問題（妊婦にしか認められていない）もあるが，若年者の多発関節炎ではぜひ測定しておきたい。接触歴も重要であり，子どもや孫の周囲にリンゴ病の子どもがいなかったかは必ず確認する。

慢性単関節炎 〜結核でないのか？〜

　慢性単関節炎では関節穿刺が必須である。原因となるのは，結核性関節炎，真菌性関節炎，慢性多発関節炎の初期，変形性関節症，無菌性骨壊死，結晶性関節炎の慢性化である。

　結核性関節炎の特徴は熱感や緊満を欠く関節腫張である。よく「やわらか

くてブヨブヨした関節」と表現される．真菌性関節炎は通常，免疫抑制治療中でのみみられる．血流感染の結果2次的に生じるので，肺などの病巣をもつことが多い．

慢性多発関節炎～関節リウマチとそれ以外を鑑別する～

慢性多発関節炎で最も重要な疾患は関節リウマチである．頻度も高く，特異的な治療があり，放置すれば軟骨や骨破壊が生じるため，早期に的確な治療を行わなければならない．分類基準があるが，日本リウマチ学会が出している「鑑別診断リスト」「問診表」が参考になる．

膠原病の関節炎は関節だけみても診断はできない，他臓器症状や自己抗体のパターンで疑い，各々の診断基準と照らし合わせて診断する．ただし単純レントゲンで骨びらんがみられるときは関節リウマチの合併と判断できる場合もある．

乾癬性関節炎はときに小関節優位の多発関節炎を起こすため，リウマチ因子，抗CCP抗体陰性関節リウマチと誤認する可能性がある．皮疹や乾癬の家族歴，DIP優位の関節炎，指炎は乾癬を示唆する所見である．

発熱に腰背部痛を伴う場合

腰背部痛において発熱はred flag signである．最も頻度が高いのは腎盂腎炎だが，鑑別が必要になる疾患は多い．まず疼痛がどの臓器から発生しているか，神経症状などの随伴症状があるかを確認する必要がある．棘突起の圧痛は椎体病変のサインで骨折，腫瘍，感染の可能性を考える必要があり，速やかにMRIで評価する．

化膿性椎体炎を疑う場合は，血液培養も必要であるが陽性率は30～78％と高くない．血液培養が陽性なら細菌性心内膜炎を疑い，積極的に心弁膜の検索も必要である．黄色ブドウ球菌とコアグラーゼ陰性ブドウ球菌が原因菌として多いため，治療にはバンコマイシンを必要とする可能性があり，しかも治療期間が長期にわたるので，可能な限り生検による起因菌同定を行う．

腎梗塞は突然発症の背部痛で疑う必要がある。特に心房細動，虚血性心疾患や弁膜症などの心疾患がある場合は必ず鑑別に入れる。発熱の頻度は20%に留まるので，高熱の場合には細菌性心内膜炎の合併を念頭に置く。

　腹部大動脈瘤は腰背部痛の原因になる。通常発熱しないが，炎症性腹部動脈瘤という疾患概念があり，この場合は発熱をみることがある。膵炎，骨盤腹膜炎，胆嚢炎，十二指腸潰瘍穿孔などの消化器疾患も忘れてはならない。

〈狩野俊和〉

Reference

1) Crum-Cianflone NF：Bacterial, fungal, parasitic, and viral myositis. Clin Microbiol Rev 21：473-494, 2008
2) González JC, González Gay MA, Llorca J et al：Rheumatic manifestations of infective endocarditis in non-addicts. A 12-year study. Medicine (Baltimore) 80：9-19, 2001
3) Lo TS, Mooers MG, Wright LJ：Pyomyositis complicating acute bacterial endocarditis in an intravenous drug user. N Engl J Med 342：1614-1615, 2000
4) Bandi S, Chikermane A：Rhabdomyolysis in a Child Secondary to Staphylococcus aureus Endocarditis. J Glob Infect Dis 1：146-148, 2009
5) 右田貴子，向田圭子，濱田宏ほか：術後悪性高熱症の検討. 麻酔と蘇生 49：7-11, 2013

A 「発熱＋α」の症候学

6

発熱＋腹部症状

発熱と腹部症状を呈した時の思考過程は3点に集約される (Fig.13)。

❶ Surgical abdomen や shock vital の有無を確認する
❷ それが腹部以外の症状から発生していないか？
❸ 腹腔内からの症状だとすれば，対象臓器はどこか？

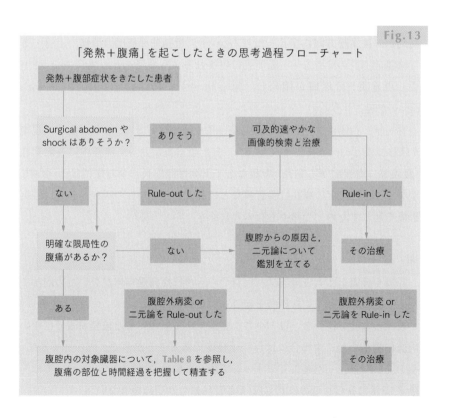

Fig.13 「発熱＋腹痛」を起こしたときの思考過程フローチャート

Surgical abdomen や shock vital の有無を確認する

　基本的ではあるがとても重要な行為である。もちろんこうした surgical abdomen のほとんどは消化管病変（穿孔性腹膜炎，憩室炎，虫垂炎，腫瘍による閉塞性腸炎，便秘による直腸潰瘍，鼠径ヘルニア嵌頓，小腸閉塞など），胆道系感染（胆囊炎，胆管炎），膵炎などで生じる。これらの鑑別については他書に譲る。

　また多くの場合は急性経過で訪れるが，下記のような場合はたとえ経過が長くても外科的処置が必要となりうる。

やや経過の長い緊急疾患

消化管の後腹膜腔，腸間膜などへの穿通

　腹腔内に便汁などが漏れれば速やかに激烈な疼痛が出現するため診断は容易だが，後腹膜方向に穿孔したり（e.g. 十二指腸球部後壁の潰瘍，上行・下行結腸憩室炎の穿孔など）腸間膜に包まれるような形をとる場合（e.g. 憩室炎，虫垂炎）は疼痛が限局し，重症化せずに Patient's delay や Doctor's delay が起こりうる。

　胃・十二指腸潰瘍における後腹膜穿孔9例の検討では，6名が症状出現後3日してようやく診断されている[1]。また憩室炎において腹腔内に遊離穿孔（腹膜腔に直接広がる穿孔）を起こして汎発性腹膜炎に至る症例は1～2%しかなく，ほとんどの穿孔は腸管膜などに包まれて限局性の炎症ないしは膿瘍形成を起こすため，受診や診断の遅れをもたらしうる[2]。

膿瘍

　肝臓や脾臓など実質臓器は，実質そのものに疼痛受容体がないため内部で炎症を起こしたとしても疼痛を起こしづらい。

　被膜の進展を伴わないほど小さな膿瘍である場合，また被膜周囲ではない内部に膿瘍を起こす場合には疼痛は軽度であることが多く，Patient's delay や Doctor's delay が起こりやすい。実際，肝膿瘍79例の case series では発熱が88%にみられるのに対し腹痛は72%にしか認められない[3]。

大動脈解離

　大動脈解離はバイタル変動を起こすほどの激痛になったり破裂してショックバイタルになれば診断は早いが，解離がそれ以上進まない場合や早期血栓閉塞を起こしたりする場合には疼痛が軽度であることもある。

　また，解離そのものが発熱を起こすことは知られており，日本の大学病院において 336 名の大動脈解離症例のうち，①発症から 1 週間以上の経過で入院し，②保存的治療の適応となり，③感染や腸閉塞，急性腎不全，膠原病，薬剤アレルギーなどが除外された症例は 57 症例存在し，発熱期間の平均は 18.9 日だったという報告もある[4]。

"ショック" そのものが腹痛をきたす場合

　Septic shock や Toxic shock syndrome/Toxic shock-like syndrome などショックを伴う疾患は，腸管血流低下に伴う腹痛と下痢，嘔吐をしばしば呈することがある[5]。「Vital signs are VITAL」という言葉は常に心の中にとどめておく。

それが腹部以外の症状から発生していないか？

　曖昧な腹痛を呈している場合や上腹部の疼痛がある場合には，全身性疾患や横隔膜近傍の炎症性疾患について一度想像しておく必要がある。下痢症状を呈したときにしばしば言われる「下痢を生じたらまずは腹腔外疾患を，そして腹腔内・腸管外疾患を考えよ」という clinical pearl とよく似ている。これらを考えずに思考を早期閉鎖することで診断の遅れを生じ，患者予後に直結する可能性がある。常に基本を外さずに診療することを心がける。

全身性感染症の一環

　腸内細菌感染症のみならず，レジオネラ症[6]，髄膜炎菌菌血症[7]，リステリア症[8]などは全身性感染症や菌血症の一環として全般的な腹痛をきたすことが知られている。

ホルモン

　甲状腺機能亢進症，亜急性甲状腺炎などは，甲状腺中毒症状としての発熱・下痢をきたす。副腎不全では感染を契機に副腎クリーゼを起こし，その際には発熱と全般的な腹痛をきたす。

二元論

　発熱性疾患に合わせて腹痛を起こす別の疾患の関与があるかどうかを検討する。

　びまん性の腹痛を起こす疾患として糖尿病性ケトアシドーシス（diabetic ketoacidosis；DKA）は重要である。糖尿病患者はsepsisを契機に容易にDKAをきたしうる。低ナトリウム血症や高カルシウム血症があれば嘔気・嘔吐も出現しうる。

横隔膜直上の炎症

　胸膜炎，心膜炎が横隔膜周辺に炎症を波及させると，吸気時胸痛を伴うような心窩部痛・左右の季肋部痛を呈することがある。一般的な肺炎・胸膜炎だけでなく，SLE[9]や成人スティル病[10]，周期性発熱症候群[11]など，感染症以外の機序で生じる漿膜炎も鑑別となる。

腹腔内からの症状だとすれば，対象臓器はどこか？

　腹腔内には多くの臓器があり，それぞれが発熱・腹部症状の原因となることから，まずは臓器別に思考を構えることが基本である。また，鑑別疾患を考える上でとても大事な「疾患の経過」と「疼痛部位」を加えた **Table 8** を作成した。あくまで個人的な経験に基づいた部分が多く，非典型例も含めてすべて網羅できているわけではないが，腹痛の部位・対応臓器と症状の時期に合わせてこれらの鑑別を挙げられれば，500床以上の急性期病院における総合内科医が困らない程度に診療を進められるだろう。

ただし，この表からは「渡航関連感染症」と「免疫不全関連関連症」については省いている。渡航関連感染症や免疫不全関連感染症は，鑑別があまりにさらに多岐にわたり煩雑であること，「発熱＋腹痛」というカテゴリーより「渡航関連感染症」や「免疫不全」から鑑別を紐解くほうが一般的であろうという観点から省略した。それらについては本書の各項をご参照いただきたい。

発熱と腹痛を起こしそうで，あまり起こさないものについて

Table 8 はあくまで「腹痛を伴う発熱」に限定している。「発熱」と「腹痛」を起こしそうでいて，意外と「腹痛」をきたさないものについて下記に列挙しておく。この情報がどの程度有用かについては人によるだろうが，「腹痛」を起こしそうな炎症性疾患が意外と痛みを起こさないということや，同じ疾患でも臓器によって痛みの発症割合が変わるという事実を知ることは興味深い。

実質臓器に起こる腫瘤/肉芽腫性疾患

サルコイドーシス

腎サルコイドーシスや肝サルコイドーシスは発熱（特に不明熱）の原因にはなりえるが，それ自体が局所の疼痛をきたすことは稀であるためこの表には含めていない[12]。ただし腎結石を起こし，突発性の背部痛をきたすことはありうる。

また肝サルコイドーシスでは15％程度しか腹痛をきたさないし[13]，肝酵素上昇すら10％程度にしか起こらない[14]。肝臓の疼痛自体は，被膜痛というより肉芽腫形成に伴う肝内・肝外胆管閉塞に伴うものが考えられている[15]。

腎結核

腎結核において腎疝痛の起こる頻度は10％未満と低い[16]。しかし肝結核腫だと意外に腹痛は起こり，66％に腹痛が起こるという報告もある[17]。そのため，表には肝結核を入れ，腎結核は含めていない。なお，腸結核だと腹痛は50％とされる[18]。

Table 8 | 渡航歴・免疫不全のない一般成人における発熱と腹痛を呈する疾患：臓器別＋時間別アプローチ

臓器	典型的な疼痛の範囲	急性（数時間～数日）
胆道	右季肋部，心窩部	急性化膿性胆嚢炎，急性胆管炎（胆石性，腫瘍性を含む）
膵臓	心窩部，腹部正中	急性膵炎
肝臓	右季肋部	肝膿瘍，Fits-Hugh-Curtis症候群，TSS/TSLSに伴う腹膜炎
脾臓	左季肋部	伝染性単核球症による脾破裂
胃・十二指腸	心窩部，左季肋部（十二指腸の場合は背部も）	胃・十二指腸潰瘍穿孔による腹膜炎
小腸	腹部全般	ウイルス性腸炎，メッケル憩室炎
大腸	大腸の炎症部位により異なる	虫垂炎，憩室炎，感染性腸炎（食餌性），偽膜性腸炎，腸管穿孔，小腸閉塞
腹膜	腹部全般	特発性細菌性腹膜炎，汎発性腹膜炎
尿路	下腹部，背部	結石性腎盂腎炎（膀胱入口への嵌頓），気腫性膀胱炎・腎盂腎炎，尿膜管遺残＋感染
骨盤内臓器	下腹部	骨盤内炎症性疾患，子宮留膿腫
血管	腹部，背部	急性大動脈解離

疾患の経過	
亜急性（数日〜1-2週）	慢性（2週間以上）
急性化膿性胆嚢炎，無石性胆嚢炎（化膿性，炎症性含む）	胆嚢原発リンパ腫，胆嚢原発結節性多発動脈炎
急性膵炎	膵原発リンパ腫，膵原発結核
肝膿瘍，ウイルス性肝炎（伝染性単核球症，A/B/C/E型肝炎），肝臓結核，肝吸虫症，門脈血栓症	肝臓癌（腫瘍内出血も含む），肝臓原発リンパ腫
脾膿瘍	脾臓原発悪性リンパ腫
炎症性腸疾患（Crohn）	胃原発リンパ腫，顕微鏡的多発血管炎，結節性動脈周囲炎
メッケル憩室炎，炎症性腸疾患（Crohn），SLE enteritis	SLE enteritis，顕微鏡的多発血管炎，結節性動脈周囲炎，消化管原発悪性リンパ腫
偽膜性腸炎，腸結核，炎症性腸疾患（Crohn/UC），腸管ベーチェット，SLE enteritis，顕微鏡的多発血管炎，結節性動脈周囲炎	偽膜性腸炎，腸結核，Whipple病，炎症性腸疾患，腸管ベーチェット，消化管原発悪性リンパ腫，腸間膜悪性リンパ腫
結核性腹膜炎，SLE関連蛋白漏出性胃腸症，成人スティル病 ＊反復する場合：周期性発熱症候群，特に家族性地中海熱	結核性腹膜炎，SLE関連蛋白漏出性胃腸症，成人スティル病 ＊反復する場合：周期性発熱症候群，特に家族性地中海熱
腎膿瘍・腎周囲膿瘍，腎結核	腎結核，腎細胞癌，腎原発リンパ腫
子宮留膿腫，感染性血栓性静脈炎	
急性大動脈解離，感染性腹部大動脈瘤，門脈血栓症	感染性腹部大動脈瘤

リンパ腫

　肝原発だと7割程度に腹痛があり[19,20]，脾臓でも半数程度に左季肋部痛がある[21,22]。腎臓原発の症例は稀だが，それでも多くの症例で疼痛を誘発する[23]。びまん性B細胞性リンパ腫が多いことから察するに，細胞増殖が活発で局所のサイトカインが出やすいものが疼痛を誘発しやすいのかもしれない。

肝腫瘍・腎腫瘍

　固形腫瘍のなかでも肝腫瘍[24]，腎腫瘍[25]はサイズが大きくなると発熱と局所疼痛を起こしやすい。特に発熱は，腫瘍内壊死に伴うものや傍腫瘍症候群[26]として出現するとされる。ただし，肝・腎腫瘍全体からみれば発熱・疼痛の頻度は低い。

汎発性腹膜炎以外の腹膜炎

特発性細菌性腹膜炎

　腹痛が出る頻度は25〜72％と報告により頻度がかなり違う[27]。外来セッティングだと無症状であることは3.5％未満だが，入院中の患者では無症状である率が8〜36％にも上がるとされる[28]。肝硬変患者の発熱において見逃されやすい疾患のひとつであるといえる。

結核性腹膜炎

　結核性腹膜炎の症例を検討したsystematic reviewでは，腹痛は64.5％と最も高頻度の症状であるとされる[29]。まずまずの頻度であるが，疼痛がない結核性腹膜炎もあってよい。

胃腸症状を伴うSLE

　SLE患者が腹痛を呈した場合，lupus enteritisである頻度は45％程度[30]といわれる。Lupus enteritis自体が腹痛にて発症する頻度は97％ときわめて高いが[31]，一方でSLE related protein-losing enteropathyは腹痛を起こす頻度が27％と低い[32]。

心筋梗塞後症候群

　心筋梗塞後に発症するDressler症候群は以前から報告されていた病態で，心筋梗塞発症後2～8週した後に何らかの免疫学的機序によって心膜炎を起こす疾患である．しかし，1990年代からDressler症候群がほとんど経験されなくなり[33]，37.5℃以上の発熱も10％しか起こらないという報告も出ている[34]．Dressler症候群は抗血小板療法やACE阻害薬/β阻害剤など抗炎症作用を持つ薬剤があまり行われなかった時代の産物であり，現代において適切な治療を行えばその合併症をなくすることができるかもしれない[35]．

（佐田竜一）

Reference

1) Wong CH, Chow PK, Ong HS et al：Posterior perforation of peptic ulcers：presentation and outcome of an uncommon surgical emergency. Surgery 135：321-325, 2004
2) Danny O, Jacobs MD, M. P. H：Diverticulitis. N Engl J Med 357：2057-2066, 2007
3) Joseph Rahimian, Tina Wilson, Valerie Oram et al：Pyogenic liver abscess：ecent trends in etiology and mortality. Clinical Infectious Diseases 39：1654-1659, 2004
4) Shimada S, Nakamura H, Kurooka A et al：Fever associated with acute aortic dissection. Circ J 71：766-771, 2007
5) Lappin E, Ferguson AJ：Gram-positive toxic shock syndromes. Lancet Infect Dis 9：281-290, 2009
6) Sopena N, Sabrià-Leal M, Pedro-Botet ML et al：Comparative study of the clinical presentation of legionella pneumonia and other community-acquired pneumonias. Chest 113：1195-1200, 1998
7) Gelfand MS：Abdominal pain and fever-an unusual presentation of meningococcemia. Clinical Infectious Diseases 28：1327, 1999
8) Mylonakis E, Hohmann EL, Calderwood SB：Central nervous system infection with Listeria monocytogenes. 33 years' experience at a general hospital and review of 776 episodes from the literature. Medicine (Baltimore) 77：313-336, 1998
9) Petri M, Orbai AM, Alarcón GS et al：Derivation and validation of the Systemic Lupus International Collaborating Clinics classification criteria for systemic lupus erythematosus. Arthritis Rheum 64：2677, 2012
10) Efthimiou P, Paik PK, Bielory L：Diagnosis and management of adult onset Still's disease. Ann Rheum Dis 65：564-572, 2006
11) Hoffman HM, Simon A：Recurrent febrile syndromes：what a rheumatologist needs to know. Nat Rev Rheumatol 5：249-256, 2009
12) Mahévas M, Lescure FX, Boffa JJ et al：Renal sarcoidosis：clinical, laboratory, and histologic presentation and outcome in 47 patients. Medicine (Baltimore). 88：98-106, 2009
13) Devaney K, Goodman ZD, Epstein MS et al：Hepatic sarcoidosis. Clinicopathologic features in 100 patients.

Am J Surg Pathol 17:1272-1280, 1993
14) Michael C, Iannuzzi MD, Benjamin A et al: Sarcoidosis. N Engl J Med 357:2153-2165, 2007
15) Blich M: Clinical manifestations of sarcoid liver disease. J Gastroenterol Hepatol 19:732-737, 2004
16) Eastwood JB, Corbishley CM, Grange JM: Tuberculosis and the kidney. J Am Soc Nephrol 12:1307-1314, 2001
17) Essop AR, Posen JA, Hodkinson JH et al: Tuberculosis hepatitis: a clinical review of 96 cases. Q J Med Autumn 53:465-477, 1984
18) Ramesh J, Banait GS, Ormerod LP: Abdominal tuberculosis in a district general hospital: a retrospective review of 86 cases. QJM 101:189-195, 2008
19) Page RD, Romaguera JE, Osborne B et al: Primary hepatic lymphoma: favorable outcome after combination chemotherapy. Cancer 92:2023-2029, 2001
20) Anthony PP, Sarsfield P, Clarke T: Primary lymphoma of the liver: clinical and pathological features of 10 patients. J Clin Pathol 43:1007-1013, 1990
21) Ahmann DL, Kiely JM, Harrison EG Jr et al: Malignant lymphoma of the spleen. A review of 49 cases in which the diagnosis was made at splenectomy. Cancer 19:461-469, 1966
22) Kraemer BB, Osborne BM, Butler JJ: Primary splenic presentation of malignant lymphoma and related disorders. A study of 49 cases. Cancer 54:1606-1619, 1984
23) Okuno SH, Hoyer JD, Ristow K et al: Primary renal non-Hodgkin's lymphoma. An unusual extranodal site. Cancer 75:2258-2261, 1995
24) Kew MC, Dos Santos HA, Sherlock S: Diagnosis of primary cancer of the liver. Br Med J 4:408-411, 1971
25) Motzer RJ, Bander NH, Nanus DM et al: Renal-Cell Carcinoma. N Engl J Med 335:865-875, 1996
26) Gold PJ, Fefer A, Thompson JA: Paraneoplastic manifestations of renal cell carcinoma. Semin Urol Oncol 14:216-222, 1996
27) Sheer TA, Runyon BA: Spontaneous bacterial peritonitis. Dig Dis 23:39-46, 2005
28) Wiest R, Krag A, Gerbes A: Spontaneous bacterial peritonitis: recent guidelines and beyond. Gut 61:297-310, 2012
29) Sanai FM, Bzeizi KI et al: Systematic review: tuberculous peritonitis-presenting features, diagnostic strategies and treatment. Aliment Pharmacol Ther 22:685-700, 2005
30) Lee CK, Ahn MS, Lee EY et al: Acute abdominal pain in systemic lupus erythematosus: focus on lupus enteritis (gastrointestinal vasculitis). Ann Rheum Dis 61:547-550, 2002
31) Janssens P, Arnaud L, Galicier L et al: Lupus enteritis: from clinical findings to therapeutic management. Orphanet J Rare Dis 8:67, 2013
32) Al-Mogairen SM: Lupus protein-losing enteropathy (LUPLE): a systematic review. Rheumatol Int 31:995-1001, 2011
33) Shahar A, Hod H, Barabash GM et al: Disappearance of a syndrome: Dressler's syndrome in the era of thrombolysis. Cardiology 85:255-258, 1994
34) Kacprzak M, Kidawa M, Zielińska M: Fever in myocardial infarction: is it still common, is it still predictive? Cardiol J 4:369-373, 2012
35) Bendjelid K, Pugin J: Is Dressler syndrome dead? Chest 126:1680-1682, 2004

A 「発熱＋α」の症候学

7

臓器特異的症状がない発熱

臓器特異的な症状がわかりにくい発熱をみるのはどんな場合かを考えると，以下のような状況に分けられる。

1. 血管（内）に炎症のフォーカスがある
2. 薬剤熱
3. 症状の出にくい臓器にフォーカスがある
4. 間欠的な発熱
5. 疼痛を本人が訴えない
6. 特異的とはいえない症状が（複数）ある
7. フォーカスが存在しない

1. 血管（内）に炎症のフォーカスがある

e.g. 菌血症（感染性心内膜炎，慢性髄膜炎菌血症，サルモネラ症），トキシックショック症候群，マラリア，血管炎症候群（高安動脈炎，巨細胞性動脈炎，結節性多発動脈炎，顕微鏡的多発血管炎），心房粘液腫，血管内リンパ腫

血管壁もしくは血管内に炎症のフォーカスがある場合は，臓器特異的な症状に乏しいことが多い。しかも緊急性が高く，最初に鑑別すべき疾患群である。
画像診断はルーチンの全身 CT などでは検出できず，疾患特異的な画像検査（大血管炎での造影 MRI，粘液腫や心内膜炎に対する心臓超音波検査）でしか有意な所見を得られない。画像以外の検査も疾患名を意識した検査を行わないと診断に迫れない。

血管内の病原体を検出する（血液培養），末梢につまった腫瘍細胞を検出する（ランダム皮膚生検），特異的な抗体検査（ANCA）などを行う。

2. 薬剤熱

次に疑うのは頻度の点から考えると薬剤熱である。1つでも薬剤やサプリメントを使用している患者では必ず疑わなければならない。

重症感染症を想定して診断と治療を同時に行わなければならない場合以外は，まず可能な限りの薬剤中止を行う。アレルギー疾患や薬剤アレルギーの既往を認めないことや，好酸球増多がないことは薬剤熱否定の材料にはならない。投与から発熱までの期間は数日から3週間程度が多いものの，数年後に生じることもあれば，過去の曝露で感作されている場合は数時間で発症することもある。

比較的徐脈は薬剤熱を疑うきっかけになるが，ないことも多い。どんな検査をするよりも薬剤中止をするのが最も重要である。72〜96時間でほとんど解熱する。ただし半減期の長い薬剤や薬剤過敏性症候群（drug induced hypersensitivity syndrome；DIHS/DRESS）では薬剤中止後にも長引くことがある。薬剤熱を起こしやすい薬剤やDIHSの原因となる薬剤は知っておくべきで，優先的に中止する薬剤の候補になる（Table 9）。

再投与によるチャレンジテストは診断をより確実にする。多くは安全に行えるものの，以前より強い反応を生じる可能性もあるので，薬剤の必要性とリスクをみて決める。DIHSなど重症薬疹を伴うようなものは当然禁忌となる。

3. 症状の出にくい臓器にフォーカスがある

e.g. 肝膿瘍，脾膿瘍，クローン病，深部膿瘍，腎細胞癌などの固形癌，骨盤内膿瘍，腹腔内膿瘍，膿胸，前立腺炎，クリプトコッカス症

Table 9 | 薬剤熱の頻度が高い薬剤と DIHS（DRESS）を起こしうる薬剤

薬剤熱の原因となることが多い医薬品	抗菌薬（ペニシリン系抗菌薬，セフェム系抗菌薬，サルファ剤，ミノサイクリン，リファンピシン，ストレプトマイシン，アムホテリシンB） 抗けいれん薬（フェニトイン，スルホンアミド，フェノバルビタール，カルバマゼピン） 解熱鎮痛薬（スルピリン，メフェナム酸） 循環器系薬（プロカインアミド，キニジン，αメチルドーパ，サイアザイド系利尿薬，硫酸アトロピン） 抗悪性腫瘍薬（L-アスパラギナーゼ，ブレオマイシン） その他（インターフェロン，アロプリノール，抗ヒスタミン薬）
DIHSの原因となる薬剤	カルバマゼピン，フェニトイン，フェノバルビタール，ゾニサミド，ジアフェニルスルホン，サラゾスルファピリジン，アロプリノール，ミノサイクリン，メキシレチン

　比較的症状の出にくい臓器での膿瘍などの炎症や腫瘍は，理学所見やルーチン検査ではとらえられないが，画像検査の進歩でかなりの部分はCTやMRIで検出できるようになった。

　FDG-PETもフォーカスが限局している場合は非常に有用である。ただし，腸管の炎症は生理的集積にまぎれてわかりにくいため，内視鏡検査も積極的に行う必要がある。

4. 間欠的な発熱

　間欠的な発熱には原因は常に存在するものの，症状が出現・消退を繰り返すものとトリガーとなる刺激が生じたときのみ発熱を生じる場合がある。特に後者の診断は困難で，たまたま行った検査で診断がつくことは稀である。"知らない病気は診断できない"ことを実感する。

　家族性地中海熱はこの代表的な疾患である。日本全国津々浦々に患者は存在している。"家族性"がなくても，"地中海"と関係なくても起こりうる。一度経験すれば，発熱患者の周期性は必ず確認するようになるが，一度も診

たことがない場合はなかなか鑑別に挙げられないかもしれない。

間欠的な発熱の具体的な診断については「Ⅳ章 B-6．繰り返す発熱」を参照されたい。

5．疼痛を本人が訴えない

e.g. リウマチ性多発筋痛症，肛門周囲膿瘍，副鼻腔炎，亜急性甲状腺炎，急性胆管炎，腸腰筋膿瘍，化膿性関節炎，結晶誘発性関節炎，骨髄炎，肺塞栓，大動脈解離，血腫

一般に疼痛の感じ方は個人差が大きく，軽微な刺激で疼痛を強く訴えることもあれば，強い炎症があっても疼痛を訴えないこともある。大動脈解離などは通常は耐え難い痛みがあるはずだが，疼痛はごく軽微で主訴にならず，発熱が主訴で来院した症例もある。

自覚症状は大事だが当てにしすぎてもいけない。特に高齢者や十分に症状を表現できない小児では注意を要する。リウマチ性多発筋痛症は本人が痛みを訴えない場合は，発熱と炎症反応のみの不明熱となり，しかも稀でない。

6．発熱以外の症状に特異性を欠く

e.g. 成人スティル病，ベーチェット病，PFAPA，サルコイドーシス，全身性エリテマトーデス，伝染性単核球症，HIV 感染，*Clostridium difficile* 感染症，反応性関節炎，骨髄異形成症候群，菊池病，輸入感染症（デング熱，腸チフス，リケッチア，レプトスピラ）

頭痛，関節痛，筋肉痛，肝障害，リンパ節腫脹など軽度かつ他疾患でも頻繁にみるような症状の場合は診断につながりにくい。実際にはこれが一番多い状況かと思う。比較的特異的と考えられる症状に的を絞り，その症状の鑑別診断リストをみながら丁寧に診断を行う。

診断基準がある疾患であっても成人スチル病やベーチェット病などは除外基準が設けられており，膨大な疾患を除外しなければ診断できないため，安易な適用は誤診の元になる。

7. フォーカスが存在しない

e.g. 甲状腺クリーゼ，副腎不全，褐色細胞腫，詐熱

全くヒントとなるフォーカスが問診，理学所見，画像診断で得られない場合もある。上記の1.〜6.の原因が否定されたときに考慮に入れる疾患と考える。

まとめ

臓器特異的な症状がみられない発熱を診断する場合，鑑別対象は膨大な数になる。そのため鑑別の優先順位を決めることが重要な作業になる。私は最初に，比較的緊急性が高く，不可逆的な障害の残りやすい"血管(内)に炎症のフォーカスがある疾患"を鑑別している。同時に薬剤を整理することで薬剤熱を除外する。

その後は，発症からの経過，年齢，性別，出自や人種，既往歴や家族歴からみて確率が高いと思われる疾患から鑑別する。

これらの材料を総合して検査前確率を見積り，鑑別の優先順位をつけることは，臨床診断のアートそのものである。**"蹄の音を聞いたらシマウマより馬を考えろ"**という格言は，「珍しい疾患にすぐに飛びつかず，頻度の高い疾患の非典型例を優先して考えると間違いが少ない」という先人の経験則を凝集したもので，優先順位を決める際に常に頭に置いている。

(狩野俊和)

A 「発熱＋α」の症候学

8 発熱＋血小板増多

血小板増多と発熱の診断に迫るには？

　発熱と血小板の増多がある場合は，血小板減少症ほどには多くは経験しない。また血小板の増多自体が，よほど程度がひどいものでなければ，直接健康の問題とはつながりにくいこともあり，見過ごされがちな印象もある。
　しかしその背景には重大な疾患が隠れていることもあるため，その評価方法を一度はまじめに考えておく必要がある。

血小板が増多する機序

　血小板増多の機序は，大きく2つに分けられる。それは① 感染や腫瘍が原因となった反応性の増多，② 骨髄での megakaryocyte（巨核球）の純増である（Table 10）。

Table 10 血小板増多の原因

反応性の増多	骨髄での megakaryocyte（巨核球）の純増
血液疾患 ・急性の出血，鉄欠乏性貧血 炎症性疾患 ・結核，関節リウマチ，炎症性腸疾患，急性膵炎 外傷・熱傷・手術 その他 ・心筋梗塞，腎疾患（ネフローゼ症候群など），無脾症	・本態性血小板増加症 ・骨髄線維症 ・慢性骨髄性白血病 ・真性多血症

「① 反応性の増多の原因」としては，外傷や様々な炎症が挙げられる。この中で発熱を伴うものは少ない。結核，急性膵炎などである。実際にはこれらの疾患は，他の所見が鍵になって診断がつくことが多いように思われる。

「② 骨髄での megakaryocyte（巨核球）の純増の原因」は，血液系の疾患である。これらはそれら自身のみでは発熱で発症することは少ない。

血小板増多と発熱の診断に迫るための情報収集の仕方

病歴

　何らかの健康上の疾患，特に炎症を伴う疾患がすでにあるかどうかを確かめる。Table 10 に挙げられたような疾患があれば，血小板増多はその疾患に伴って起こっている可能性が高い。

　また，「骨髄での megakaryocyte（巨核球）の純増」による血小板増多の場合は，全く無症状のことも多い。しかし，ときには血栓症が原因と思われる症状を呈する場合がある。それは頭痛・倦怠感・めまい・耳鳴・視覚異常などである。繰り返す血栓症やそれに伴う出血などの病歴も参考になる。

身体診察

　全く無症状である場合に，身体診察上どの点に気をつけるかは難しい。しかし骨髄の異常を伴う疾患であれば脾腫を呈している場合があるので，脾臓の触診・打診は必ず行う。慢性骨髄性白血病例では全身性のリンパ節腫大がみられることもあるので，リンパ節の触診も行っておく。

検査所見

　直接疾患の診断に寄与する所見はない。ただし，血液疾患の場合には，血小板増多と共に白血球数の増多や分画異常がみられる場合がある。血算の異常には注意しておく。

〈大曲貴夫〉

A 「発熱＋α」の症候学

9

発熱＋血小板減少

血小板減少と発熱の診断に迫るには？

　発熱と血小板の減少がある場合，多くは他の症状・身体所見・検査所見を伴っている。多くの場合それらの所見が際立っているため，特に血小板減少に大きな注意を払わなくとも診断に到達することは可能である。

　問題なのは，発熱を除けば「一見」血小板低下だけが唯一の所見のようにみえる病態だ。しかしこのような状況であっても，多くの場合他の所見が実際には出ていて，それを引き出しきれないでいることが多い。

　よって本項では，その見逃しがちな情報をどのように引き出していくかに注目しつつ，発熱を伴う血小板減少症への迫り方をみていくこととする。

血小板が減少する機序

　患者の問題を解いていく際に，得られた事実から患者の身体のなかで行っている病態を読み解いていくことはきわめて重要である。血小板減少の病態は，大きく3つに分けられる。それは① 骨髄での産生低下，② 破壊亢進，③ 脾臓でプールされる病態，である。

　「① 骨髄での産生低下」は，主に血液疾患が原因である。白血病・骨髄異形成症候群・再生不良性貧血などが主な原因である。これらは赤血球および白血球の数的・質的異常を伴っている。よって血小板減少をみたときは他の血球異常の有無もみておくべきである。

　血小板だけが低下する病態としては，特発性血小板減少性紫斑病（idiopathic thrombocytopenic purpura；ITP）や薬剤性の免疫機序による血症板

減少症がある。薬剤性の免疫機序による血小板減少症の原因薬剤としては，バンコマイシンやプロトンポンプ阻害薬などが挙げられる。ただし骨髄での産生低下による血小板減少症は，それ単独で発熱することはまずない。

「② 破壊亢進の原因」としては，播種性血管内凝固（disseminated intravascular coagulation；DIC），血栓性血小板減少性紫斑病，ヘパリン起因性血小板減少症，ITPや薬剤性の免疫機序による血小板減少症などがある。このなかで，発熱を伴って発症するものとしてはDICが多い。しかし実際にはDICは感染などの原疾患があってこそ発症するものであるので，原疾患の臨床像（例えば敗血症性ショック）があってその文脈の中で血小板減少症が取り上げられるわけで，血小板減少の原因は原疾患と関係づけて考えやすい。

「③ 脾臓でプールされる病態」としては，脾腫をきたす疾患一般が含まれる。肝硬変，門脈圧亢進症などであり，EBV感染やCMVなどのウイルス疾患もその原因に挙げられる。

これらの疾患に迫るには，そもそも血小板減少症に接した際に，あらためて身体診察で脾臓腫大がないかどうかを確かめることが必要である。

血小板減少と発熱の診断に迫るための情報収集の仕方

病　歴

前記を踏まえたうえで，詳細にわたる病歴の聴取を行うことが必要である。特に薬剤性の場合には，そもそも疑うことが前提であるし，そのうえで服用中の薬剤を確認していくことが必要である。

また発熱を伴う血小板減少症として，マラリアやデング熱などの輸入感染症もある。「発熱があり，血小板も減少しているが，他の所見からはどうもはっきりしない……」というときに渡航歴を念のために訊いておくことも有用である。

身体診察

　身体診察上は，他の所見がないかを診てとることである．見つけやすい所見はここでは触れない．血小板減少症の患者の身体診察で必ず診るべき点としては，まずリンパ節腫大の有無である．血液疾患，ウイルス性疾患，一部の薬剤性血小板減少症の場合は，全身的にリンパ節腫大がみられる．表在リンパ節の触診は欠かせない．

　また広い意味での網内系の異常の有無をみるため，肝腫大・脾臓腫大がないかを確認することも重要である．もし陽性であれば，血小板のプール化による「見ための数の減少」を疑うことができる．

　皮疹も重要である．特に出血斑の有無は必ず確認する．下肢だけなど限局して起こる場合もあるので注意する．出血斑は直接には血小板とそれに伴う凝固異常によって生じることが多いが，ウイルス感染や自己免疫機序による血管炎が原因となる事もあるので注意する．筆者も，CMV による伝染性単核球症の事例で両下腿前面の紫斑を経験したことがある．

検査所見

　血算の異常には注意しておく．これにより病態をある程度把握することができる．白血球異常のなかでも好中球減少症がある場合には，ウイルス疾患としてのデング熱や重症熱性血小板減少症候群などが挙がる．

　忽那らによれば，デング熱の場合には血液中の CRP の増加が軽度であるため，マラリアなどの他の熱性疾患との鑑別に有用である．異型リンパ球の出現はウイルス感染でよく経験する．代表格は EBV や CMV による伝染性単核球症である．血小板減少症に貧血を伴う疾患としてはマラリアが挙がる．そもそもこのような患者で渡航歴を訊くことも重要である．血小板の単独減少の場合は ITP や薬剤性のことが多いが，これらが発熱で発症することは少ない．凝固系の異常があれば DIC の診断上はもちろん有用である．またアルカリフォスファターゼの上昇は肝臓異常を伝えることが多い．

〔大曲貴夫〕

A 「発熱+α」の症候学

10 発熱+白血球減少

白血球減少と発熱の診断に迫るには？

　白血球減少症は様々な原因で起こりうる。白血球減少と発熱が直接にリンクして起こるのは，多くの場合は感染症が原因である。一方で白血球数の減少がみられた場合に，いわゆる発熱性好中球減少症のリスクが高まるのではないかと心配される。抗がん剤治療による好中球減少状態の場合は，確かにそうである。

　これは末梢血の好中球数が急速に低下するだけでなく，抗がん剤によって粘膜の損傷などを起こし，そのため粘膜表面の微生物に侵入門戸を与えてしまっているためだと説明されている。逆にいえば，抗がん剤以外の要因による白血球減少症の場合は，好中球数以外に感染リスクを上げる要因がないため，感染を発症し発熱することは少ない。

白血球減少と発熱を伴う病態を整理する

好中球の著明に減少する病態
- 遺伝性疾患：周期性好中球減少症など
- 感染症
  ウイルス感染症：パルボウイルスB19，風疹，麻疹，水痘，A型肝炎，B型肝炎，EBV，CMV，デング熱など
  敗血症（例：大腸穿孔による腹膜炎）
- 薬剤性
  カルバマゼピンなどの抗けいれん薬，多くの抗菌薬などが原因となる

- 免疫機序
  関節リウマチ，SLE など
- 骨髄性
  再生不良性貧血，骨髄異形成症候群，急性骨髄性白血病など
- 脾機能亢進症
  肝硬変など

　なかでも発熱と著明な好中球減少症を呈するものを述べる。パルボウイルス B19 感染，風疹，麻疹，水痘，A 型肝炎，B 型肝炎，EBV，CMV，デング熱などはそれだけでも発熱と著明な好中球減少症を呈する。ただしパルボウイルス B19，風疹，麻疹，水痘は皮疹や気道所見が前面に出るので診断しやすいが，A 型肝炎，B 型肝炎，EBV，CMV，デング熱などは初期には特に特異的な所見に欠けることが多い。

　敗血症単独でも白血球は減少し，筆者自身も救急外来で末梢血の血球数が 1,000 を切った腹膜炎の事例は数多くみたことがある。再生不良性貧血，骨髄異形成症候群，急性骨髄性白血病などは，遷延する発熱や咽頭痛などが原因で発見されることがある。

白血球減少と発熱の診断に迫るための情報収集の仕方

病　歴

　原因となる疾患の存在を確かめるべく，さらに情報収集をしていくことが必要である。コツをいえば，パルボウイルス B19 感染，風疹，麻疹，水痘などはきわめて特徴的な病歴を呈するので，その病歴を訊き出すことがまず重要である。

　前述のように A 型肝炎，B 型肝炎，EBV，CMV，デング熱などは初期には特に特異的な所見に欠けることが多いが，肝炎ウイルス感染は発症初期は嘔気や食欲低下などの消化器症状が前面に出ることが多い。

　EBV 感染は咽頭痛が顕著でわかりやすいが，同じ伝染性単核球症を呈す

る CMV 感染の場合は咽頭痛などは乏しく，むしろ肝炎と間違えられやすい．EBV 感染と比較して CMV 感染の方が好発年齢が高いことも重要である．

デング熱の診断の取っかかりはなんといっても渡航歴である．ウイルス性肝炎も渡航後の感染症として発症することがあるため，やはり渡航歴は重要である．

身体診察

パルボウイルス B19 感染，風疹，麻疹，水痘，EBV などの感染症や眼球や咽頭の粘膜や皮膚に所見が出やすいため，よく観察する．これらの疾患は体表のリンパ節が系統的に腫脹することも多いため，よく触れておく．

薬剤過敏症や免疫疾患でも全身性のリンパ節腫張はみられやすい．肝炎ウイルス感染，伝染性単核球症，骨髄疾患では肝脾腫がみられることもあり，腹部の打診触診も必須であろう．

検査所見

肝酵素の上昇があれば，伝染性単核球症や肝炎ウイルス感染症を積極的に疑う鍵となる．

（大曲貴夫）

A 「発熱+α」の症候学

11 発熱+炎症反応陰性

「発熱+炎症反応陰性」の基本的な考え方

> 高熱が続いているのにCRPが陰性という状況は特殊であると認識すべきで，日常的な原因としては頭蓋内限局の炎症であり，次いで頻度は劣るが全身性エリテマトーデスである。また，微熱レベルでは日常診療で遭遇頻度が高いのは習慣性高体温症と思われる。

　このことは，「Ⅲ章 4.「うちの科じゃない熱」へのアプローチ」ですでに述べた。診断が不明，という初診の段階ではこのことは非常に実用的な考え方と思われる。腰椎穿刺をし，全身性エリテマトーデス（SLE）の分類基準を意識して診察に臨めばよい。

――――

　本項のメインとはしないが，実際の現場では「"微熱"ないし"発熱の訴え"」と炎症反応陰性という状況が多い。多くが心因性～身体表現性障害の範疇であると推定される。あるいは自然軽快する，特異的な症候とならないウイルス感染かその遷延だろう（この場合，遷延といっても"体調不良が続く"という訴えのことがほとんどである）。
　この件，「推定」の域を出ないのは，確定診断が難しいからである。いずれにせよ，medicalには良性の経過を辿り，self-limitedである（心因性の一部は，一筋縄ではいかない）。

頭蓋内限局の炎症

以下に3つの場合にわけて述べる。

感染症としての髄膜炎

　意識レベルが悪い・バイタルが悪い・敗血症的である・神経巣症状がある，といった状況があれば，鑑別などと悠長なことを言っている時間はない。細菌性髄膜炎や脳炎，またはすでに進行期の真菌性・結核性髄膜炎を警戒して先を急ぐ。これは教科書どおりで，炎症反応の有無で判断されるものではない。

　経過が急性であって，上記に該当しない，いわば状態のよい髄膜炎はあり，この筆頭は頻度を加味してもウイルス性髄膜炎であろう。「高熱が続いていて症状が辛いが，CRP陰性」といった状況の患者に，ウイルス性髄膜炎を想定して髄液検査に進むのは，妥当というより必須である。

　ここで特筆すべきは，真菌性・結核性（という恐ろしい）髄膜炎では，病初期において「神経巣症状や髄膜刺激症状がなく，CRP上昇なしに発熱のみが遷延する」という時期がある。確実な対策法はないが，軽度の意識障害を見逃さないこと，軽微な応答不良も気に留めることが大事である。炎症反応陰性でも腰椎穿刺を施行し，筆者なら最低でも髄液中のクリプトコッカス抗原は提出する。この検査は感度が高く，クリプトコッカス髄膜炎に対する経験的治療をはじめやすい（陰性であれば，可能性を再検討ののち臨床的に疑わしくなければ抗真菌薬を自信をもってoffにできる）。

　結核性の検査や経験的治療をどうするかについては，専門家にコンサルトして決めるが，いない場合の判断は困難をきわめる。

非感染症としての髄膜炎

　SLEについては後述するが，そこでは原病そのもの，つまりループスそのものの活動性・病勢に伴うものとして述べる。一方で，SLE，混合性結合組織病，シェーグレン症候群といった自己免疫疾患でも，疾患自体の病勢に由来する無菌性髄膜炎という表現型をとり，かつCRPが陰性でありうる。

また，サルコイドーシス，Vogt-小柳-原田病，ベーチェット病といった疾患の神経症候としての髄膜炎も熱源としてありえる。炎症反応の有無は，時期や病態によってまちまちである。肥厚性硬膜炎（これは疾患名でなく，症候や病態名であり，血管炎やIgG4関連疾患といった種々の疾患に伴いうる）なども，髄液異常という表現をとりうることがある。
　血管炎であれば，全身の炎症反応（すなわちCRP上昇）を伴うが，IgG4関連疾患自体では普通炎症反応は上がらない。発熱はコモンではないし，主訴にはならないが，なくはない。稀な状況といえるがIgG4関連疾患でも「CRP陰性＋発熱（硬膜炎→発熱）」といったパターンでありえる。

　答としての原疾患について述べてしまったが，ここでの課題はあくまで「発熱＋炎症反応陰性」に出会ったときに"次にどうするか"であって，この点は繰り返しになるが腰椎穿刺をためらわないことが重要である。

中枢神経（CNS）に限局した血管炎

　Primary CNS vasculitis（PCNSV）とReversible cerebral vasoconstriction syndrome（RCVS）とに分けられる（Table 11）[1]。RCVSは，可逆性の血管攣縮を病態としており，炎症反応は陰性である。そして発熱などの全身症状が前景に立つこともない。
　一方PCNSVは，フェーズによっては「発熱＋炎症反応陰性」となりうる。ただし，髄液異常や画像異常（MRI）を伴いやすいので，不明熱的な様相になることはあまり想定されない。ただしここでも，「発熱＋炎症反応陰性」に取り組む第一歩が髄液検査であることを強調したい。

全身性エリテマトーデス

　極論で語れば，どんな重症なループス病態が起こっていても，炎症反応が陰性であることはある。逆に炎症反応が上がるのは，ループスの病態のうち漿膜炎（心膜炎，胸膜炎，腹膜炎など）が起きているとき，もしくは感染症

Table 11 | 中枢原発血管炎と可逆性脳血管攣縮症候群の特徴

項　目	中枢原発血管炎 （PCNSV）	可逆性脳血管攣縮症候群 （RCVS）
素因・誘発因子	なし	出産後，あるいは血管作動性物質への曝露
発症様式	緩徐進行性	急性発症，単相性の経過
頭　痛	慢性・進行性	急性・電撃的
髄液所見	異常（細胞数・蛋白上昇）	ほぼ正常
MRI	ほとんどの患者で異常	70％の患者で正常
血管造影	正常とされている。異常がある場合は，RCVSと区別しがたいびまん性の異常であり，不規則性・非対称性の動脈狭窄や動脈閉塞の多発の所見は本症を示唆する。これらは不可逆性である	ふつう異常である。"ビーズのひも"状の動脈所見。6〜12週以内の期間で可逆性である
脳生検	血管炎の所見	血管炎の所見なし
薬物治療	副腎皮質ステロイド±免疫抑制剤	ニモジピン

（文献1より）

が起きているときなどに限られる，のが原則である。

　また分類基準には組み入れられていないが，SLEの活動期に発熱することは一般的であり，よってSLEは「発熱＋炎症反応陰性」をみたら考えるべき疾患の代表格となる。

　SLEは，いわゆる膠原病であり，非専門医にとっては精査は苦手と思うかもしれない。しかし，SLEの診断は専門医ではなく，プライマリケア医などからわかりやすい症候によって診断されて，膠原病科に紹介されてくることが多い。

　SLE診断は，Fig.14に示すような分類基準に忠実に従ってよいとされている。

　人によっては，「発熱＋抗核抗体陽性」がSLEを疑う端緒となっているかもしれないが，実は免疫学的異常と抗核抗体陽性の2項目以外は，病歴聴取

Fig.14　米国リウマチ学会のSLE分類基準

1. 顔面紅斑
2. 円板状皮疹
3. 光線過敏症
4. 口腔内潰瘍（無痛性で口腔あるいは鼻咽腔に出現）
5. 関節炎（2関節以上で非破壊性）
6. 神経学的病変
    a) 痙攣発作
    b) 精神障害

〔病歴と診察〕

7. 漿膜炎
    a) 胸膜炎
    b) 心膜炎
8. 腎病変
    a) 0.5 g/日以上の持続的蛋白尿
    b) 細胞性円柱の出現
9. 血液学的異常
    a) 溶血性貧血
    b) 4,000/mm^{3}以下の白血球減少
    c) 1,500/mm^{3}以下のリンパ球減少
    d) 10万/mm^{3}以下の血小板減少

〔病歴と診察
心電図
レントゲン
検尿
血算〕

10. 免疫学的異常
    a) 抗2本鎖DNA抗体陽性
    b) 抗Sm抗体陽性
    c) 抗リン脂質抗体陽性
11. 抗核抗体陽性

診断の決定
　上記項目のうち4項目以上を満たす場合（感度96%，特異度96%）

と診察，心電図・レントゲン・検尿・血算といったごく一般的な日常検査で確認される。
　例えば，光線過敏や関節炎などは満たすかどうか迷うことは専門医でも多いと思うが，血球減少や蛋白尿は，簡単な検査で客観的に有無を確定しやす

い．このようなことから，SLE は非専門医でも診断あるいは疑うことができている．

　発熱診療というコンテクストでいえば，発熱やリンパ節腫脹など，SLE においてコモンだが分類基準には入っていないプレゼンテーションで来る場合に迷うだろう．そのときに，「発熱＋炎症反応陰性」で来る患者に SLE を一応想起しておくというのは実用的な考え方と思われる．

習慣性高体温症

　習慣性高体温症という独立した（といってよいであろう）疾患概念がある．臨床医である筆者は，患者が症状に困っていれば「症」をつけ，体温上昇はあるが困っていなければ「症」をつけない．

　一見健康で，データ異常や器質因はなく，全身状態良好で横ばいのまま発熱が続く medical condition をいう．これは，原因不明もしくは生体ストレス（心理的なものを含む）によって，体温調節中枢の体温設定（正常値）がやや高めにシフトされてしまったことによるとされる．体温調節中枢が正常上限を上げただけであるので，すなわち計測上腋下温 37℃ を超えるなどしていても，それは「正常・生理的」であるとみなされる．

　そもそも体温調節のシフトに関してサイトカイン刺激（に端を発した PGE_2 産生）を介さない病態なので，CRP 上昇や高サイトカイン血症を示唆する臨床症状を欠くのは当然といえる．

（國松淳和）

Reference

1) Salvarani C, Brown RD Jr, Hunder GG：Adult primary central nervous system vasculitis. Lancet 380：767-777, 2012

A 「発熱＋α」の症候学

12 発熱＋その他の血液検査値異常

　前項までで炎症反応や血算異常について解説したので，ここではいくつかの生化学検査を挙げ，発熱との関連について考える。

血液検査値異常は，それ単独では，それのみをもって発熱における臨床的意義を見出だせないが，異常値の組み合わせのパターンによっては病態推測の「足し」になることがある。

「発熱＋生化学検査異常」の基本的な考え方

　本項では，AST/ALT，LDH，ALP，そしてCKについて取りあげる。筆者は発熱患者をみたときこれらのデータについて注目することにしている。これらの検査項目は，いずれも「肝臓」「骨」「筋肉」のようにひとつの部位と1：1対応させられるものではなく，データ値の意味するものは複合的である。

　例えば筋肉由来のもの（筋原性酵素）は，AST/ALT，LDH，CKであり，筋破壊があればこれらが軒並み上昇する。CKだけ上がるわけではない。

　逆に，AST/ALTが高いからといって肝障害があるとは限らない。ALPが高いからといって肝・胆道系疾患だけあるとは限らない。ここで **Table 12** を参照されたい。ここにリストした疾患たちを分類するとき，ある程度典型的な病像や経過で受診したならば，検査値の異常の範囲と多寡により推測できることがある。

　セルに塗りつぶし（ブルー・グレー）を施してあるところは，それぞれの

Table 12 | 生化学検査異常と疾患

疾患	AST/ALT	LDH	ALP	CK
中悪性度リンパ腫	↑	↑↑〜↑↑↑	↑〜↑↑	?
GCA/PMR	→	→	→〜↑	→
亜急性甲状腺炎	→	→	↑〜↑↑	↓
成人スティル病	↑	↑	→〜↑	→
粟粒結核	↑〜↑↑	↑〜↑↑	↑〜↑↑	?
EBV-HLH	↑↑〜↑↑↑	↑↑〜↑↑↑	↑↑〜↑↑↑	↑
家族性地中海熱	→	→〜↑	→	

GCA：giant cell arteritis 巨細胞性動脈炎
PMR：polymyalgia rheumatica リウマチ性多発筋痛症
EBV-HLH：Epstein-Barr virus associated hemophagocytic lymphohistiocytosis EB ウイルス関連血球貪食性リンパ組織球症

　疾患において特徴的といえる検査項目となっている。例えば，GCA/PMR では，ALP の上昇は軽微であっても，疑わしい状況でこれをみたら GCA/PMR をより疑いたくなる。

　また，粟粒結核は多彩な血液異常を伴い，臓器障害を反映して AST/ALT や LDH もある程度上がるだろうが，より特徴的なのは ALP であるから，AST/ALT・LDH には塗りつぶしを施していない。成人スティル病はこれらの検査項目に異常は呈しても，他疾患と比べた特徴は目立たないので，塗りつぶしを施していない。

　鑑別しきるための表でなく，情報を統合する際や病態推定の「第一歩」的に利用する表であることを強調しておく。また表の利用の前提として，CRP が上昇するような炎症反応を伴っていること，ALP 上昇については γGTP が相対的に低値（できれば胆道閉塞が否定されているとよい）であることに留意されたい。

　ALP は Table 12 の多くの疾患において上昇をみることがわかる。例えば

亜急性甲状腺炎は，甲状腺の炎症とその破壊によって甲状腺ホルモンが大量漏出する疾患であるが，バセドウ病と同様に ALP 高値と CK の低下をみることが多い。病歴と身体所見を組み合わせれば，見逃しなく甲状腺ホルモン測定に移れるであろう。

びまん性大細胞型 B 細胞性リンパ腫をはじめとしたいわゆる aggressive lymphoma で LDH が上昇することはよく知られているが，トランスアミナーゼに比して高いことで引っかけるとよい。GCA/PMR や粟粒結核で ALP が相対的に上昇することは，不明熱診療に役立つ知識である。

一方で，稀にも関わらず疾患および診断基準が知られている成人スティル病は，そのわりに（フェリチン高値以外は）データで特色がない。臨床分類基準も非特異的であり，多くの病態でスティル病の基準を満たしてしまうので安易な即断に注意したい。

EBV-HLH は，一見敗血症，急性〜劇症肝炎，急性白血病，高悪性度悪性リンパ腫（NK/T 細胞性リンパ腫や成人 T 細胞白血病リンパ腫など）とデータパターンが似ることも多いので注意したい（これらが互いに鑑別対象になるということでもある）。この，いわば血液検査上の"EBV-HLH パターン"をみたら，mortality に関わる疾患が含まれているため，複数同時に鑑別を考え精査を可及的に急ぐべきである。

AST/ALT

Table 12 からもわかるように，例えばこれらの疾患が対象ならあまり AST/ALT は鑑別に役立たない。すでに述べたように筋原性酵素でもあり，またうっ血肝・ショック肝・腫瘍細胞等の浸潤（血液腫瘍など）といった病態でも上昇しうるため，「狭める・絞る」といったことが不得手な採血項目といえる。大切なことは，肝疾患と短絡しないこと，である。

LDH

細胞破壊全般で上昇する。全く特異的でない。特異的でないものを，アイ

ソザイム検査したところで結果は大概非特異的である。熱性疾患の診断の際には，異常か異常でないかは全く役に立たない。他のデータ（ASL/ALT, γGTP, CK など）に比して相対的〜突出して高いかどうかが重要である。著明高値なら，普通，悪性（特にリンパ腫）あるいは溶血を示唆するのでこれらから鑑別する。

ALP

発熱しない疾患で ALP 高値をみれば，探るべき病態はいろいろある。例えば骨病変や肝胆道疾患であり，それらの内訳も複数ある。そういう意味では，熱性疾患＋ALP 高値というは状況がやや限られるかもしれない。参考までに，Table 13 に Cunha による ALP 上昇を伴う不明熱という臨床状況におけるリストを示す[1]。

CK

発熱診療においては，AST/ALT 同様，それだけで特に意味を見出しにくい。ただし菌血症や敗血症，髄膜炎などで軽度ないし中等度の CK 上昇をみることは意外と知られていない。熱の原因を"探る"といった状況で役立つ検査項目ではない。

Table 13 | Cunha による ALP 上昇を伴う不明熱

- 肝細胞癌
- 粟粒結核
- ヒストプラズマ症
- リンパ腫
- 成人スティル病・若年性特発性関節炎
- 亜急性甲状腺炎
- 巨細胞性動脈炎
- 結節性多発動脈炎
- 肝転移（転移性肝腫瘍）

（文献 1 より筆者が今日的に和訳）

まとめ

　逆説的だが，これらの生化学検査「だけ」で診断しようとしないことである。発熱患者の血液検査で，LDH，ALP が他の関連項目に比して高値が目立つとき，まず胆道閉塞を否定しその後血液腫瘍を念頭に置く，というのが実用的活用法であろうと思われる。

（國松淳和）

Reference

1) Burke A. Cunha：Educational Review Manual in Infectious Disease, Castle Connolly Graduate Medical, 2007, pp.126

A 「発熱＋α」の症候学

13

発熱＋ショックバイタル

本項では，「発熱＋ショックバイタル」が比較的同じ時相（数時間〜数日単位の経過）で生じた場合の鑑別について，思考の整理と鑑別疾患などについて考えたい。

「発熱＋ショックバイタル」を診療したときの思考回路

ショックバイタルを呈した場合には，ショックの原因検索と共に原因に基づいた処置を速やかに行わなければ救命に失敗する。ショックに対する基本的な治療を行いつつ，できるだけ短時間で「ショックの原因」を整理するべきである (**Fig.15**)。

まずはショックを的確に分類する

ショックのマネジメントは救命すべき患者マネジメントの中で何よりも優先される事項である。まずはショックの原因を的確に分類すべきである。ショックの分類には諸説あるが，Hypovolemic shock, Cardiogenic shock, Distributive shock, Combined shock の4種類に分類するとわかりやすい。

Hypovolemic shock

循環血液量減少に伴うショックで，①出血，②脱水の2つが原因である。発熱とショックをきたした患者において消化管出血や肝腫瘍破裂などの合併を疑い，それらを問診・診察などで除外しにかかることは基本的だが重要である。

Fig.15

「発熱＋ショックバイタル」を診療したときの思考過程フローチャート

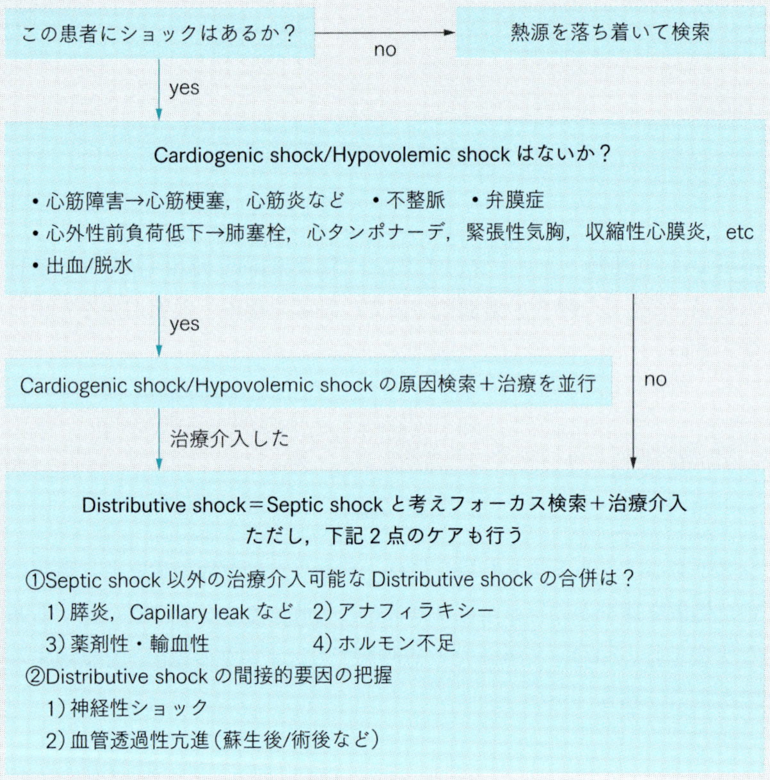

```
この患者にショックはあるか？ ──no──▶ 熱源を落ち着いて検索
        │
        yes
        ▼
Cardiogenic shock/Hypovolemic shock はないか？
・心筋障害→心筋梗塞，心筋炎など　・不整脈　・弁膜症
・心外性前負荷低下→肺塞栓，心タンポナーデ，緊張性気胸，収縮性心膜炎，etc
・出血/脱水
        │
        yes
        ▼
Cardiogenic shock/Hypovolemic shock の原因検索＋治療を並行 ──no──┐
        │                                                          │
        治療介入した                                                 │
        ▼                                                          ▼
Distributive shock＝Septic shock と考えフォーカス検索＋治療介入
          ただし，下記 2 点のケアも行う
```

①Septic shock 以外の治療介入可能な Distributive shock の合併は？
　1）膵炎，Capillary leak など　2）アナフィラキシー
　3）薬剤性・輸血性　　　　　　4）ホルモン不足
②Distributive shock の間接的要因の把握
　1）神経性ショック
　2）血管透過性亢進（蘇生後/術後など）

Cardiogenic shock

心拍出量低下により生じるショックで，その原因は下記の4つである。

❶心筋障害：心筋梗塞，心筋炎などによる1回拍出量の非代償的な低下
❷不整脈：頻脈性不整脈，徐脈性不整脈による心拍出量の非代償的な低下
❸機械的障害：感染性心内膜炎による弁破壊や，左房粘液腫の嵌頓などによる心構造の変化
❹心外性障害：肺塞栓や心タンポナーデ，緊張性気胸などによる前負荷の低下

発熱とショックをきたした患者において心筋炎はとても致死的な鑑別であるし，不明熱の経過で急な呼吸不全とショックをきたした場合には，感染性心内膜炎や左房粘液腫による機械的障害や「肺塞栓＋深部静脈血栓」なども鑑別となる．

Distributive shock

　末梢血管拡張（ないしは，血管収縮してほしいタイミングで十分に収縮しないこと）により血管内に血液が淀むために循環障害を生じるショックである．その原因は多岐にわたり，鑑別を困難にするショックとなりうる．

治療介入可能な Distributive shock の直接的原因
- 感染症関連：敗血症，ブドウ球菌やレンサ球菌による Toxic shock
- SIRS：膵炎，熱傷，多発外傷，Systemic capillary leak syndrome なども含む
- アナフィラキシー
- 薬剤性・中毒性：生物学的製剤関連，輸血関連など
- 副腎不全/甲状腺機能低下（単独でショックを起こすことは稀だが，感染合併によりショックを誘発/遷延させる）

治療介入困難な Distributive shock の間接的要因
- 神経性ショック：脊髄損傷後，中枢神経障害の後に，感染を契機に生じる
- 蘇生後，術後，急性心筋梗塞後などに起こる炎症による血管透過性亢進

　発熱とショックをきたした患者において，敗血症はもちろんのことだが，アナフィラキシーのような「全身の発疹＋発熱」が Toxic shock syndrome であることはしばしば経験する．また，副腎不全・甲状腺機能低下は疑ってはじめて診断に至ることも多く，治療反応に乏しいショックがあれば評価すべきである．

Combined shock

　臨床現場ではとくに発熱とショックを呈する患者において，上記3つの原因が複数重なって起こることをしばしば経験する．また，Distributive shock の原因疾患が複数重なってショックに至ることもしばしば経験する．

> Combined shock の例
> - Cardiogenic＋Hypovolemic：消化管出血の患者がたこつぼ型心筋症を合併してショック
> - Distributive＋Hypovolemic：肝硬変患者が sepsis と消化管出血を併発
> - Cardiogenic＋Distributive：大動脈弁破壊を伴う MRSA の急性感染性心内膜炎
> - Distributive＋Distributive：下垂体腫瘍術後の患者が尿路感染でショック＋徐脈（ACTH 分泌不全による副腎不全による徐脈）

「発熱＋ショック」の鑑別

　発熱とショックを合併した場合は，当然だが感染症が最も高頻度である。Systemic inflammatory response syndrome（SIRS）の 85％は感染症に起因し[1]，Distributive shock に限定した 100 例の連続的観察研究でも 55％は感染症であるとされる[2]。

原因微生物

　ショックを起こす原因微生物はほとんどが細菌である[2]。グラム陰性桿菌によるエンドトキシン産生に伴うショックが多いと考えられがちだが，ブドウ球菌・レンサ球菌などのグラム陽性菌によるショックも同程度の頻度で起こる。
　真菌感染症でショックをきたすことは稀だが，血管内カテーテル挿入者ではカンジダ血流感染，ステロイドなどの免疫抑制剤使用者はニューモシスチス肺炎でもショックをきたしうる。
　ウイルスや原虫感染症もショックを伴うことは稀だが，渡航関連感染症があれば話は変わる。ウイルス性疾患では主に渡航関連の感染症として，フィロウイルス科・アレナウイルス科・フラビウイルス科・ブニヤウイルス科（ハンタウイルスのみ）の 4 つに属する各種ウイルスによるウイルス性出血熱が重要であり，これらはショックと多臓器不全を起こしうる。
　また，原虫としては熱帯熱マラリアで急激なショックを呈する場合がある。急激な病態を呈した患者であっても 1 カ月以内の渡航歴と，渡航地域に関連した流行感染症の確認は必須である。

渡航歴がなくても，山中に入るような作業の後ではマダニやツツガムシによるリケッチア症（日本紅斑熱，ツツガムシ病）を起こして，急なショックと血小板減少を呈することがある。

また最近では，重症熱性血小板減少症候群（Severe fever with thrombocytopenia syndrome；SFTS）の日本での発生報告は多数ある[3]。2014年8月から日本国内でもデング熱感染が診断されており[4]，この再感染によるデング出血熱は起こる可能性が否定できない。

発熱とショックに併せて血小板減少や出血傾向を認めた場合，たとえ渡航歴がなくてもSeptic DICと決め込まず，これらを疑って山中への侵入歴の問診・周囲の流行疾患の把握・ダニやツツガムシの刺し口を丁寧に探す診察を行うことも考慮する。

「発熱＋ショックバイタル＋他にあまり症状がない」場合の思考回路

急な発熱＋ショックバイタルとともに併発症状があれば，診断自体は比較的容易である。しかしながら，症状がない場合は診断が難しいことも多い。そういった場合は「症状が出づらい」ことそのものが特徴的であると捉え，下記の鑑別をフォーカスを当てると診断に至る可能性がある。

管腔臓器感染をより強く疑う

高齢者の管腔臓器感染は頻度が高い上に症状を呈しづらく，その中でも尿路感染は症状を起こしづらい感染の筆頭である[5]。また胆管炎・胆嚢炎でも腹痛はしばしば欠如する[6]。発熱・ショックの患者でフォーカス不明な場合には血液培養・尿検査はもちろんのこと，胆道系感染症の精査目的に腹部内の精査を行わざるをえない。

特別な免疫不全の有無を確認する(脾臓・肝臓)

Post-splenectomy syndrome;PSS

脾臓は IgM を産生する臓器だが,脾摘により IgM 産生が低下すると莢膜構造をもつ菌体をオプソニン化できないことから肺炎球菌,髄膜炎菌,インフルエンザ桿菌 b 型などによる重篤な感染を起こす。発熱・ショックの患者に脾臓の有無を確認することは必須である。

肝硬変

肝硬変患者は,門脈圧亢進による腹水貯留や腸管浮腫により腸内細菌が血流に侵入する bacterial translocation を起こしやすく,primary bacteremia や特発性細菌性腹膜炎などを合併しやすい。また,原発巣不明の菌血症も 26% 存在するといわれ[7],食道静脈瘤破裂やその治療後にも菌血症を合併しやすい[8]。さらに *Vibrio vulnificus* 感染症は致死率が 30〜50% ときわめて高い感染症であり,海水温の高い夏から秋にかけて繁殖し,生牡蠣や刺身の摂取,海水曝露などにより菌血症や蜂窩織炎を起こす[9]。

見えるべき皮疹が見えていないことを想起する/皮疹のありかを丹念に視診する

ブドウ球菌・レンサ球菌感染症

ブドウ球菌による Toxic shock syndrome や A 群 β 溶連菌による Toxic shock-like syndrome は一般的に全身性びまん性紅斑を呈するが,それが出ていない場合には診断が困難となることもある[10]。同様に,ブドウ球菌による急性感染性心内膜炎でも敗血症や弁破壊を起因とした急激なショックを呈することがあるが,Osler's nodule や Janeway's lesion,口腔内・眼瞼の点状出血や爪下出血などを呈していない場合には診断の遅れを生じることがある。

リケッチア感染症(ツツガムシ病,日本紅斑熱など)

ツツガムシから媒介されるツツガムシ病,マダニから媒介される日本紅斑熱も皮疹・高熱・虫の刺し口が 3 徴であるが,小紅斑に気づかないと診断が

難しい場合がある。皮疹や刺し口は適切に診断された症例でも10％程度は見つからない[11]。

渡航歴の有無を確認する

　前述の通り，デング出血熱，熱帯熱マラリア，SFTSなどは鑑別であり，渡航先によっては他のウイルス性出血熱なども鑑別となりうる。またレプトスピラ症，回帰熱などのスピロヘータ感染症に感受性のあるペニシリン系抗菌薬を投与すると，菌体が破壊されて内部から毒素が漏出し，治療が適切であるからこそ発熱や悪寒戦慄を呈することがある[12]。スピロヘータ感染を疑う際には，治療後のバイタルサイン悪化にも注意を払う。

（佐田竜一）

Reference

1) Bone RC：Toward an epidemiology and natural history of SIRS (systemic inflammatory response syndrome). JAMA 268：3452-3455, 1992
2) Bamberger DM, Gurley MB：Microbial etiology and clinical characteristics of distributive shock. Clin Infect Dis 18：726-730, 1994
3) Yoshikawa T, Fukushi S, Tani HJ：Sensitive and specific PCR systems for detection of both Chinese and Japanese severe fever with thrombocytopenia syndrome virus strains and prediction of patient survival based on viral load. Clin Microbiol 52：3325-3333, 2014
4) Kutsuna S, Kato Y, Moi ML et al：Autochthonous dengue fever, Tokyo, Japan, 2014. Emerg Infect Dis 21：517-520, 2015
5) Mahesh E, Medha Y, Indumathi V A et al：Community-acquired urinary tract infection in the elderly. BJMP 4：a406, 2011
6) Yusoff IF, Barkun JS, Barkun AN：Diagnosis and management of cholecystitis and cholangitis. Gastroenterol Clin N Am 32：1145-1168, 2003
7) Kang CI, Song JH, Chung DR et al：Liver cirrhosis as a risk factor for mortality in a national cohort of patients with bacteremia. J Infect 63：336-343, 2011
8) Rerknimitr R, Chanyaswad J, Kongkam P et al：Risk of bacteremia in bleeding and nonbleeding gastric varices after endoscopic injection of cyanoacrylate. Endoscopy 40：644-649, 2008
9) Liu JW, Lee IK, Tang HJ et al：Prognostic factors and antibiotics in Vibrio vulnificus septicemia. Arch Intern Med 166：2117-2123, 2006
10) Lappin E, Ferguson AJ：Gram-positive toxic shock syndromes. Lancet Infect Dis 9：281-290, 2009
11) Ogawa M, Hagiwara T, Kishimoto T：Scrub typhus in Japan：epidemiology and clinical features of cases reported in 1998. Am J Trop Med Hyg 67：162-165, 2002
12) Guerrier G, D'Ortenzio E：The Jarisch-Herxheimer reaction in leptospirosis：a systematic review. PLoS One 8：e59266, 2013

A 「発熱＋α」の症候学

14
発熱＋意識障害

発熱と意識障害を起こした患者の鑑別疾患

考えるべきは下記3つである (Fig.16)。

❶それが1つの原因で起こっているか？
❷1つの原因で起こっているとすればそれは頭蓋内か？全身性か？
❸感染症などの頻度の高い発熱性疾患に，別の意識障害を起こす疾患が併発していないか？

Fig.16　「発熱＋意識障害」をきたした患者の鑑別疾患

一元論		二元論
頭蓋内	全身性	何らかの炎症性疾患（多くは感染症） ＋ AIUEO-TIPS
• 感染症 　細菌性髄膜炎 　脳腫瘍 　ウイルス性脳髄膜炎 　結核性髄膜炎 　真菌性髄膜炎 　原虫・寄生虫性髄膜炎 • 自己免疫性 　比較的 common な疾患 　比較的 rare な疾患 • 腫瘍性（主にリンパ腫）	• 全身性感染症 • 内分泌疾患 • 薬剤性 • TMA など	

ここでは，「比較的短時間の経過で発熱と意識変容を起こした場合の思考過程」について，主に一元論で語れる疾患について述べる。

　血液培養や採血，腰椎穿刺で培養を提出したが何も生えてこないいわゆる「無菌性髄膜炎」のときや，画像的検査をしたが発熱と意識障害の鑑別がつかない，ないしは鑑別疾患が思い浮かばない，などといった場合に参照していただければ幸いである。

一元論の場合｜頭蓋内に起因する発熱と意識障害

感　染

細菌性髄膜炎

　一般に時間単位，1日単位で症状の増悪を起こす緊急疾患である[1]。肺炎球菌，髄膜炎菌，インフルエンザ桿菌 b 型などの主要な細菌のみならず高齢者であればリステリア，新生児〜3カ月以内の乳児であればB群溶連菌，大腸菌，リステリア，ブドウ球菌などを考慮する[2]。

　細菌性髄膜炎を疑えば，治療開始をできる限り早く行うことが望ましく，最低でも血液培養（できることなら髄液培養）を行った上で，正確な診断の前に年代別の原因菌をカバーできるような empiric therapy が求められる。また，成人発症の肺炎球菌性髄膜炎を強く疑えば，抗菌薬投与前のデキサメタゾン治療も推奨される[3]。

脳膿瘍

　細菌性髄膜炎よりも経過が長く，症状発症から数日〜1週間の経過で診断されることが多い。症状が緩徐進行型であるのも特徴で典型的な症候を呈することが少なく，発熱を呈する患者は60％，発熱・頭痛・嘔気/嘔吐の3徴を呈する患者は20％程度との報告もある[4]。

　意識障害は45％程度の患者にみられる[5]。脳膿瘍の原因菌は黄色ブドウ球菌やレンサ球菌が多いが，グラム陰性桿菌や Actinomycosis（免疫正常者だと *Actinomyces* spp，免疫不全者なら *Nocardia* spp も考慮）なども散見され

る。抗菌薬投与前に，できるだけ菌株同定のための検体採取を行えたほうが望ましい。

ウイルス性髄膜脳炎

　ウイルス性髄膜炎は細菌性髄膜炎よりやや経過が長く，7～10日の経過で発熱・頭痛などをきたし自然軽快する疾患だが，一般的には意識障害まではきたさない[6]。しかし髄膜脳炎を合併し，脳実質にまで炎症が波及する場合には意識変容をきたしうる。特に重症な脳炎をきたすヘルペスウイルス1型脳炎の場合には，症状発症から1～2日の経過で増悪することがあるため，臨床経過で細菌性髄膜炎との鑑別は困難である。急性髄膜炎が疑われ，細菌感染の明確な証拠がなければヘルペス脳炎のカバーのためにアシクロビルを点滴する。

　免疫正常者において頻度の高いウイルス性脳髄膜炎としてはHSV-1, HSV-2 (mollaret's meningitis)，VZV，EBV，mumps，エンテロウイルス（特にエンテロウイルス71型）などが挙がる[7]。しかし鑑別は患者背景により大きく変化する。HIV感染者ならCMV，HHV-6/7などを，周囲の流行があればインフルエンザ脳炎を想起すべきである[7]。

　また海外渡航者であれば渡航地の流行を把握すべきであり，ライム病や，アナプラズマ症，麻疹やウエストナイルウイルスなどの鑑別も挙がる。

結核性髄膜炎

　結核性髄膜炎は一般的に症状が緩徐に進み，発症から2～3週間で診断されることが多いが，長いと半年の経過で診断される症例もある[8]。意識障害は約半数にみられる[9]。3分の1から半数に播種性結核を合併していることからも，疑った際には肺病変の検索は必須である。

　一般的に数時間～1・2日程度の超急性の経過で鑑別に挙げるべきではない。しかし先行して数週にわたり症状（咳・痰・体重減少・寝汗など）のあった患者が，病状の急な悪化により発熱と意識障害をきたして搬送された場合には，先行症状に目を向けられずに鑑別を早期閉鎖することもある。

真菌性髄膜炎

　免疫正常者の場合，クリプトコッカス症は唯一髄膜炎を起こしうる。数週から1カ月程度の経過で緩徐進行性に発熱・意識障害などを起こし，致死率が10～20%程度と重篤な疾患である[10,11]。

　血清・髄液中の *Cryptococcus neoformans* 抗原は高い感度・特異度を誇り，診断に有用である[12]。墨汁染色は感度が低く，HIV患者では70～90%とされるが非HIV患者では50%未満である[13]。

　オーストラリアや，アフリカ・アジア・南米などの熱帯・亜熱帯への渡航者では *Cryptococcus gattii* による髄膜炎も報告されており[13]，致死率も同様に高い。

原虫性髄膜炎

　HIV感染者におけるトキソプラズマ感染，アメーバ性髄膜脳炎は有名だが，免疫正常者の発症はきわめて稀である。しかし，免疫正常者でもブタの生肉摂取や生魚，生エビ，生カタツムリなどの摂取により回虫や住血線虫，住血吸虫，顎口虫などが腸管から血流を介して脳髄液内に侵入し，好酸球性髄膜脳炎を起こすことがある[14]。

　臨床経過は週の単位で緩徐進行型だが，意識障害や視力障害・羞明などもきたす[15,16]。髄液細胞数のカウント時には細胞分画も確認し，好酸球がみられたら寄生虫感染を想起する。

自己免疫性

　膠原病で発熱と精神症状をきたす場合，代表的なものは全身性エリテマトーデス，ベーチェット病，血管炎である。これらの疾患は「何も既往歴がない人が，急性の発熱と意識障害で来院した」などの場合に考える疾患ではない。背景に膠原病の既往があるか，ないしは急性の発熱・意識障害のepisodeより過去にさかのぼってよく問診・診察することで，これらの膠原病のヒントとなる症状が引っかかった場合に想起する。ただし，「発熱＋意識障害」をきたした患者に問診で情報を得ることは難しいため，おのずと診察で全身を観察しなければならなくなる。

稀な中でもしばしば経験する膠原病

• 全身性エリテマトーデス

　SLE の頭蓋内病変は一般的に脳血管内に微小血管障害や血栓をきたすことで生じる[17]。Neuropsychiatric SLE（NPSLE）は，巣症状から意識障害，人格変化などに至るまで多種多様な症状を呈する。

　NPSLE は SLE の 30〜40％に合併し[18]，SLE と診断された初年度から神経症状を指摘されることが多いが，SLE の病勢が落ち着いていても発症することがある[19]。

　SLE で治療中の患者や，SLE が疑われるような皮膚症状・腎障害などを呈している方の発熱・意識障害では常に NPSLE を疑う。ただし，SLE の治療中は免疫不全者でもあり感染症との鑑別が必須であること，現在使用している薬剤が中枢神経合併症を起こす（ステロイド精神病，シクロスポリン/FK506 に伴う posterior reversible encephalopathy syndrome，NSAIDs による無菌性髄膜炎, etc）こともあるため，鑑別は難しいことが多い。

• 神経ベーチェット

　神経ベーチェットの場合は，脳髄膜への炎症を起こす場合と血管閉塞を起こす場合と 2 パターンに分かれる[20]。診断に際しては脳実質病変としての髄液検査や MRI などに加えて，MR venography も考慮する。

　一般的にはベーチェット病の診断後，数年してから神経ベーチェットを発症するケースが多い[21]。しかしベーチェット病は無治療でも寛解と再燃を繰り返す疾患でもあるため，過去の口内炎や陰部潰瘍，結節性紅斑や眼症状などの症状の有無を確認する。男性，喫煙，HLA-B51 が発症リスク因子とされる。

• 全身性血管炎

　各種血管炎の中でも主に中血管を障害する結節性多発動脈炎，小血管を障害する ANCA 関連血管炎（特に顕微鏡的多発血管炎，肉芽腫性多発血管炎，好酸球性肉芽腫性多発血管炎）などは中枢神経合併症をきたす。ANCA 関連血管炎では 17〜30％に[22]，結節性多発動脈炎の 4.6％に中枢神経合併症をきたす[23]。また ANCA 関連血管炎では出血・梗塞などの他に肥厚性硬膜炎を呈することも知られており，MRI が診断に有用となることもある[24]。

中枢神経症状が初発の血管炎を primary angiitis of the central nervous system (PACNS) といい[25]，この場合，血管炎をきたす他の疾患における症状が全くなく，各種自己抗体検査も陰性であることがある．この場合，各種感染症や膠原病，リンパ腫などの腫瘍性病変を除外した上で，ステロイド治療に踏みきることもある．

さらに稀な疾患

- 再発性多発軟骨炎に伴う髄膜炎

 耳介や鼻，気管軟骨，関節などを中心とした再発性の炎症を起こす．3%程度に中枢神経ないしは末梢神経症状を併発するが[26]，急速経過の発熱と頭痛を契機に診断されるケース[27]や意識障害を起こす症例[28,29]も報告されている．

- Vogt-小柳-原田病

 メラノサイトに対する自己免疫反応による疾患で，最初に髄膜炎様症状を呈した後，耳症状に引き続いてぶどう膜炎を呈する疾患である．意識障害や人格変化などの症状を合併した報告も散見される[30,31]．

- シェーグレン症候群による無菌性髄膜炎

 シェーグレン症候群は無菌性髄膜炎や横断性脊髄炎の報告は多いが，髄膜脳炎のみを呈した際には CNS lupus の初発との鑑別がきわめて困難となる．また多発性硬化症や視神経脊髄炎のような症状を呈することが多い[32]．

- 抗 NMDA 受容体脳炎

 卵巣奇形腫による傍腫瘍症候群のひとつで，N-methyl-D-aspartate receptor（NMDA 受容体）に対する抗体を産生して，脳の神経伝導を抑制することで生じる病態である．発熱や頭痛などの前駆症状が数日続いた後に急な不安や妄想などの統合失調症様症状や痙攣などを引き起こす[33]．

 腫瘍切除により速やかに症状が改善するが，重症例ではステロイドパルスや免疫グロブリン大量療法，血漿交換などが施行されることもある．

悪性腫瘍

 悪性腫瘍のなかでは，中〜高悪性度の悪性リンパ腫の中枢神経浸潤による

ものと，血管内リンパ腫によるものが考えられる。びまん性大細胞性リンパ腫の中枢神経浸潤はリンパ腫全体の 3.5% 程度に存在するといわれ[34]，中枢神経浸潤があったほうが体重減少・発熱などの B 症状も出やすいとされる。一方で中枢神経が原発の悪性リンパ腫では高悪性度であるびまん性大細胞性リンパ腫が 96% を占めるが[35]，発熱する頻度はきわめて低い[36]。

　血管内リンパ腫は，腫瘍細胞の増殖とともに血管に親和性のあるリンパ腫細胞による血管閉塞を合併する疾患で，やはり 4 分の 1 に神経症状を伴う[37]。

一元論の場合
全身性疾患に起因する発熱と意識障害

全身性感染症

　発熱と脳梗塞・脳出血を合併した際には，感染性心内膜炎に伴う mycotic aneurysm を常に疑い，血液培養を 3 セット採取する。レジオネラ症の場合は，他の市中肺炎と比べて意識障害を起こしやすい[38]。

　またウレアーゼ産生性の腸内細菌はアンモニア産生を起こして脳症をきたすことがある[39,40]。ちなみに，敗血症性ショックのみでも意識障害をきたしうるが，その鑑別については「A-13. 発熱＋ショックバイタル」を参照してほしい。

ホルモン

　甲状腺機能亢進症に感染症を含む炎症性ストレスを合併した場合には thyroid storm を呈することがあり，甲状腺ホルモンのチェックとともに thyroid storm がないかどうかを診断基準から判断する[41]。

薬剤性[42]

　ドパミン阻害薬による悪性症候群や，セロトニン作動薬によるセロトニン症候群でも発熱と意識障害を起こすため，これらの薬剤の有無を必ず確認す

る。またコカイン，MDMAなどの交感神経を亢進させるドラッグでは，発熱とともにドラッグに伴う易興奮性を示す。アルコール離脱せん妄の場合も37℃後半の微熱とともにせん妄を起こす。

Thrombotic microangiopathy[43]

血管内皮障害を伴う動脈・毛細血管への血小板血栓により溶血性貧血と血小板減少，臓器障害や意識障害をきたす症候群である。

Shiga-toxin産生腸内細菌（赤痢菌，腸管出血性大腸菌）感染に伴うhemolytic uremic syndromeやADAMTS-13減少に基づくthrombotic thrombocytopenic purpuraを内包する概念だが，これら以外にも妊娠や手術，感染症や膠原病などの炎症性疾患，薬剤（チクロジピン，クロピドグレルなどの抗血小板薬，シクロスポリン，タクロリムスなどの免疫抑制剤），遺伝性など多種多様な原因により起こる。溶血性貧血・血小板減少・腎障害などが診断のヒントになる。

二元論の場合

一般的な感染症にあわせて，電解質異常や尿毒症，肝性脳症，低血糖など別の意識障害の原因がある場合も日常診療ではしばしば経験する。

ここでは詳細な記載を省くが，意識障害の鑑別においては今でもAIUEO-TIPSは有用であり，常にその検索を怠らないことが重要であると確信している。

（佐田竜一）

Reference

1) de Gans J, van de Beek D；European Dexamethasone in Adulthood Bacterial Meningitis Study Investigators：Dexamethasone in adults with bacterial meningitis. N Engl J Med 347：1549-1556, 2002
2) Bamberger DM：Diagnosis, initial management, and prevention of meningitis. Am Fam Physician 82：1491-1498, 2010

3) de Gans J, van de Beek D : European Dexamethasone in Adulthood Bacterial Meningitis Study Investigators. Dexamethasone in Adults with Bacterial Meningitis. N Engl J Med 347 : 1549-1556, 2002
4) Brouwer MC, Coutinho JM, van de Beek D : Clinical characteristics and outcome of brain abscess : systematic review and meta-analysis. Neurology 82 : 806-813, 2014
5) Helweg-Larsen J, Astradsson A, Richhall H et al : Pyogenic brain abscess, a 15 year survey. BMC Infectious Diseases 12 : 332, 2012
6) Viral meningitis http://www.cdc.gov/meningitis/viral.html
7) Steiner I, Budka H, Chaudhuri A et al : Viral meningoencephalitis : a review of diagnostic methods and guidelines for management. Eur J Neurol 17 : 999-1009, 2010
8) Christensen AS, Andersen AB, Thomsen VO et al : Tuberculous meningitis in Denmark : a review of 50 cases. BMC Infectious Diseases 11 : 47, 2011
9) Thwaites GE, Chau TT, Stepniewska K et al : Diagnosis of adult tuberculous meningitis by use of clinical and laboratory features. Lancet 360 : 1287-1292, 2002
10) Pappas PG, Perfect JR, Cloud GA et al : Cryptococcosis in human immunodeficiency virus-negative patients in the era of effective azole therapy. Clin Infect Dis 33 : 690, 2001
11) Lui G, Lee N, Ip M et al : Cryptococcosis in apparently immunocompetent patients. QJM 99 : 143-151, 2006
12) Bicanic T, Harrison TS : Cryptococcal meningitis. Br Med Bull 72 : 99-118, 2004
13) Harris JR, Lockhart SR, Debess E et al : Cryptococcus gattii in the United States : clinical aspects of infection with an emerging pathogen. Clin Infect Dis 53 : 1188-1195, 2011
14) Graeff-Teixeira C, da Silva AC, Yoshimura K : Update on eosinophilic meningoencephalitis and its clinical relevance. Clin Microbiol Rev 22 : 322-348, 2009
15) Kanpittaya J, Jitpimolmard S, Tiamkao S et al : MR findings of eosinophilic meningoencephalitis attributed to Angiostrongylus cantonensis. AJNR Am J Neuroradiol 21 : 1090-1094, 2000
16) Slom TJ, Cortese MM, Gerber SI et al : An outbreak of eosinophilic meningitis caused by angiostrongylus cantonensis in travelers returning from the Caribbean. N Engl J Med 346 : 668-675, 2002
17) Hanly JG : Diagnosis and management of neuropsychiatric SLE. Nat Rev Rheumatol 10 : 338-347, 2014
18) Fanouriakis A, Boumpas DT, Bertsias GK : Pathogenesis and treatment of CNS lupus. Curr Opin Rheumatol 25 : 577-583, 2013
19) Hermosillo-Romo D, Brey RL : Diagnosis and management of patients with neuropsychiatric systemic lupus erythematosus (NPSLE). Best Pract Res Clin Rheumatol 16 : 229-244, 2002
20) Borhani Haghighi A, Safari A : Proposing an algorithm for treatment of different manifestations of neuro-Behcet's disease. Clin Rheumatol 29 : 683-686, 2010
21) Hirohata S, Kikuchi H, Sawada T et al : Clinical characteristics of neuro-Behcet's disease in Japan : a multicenter retrospective analysis. Mod Rheumatol 22 : 405-413, 2012
22) Chung SA, Seo P et al : Microscopic polyangiitis. Rheum Dis Clin North Am 36 : 545-558, 2010
23) Pagnoux C, Seror R, Henegar C et al : Clinical features and outcomes in 348 patients with polyarteritis nodosa : a systematic retrospective study of patients diagnosed between 1963 and 2005 and entered into the French Vasculitis Study Group Database. Arthritis Rheum 62 : 616-26, 2010
24) Yokoseki A, Saji E, Arakawa M et al : Hypertrophic pachymeningitis : significance of myeloperoxidase anti-neutrophil cytoplasmic antibody. Brain 137 : 520-536, 2014
25) Hajj-Ali RA : Primary angiitis of the central nervous system : differential diagnosis and treatment. Best Pract Res Clin Rheumatol 24 : 413-26, 2010
26) Letko E, Zafirakis P, Baltatzis S et al : Relapsing polychondritis : a clinical review. Semin Arthritis Rheum

31：384-395, 2002
27) Yaguchi H, Tsuzaka K, Niino M et al：Aseptic meningitis with relapsing polychondritis mimicking bacterial meningitis. Intern Med 48：1841-1844, 2009
28) Imamura E, Yamashita H, Fukuhara T et al：Autopsy case of perivasculitic meningoencephalitis associated with relapsing polychondritis presenting with central nervous system manifestation. Rinsho Shinkeigaku 49：172-178, 2009
29) Storey K, Matěj R, Rusina R：Unusual association of seronegative, nonparaneoplastic limbic encephalitis and relapsing polychondritis in a patient with history of thymectomy for myasthenia：a case study. J Neurol 258：159-161, 2011
30) Kato Y, Kurimura M, Yahata Y et al：Vogt-Koyanagi-Harada's disease presenting polymorphonuclear pleocytosis in the cerebrospinal fluid at the early active stage. Intern Med 45：779-781, 2006
31) Kamondi A, Szegedi A, Papp A et al：Vogt-Koyanagi-Harada disease presenting initially as aseptic meningoencephalitis. Eur J Neurol 7：719-722, 2000
32) Morreale M, Marchione P, Giacomini P et al：Neurological involvement in primary Sjögren syndrome：a focus on central nervous system. PLoS One 9：e84605, 2014
33) Dalmau J, Gleichman AJ, Hughes EG et al：Anti-NMDA-receptor encephalitis：case series and analysis of the effects of antibodies. Lancet Neurol 7：1091-1098, 2008
34) Yamamoto W, Tomita N, Watanabe R et al：Central nervous system involvement in diffuse large B-cell lymphoma. Eur J Haematol 85：6-10, 2010
35) Bataille B, Delwail V, Menet E et al：Primary intracerebral malignant lymphoma：report of 248 cases. J Neurosurg 92：261-266, 2000
36) Salih SB, Saeed AB, Alzahrani M et al：Primary CNS lymphoma presenting as fever of unknown origin. J Neurooncol 93：401-404, 2009
37) Murase T, Yamaguchi M, Suzuki R et al：Intravascular large B-cell lymphoma (IVLBCL)：a clinicopathologic study of 96 cases with special reference to the immunophenotypic heterogeneity of CD5. Blood 109：478-485, 2007
38) von Baum H, Ewig S, Marre R et al：Community-acquired Legionella pneumonia：new insights from the German competence network for community acquired pneumonia. Clin Infect Dis 46：1356-1364, 2008
39) Kaveggia FF, Thompson JS, Schafer EC et al：Hyperammonemic encephalopathy in urinary diversion with urea-splitting urinary tract infection. Arch Intern Med 150：2389-2392, 1990
40) Drayna CJ, Titcomb CP, Varma RR et al：Hyperammonemic encephalopathy caused by infection in a neurogenic bladder. N Engl J Med 304：766-768, 1981
41) Burch HB, Wartofsky L：Life-threatening thyrotoxicosis. Thyroid storm. Endocrinol Metab Clin North Am 22：263-277, 1993
42) Musselman ME, Saely S：Diagnosis and treatment of drug-induced hyperthermia. Am J Health Syst Pharm. 70：34-42, 2013
43) George JN, Nester CM：Syndromes of thrombotic microangiopathy. N Engl J Med 371：654-666, 2014

B 3大不明熱疾患を考える

0 はじめに

1. 結核
2. リンパ腫
3. 血管炎

　通り一遍の精査を経てもすぐに発熱の原因がわからないとき，次の状況が想定される。

- ■膠原病をチェックしたが引っかからなかった
- ■感染症を除外できていないと気づく
- ■除外によって診断するタイプの膠原病（スティル病や血管炎）が宙に浮く
- ■結核が心配になって，ツ反・QFT・T-spot などに走るがよくわからない
- ■リンパ腫が漠然と心配になる

　上記 1.〜3. の3大発熱疾患は，その"特徴"を欠くとき容易に不明熱となる。例えば肺に空洞影のないなどの（肺外）**結核**，腫大リンパ節・節外腫瘤（主に腸管）・皮下結節などがなく「生検で即診断」とはならない**リンパ腫**，ANCA 陽性や腎炎・間質性肺炎・肺胞出血・palpable purpura・神経炎などがはっきりしない**血管炎**がそれである。

　本項Bでは，これら3疾患における，①不明性が強くなる理由，②不明熱となる具体的状況，③実行可能な対策，についてそれぞれ解説していく。不明熱診療で必ず問題になる疾患たちである。

ここで考えるのは診断である。結核とリンパ腫の専門性は，主に治療の知識にある。逆にいえば診断は一般内科でも可能である。各科の専門家が日常的に診ているのは，「診断が確定された，治療の必要性のある患者」である（専門医が日頃よく扱っている母集団に注目）。「専門家もどの分野の疾患かわからないという状況」のとき，それぞれの当該疾患における診断部分に長けているとは限らない。

　これらの3疾患の診断に紆余曲折するとき，一般内科医・非専門医も活躍できると私は信じている。

Section-chief　國松淳和

B　3大不明熱疾患を考える

1 結　核

世界における結核と日本における結核

　現在，世界中で20億人が結核に感染していると推計されており，結核はマラリア，HIVと並んで世界の3大感染症と呼ばれている。また日本は結核の中蔓延国であり，年間2万人が結核を発症しており[1]，先進国の中では結核罹患率が突出している。日本では特に結核を意識した発熱患者の診療が求められる。

本邦における結核の疫学

　本邦での結核患者の大部分が高齢者であり，患者の半分以上を70歳以上の高齢者が占めている。感染者が非常に多かった日本の戦後を生き抜いた人々が，結核菌を抱えたまま高齢者となり，再活性化によって結核を発症している事例が多いためである。
　その一方で，都市部における若年層の結核も問題となっている。例えば平成24年の新宿区における結核の罹患率は48.5（人口10万対）であり[2]，全国平均の3倍近い数値となっている。

不明性が強くなる理由〜結核の臨床症状〜

　典型的には亜急性の経過の発熱，盗汗，体重減少などが多い。本邦の結核で8割を占める肺結核では咳嗽・喀痰がみられ，胸部CT画像ではS1, S2, S1＋2, S6を中心に空洞影，粒状影（tree-in-bud appearance），浸潤影，結

節がみられる．しかし，こういった典型的な肺結核が診断困難であることは少なく，不明熱の原因として多いのは粟粒結核（特に肺結核を伴わない粟粒結核）や肺外結核（結核性リンパ節炎，腸結核，結核性心外膜炎，脊椎カリエス，結核性ぶどう膜炎，結核性髄膜炎，性器結核，腎結核など）であろう．

結核というとダラダラと続く熱をイメージしやすいが，発熱と解熱を繰り返す結核のケースシリーズも報告されており[3]，こうなってくると何でもありといった様相である．

不明熱となる具体的状況
〜どのような不明熱患者で結核を疑うか〜

Hayakawaらは不明熱の原因が結核であった症例のリスクファクターを検討しており（Table 14）[4]，高齢，糖尿病，慢性腎臓病・透析患者，移民・旅行者，HIV感染症・AIDS，ステロイド治療，TNF-α阻害薬治療，移植患者がリスクファクターとして挙げられている．

実行可能な対策〜結核の診断〜

肺結核の診断のポイントは「肺結核を鑑別に挙げること」であり，誰かが「肺結核ではないか？」と思ったら，そうでないとわかるまでは個室隔離（できれば陰圧室）の上で空気感染対策を実施すべきである．なぜなら肺結核は公衆衛生的にも影響が非常に大きい感染症であり，やや閾値を低く感染対策を行うことを心がけたい．

やはり診断に難渋するのは肺外結核や粟粒結核（特に肺結核を伴わない粟粒結核）である．どの検査も感度は十分ではなく，診断は迷走し途方に暮れることもしばしばである．粟粒結核では胸部CTで粟粒影を呈することが典型的ではあるが，発症早期には現れないことがある．

ツベルクリン反応やIGRA（Interferon-gamma release assay）は前述のようなハイリスク患者ではしばしば偽陰性となるため，陰性であっても結核を

Table 14 | 不明熱の原因が結核であった症例のリスクファクター

高　齢	高齢者は結核のハイリスクであり，ツベルクリン反応陰性のことや胸水のみのこともある．粟粒結核の比率も若年者より高い
糖尿病	糖尿病は結核と粟粒結核のリスクファクターとして知られている．糖尿病患者の結核は非典型的な症状を呈することがあり，肺結核では病変が下葉や多葉性のこともある
慢性腎臓病，透析患者	ツベルクリン反応も陰性のことがしばしばある．透析患者では粟粒結核とリンパ節結核が30〜90％を占める
移民，旅行者	結核罹患率の高い国（サハラ以南アフリカ，インド，中国，東南アジア，ミクロネシア）からの移民や，これらの地域をよく訪れる旅行者，これらの地域へのVFR（Visiting friends and relatives）
HIV感染症/AIDS	結核と粟粒結核のリスクファクターである．AIDS患者では肺外結核の頻度が高く，肺結核であっても空洞影などの典型的な所見は呈さないことが多い．ツベルクリン反応が陰性であっても結核は除外できない
ステロイド治療	結核の再活性化に強く関連している．プレドニゾロン換算で15mg/日を2週間以上投与されているとリスクが高まる
TNF-α阻害薬	再活性化による肺外結核と粟粒結核のリスクが高くなる．エタネルセプトよりもインフリキシマブの方がリスクが高いようである
移植患者	肺外結核，粟粒結核のリスクが高くなる．肺移植，腎移植患者ではリスクが高い．同種幹細胞移植もリスクが高くなるが固形臓器移植よりは低いようである
その他	ホームレス，人が集まるところで働いている（監獄など），悪性疾患，低栄養，アルコール依存症，胃切除術，珪肺

（文献4より）

除外することはできない．そして，これらの検査は活動性結核を診断するものではないことに注意が必要である．粟粒結核や肺外結核では検体の採取が難しく，また塗抹検査や培養検査の感度も肺結核より劣り決して高くないた

Table 15 | 粟粒結核での各検体の塗抹・培養における感度

部　位	感度(％)
喀痰塗抹	33～36
喀痰培養	62～76
BAL液 塗抹	9～27
BAL液 培養	54～55
胃液 塗抹	0～43
胃液 培養	75～100
尿 塗抹	7～14
尿 培養	33～59
髄液塗抹	0～8
髄液培養	0～60
腹膜・胸膜・心外膜 塗抹	0～6
腹膜・胸膜・心外膜 塗抹・培養	14～44

(文献 5, 6 より)

め，これらが陰性であっても結核を除外することはできない（Table 15）[5,6]。さっきから筆者は同じような言葉を繰り返しているだけであるが，コピー＆ペーストしているわけではなく，実際にそうなのだから仕方ないのである。PCR 検査も同様である。

しかし，それでも結核が疑われた場合にはその感染臓器の検体（髄液，胸水，腹水，皮膚，腸液，尿など）を採取し，これらの検査（塗抹・培養・PCR）を提出すべきである。

病理像では乾酪壊死を伴う肉芽腫が特徴的である。粟粒結核が疑われて，喀痰や胃液から結核菌が検出されない場合には肝生検や骨髄生検も考慮する。肝生検をすると粟粒結核の 80～90％で肉芽腫の所見が観察される[7]。そのうち半分が乾酪壊死を伴っており，また半分が塗抹検査陽性である。

なお，肝生検の有用性を検討したHIV感染症患者の不明熱に関する研究において，アルカリフォスファターゼ上昇と肝腫大があれば結核の陽性的中率が86.4％であったとする報告もあり，このような患者では積極的に肝生検を考慮してよいかもしれない[8]。

原則として微生物学的に結核菌の存在を証明するのが診断のゴールドスタンダードではあるが，臨床像が結核に矛盾せず，病理像でこのような所見がみられた際には結核に対するエンピリック治療を開始せざるをえないこともある。肺外結核は常に悪性腫瘍と鑑別が必要となるためそういった意味でも病理検査は重要である。

まとめ

結局のところ本項では「結核の診断は難しい」ということしか述べていないが，結核の可能性があると思ったら100％結核じゃないとわかるまでは頭の片隅に結核を残しておくべきであり，特に前述の結核のリスクが高い患者の不明熱では積極的に結核を疑った診断的アプローチを行うべきである。

（忽那賢志）

Reference

1) 公益財団法人 結核予防会 結核研究所 疫学情報センター（http://www.jata.or.jp/rit/ekigaku/）
2) 新宿区ホームページ：「結核＝昔の病気」ではありません!!（http://www.city.shinjuku.lg.jp/fukushi/file02_02_00013.html）
3) Collazos J, Guerra E, Mayo J et al：Tuberculosis as a cause of recurrent fever of unknown origin. J Infect 41：269-272, 2000
4) Hayakawa K, Ramasamy B, Chandrasekar PH：Fever of unknown origin：an evidence-based review. Am J Med Sci 344：307-316, 2012
5) Maartens G, Willcox PA, Benatar SR：Miliary tuberculosis：rapid diagnosis, hematologic abnormalities, and outcome in 109 treated adults. Am J Med 89：291, 1990
6) Kim JH, Langston AA, Gallis HA：Miliary tuberculosis：epidemiology, clinical manifestations, diagnosis, and outcome. Rev Infect Dis 12：583, 1990
7) Bofinger JJ, Schlossberg D：Fever of unknown origin caused by tuberculosis. Infect Dis Clin North Am 21：947-962, viii, 2007
8) García-Ordóñez MA, Colmenero JD, Jiménez-Oñate F et al：Diagnostic usefulness of percutaneous liver biopsy in HIV-infected patients with fever of unknown origin. J Infect 38：94-98, 1999

B　3大不明熱疾患を考える

2 リンパ腫

不明熱領域における「リンパ腫」の位置づけ

　不明熱の原因疾患のスペクトラムは，基本的に時間とともに変遷している。主として画像検査や疾患の理解の進歩に依存している。かつて最大派閥であった感染症は，公衆衛生の近代化やインフラの整備などによって，原因スペクトラムがいわゆる疫病から現代の一般感染症に移り変わっている。

　また，超音波検査やCT検査の普及，汎用性や性能の向上，検査実施閾値の低下などにより，まずは膿瘍性疾患や固形がんの頻度が減った。この結果，相対的に割合を増しているのは，自己免疫疾患や「原因不明」のカテゴリーである。

───※───

　検査が進歩した現代でも腫瘍は不明熱の原因候補となりうる。しかしその内訳は変遷し今や（骨髄像や血液像の読みで診断する白血病を除けば）『リンパ腫＞＞固形がん』である。

　不明熱診療においてリンパ腫を適切に認識しておくことの重要性を述べた論文を紹介しておく[1]。これは本項の内容を理解するうえで必読である（「結果-2」のホジキンリンパ腫の内訳のところにややひどい誤植があるが）。研究デザイン上の不安定性もあるものの（COLUMN参照），この論文自体の臨床への高い有用性は，それらを凌駕していると思う。

不明性が強くなる理由　〜紆余曲折群〜

　リンパ腫には，①腫大リンパ節・節外腫瘤（主に腸管）・皮下結節・軟部

組織などの存在によって容易に「生検で即診断」できる群と，②①で挙げたようなわかりやすい「カタマリ」をつくらずに，全身症候（熱，体重減少，皮疹，発汗，低アルブミン，血算異常，胸腹水など）が比較的前景に立って診断が紆余曲折する群とがある[2]。

リンパ腫は，「B症状」の名で知られる発熱・盗汗のような症状を必ず伴うイメージがあるが，実際にはリンパ腫大のみで無症状の患者のリンパ節生検がリンパ腫だったなどということはよくある。囊胞や膿瘍や血腫などでは説明のつかない「カタマリ」をみたら生検する努力をして病理学的に詰める，という基本さえ怠らなければ必ず診断にたどり着ける。

問題は上記「紆余曲折群」である。ある種のリンパ腫の診断がこのように紆余曲折する理由として，次の背景が挙げられる。

COLUMN

文献 1 を吟味する

本論文（文献1）の「考察」の冒頭は，
「今回我々は当科に入院となった原因が不明な炎症性疾患のうち，<u>入院精査の結果，不明炎症の原因が想定外の診断だった患者</u>」を対象とした。その結果，<u>想定外だった症例41例</u>のうち27例に悪性リンパ腫が疑われ，そのうち7例を除く20例が悪性リンパ腫と最終的に確定診断された。」
という文で始まっている。

まず，"対象とした"と述べているが，論文内の「対象及び方法」のところでこれをclarifyした記載がない。「熱性・炎症性病態の患者のうち，入院時に診断がついていなかった246例」を診療録から抽出し，病歴を分析したと述べられているだけである。つまり，この冒頭部分で急に登場した「41例」のcriteriaは明示されていないのである。

"想定外だった"というのをどう定義するのであろうか？ これについての説明はない。せっかくのpracticalな研究が，"埋もれ木に花が咲く"ことなく終わってしまう。この点さえなければ，「臨床医が当初想定しきれなかった（＝手がかりを欠いた）熱性病態は，高率（49％，20/41）に悪性リンパ腫である」という，不明熱診療上非常に役立つ事項を得られるのだが……。

- ほぼどんなところからでもリンパ腫が発生しうる（例：眼窩，骨，体腔液，副鼻腔など）
- 症状（どの症状が，いつからどんな風に），検査データ，腫瘍の種類が非常に多様で個別性が強い
- 高齢者や自己免疫疾患をもつ患者に発生する確率が高いため，不明熱的である場合，別の診断の可能性や原疾患の悪化の可能性などに思考が寄ってしまう
- リンパ節や腫瘤を生検しても解釈困難な病理結果となる場合がある
- そもそも生検が，侵襲度や全身状態の関係で実施困難であったりする

不明熱となる具体的状況 〜aggressive lymphoma〜

ではリンパ腫のなかでも，どのような状況が不明熱化するのであろうか．ここでは，具体的な"リンパ腫の種"を考えてみる．

ほぼ臨床用語として使うものと理解しているが，進行の早さによって，

- indolent lymphoma，進行が緩慢：年単位の病気
- aggressive lymphoma，進行が早い：月単位の病気
- highly aggressive lymphoma，進行が非常に早い：週〜日単位の病気

と分類されることは多い．

"indolent"では多くが無症状で進行するので，進行期においても発熱する・発熱で見つかるといったことは稀である．濾胞性リンパ腫，MALTリンパ腫，マントル細胞リンパ腫の多くがこれに相当する．これらは普通，不明熱とはならない．

"highly aggressive"は発熱するが，日の単位で進行し，不明熱などと言っている猶予がない．よって不明熱とならない．Burkittリンパ腫や一部のNK/T細胞性リンパ腫がこの病型となる．

結局は"aggressive"のものが不明熱化する．ほどよく「月の単位」であり，"indolent"と違い全身症状の頻度が高い．不明熱となるpotentialを多く備えている病型である．代表的なものが，びまん性大細胞型B細胞性リンパ腫（DLBCL, diffuse large B-cell lymphoma）である．そしてこれは，広く知

られていることだが，DLBCL は非ホジキンリンパ腫の中で最も多く（過半数）を占める．また，一部の T 細胞性のリンパ腫はやはり"aggressive"な病型をとる．

成熟 B 細胞性リンパ腫では血管内リンパ腫（intravascular lymphoma；IVL）といった DLBCL，成熟 T 細胞性リンパ腫では末梢性 T 細胞リンパ腫分類不能型（PTL-NOS），血管免疫芽球性 T 細胞リンパ腫，肝脾 T 細胞リンパ腫などが不明熱の有力候補となる．

ホジキンリンパ腫の場合は，古典的ホジキンリンパ腫，なかでも結節硬化型や混合細胞型が不明熱化するようである．ただしホジキンリンパ腫自体は頻度が低い．一方で，20〜40％の症例で B 症状をきたしうる．腫大リンパ節が縦隔や傍大動脈にあったりして目立ちにくかったり，生検困難だったりすると不明熱化する．

実行可能な対策 〜抽出と同定〜

ここまでに述べたことと前掲の論文によれば[1]，不明熱診療上は，IVL，IVL 以外の DLBCL，PTL-NOS，および古典的ホジキンリンパ腫に留意すべきであるとまとめられる．

留意すべきといっても，診断方法に特色があるものは IVL におけるランダム皮膚生検くらいで，あとは通常のリンパ節，節外腫瘤，軟部組織，骨髄等の生検による地道な精査である．IVL は，臨床的に独立した疾患特徴を持っていると筆者は考えているが，適切な症例を選んで積極的にランダム皮膚生検を行うと精度は上がる．リンパ腫の診断では，次の a，b が課題である．

> a 原因がまだ特定されていない炎症病態の集団から，リンパ腫が疑わしい患者を抽出する作業
> b リンパ腫が疑わしいが生検が容易でない患者において，適切な生検部位を同定する作業

a に関しては，リンパ腫の診断契機となりうる症候を知っておくとよい[3]．

脳梗塞，間質性肺炎，肝脾腫，皮疹，薬疹，血管炎と酷似する皮膚潰瘍，血球貪食症候群，脂肪織炎，関節炎（血性），などがある．

　bに関しては，残念ながら保険適用はないがFDG-PET/CTが有用であると考える．リンパ腫病変とおぼしき適切かつ安全な生検部位がわかり，加えて病変の広がりも同じ撮影でわかる．また，リンパ腫類似の疾患の鑑別が進むこともある．"symptom-to-pathology time"の短縮に大いに貢献するはずである（A-2. 発熱＋結節/腫瘤形成）．

　機能画像の特性を活かすこともできる．例えば事前の胸部CTではほぼ陰影がなかった肺野に有意なFDG取り込みがある場合，リンパ腫（IVLが有名）細胞や白血病細胞などの浸潤を意味しているかもしれない．

　機能も形態も，定性的にも定量的にも，一度に，そして安全に（腎機能不良でも施行可能＋アレルギーのリスクなし）施行できるFDG-PET/CTは，リンパ腫診療において，治療のみならず素早く診断するためのツールとしても有用であると考えている．

（國松淳和）

Reference

1) 山下裕之ら：不明熱・不明炎症の原因としての悪性リンパ腫の重要性．日臨免会誌 35：136-143, 2012
2) 三森明夫編：国立国際医療研究センター内科ハンドブック 総合的内科診療の原理と実践，日本医事新報社．2011, pp.317-318
3) 三森明夫編：国立国際医療研究センター内科ハンドブック 総合的内科診療の原理と実践，日本医事新報社．2011, pp.332

3 血管炎

不明性が強くなる理由
～初期の血管炎は全身症状のみ～

　血管炎とは主に血管壁（主に動脈）に炎症が起こることにより，血管内腔が狭窄や閉塞，拡張，動脈瘤が生じる疾患である．拡張した血管が破れれば大出血の原因になる．

　血管炎の症状は炎症による発熱，全身倦怠感，体重減少などの非特異的全身症状と血管の狭窄による虚血症状に分けられる．血管炎の種類により侵されやすい血管の太さと臓器に特徴があるので，このパターンは診断の大きな助けになる．しかし初期に虚血症状を欠くことがしばしばであり，その期間も症例により様々である．

　一般に，大血管炎は多少狭窄があっても虚血症状が出にくいので，全身症状のみの期間が長く，不明熱化しやすい．それに対して細小血管炎は内腔の狭窄や閉塞がより短い期間で生じ，臓器症状が出やすい．しかし，細小血管炎でも発症より数カ月は非特異的な症状のみのことは稀でなく，この場合は不明熱になりやすい．

　ここでは発熱時に血管炎を疑う状況と診断の方法について述べる．

血管炎を疑うとき

　早期に血管炎を診断するためには，迅速に虚血症状を見つけることが重要である．

　血管炎でよくみられる症状を **Table 16** に示した．この中で血管炎に特異的

Table 16 | 血管炎の症状

全身症状	発熱, 食欲不振, 体重減少, 易疲労性
皮　膚	紫斑 (palpable purpura), 紅斑, リベド, 皮下結節, 皮膚潰瘍, 指端壊死
神　経	脳梗塞, 脳出血, 頭痛, めまい, 難聴, 横断性脊髄炎, 多発性単神経炎
頭頸部	顎跛行, 舌梗塞, 嗄声, 咽頭痛, 咳嗽
眼	一過性黒内障, 失明, 複視
胸　部	肺胞出血, 間質性肺炎, 胸膜炎, 結節, 空洞
心　臓	狭心症, 心筋梗塞, 心膜炎
腹　部	肝機能障害, 虚血性腸炎, 消化管潰瘍, 腹腔内出血
腎　臓	急速進行性糸球体腎炎, 間質性腎炎, 腎血管性高血圧
四　肢	筋痛, 関節痛

といえる症状は紫斑（特に palpable purpura），多発性単神経炎，一過性黒内障，腎の急速進行性糸球体腎炎である．特に炎症反応に多発性単神経炎を合併した場合はほぼ血管炎と考えてよい．

不明熱となる具体的状況

　すべての血管炎で初期には全身症状しかみられない時期がありうる．ただし，虚血症状が生じるまでの期間が長い大動脈炎を第一に考える．50 歳以下の若年者では高安動脈炎を疑う．頸部や腹部の血管雑音，血圧の左右差を確認する．

　大動脈弓部を中心に CT や MRI の造影検査を行う．CT では血管壁の浮腫や狭窄病変が認められる．MRI の方が血管壁の炎症は，より捕らえやすい．大動脈弓部に炎症がなくても，高安動脈炎を否定できないことは留意すべきである．

高齢者の場合は，同じく大動脈炎である巨細胞性動脈炎（側頭動脈炎）が候補になる。顎跛行や（一過性）黒内障などの特異的な症状に留意して問診をとる。浅側頭動脈の拡張や蛇行をみる。超音波での病変検出の感度は2,036名のメタ解析で感度69％，特異度82％との報告がある[1]。

　ただし解析された研究の感度は35〜86％と大きくばらついており，病変を見つけるには技術的に習熟する必要がある。

　確定診断には側頭動脈生検が重要である。病変は必ずしも連続性があるわけでないので，十分な検体採取を行わなければならない。明らかな拍動異常があれば1〜2cmでよいが，拍動異常がない場合は4〜6cm必要である。超音波で血管壁の肥厚や狭窄部位がみられる部位の生検を行うと感度が高まるかもしれない。

　高安動脈炎や側頭動脈炎の大血管炎はFDG-PETで検出可能である。血管炎の分布もみることができるため非常に便利で，臨床症状とFDG-PETの所見で大動脈炎と診断して治療開始することもある。

　近年，高齢者の側頭動脈炎でもしばしば高安動脈炎類似の大動脈炎を合併することが知られるようになった[2]。ときに側頭動脈病変を欠き，大動脈炎のみを認めることもある。そうすると年齢以外で高安動脈炎と側頭動脈炎の明確な線引きは困難である。両者は本質的に異なる疾患ではなく，年齢による好発病型の違いをみているにすぎないという意見もある[3]。

実行可能な対策〜疾患ごとの特徴を知る〜

顕微鏡的多発血管炎

　顕微鏡的多発血管炎ではMPO-ANCAが90％で陽性になるが，特に腎炎と末梢神経障害が高頻度であるので，尿蛋白や尿潜血，血清Cr上昇，しびれや麻痺の出現には十分注意して鑑別診断を行う。

　高齢の発熱患者では，これらの異常が最初はみられなくても経時的に出現するかを注意して経過観察する。

高齢者の不明熱において巨細胞性動脈炎は重要な疾患ではあるが，疫学的には白人には多いが本邦では少ない。逆に顕微鏡的多発血管炎は，本邦で頻度の高い疾患である。小血管炎で虚血症状が出やすく不明熱にはなりにくいが，全身症状にANCAがわずかに陽性以外の徴候しかみられない時期もある。不明熱で紹介されて診断する頻度は印象としてはあまり変わらない。

多発血管炎性肉芽腫症

多発血管炎性肉芽腫症（granulomatosis with polyangiitis；GPA）は頭頸部や肺に肉芽腫性病変と壊死性血管炎が生じる。ときに急速進行性糸球体腎炎を合併する。PR3-ANCA（ときにMPO-ANCA）陽性と生検による病理所見で診断する。局所疾患をつくりやすいため，不明熱の原因にはなりにくい。

好酸球性多発血管炎性肉芽腫症

発熱や炎症反応上昇に好酸球増多がみられるときは好酸球性多発血管炎性肉芽腫症（eosinophilic granulomatosis with polyangiitis：EGPA，旧Churg-Strauss症候群）が鑑別診断の上位に挙げられる。末梢神経障害を高率に合併するので，神経症状には特に留意する。

急性のウイルス，細菌感染症で発熱や炎症反応上昇時には好酸球は抑制される。感染症でも慢性感染で肉芽腫を形成する場合や薬剤アレルギーがある場合などは発熱と好酸球増多は共存しうる。

川崎病

川崎病は5歳以下の小児で好発する疾患であるが，成人例も報告されている。頻度は少ないので，硬性浮腫など症候が完全に揃ってからでないと診断が難しい。

小児では3日以上発熱が続き，なおかつ全身状態が悪い場合には必ず疑う疾患である。BCG接種の痕が腫れるのは川崎病に特異性の高い症状と考えてよい。

ヘノッホ・シェーンライン紫斑病

ヘノッホ・シェーンライン紫斑病は最近ではIgA血管炎と呼ばれている。下肢に点状出血や斑状のpalpable purpuraを認めたときに疑う疾患で，感染や薬剤曝露に伴うアレルギー性血管炎の特殊型である。関節痛や腹痛を伴う。

腎障害は20〜60％に合併し，多くは無症候性の血尿や蛋白尿に留まるが，ときに急速進行性糸球体腎炎となる。組織のIgA沈着が特徴でありIgA腎症と同じ組織像をみる。不明熱の原因にはなりにくい。

結節性多発動脈炎

結節性多発動脈炎は不明熱では常に鑑別に挙げる疾患だが，頻度が非常に少なく通常の画像診断では診断困難で，罹患臓器の血管造影を必要とする。しかし，非特異的な症状のみしかみられない場合は，血管造影は敷居の高い検査である。どの血管を造影すればよいかがわからないし，患者や放射線科医師に検査実施も説得できない。

腹痛があれば腹腔動脈や腸間膜動脈，尿検査異常に乏しい腎機能障害があれば腎動脈の造影などを検討する。アンギオCTでは直径4〜5mm程度の動脈瘤は診断できる可能性があるので，試みる価値はある。しかし，直径2〜3mmの動脈瘤は血管造影以外では検出困難である[4,5]。不明熱検索中にショック状態となったことがきっかけで血管造影が行われ，血管炎による動脈瘤が見つかることもある。経過中，ときに自然解熱することもあり診断をより困難にする。

クリオグロブリン性血管炎

クリオグロブリン性血管炎は多クローン性IgGが含まれるⅡ型，Ⅲ型の混合性クリオグロブリン血症で生じる。慢性C型肝炎，SLE，シェーグレン症候群，関節リウマチなどの膠原病が基礎疾患にあることが多い。免疫複合体沈着による血管炎が生じ，臨床的には紫斑，関節痛，感覚中心の末梢神経障害が高頻度に生じる。糸球体腎炎も30％に認める。クリオグロブリン

は低温で析出する蛋白であるため皮膚の循環障害を引き起こし，網状皮斑，皮膚潰瘍，指端壊死などもが生じやすい。

検査ではC4，C1q，CH50の高度低下，C3の軽度低下が特徴的である。IgMはリウマトイド因子活性持っているためRFは高値となる。紫斑の皮膚生検を行うと，免疫複合体沈着を伴う白血球破砕性血管炎，腎生検では膜性増殖性糸球体腎炎をみる。

皮膚白血球破砕性血管炎

皮膚白血球破砕性血管炎は，多くが感染や薬剤による過敏反応により皮膚小血管の血管炎を生じる病態である。かつて過敏性血管炎と呼ばれていた病態に近い。皮膚の紫斑と関節痛が主症状で重要臓器の炎症は起こさないため，原因除去や原疾患の治療が優先される。自然軽快することも多い。

血管炎の種類と起こしやすい臓器病変を一覧表に示した(**Table 17**)。

(狩野俊和)

Reference

1) Arida A, Kyprianou M, Kanakis M et al：The diagnostic value of ultrasonography-derived edema of the temporal artery wall in giant cell arteritis：a second meta-analysis. BMC musculoskeletal disorders 11：44, 2010
2) Grayson PC, Maksimowicz-McKinnon K, Clark TM et al：Distribution of arterial lesions in Takayasu's arteritis and giant cell arteritis. Ann Rheum Dis 71：1329-1334, 2012
3) Maksimowicz-McKinnon K, Clark TM, Hoffman GS：Takayasu arteritis and giant cell arteritis：a spectrum within the same disease？Medicine (Baltimore) 88：221-226, 2009
4) Adaletli I, Ozpeynirci Y, Kurugoglu S et al：Abdominal manifestations of polyarteritis nodosa demonstrated with CT. Pediatr Radiol 40：766-769, 2010
5) Ozaki K, Miyayama S, Ushiogi Y et al：Renal involvement of polyarteritis nodosa：CT and MR findings. Abdom Imaging 34：265-270, 2009

Table 17 | 血管炎の種類と臓器ごとの頻度の高い病変

臓　器	高安動脈炎	巨細胞性動脈炎	結節性多発動脈炎	川崎病
皮　膚	壊疽性膿皮症	頭皮梗塞	紫斑 皮膚潰瘍	手足の紅斑 不定型発疹 手足の硬性浮腫
中枢神経	めまい 起立性低血圧	複視	脳梗塞	―
末梢神経	―	―	多発性単神経炎	―
眼	―	複視 黒内障	ぶどう膜炎 強膜炎	眼球結膜充血
腎　臓	腎動脈狭窄	腎動脈狭窄	腎動脈狭窄 動脈瘤	―
肺	肺動脈炎	―	―	―
心　臓	―	―	―	冠動脈瘤
頭頸部	―	顎跛行 舌梗塞	虚血性腸炎	―
腸　管	―	―	―	虚血性腸炎
関節, 筋	関節痛 筋痛	関節痛 筋痛	関節痛 筋痛	関節痛 筋痛

MPA	GPA	EGPA	クリオグロブリン性血管炎	皮膚白血球破砕性血管炎
リベド 紫斑 皮膚潰瘍	リベド 紫斑 皮膚潰瘍	リベド 紫斑 皮膚潰瘍	紫斑 指端壊死 レイノー現象	紫斑 紅斑
脳梗塞・出血 肥厚性硬膜炎	肥厚性硬膜炎	脳梗塞	───	───
多発性単神経炎	多発性単神経炎	多発性単神経炎	多発性単神経炎	───
───	壊死性強膜炎 角膜炎 結膜炎 上強膜炎 ぶどう膜炎 鼻涙管閉塞 視神経炎 網膜血管閉塞	───	───	───
糸球体腎炎	糸球体腎炎	───	糸球体腎炎	───
肺胞出血 間質性肺炎	結節 空洞 肺胞出血	気管支喘息 肺胞出血	───	───
冠動脈炎	───	好酸球性心筋炎 冠動脈炎 心外膜炎	───	───
───	鼻炎, 副鼻腔炎 鼻中隔穿孔 鞍鼻 中耳炎, 難聴	副鼻腔炎 鼻炎	───	───
消化管出血	───	好酸球性胃腸炎 消化管穿孔	───	───
関節痛 筋痛	関節痛 筋痛	関節痛 筋痛	関節痛 筋痛	関節痛 筋痛

C 不明熱の「mimicker」を考える

1

Vasculitis（血管炎）mimicker

どんな疾患が mimicker になるのか？

　血管炎は血管壁の慢性炎症と，その結果生じる血流障害による様々な臓器の虚血症状で特徴づけられる疾患である．初期には慢性炎症を反映した非特異的な症状のみのことも少なくないが，この場合は純粋な不明熱になるのでここでは触れないことにする．

　大きく分けると血管炎と鑑別する疾患は以下に分けられる（Table 18）．①塞栓症を合併する慢性炎症性疾患，②同時に多臓器障害を起こす慢性炎症性

Table 18 血管炎 mimicker

塞栓症を合併する 慢性炎症性疾患	細菌性心内膜炎，心房粘液腫，悪性リンパ腫（特に血管内リンパ腫），癌による凝固異常
多臓器障害を起こす 慢性炎症性疾患	サルコイドーシス，Goodpasture 症候群，アミロイドーシス，感染症（播種性淋菌感染症，髄膜炎菌感染症，HIV，慢性活動性 EB ウイルス感染症，アスペルギルス症，クリプトコッカス症，ヒストプラズマ症），癌（多臓器転移），SLE，MCTD
臓器梗塞により 2 次的に炎症が生じる疾患	抗リン脂質抗体症候群，血栓性微小血管障害（血栓性血小板減少性紫斑病/溶血性尿毒症症候群），コレステロール塞栓症，クリオフィブリノーゲン血症
大血管の狭窄による 虚血症状が生じる疾患	線維筋性過形成
ANCA が陽性になる疾患	Table 19 参照

疾患，③臓器虚血（梗塞）により2次的に炎症が生じる疾患，④大血管の狭窄による虚血症状が生じる疾患，⑤ANCAが陽性になる疾患，である。

塞栓症を合併する慢性炎症性疾患

細菌性心内膜炎

　血管炎の診断を行う際には，感染性心内膜炎は必ず除外しなければならない。血液培養は必ず行う。修正Duke Criteriaの特異度は高い。

　細菌性心内膜炎により糸球体腎炎が生じて，血尿，蛋白尿，低補体血症，免疫複合体陽性，リウマトイド因子陽性，クリオグロブリン血症，PR3-ANCA上昇などをみることがある。腎生検では管内増殖性糸球体腎炎，巣状分節状壊死性糸球体腎炎，進行例では半月体形成性腎炎が認められる。蛍光抗体法でメサンギウム領域に，補体やγグロブリンが顆粒状に沈着を認める。

　同様の免疫複合体腎炎は，脳室腹腔シャント術後のシャント腎炎，長期の深部膿瘍感染で生じる深部膿瘍関連腎炎でも認められるため，血液培養が陽性で心内膜炎を認めない場合は，これらの疾患も考慮する。

心房粘液腫

　心房粘液腫は心臓腫瘍の75〜90％を占める左房に好発する良性腫瘍である。発熱や多発塞栓の原因となりうる。臨床症状は易疲労感，全身倦怠感など非特異的なものと動悸，呼吸困難，起坐呼吸などの心不全症状，腫瘍塞栓による臓器梗塞がある。身体所見では50％以上に心雑音を認める。

　Tumor plopとよばれる拡張早期雑音，Ⅰ音亢進，心膜摩擦音に注意する。レイノー症状，ばち指，チアノーゼがみられることもある。腫瘍がIL-6を産生するためCRP上昇やγグロブリン上昇をみる。

悪性リンパ腫

　悪性リンパ腫の症状は非常に多彩である。発熱，肝脾腫，血球異常などを

認めるがリンパ節腫脹は目立たず，骨髄生検や脾摘でも診断できず，長い経過の中で明らかになることもある．血管内リンパ腫は，リンパ節腫脹や末梢血内に腫瘍を認めない比較的稀なリンパ腫であるが，LDH上昇（90％），発熱（74％），貧血（68％），血小板減少（58％），可溶性IL-2R著明上昇（＞5,000 U/mL）66％，骨髄の血球貪食像59％合併がみられる．

　高齢者の汎血球減少や原因不明の血球貪食症候群は悪性リンパ腫を疑う所見である．川崎病と血球貪食症候群の合併はいくつか報告されているが，それ以外の血管炎に血球貪食症候群合併は少ない．免疫抑制治療中の場合はサイトメガロウイルスなどの日和見感染による血球貪食症候群も考慮しなければならない．

　多発性単神経炎，網状皮斑を合併しながら最終診断が悪性リンパ腫であったとする報告もあり[1]，リンパ腫の可能性は念頭に置き続ける必要がありそうである．

多臓器障害を起こす慢性炎症性疾患

サルコイドーシス

　サルコイドーシスは原因不明の肉芽腫性疾患であり，全身のあらゆる臓器に多彩な病変を生じうる．無症候性のものや，自然軽快するものも少なくないが，発熱，関節痛，ぶどう膜炎をみたときは多発血管炎性肉芽腫症との鑑別が必要である．

　ACE，ツベルクリン反応陰性，両側肺門リンパ節腫脹，高カルシウム尿症/血症などを参考にして，生検による非乾酪性肉芽腫病変と併せて診断する．

Goodpasture 症候群

　Goodpasture 症候群は，急速進行性糸球体腎炎や肺胞出血をみたときに疑う疾患である．関節痛を伴うこともあるが，他の臓器には病変が生じない．抗糸球体基底膜抗体が特異的なマーカーである．

アミロイドーシス

アミロイドーシスは様々な臓器にアミロイドが沈着が生じる疾患である。血管炎の mimicker になるのは，基礎にコントロール不良の炎症性疾患が存在する AA アミロイドーシスであろう。関節リウマチ，強直性脊椎炎，結核などの慢性感染症，炎症性腸疾患，家族性地中海熱，TNF 受容体関連周期性症候群（TRAPS）などが原因となる。

原疾患にアミロイドーシスの障害が合併するので，様々な臓器障害が生じうる。アミロイドーシスによる臓器障害で最も多いのは腎であり，しばしばネフローゼ症候群となる。血尿は通常みられない。消化管では吸収不良や偽性腸閉塞，下痢，出血など様々な症状が生じる。肝脾腫や副腎不全，末梢神経障害，拘束性心筋症の合併も報告されている。

感染症～感染性心内膜炎以外の感染症～

血管炎 mimicker になるのは，多臓器に障害を起こしやすい感染症と肉芽腫を形成する感染症である。

播種性淋菌感染症で発熱，倦怠感，多関節痛，膿胞性皮膚病変，ときに壊死性の水疱をみる。

髄膜炎菌は主に髄膜炎と敗血症を生じるが，髄膜炎を起こさない場合もある。紫斑が急速に進行する電撃性紫斑も知られている。両側副腎出血を示す Waterhouse-Friderichsen 症候群は全身の皮下出血とチアノーゼを伴い，不可逆的なショックを合併するきわめて予後不良の疾患である。血管炎でショックになりうるのは結節性多発動脈炎であり，動脈瘤が破裂するなど比較的稀な病態である。

慢性活動性 EB ウイルス感染症は，通常は B リンパ球に感染する EB ウイルスが T リンパ球や NK リンパ球に感染しこれらの細胞が過剰な活性化を起こすことが原因と考えられている。若年者に好発し肝炎，間質性肺炎，ぶどう膜炎，腎炎を起こす。蚊アレルギーや血球貪食症候群合併が多い。しばしば T/NK 細胞性リンパ腫を発症し，きわめて予後不良である。

梅毒は大血管炎を起こすことがあり，高安動脈炎との鑑別が必要になる。また髄膜血管型神経梅毒では脳や脊髄動脈の血管炎を生じて片麻痺や頭痛，対麻痺の原因となる。

肺に結節や空洞性病変をしばしば形成する結核，アスペルギルス，クリプトコッカス，ヒストプラズマなどの感染症は多発血管炎性肉芽腫症との鑑別が重要である。ヒストプラズマ症は輸入感染症であったが，国内感染が疑われる例も報告されている[2]。

慢性肺ヒストプラズマ症では咳嗽，血痰，呼吸困難，発熱がみられ，肺浸潤影，空洞，偽性腫瘍など多彩な病変がみられる。緩徐に進行し，慢性呼吸不全や肺性心になる。免疫不全患者では，播種性ヒストプラズマ症が生じることがある。血行性，リンパ行性，網内系を介して全身播種することにより，リンパ節腫大，肝腫大，貧血，白血球減少，髄膜脳炎，心病変など多彩かつ重篤な病変を生じ致命的になる。

臓器梗塞により2次的に炎症が生じる疾患

抗リン脂質抗体症候群

抗リン脂質抗体症候群（antiphospholipid syndrome；APS）は習慣性流産，下肢静脈塞栓，肺塞栓，脳血栓などの動静脈血栓症を生じる。炎症性疾患でないため，通常は発熱の原因にはなりにくい。しかしSLEやSLE様病変を認めるAPSが約40％あり，このSLEの活動性がある場合や，劇症型抗リン脂質抗体症候群（catastrophic antiphospholipid syndrome；CAPS）のように複数の臓器に急速な血栓が多発する場合は，臓器梗塞を伴い発熱が生じる。

CAPSは数日から1週間以内に3臓器以上に，重篤な微小血栓症を生じることを特徴とする予後不良な疾患である。感染症，外科処置，腫瘍，抗凝固薬の変更や減量，分娩が契機となり発症する。はじめての血栓イベントがCAPSである症例が約半数なので，多臓器にわたり急速に進行する血栓症を

みたら，積極的に疑い診断治療を行う必要がある．血栓性血小板減少性紫斑病（thrombotic thrombocytopenic purpura；TTP）や DIC, heparin-induced thrombocytopenia, 産科合併症の HELLP 症候群などとの鑑別が必要である．DIC は CAPS の 20％に合併するといわれる．

生物学的偽陽性，APTT 延長，PT 正常は抗リン脂質抗体陽性のサインである．抗β2GPⅠカルジオリピン抗体，ループスアンチコアグラントの測定を行うが，全例で検出できるとも限らない．

血栓性微小血管症（血栓性血小板減少性紫斑病/溶血性尿毒症症候群）

血栓性微小血管症（thrombotic microangiopathy；TMA）は血管内に血小板血栓が多発し，消費性の血小板減少と赤血球破砕による溶血性貧血，微小血栓による臓器障害を特徴とする疾患である．これは顕微鏡的多発血管炎などの細小血管炎と症候が類似することがある．

TMA は病理学的な用語であるが，臨床的には血栓性血小板減少性紫斑病（thrombotic thrombocytopenic purpura；TTP）と溶血性尿毒症症候群（hemolytic uremic syndrome；HUS）を含む包括的な疾患概念である．

TTP は，ADAMTS13 の活性低下による微小血管内の血栓形成が原因で生じる疾患であることが知られるようになった．止血因子である von Willebrand factor（vWF）が刺激により血管内に放出されると，超巨大分子構造をとり血小板凝集能が高まる．ADAMTS13 は vWF の切断酵素であり，血小板凝集を抑制しているため，活性低下により全身の微小血管に血栓が生じ，循環障害が引き起こされる．

HUS は腸管出血性大腸菌感染による志賀毒素（ベロ毒素）によるものが多く，特に小児では 90％以上を占める．志賀毒素は腎臓血管内皮細胞に強い毒性を発揮する物質であり，血管内皮障害から血小板凝集を惹起させる．

TTP/HUS はこれまで臨床徴候をもとに診断していた．血小板減少，微小血管性溶血性貧血，急性腎障害を満たすものを HUS，加えて発熱，動揺性精神神経障害を合併するものを TTP とされていた．しかし近年では TMA の病態が明らかになるにつれ，病因ごとの分類に集約されつつある．志賀毒素関連のものを HUS，ADAMTS13 活性著減例は TTP，それ以外は

非典型的 HUS や二次性 TMA と分類される[3,4]。

非典型的 HUS は小児では補体調節因子の異常によるものが多いが，成人では HIV 感染に伴うもの，妊娠関連のもの，SLE や APS に伴うもの，膜性増殖性糸球体疾患などの腎疾患に伴うもの，薬剤性などといった基礎疾患の例が多い。

コレステロール塞栓症

コレステロール塞栓症は，大動脈などの大血管壁にある粥腫が破綻し，コレステロール結晶が血中に流出，末梢で塞栓をきたす疾患である。腎・四肢・消化管・中枢神経・網膜などが障害される。

カテーテル検査，心血管手術など医原性に生じることが多い。Blue toe，網状皮斑などの皮膚症状が診断に役立つ。腎は血行力学的にコレステロール結晶が流れ込みやすいため約半数で腎障害が発生する。微小塞栓が起きた後のコレステリンに対する免疫反応のため 1 週間〜数カ月の間に腎障害が進行する。

検査異常は好酸球増多（60〜80％），炎症反応（CRP，赤沈）上昇が特徴的である。高齢者の腎障害では常に念頭に置く必要があり，顕微鏡的多発血管炎や好酸球性多発血管炎性肉芽腫症と鑑別が必要である。皮膚生検，眼底検査でコレステロール結晶を証明できることがある。腎の一部にしか針状結晶が存在しないため腎生検では診断がつかないこともある。

クリオフィブリノーゲン血症

クリオフィブリノーゲンは 4℃で沈殿し，37℃で再溶解する血漿蛋白の総称で，フィブリン，フィブリノーゲン，フィブロネクチン，第Ⅷ因子，免疫グロブリンなどからなるが，主成分はフィブロネクチンである。

フィブリノーゲンは血清では，検体採取後の凝固反応の過程で消費されてしまう（クリオグロブリンは凝固しないため血清でも検出可能）ため，クリオフィブリノーゲン確認には抗凝固薬を用いて採血を行う。ただしヘパリンはフィブロネクチン，フィブリン，フィブリノーゲンと沈殿するため抗凝固薬としては，クエン酸，シュウ酸，EDTA を用いる。

臨床症状は寒冷蕁麻疹，レイノー現象，紫斑，血栓症，皮膚潰瘍などクリオグロブリン性血管炎と類似している．

大血管の狭窄による虚血症状が生じる疾患

線維筋性異形成

線維筋性異形成は 20〜60 歳の女性に好発し，腎動脈の狭窄による腎血管性高血圧が生じる疾患として知られている．

稀な疾患と考えられているが，ある程度の狭窄が進行しないと無症状なので未診断例も多いと推測され，実際の有病率は不明である．腎動脈以外にも全身の動脈に病変が生じうる．内頸動脈病変は約 25〜30％，椎骨動脈病変は 7〜19％と腎動脈に次ぐ頻度であり，脳血管障害や動脈解離，脳動脈瘤の原因にもなる[5]．

一過性黒内障やホルネル徴候，耳鳴り，めまいをみることもある．その他，腹腔動脈，上腸間膜動脈，下腸間膜動脈，肝動脈，脾動脈，腸骨動脈，腓骨動脈，膝窩動脈，鎖骨下動脈，上腕動脈，尺骨動脈，橈骨動脈など全身のあらゆる中動脈に起こり，血管雑音や虚血症状，動脈解離の原因となる．これらの病変はしばしば多発する．炎症性疾患でないので，炎症反応は伴わないが，高安動脈炎でも炎症が目立たないことはしばしばあるので，同じく若年〜中年女性に生じる疾患として鑑別が必要になる．高齢者や小児，男性でも生じるので巨細胞動脈炎との鑑別対象にもなりうる．

ANCA が陽性になる疾患

ANCA 陽性が報告されている疾患は多数あり[6]，これらは顕微鏡的多発血管炎や多発血管炎性肉芽腫症との鑑別が必要となる．p-ANCA，c-ANCA だけでなく，特異抗体である PR3-ANCA や MPO-ANCA が検出される場合もある (Table 19)．

Table 19 | ANCA 陽性例が報告されている疾患

感 染	<u>結核</u>，<u>HIV/AIDS</u>，<u>マラリア</u>，<u>C型肝炎</u>，<u>亜急性細菌性心内膜炎</u>，<u>パルボウイルス B19</u>，らい病，緑膿菌（嚢胞性線維症），アスペルギルス，ヒストプラズマ，レプトスピラ，<u>赤痢アメーバ</u>，スポロトリコーシス
消化器疾患	<u>炎症性腸疾患</u>，原発性硬化性胆管炎，自己免疫性肝炎，原発性胆汁性肝硬変
新生物	癌，リンパ腫（血管内リンパ腫），<u>慢性骨髄性白血病</u>，骨髄異形成症候群，単クローン性高ガンマグロブリン血症
薬 剤	<u>プロピオチオウラシル</u>，ヒドララジン，メチマゾール，<u>ミノサイクリン</u>，アロプリノール，<u>コカイン</u>，Dペニシラミン，フェニトイン
自己免疫疾患	<u>全身性エリテマトーデス</u>，<u>関節リウマチ</u>，フェルティ症候群，<u>強皮症</u>，<u>皮膚筋炎</u>，<u>シェーグレン症候群</u>，混合性結合組織病，<u>反応性関節炎</u>，<u>強直性脊椎炎</u>，若年性慢性関節炎，<u>再発性多発軟骨炎</u>
ANCA 関連血管炎以外の血管炎	結節性多発動脈炎，高安動脈炎，ヘノッホ・シェーンライン紫斑病，<u>川崎病</u>，ベーチェット病，クリオグロブリン性血管炎，バージャー病
腎疾患	<u>溶連菌感染後糸球体腎炎</u>，IgA 腎症，膜性腎症，抗糸球体基底膜病
その他	珪肺，Sweet 病，<u>肺ヘモジデローシス</u>，後腹膜線維症，持久性隆起性紅斑

＊<u>アンダーライン</u>は PR3-ANCA/MPO-ANCA の報告例がある疾患

（狩野俊和）

Reference

1) 藤枝雄一郎，笠原郁美，竹田 剛ほか：結節性多発動脈炎と鑑別を要した Asian variant of intravascular large B-cell lymphoma の 1 例．日内会誌 97：147-149, 2008
2) 佐野文子：ヒストプラズマ症の最新の知見―家庭内飼育動物が罹患したら―．モダンメディア 55：36-45, 2009

3) 非典型溶血性尿毒症症候群診断基準作成委員会：非典型溶血性尿毒症症候群診断基準. 日腎会誌 55：91-93, 2013
4) 加藤秀樹, 吉田瑤子, 南学正臣：補体・凝固関連 aHUS の病態. 日腎会誌 56：1058-1066, 2014
5) Olin JW, Sealove BA：Diagnosis, management, and future developments of fibromuscular dysplasia. J vasc Surg 53：826-836, 2011
6) Bosch X, Guilabert A, Font J：Antineutrophil cytoplasmic antibodies. lancet 368：404-418, 2006

C 不明熱の「mimicker」を考える

2
PMR（リウマチ性多発筋痛症）mimicker

リウマチ性多発筋痛症の診断基準・分類基準

　Editorial で，発熱診療における「mimicker」を「診断の大部分を**臨床診断**が占め，判断を誤ると不必要な治療が開始されかねないばかりかそれによって bad outcome をもたらしうる病態」と定義したいと述べて，「**ステロイド投与の誘惑が強い疾患**」とした。リウマチ性多発筋痛症（polymyalgia rheumatica；PMR）は特にその傾向が強い。

　臨床診断というのは，遺伝子診断，病理診断，画像診断，特異的バイオマーカーによる補助的診断，などのいずれにも依らない診断であり，つまりは症状・症候・情報の組み合わせで分類し，他疾患の除外によって診断することである。

　ここで PMR の診断基準のいくつかをみてみよう（Table 20～22）。どの基準でもそうだが，ある年齢以上で，炎症反応があって，両肩がなんとなく痛くて，ダルい感じなら簡単に基準をみたしてしまいそうである。例えば Bird らの基準で（Table 22），③⑤⑥を満たしそうな患者はそこら中にいそうである。そう，PMR ではとにかく除外診断が重要なのである。ただ，除外診断というのは難しい。難しいというか，苦しい。

　そんなとき，PMR の診断について調べていると必ず「ステロイドに対する良好な反応」という（有名な）記述が目に入る。これが問題である。

Table 20 | PMR 分類基準：スコアリングアルゴリズム（2012ACR）

前提条件

50 歳以上，両側の肩の痛み，CRP または血沈上昇

スコアリング

項　目	加点（US なし）	加点（US あり）
朝のこわばり（45 分を超える）	2	2
臀部痛または動きの制限	1	1
RF 陰性，ACPA 陰性	2	2
他の部位の関節症状がない	1	1
三角筋下滑液嚢包炎 and/or 二頭筋の腱鞘滑膜炎 and/or 肩甲上腕筋の滑膜炎 + 股関節滑膜炎 and/or 転子部の滑液嚢包炎	Not applicable	1
両側の，三角筋下滑液嚢包炎 or 二頭筋の腱鞘滑膜炎 or 肩甲上腕筋の滑膜炎	Not applicable	1

US：関節エコー　US なし：4 点以上，US あり：5 点以上，で PMR と分類

Table 21 | 本邦 PMR 研究会の診断基準（1985）

項　目
1 赤沈の亢進（40 mm 以上）
2 両側大腿部筋痛
3 食欲減退，体重減少
4 発熱（37℃以上）
5 全身倦怠感
6 朝のこわばり
7 両側上腕部筋痛

60 歳以上，上記 7 項目中 3 項目以上で definite とする

Table 22 | Bird らの基準（1979）

項　目	
①両肩の疼痛，および/またはこわばり	Shoulder pain and/or stiffness bilaterally
②2週間以内の急性発症	Onset of illness of ＜2 weeks duration
③赤沈の亢進（40 mm/時以上）	Initial ESR＞40 mm/h
④1時以上持続する朝のこわばり	Morning stiffness duration＞1 h
⑤65歳以上	Age＞65 yr
⑥抑うつ症状および/または体重減少	Depression and/or loss of weight
⑦両側上腕部筋の圧痛	Upper arm tenderness bilaterally

上記7項目中3項目以上，または上記の1項目以上＋臨床的・病理的な側頭動脈の異常
(H A Bird, W Esselinckx, A S Dixon et al : An evaluation of criteria for polymyalgia rheumatica. Ann Rheum Dis 38 : 434-439, 1979 より)

紛らわしくなる理由・どう間違うか

　確かにPMRではステロイドが著効し，それ自体が診断を支持するだろう。ただ，「苦しい」状況にあるとき（＝除外診断が不十分なとき）に，このステロイドの治療的診断の話はハニートラップ的誘惑でしかない。ここで容易に間違える。

　2012年ACRの基準（Table 20）にもあるように，年齢・両肩の痛みに加えて炎症反応の存在が「前提」となる。もう一度言う。「前提」である。PMRの可能性を検討する段にあっては，必ず炎症反応（血沈・CRP）をみなくてはならない。

　ここで「身体診察の国」英国リウマチ学会のPMRマネージメントのガイドラインをみてみよう[1]。

　このガイドラインの中に，「FIG. 1 近位筋の痛みとこわばりに対するアプローチ」というfigureがある（Fig.17）。

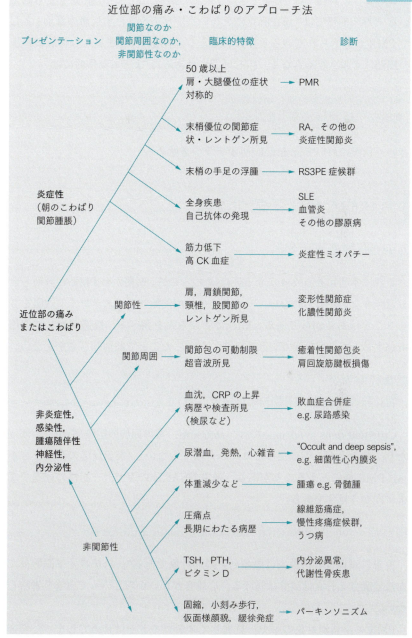

Fig.17 近位部の痛み・こわばりのアプローチ法

このように英国では「筋痛をきたす疾患の鑑別」として PMR が考えられている一方，本邦では「局在所見に乏しい炎症反応をきたす疾患の鑑別」として PMR が考えられているようにも思える（本邦の身体所見・身体診察軽視の風潮にもみえなくもなく，寂しい話ではある）。よって具体的には，

- CRP/ESR が著明亢進している
- 他の，すぐわかる別の診断がない

という状況において「mimicker」がチラつき始める。

具体的な状況・鑑別疾患

高齢発症関節リウマチ

　これは本当にそっくりになる。ほぼすべてが。初期から PMR と区別しきる意味もないかもしれない。リウマチの治療開始初期にステロイド内服をさせることはあるからである。MRI で骨びらんを調べる，経過観察して関節炎が主体となっていかないかをみる，といったことで鑑別せざるをえない。

結晶性関節炎
～特に肩の偽痛風，環軸関節の偽痛風：いわゆる Crowned dens syndrome～

　Crowned dens syndrome では，高齢発症，首の回旋の困難（肩がこわばったり，起き上がり困難だったりにみえなくもない），炎症反応の存在などから，PMR 様にみえることがある。通常 NSAIDs のみで，一相性の経過で改善に向かうはずである。

菌血症 ～sub-acute bacterial endocarditis, septic arthritis～

　亜急性細菌性心内膜炎は悪名高い鑑別対象である[2]。ステロイド開始前に血液培養さえ行えば誤診は防げる。心雑音がないからといって血培を省略しない。
　PMR の全鑑別対象の中で，見逃してステロイドをはじめてしまった場合

の代償の最も重い疾患といえる．特に警戒すべきと筆者は考えている．菌血症由来の免疫介在性の関節炎や septic arthritis などを伴えば，筋骨格系の症状も加わり，全体がより PMR らしくみえることがある．

血管炎

特に P-ANCA など，マーカー陰性のときや血管炎特有の症候（多発単神経炎，間質性肺炎，肺出血，進行性腎炎，皮膚潰瘍など）が<u>ない</u>ときに迷う．未治療の血管炎の経過の中で，炎症反応と倦怠感あるいは筋痛のみのフェーズが prodrome 的に続くことはあり，この時期は不明熱・不明炎症となり PMR に似る．

罹患血管サイズは様々で，大動脈炎であっても高齢発症は本邦では稀でなく，そして鎖骨下動脈～頸動脈の動脈炎を伴えば，肩周囲のこわばりや疼痛を生じて PMR 様である．ANCA 関連血管炎は高齢者に多く，血管炎症候をきたす前に炎症反応＋筋痛といった不明熱的な非特異的な症候のみが揃う時期がありうる．

思いがけない感染症～ウイルス感染，膿胸，結核症など～

"その他"的なカテゴリである．ウイルス感染でも，炎症反応高値も含めて（このことは異例だが），PMR に似ることがある．

ウイルス感染の診断は，対症療法のみで一相性の経過で自然軽快したことによってなされるのが現実である．膿胸に関しては自験例の逸話的なもので，胸部単純写真を撮るまでは経過・症状・データなどが PMR そっくりだった．結核に関しては"外さない"という姿勢が大事で，炎症病態の原因が結核でなくても，高齢者にステロイド長期投与を強いられる PMR にあっては（潜在性含め）結核の有無は治療前に普通精査する．

未診断の「多発性骨髄腫＋感染合併」の形で初診した高齢者は，病像全体は PMR に似る．骨髄腫自体では熱や炎症反応は出ないが，感染を合併していれば別である．高γグロブリン血症により赤沈は著明亢進するし，骨痛が筋痛にみえることもある．

実行可能な対策法

前掲の英国リウマチ学会のガイドラインが非常に明解で便利である(以下に抜粋)[1]。

> Early specialist referral is recommended for :
> *Patients with atypical features or features that increase likelihood of a non-PMR diagnosis :*
> - Younger patient＜60 years
> - Chronic onset
> - Lack of shoulder involvement
> - Lack of inflammatory stiffness
> - 'Red flag' features : prominent systemic features, weight loss, night pain, neurological signs
> - Peripheral arthritis or other features of CTD/muscle disease
> - Normal or very high ESR/CRP
>
> *or treatment dilemmas such as :*
> - Incomplete or non-response to corticosteroids

筆者がこれを日本語訳してみたので参照されたい。平易な英語であり、可能であれば上記の原文を読んでいただければ幸いである。

> 以下に示す「非典型的な点」「PMRでない可能性が高まる点」をもっている、あるいは「ステロイドに対する反応不良」の患者をみたら、早めに専門医に紹介すべきである。
> - 60歳未満
> - 慢性発症
> - 肩の症状を欠く
> - こわばり(inflammatory stiffness)を欠く
> - 際立つ全身症状、体重減少、夜の疼痛(癌性疼痛のことと思われる)、神経所見などの"レッドフラッグ"をもつ
> - 末梢関節炎(手指や足趾など)や、他の膠原病・筋疾患の所見がある

このレコメンデーションは、明解であるものの実際の現場はもっと混迷をきわめ、日常診療自体が綱渡りであるような場に立たされている臨床医にとってはやや"綺麗事"に映るかもしれない。入院精査などは難しい、全身精査している暇がない、近隣に専門医がいない、外来などであまりに患者が

多過ぎてワークアップしている暇がない，などの状況にあって，かつ上述の「紛らわしくなる理由・どう間違うか」で述べたような"甘い罠"にも対抗するには，シンプルな，ひたすらシンプルなメッセージでないと無理である。

そこで筆者は，致命的な誤診を防ぐには，「PMR かも」と思った患者に**血液培養を"ルーチンで"採取すればよい**と考えており，血液培養陰性を診断クライテリアに含めればよいとすら思っている。

「具体的な状況・鑑別疾患」で議論したように，PMR には種々の見逃したくない鑑別疾患（＝PMR mimicker！）があるが，少量ステロイド治療の失敗を一番引きずる病態・鑑別疾患はどれであろうか？ 妥協を重ねる必要はあるが，筆者は持続菌血症くらいであると思う。PMR 疑診の患者（**"CRP/ESR が著明亢進している"＋"他の，すぐわかる別の診断がない"**）に血培を採ることをルーチン化するだけで，誘惑の多い多忙な状況においてもクリティカルな誤診を防ぐことができる。

（國松淳和）

Reference

1) Dasgupta B, Borg FA, Hassan N：BSR and BHPR guidelines for the management of polymyalgia rheumatica. Rheumatology 49：186-190, 2010
2) González-Gay MA, García-Porrúa C, Salvarani C et al：Polymyalgia manifestations in different conditions mimicking polymyalgia rheumatica. Clin Exp Rheumatol 18：755-759, 2000

C 不明熱の「mimicker」を考える

3 SLE（全身性エリテマトーデス）mimicker

全身性エリテマトーデスの分類基準

 そもそも分類基準というのは，臨床研究のために一定の患者群を抽出するために設定されている。実用に耐えない分類基準も多い中で，全身性エリテマトーデス（systemic lupus erythematosus；SLE）の分類基準は感度・特異度ともに高く，除外診断も必要としない実用的で診断精度の高い分類基準である。

 したがってSLEの診断は分類基準を満たすかどうかにかかっていて，mimickerとなるのは分類基準に含まれる症状/検査異常がみられる疾患となる。特に複数みられる場合は鑑別により注意を必要とする。

 現在使われているのは，1997アメリカリウマチ学会（American college of Rheumatologypbn；ACR）分類基準，2012 SLICC（Systemic Lupus International Collaborating Clinics）分類基準の2つがある（**Table 23**）。

 疾患の全体像としてSLEに類似する疾患は，ヒトパルボウイルスB19感染症（HPVB19），シェーグレン症候群，関節リウマチ，皮膚筋炎，混合性結合組織病，クリオグロブリン性血管炎，免疫芽球性T細胞性リンパ腫，細菌性心内膜炎が挙げられる。

 皮膚症状はSLICC基準では多彩になり，稀にしかみないものや内科医では判断が困難なものが採用されており，皮膚科医の意見や生検を参考にしてSLEによる皮疹かどうかを判定する。

 SLEの口腔内潰瘍は無痛性が特徴だが有痛性になる場合もある。

Table 23 | SLE の分類基準

部 位	1997ACR	2012SLICC	mimicker
皮 膚	1. 顔面紅斑 2. 円板状皮疹 3. 光線過敏症	1. 急性皮膚ループス：頬部紅斑、水疱、中毒性表皮壊死、斑点状丘疹、光線過敏、亜急性皮膚ループス 2. 慢性皮膚ループス：古典的円板状ループス、増殖性ループス、深在性ループス、粘膜ループス、凍瘡様ループス、円板状ループス/扁平苔癬重複 3. 脱毛	皮膚筋炎、天疱瘡、びまん性脱毛症、成人スティル病、尋常性乾癬、AITL、HPVB19
粘 膜	4. 口腔内潰瘍、鼻腔潰瘍	4. 口腔内潰瘍、鼻腔潰瘍	ベーチェット病、GPA
関 節	5. 2ヵ所以上の関節炎	5. 2ヵ所以上の関節炎	RA, MCTD, Sjogren症候群, 皮膚筋炎/多発性筋炎, HPVB19, 感染性関節炎, 線維筋痛症, AITL, ベーチェット病
漿膜炎	6. 胸膜炎/心膜炎	6. 胸膜炎/心膜炎	RA, 結核, AITL, HPVB19
腎	7. 持続蛋白尿または細胞性円柱	7. 尿蛋白>0.5g/日または赤血球円柱	クリオグロブリン血症、血管炎（MPA, GPA）、原発性糸球体疾患
神 経	8. 痙攣または精神障害	8. 痙攣、精神症状：複合性単神経炎、脊髄炎、末梢神経または脳神経障害、急性錯乱	シェーグレン症候群、橋本脳炎、多発性硬化症/視神経脊髄炎、傍腫瘍神経症候群、血管炎
血 液	9. 血液異常：溶血性貧血、白血球減少、リンパ球減少、血小板減少	9. 溶血性貧血 10. 白血球減少/リンパ球減少 11. 血小板減少	シェーグレン症候群、Felty症候群、ウイルス感染、血球貪食症候群、血栓性血小板減少性紫斑病、AITL, APS, 菊池病
抗核抗体	10. 抗核抗体陽性	12. 抗核抗体陽性	MCTD、シェーグレン症候群、皮膚筋炎/多発性筋炎、自己免疫性肝炎、強皮症
自己抗体	11. 免疫異常：抗dsDNA抗体、抗Sm抗体、抗リン脂質抗体	13. 抗dsDNA抗体 14. 抗Sm抗体	原発性APS
補 体		15. CH50, C3, C4低下	クリオグロブリン血症、膜性増殖性糸球体腎炎、急性糸球体腎炎、シェーグレン症候群、低補体性蕁麻疹様血管炎
直接Coombs		16. 直接クームス陽性	AITL, EVANS症候群
腎生検		免疫複合体腎炎	C1q腎症、膜性増殖性糸球体腎炎など

1997ACR基準では11項目中4項目以上でSLEと診断される
2012SLICC基準では腎生検で免疫複合体腎炎を証明し抗核抗体または抗dsDNA抗体陽性の場合、または1〜11、12〜16中各々1項目以上かつ全体で4項目以上満たす場合にSLEと診断
HPVB19：human parvovirusB19, AITL：angioimmunoblastic T cell lymphoma, GPA：granulomatosis with polyangiitis, RA：rheumatoid arthritis, MCTD：mixed connective tissue disease, MPA：microscopic polyangiitis, APS：anti-phospholipid antibody syndrome

関節炎は鑑別が多岐にわたるため，関節炎に注目して鑑別診断を行うのは困難である．他の症状や自己抗体などの検査所見を参考にする．関節炎ではCRP上昇をみないことが多いのが特徴的である．

　胸膜炎は両側性が多いが，胸膜痛のみで胸水がみられないこともある．ADAは結核，関節リウマチ，SLEのいずれでも上昇するので鑑別のポイントにならない．

　腎病変は糸球体腎炎であるので，蛋白尿はほぼ必須である．原発性糸球体疾患がすべて鑑別になる．腎生検ではいわゆる"full-house nephropathy"とよばれる，免疫蛍光染色でIgG，IgA，IgM，C3，C4，C1qのすべて陽性になることは特徴的である．特にC1q陽性はC1q腎症とSLEのみであり，特異度の高い所見である．

　血球減少は頻度の高い症状であるが，白血球減少がないときのリンパ球減少は，見落としやすいため気をつける．

　SLEの神経症状は多彩で精神症状，中枢神経症状，脳血管障害，脊髄障害，末梢神経障害などあらゆる可能性がある．これらが，SLE全体の活動性と必ずしも連動しない．神経症状以外の症候で分類基準の項目を3つ以上満たすときはSLEの神経症状と考えてよい．

　抗核抗体は95%以上で陽性になるので，陰性の場合にはSLEでない可能性を強く念頭において鑑別診断を尽くす必要がある．

　以下，特にmimickerとして注意する疾患すべき疾患について述べる．

ヒトパルボウイルス B19 感染

　ヒトパルボウイルスB19感染はSLEのmimickerとして必ず鑑別に挙げなければならない．中高年でも頻度は少ないが否定できない．小児では伝染性紅斑として知られているが，成人では80%以上に関節炎を起こす．

　血球減少，蛋白尿，低補体血症などSLE分類基準を満たす可能性があるため，必ず一度は疑う．曝露歴が非常に大事で家族内の伝染性紅斑患者の有無だけでなく，子供や孫の保育園での「リンゴ病」の流行状況も確認する．曝露歴が明らかでない場合も多い．

検査所見では低補体血症や血球減少がみられ，特に網状赤血球の減少が特徴的ともいわれる。抗核抗体は約50％に陽性，稀に抗dsDNA抗体も陽性になる。急性腎炎を呈することがある。ヒトパルボウイルスB19 IgM抗体は健康保険では妊婦にしか認められていないが，一度は測定したい。

シェーグレン症候群

　シェーグレン症候群はSLEに症候が類似することもあれば，SLEと合併することもある。SLEにシェーグレン症候群が合併したとしても対症療法が追加されるのみで治療方針に大きな影響はないが，原発性シェーグレン症候群と判断された場合は，積極的な免疫抑制治療はリスクベネフィットに見合わず見送られることもあり，鑑別する意義がある。
　環状紅斑，リンパ性間質性肺炎，間質性腎炎/尿細管性アシドーシスなどがあれば特異的な症候としてシェーグレン症候群の存在を強く支持する。

関節リウマチ

　関節症状が主症状の場合には，頻度の高い関節リウマチ（rheumatoid arthritis；RA）との鑑別は重要である。初期にはSLEとRAの関節症状はよく似ていて，理学所見のみだと鑑別が困難なことがある。
　RAでも胸膜炎や心膜炎は起こりうるし，シェーグレン症候群合併時には汎血球減少，Felty症候群では白血球減少をみるためSLEの血球減少と誤認する可能性がある。ただし，抗CCP抗体/リウマトイド因子陽性ならRA，抗核抗体/抗dsDNA-IgG抗体/抗Sm抗体陽性ならSLE，抗SS-A抗体/抗SS-B抗体陽性ならシェーグレン症候群合併と，自己抗体のパターンでほとんど鑑別可能である。
　ときに"Rhupus"と呼ばれる，SLEの分類基準とRF/抗CCP抗体陽性のびらん性関節炎を伴う症例もありRAとSLEの重複症候群と考えられている[1]。
　"悪性関節リウマチ"といわれる中小の血管炎の合併はRAの1％未満にみられる稀な病態であり，皮膚潰瘍や末梢神経障害が主症状である。長期の

RA罹患後に生じることが多いので，RAの診断には迷うことはない。しかし，胸膜炎，心膜炎，低補体血症，免疫複合体陽性の頻度が高く，抗核抗体陽性，Felty症候群（白血球減少，脾腫）．糸球体腎炎も合併しうるのでSLE分類基準も満たしうる。この場合はリウマチ性血管炎で説明可能な症状ならば，SLE合併を考える必要はない。

混合性結合組織病

混合性結合組織病（mixed connective tissue disease；MCTD）は主に強皮症症状が中心の部分的なoverlap症候群であり，SLE様症状としては多発関節炎，リンパ節腫脹，顔面紅斑，漿膜炎，白血球減少または血小板減少が診断基準に含まれる。初期にはSLE様症状が前景に出るが，徐々に強皮症様症状が目立ってくることが多い。

MCTDとSLEの基準を同時に満たす場合はSLEと判断する。初期にはMCTD診断基準のみを満たし，経過中に抗dsDNA-IgG抗体や抗Sm抗体が陽性になりSLE基準を満たす症例もしばしば経験する。

皮膚筋炎

皮疹，関節炎，筋炎，間質性肺炎が主要な症候であり，抗核抗体が陽性になる場合にはSLEにみえることはある。顔面紅斑は両疾患に共通の症状であるが，SLEは鼻稜でつながり，鼻唇溝を超えないことが特徴的である。

皮膚筋炎では鼻の下や内眼角，前額部，眼瞼にも紅斑を合併する。全体像として臨床的に鑑別できないことは稀であるので，生検を行うことは少ないが，皮膚生検組織を蛍光染色すれば，SLEの場合にはまず陽性になる（ループスバンドテスト）。

関節炎はSLE，皮膚筋炎ともに骨破壊はみられず鑑別は困難である。稀にJaccoud関節症やRAの合併も両者に共通である。筋症状は筋炎の場合には，高用量ステロイド（PSL 1mg/kg/day）開始後速やかに改善することも，免疫抑制剤などによる追加治療を必要とすることもある。SLEの場合

には比較的軽症であり，改善は速やかである．間質性肺炎は皮膚筋炎では高率に合併するが，SLEでは稀である．

クリオグロブリン性血管炎

クリオグロブリン性血管炎は紫斑，Raynaud現象，関節炎，低補体血症，糸球体腎炎，末梢神経障害，乾燥症状，耳下腺腫脹，リンパ節腫張，腹痛，中枢神経症状を合併する．多くの症例がHCV抗体陽性である．

クリオグロブリンは37℃以下で析出する蛋白であるため，温度の低下する皮膚での症状を高率にみる．

血管免疫芽球性T細胞リンパ腫

血管免疫芽球性T細胞リンパ腫（angioimmunoblastic T cell lymphoma；AITL）は全身のリンパ節腫張，肝脾腫，発熱，体重減少，皮膚掻痒，上肢や顔面の浮腫，胸水，関節炎，腹水，多クローン性高γグロブリン血症，Coombs陽性自己免疫性溶血性貧血，好酸球増多，寒冷凝集素，免疫複合体，抗核抗体，リウマチ因子陽性，クリオグロブリン，白血球減少，血小板減少など腫瘍の性質よりも免疫異常が目立つことがある．好発年齢は60〜70歳である．

壊死性リンパ節炎（菊池病）

菊池病は若年成人に好発する頸部を中心としたリンパ節腫張，白血球減少などが主症状であるが，SLE分類基準は満たさない．しかし，菊池病からSLEが発症したとする報告もあるため，生検で菊池病と診断されている場合も経過をみる必要はある．

血栓性血小板減少性紫斑病

血栓性血小板減少性紫斑病（thrombotic thrombocytopenic purpura；TTP）は溶血性貧血，精神症状，腎障害，発熱などSLEと類似した症候になりうる．ただし，溶血性貧血はCoombs陰性，腎障害は血管性なので蛋白尿はわずかに止まりCr上昇が目立つ．

変動する精神症状は特徴的である．抗核抗体や抗DNA抗体は陰性であり，自己免疫の証拠は乏しい．ただしSLEにTTPを合併することがある．

血管炎

SLEの鑑別対象となる血管炎は，様々な臓器障害が起こりやすい小血管炎である．関節炎，糸球体腎炎，末梢神経障害，脳神経障害，皮膚血管炎などの症状が顕微鏡的多発血管炎（microscopic polyangiitis；MPA），多発血管炎性肉芽腫症（granulomatosis with polyangiitis；GPA，Wegener肉芽腫症）で起こりうる．

逆にSLEでも血管炎はしばしば合併する．皮膚血管炎として紫斑，じん麻疹様血管炎，脂肪織炎がある．ときに脳，末梢神経，肺，消化管，腎，心臓などにも血管炎を生じる[2]．MPO-ANCA，PR3-ANCAが陽性ならばANCA関連血管炎と臨床的に鑑別可能だが，判断に迷うなら生検を行い，免疫蛍光染色を参考にする．

感染性心内膜炎

感染性心内膜炎がSLE分類基準を満たすことは稀であろうが，治療方針が全く異なる点では留意すべき疾患である．血液培養は必須である．

発熱，体重減少，食欲不振などの全身症状に加え，皮疹，腎障害，関節痛などを生じうる．CRP上昇，赤沈亢進，白血球増多などの炎症反応の上昇や低補体血症，免疫複合体，リウマチ因子，クリオグロブリン血症，PR3-ANCA陽性の症例が報告されている．

腎生検では管内増殖性糸球体腎炎，進行すると管外増殖性糸球体腎炎（半月体形成性腎炎）となる。蛍光抗体法では糸球体係蹄とメサンギウム領域にC3/C4/IgG/IgM/IgAなどの一部が顆粒状に沈着がみられる。

（狩野俊和）

Reference

1) Li J, Wu H, Huang X et al：Clinical analysis of 56 patients with rhupus syndrome：manifestations and comparisons with systemic lupus erythematosus：a retrospective case-control study. Medicine (Baltimore) 93：e49, 2014
2) Radic M, Martinovic Kaliterna D, Radic J：Vascular manifestations of systemic lupus erythematosis. Neth J Med 71：10-16, 2013

C 不明熱の「mimicker」を考える

4

AOSD（成人スティル病）mimicker

成人スティル病の診断基準

　成人スティル病（adult onset Still's disease；AOSD）の診断基準に含まれる項目で，比較的特異的といえるのは定型疹とフェリチン増加である。しかし，定型疹の感度は高いといえず，フェリチン増加も必発ではない。

　発熱，関節痛は特異的ではないが感度の高い症候であるので，認めなければ AOSD らしくないともいえる。ただし，発症初期には認めずに後に出現する場合もあり，一時期で認めないからといって除外することはできない。

　実際の診断には上記の特徴を踏まえ，他疾患を除外した上で診断基準（**Table 24**）を参考に行われるが，鑑別対象となる疾患は感染症，悪性腫瘍，膠原病などほとんどの熱性疾患を除外する必要があり臨床能力が試される。

　AOSD と診断された症例をみると以下のパターンに集約される。1 つは"① 若年成人で定型疹を含め高熱，関節痛，白血球増加がみられ，抗核抗体，リウマチ因子/抗 CCP 抗体，ANCA などの自己抗体が陰性の場合"である。これはフェリチン値に関わらず AOSD を想起しやすい。年齢的にも比較的悪性腫瘍の頻度が低いので，発症からの期間などからウイルス感染が否定的となれば診断可能である。

　2 つ目は"② フェリチン著増（≧5,000 ng/mL）と白血球上昇がみられる場合"である。フェリチン値の著明な上昇は AOSD か血球貪食症候群（Hemophagocytic syndrome；HPS）に鑑別が絞られ，血球貪食症候群では 2 系統以上の血球減少が特徴であるため，フェリチン著増と白血球増加の組み合わせは AOSD 特異的な所見といってよい。したがって高齢発症/高熱や関節

Table 24 | AOSD の診断基準

Yamaguchi らの基準（1992）	Fautrel らの基準（2002）
大症状 • 発熱（39℃以上，1 週間以上持続） • 関節痛（2 週間以上持続） • 定型的皮疹 • 白血球増加（10,000/μL 以上，好中球 80％以上） **小症状** • 咽頭痛 • リンパ節腫脹または脾腫 • 肝機能異常 • リウマトイド因子および抗核抗体陰性 **診断** 大症状 2 項目以上を含み，合計 5 項目以上で成人スチル病と診断する。血清フェリチンの異常高値は診断の参考とする。 **除外項目** • 感染症（特に敗血症・伝染性単核症） • 悪性腫瘍（特にリンパ腫） • 膠原病（特に多発性動脈炎，悪性関節リウマチ） この条件での分類基準の感度は 96.2％，特異度 92.1％である。	**大項目** • スパイク状発熱 • 関節痛 • 一過性の紅斑 • 咽頭炎 • 好中球増加（≧80％） • 糖鎖フェリチン低下（≦20％） **小項目** • 斑状丘疹状皮疹 • 白血球増加（≧10,000/mm^3） **診断** 大項目 4 項目以上， または大項目 3 項目＋小項目 2 項目 感度 80.6％，特異度 98.5％

痛を認めない/皮疹を欠く/定型疹以外の皮疹しかみられないなど，典型的でなくても AOSD と診断できる。

　3 つ目は AOSD に血球貪食症候群を合併する場合である。これはしばしば鑑別が難しい。上記①に合併すればわかりやすいが，それ以外の場合は HPS でフェリチン上昇が説明可能となるので，HPS を起こすすべての疾患が鑑別対象となる。若年者では EB ウイルスなどのウイルス疾患，高齢者では悪性リンパ腫などの悪性腫瘍に特に留意し，除外診断を行う。

　AOSD における臨床症状と検査異常の頻度については，**Table 25** にまとめた[1]。

Table 25 | AOSD の臨床症状/検査異常の頻度

発熱	100%	肺炎	6%
関節症状	100%	中枢神経症状	6%
関節炎	72%	赤沈亢進（≧40 mm/h）	96%
皮疹	97%	白血球増加（≧10,000/mm^3）	89%
定型的皮疹	87%	好中球増加（≧80%）	83%
咽頭痛	70%	肝機能異常	85%
リンパ節腫脹	69%	高γグロブリン血症	76%
脾腫	65%	フェリチン増加	82%
10%以上の体重減少	56%	フェリチン著増（≧正常上限5倍）	67%
筋肉痛	56%	血性補体価増加	67%
薬剤アレルギー	54%	ツベルクリン反応陰性	64%
肝腫大	48%	貧血（Hb＜10 g/dl）	59%
腎症	16%	低アルブミン血症（＜3 g/dl）	44%
胸膜炎	12%	免疫複合体陽性	20%
心膜炎	10%	抗核抗体陽性	7%
末梢神経症状	8%	リウマトイド因子陽性	6%

（文献1より）

診断基準の考え方

発熱

　典型例では39℃を超える弛張熱であるが，発症早期には39℃には到達しない場合もある。37℃以上の発熱は全例に認められるものの39℃以上の発熱は必須ではない。

関節痛

関節症状の頻度は高く，ほぼ全例に認めている．膝関節（80％），手関節（70％），足関節（50％），PIP関節（45％），MCP関節（40％），肘関節（35％），肩関節（30％），MTP関節（15％），股関節（10％），DIP関節（10％）の頻度で関節痛がみられる．

多関節に症状が出ることが多い．関節腫脹は乏しいことが多い．約1/3の症例では慢性関節炎に移行し，関節変形をみる．

皮疹（Table 26）

定型的皮疹とは発熱時に出現する掻痒の乏しい紅斑または丘疹で色素沈着を起こさずに消退するものを指す．皮膚科で行われたAOSD 15例の検討で出没する紅斑53％，持続性皮疹13％，両者混在33％．掻痒を伴う例が40％，発熱と関係なく出没する紅斑は60％であったと報告されている[2]．定型疹のみのケースはむしろ少ないと考えたほうがよい．

非定型疹には様々な報告があるが，非定型疹も機械的刺激で誘発されるものが多い．蕁麻疹，丘疹，紅斑など様々である．掻痒はしばしば合併する．痕を残さない皮疹もあれば，色素沈着を残すものもある．

皮膚筋炎様皮疹の報告もある．Scratch dermatitisやshawl signなど体幹部の皮疹に加えてヘリオトロープ疹様，Gottron徴候様の皮疹が報告されている．筋症状や間質性肺炎が明らかなら皮膚筋炎の診断に迷わないが，どちらも欠く場合はamyopathic dermatomyositisとAOSDの鑑別は難しくなる．皮膚筋炎特有の爪周囲紅斑や毛細血管異常，AOSDの定型疹の有無などにより総合的に判断する．

AOSDでは薬剤アレルギーも多い．特に薬疹の頻度が高いため，原疾患による皮疹が薬疹で修飾されている可能性も考えなければならない．特に抗菌薬やNSAIDsに注意する．

Table 26 | AOSD の皮疹

定型的皮疹
- サーモンピンク色の紅斑または丘疹
- 掻痒が少ない
- 発熱時に出現し解熱時に色素沈着を残さず消退
- Kobner 現象（機械的刺激で誘発）陽性

非定型疹
1. 蕁麻疹様皮疹（①，②）
2. Prurigo pigmentosa-like skin eruption：色素性痒疹様皮膚発疹（③）
3. vesiculopustules on the hands and feet：手掌足底の水疱や膿疱（④，⑤）
4. Persistent pruritic papules and plaque：持続性の掻痒を伴う丘疹〜斑
5. Gereralized peau d'orange-like skin infiltration：ムチン沈着を伴う"オレンジピール様"皮疹（⑥）
6. 皮膚筋炎様皮疹
    - scratch dermatitis
    - shawl sign（後頸部から肩甲周囲に広がる紅斑）
    - ヘリオトロープ様皮疹（⑦）
    - Gottron 様皮疹（⑧，⑨）
7. その他
    - 血管浮腫（⑩）
    - Sweet 病との合併（⑪）
    - 皮膚型結節性多発動脈炎との合併（⑫）

---

① Salaffi F, Filosa G, Bugatti L, Maestrini MD et al：Urticaria as a presenting manifestation of adult-onset Still's disease, Clin Rheumatol 19：389-391, 2000
② Criado PR, de Carvalho JF, Ayabe LA et al：Urticaria and dermographism in patients with adult-onset Still's disease, Rheumatol Int 32：2551，2012
③ Tomaru K, Nagai Y, Ohyama N et al：Adult-onset Still's disease with prurigo pigmentosa-like skin eruption. J Dermatol 33：55, 2006
④ Lee JB, Kim JW, Lee SS et al：Adult-onset Still's disease with vesiculopustules on the hands and feet. J Korean Med Sci 17：852, 2002
⑤ Bachmeyer C, Blum L, Petitjean B et al：Vesiculopustules in adult-onset Still's disease. J Am Acad Dermatol 54：S247, 2006
⑥ Affleck AG, Littlewood SM et al：Adult-onset Still's disease with atypical cutaneous features. J Eur Acad Dermatol Venereol 19：360, 2005
⑦ Moraites E, Myers DJ, Lloyd R et al：A 38-year-old woman with eyelid discoloration. Heliotrope-like manifestation of adult-onset Still disease (AOSD). Arch Dermatol 148：947, 2012
⑧ 斎藤文子，佐藤由紀夫，宮田昌之ほか：非定型的な皮疹を呈した成人 Still 病の 2 例．リウマチ 38：516, 1998
⑨ 濱田利久，井形華絵，岩月啓氏：皮膚筋炎や色素性痒疹に類似する成人 Still 病の非定型疹について．臨床皮膚科 64：24, 2010
⑩ Soy M：A case of adult-onset Still's disease presenting with angioedema. Clin Rheumatol 23：92, 2004
⑪ Elinav H, Maly A, Ilan Y et al：The coexistence of Sweet's syndrome and Still's disease--is it merely a coincidence? J Am Acad Dermatol 50：S90, 2004
⑫ Mylona E, Vadala C, Papadakos V et al：Cutaneous polyarteritis nodosa in adult onset Still's disease. Eur J Dermatol 19：621, 2009

フェリチン値高値

　フェリチン値の上昇は AOSD に特徴的である．特に正常上限の 10 倍以上（≧5,000 ng/mL）は AOSD か血球貪食症候群に鑑別が絞られる．白血球増加であれば AOSD が考えやすい．ただし 10〜20％の症例ではフェリチン正常である．

　フェリチン値は初期には高値にならない場合もあり，経時的に測定する必要がある．AOSD におけるフェリチン値はダイナミックに変動し，1 日で数千の変動をみることもある．

　Fautrel の診断基準に含まれる糖鎖フェリチン低下とは，健常人には 50〜80％である糖鎖フェリチンの割合が AOSD 患者ではしばしば 20％以下に低下することを意味する．疾患活動性が低くなっても糖鎖フェリチン割合の減少は低下したままであり，特異度が高く診断的意義が大きいとされる[3]．しかし，測定が一般化されていないため実際には利用できない．

血球異常

　白血球増多は 90％，好中球増加も 80％以上に認める．血球貪食症候群を合併すると逆に汎血球減少になる．

　血球貪食症候群はマクロファージ活性化により生じる．原因は感染，自己免疫疾患，悪性腫瘍など多岐にわたる．EB ウイルス関連 HPS が最多で約 25％．次いで悪性リンパ腫関連が 20％，自己免疫疾患によるものが 10％である．診断基準（**Table 27**）と HPS を合併しうる疾患の一覧（**Table 28**）を示した．

どのような疾患が mimicker になりうるか？

発症早期はウイルス感染を考える．血液培養も忘れずに

　発症から 1 カ月未満の早期については，ウイルス感染症が最も重要な

Table 27 | 血球貪食症候群の診断基準（2004 診断ガイドライン）

以下の(1)または(2)が満たされれば，血球貪食性リンパ組織球症と診断する
(1)一次性/遺伝性血球貪食性リンパ組織球症と符合する遺伝子異常がある
(2)以下の 8 つの基準のうち 5 つ以上を満たす
　①発熱
　②脾腫
　③ 2 系統以上の血球減少
　　1．Hb 9.0 g/dL 未満（4 週未満の新生児では 10.0 g/dL）
　　2．Plt 10 万/μL 未満
　　3．好中球 1,000/μL 未満
　④高中性脂肪血症　および/または　低フィブリノーゲン血症
　　1．空腹時中性脂肪 265 mg/dL 以上
　　2．フィブリノーゲン 150 mg/dL 以下
　⑤骨髄，脾臓またはリンパ節における血球貪食像（かつ悪性腫瘍の所見なし）
　⑥NK 細胞活性の低下あるいは消失
　⑦血清フェリチン値 500 ng/mL 以上
　⑧sIL-2R 2,400 U/mL 以上

mimicker になる．咽頭痛，関節炎，皮疹，発熱，肝障害，リンパ節腫張など診断基準に含まれる多くの項目が含まれる．ウイルス感染では白血球減少やリンパ球増多がみられることが多いものの，必発ではない．

　フェリチン値も血球貪食症候群を合併すれば著明な高値になる．特に EB ウイルスによる血球貪食症候群は重篤で，集学的治療を行わないと予後不良である．診断には保険適用外であるが血液中や組織中の real time PCR による EBV 定量の感度が高い．

　発熱，白血球増多，関節痛でフォーカスが不明の場合は，敗血症や細菌性心内膜炎が重要である．血液培養，心雑音の確認は必須である．

関節症状が中心の場合は膠原病を鑑別する

　比較的長期（1 カ月以上）の経過で関節痛が主症状の場合には関節リウマチ，全身性エリテマトーデス，皮膚筋炎，結節性多発動脈炎，顕微鏡的多発血管炎，反応性関節炎，リウマチ性多発筋痛症が鑑別対象となる．抗 CCP

Table 28 | 血球貪食症候群を合併する疾患（遺伝性を除く）

感染症 (50%)	ウイルス	Epstein Barr, サイトメガロ, 単純ヘルペス, HHV-6, HHV-8, アデノ, コクサッキー, デング, エコー, ハンタ, 肝炎（A, B, C）, HIV, インフルエンザ, 日本脳炎, 麻疹, パラインフルエンザ, パルボ B19, 風疹, SARS
	細菌	*Bartonella henselae*, *Brucella melitensis*, *Chromobacterium violaceum*, *Chlamydia psittaci*, *Coxiella burnetii*, *Ehrlichia* spp, *Escherichia coli*, *Haemophilus influenzae*, *Mycoplasma pneumoniae*, *Pseudomonas aeruginosa*, *Salmonella* typhi, *Staphylococcus aureus*, *Streptococcus pneumoniae*
	リケッチア	*Rickettsia conorii*, *Orientia tsutsugamushi*
	抗酸菌	*Mycobacterium avium* complex, *Mycobacterium tuberculosis*
	スピロヘータ	*Borrelia burgdorferi*, *Leptospira* spp, *Treponema pallidum*
	真菌	*Aspergillus* spp, *Candida* spp, *Cryptococcus* spp, *Histoplasma* spp, *Penicillium marneffei*, *Pneumocystis* spp
	寄生虫	*Babesia microti*, *Leishmania* spp, *Toxoplasma gondii*, *Strongyloides stercoralis*
腫瘍 (25%)	悪性リンパ腫	血管内リンパ腫, B 細胞性リンパ腫, EBV 関連 NK 細胞リンパ腫, EB 関連 T 細胞性リンパ腫
	その他	組織球/樹状細胞腫瘍, 急性リンパ性白血病, 急性単球性白血病, 骨髄異形成症候群, 血管肉腫
自己免疫疾患 (10%)		AOSD, 全身性エリテマトーデス, 強皮症, 混合性結合組織病, 血管炎, 皮膚筋炎

抗体，リウマトイド因子，抗核抗体，抗 ARS 抗体（抗 Jo-1 抗体を含む）の測定を行う．

　AOSD で RF や ANA は 10%以下で陽性の場合があるが抗体価は低い．皮膚筋炎はこの中で特に重要な mimicker である．特に amyopathic dermatomyositis とよばれる筋症状を欠く場合には特異的な抗体がなく，皮膚症状

が前述のように類似しうるので，AOSD 定型疹や間質性肺炎の有無（AOSD で間質性肺炎は合併しない）などをあわせて総合的に判断する。フェリチン値は皮膚筋炎の重症間質性肺炎合併例などでは上昇することがある。

リウマチ性多発筋痛症は高齢発症の近位筋痛と関節痛が特徴であるが，高熱もしばしば生じ，高齢発症 AOSD で皮疹やフェリチン上昇を欠く場合は鑑別対象となる。鑑別困難な場合は FDG-PET を施行できれば，PMR で関節近傍の滑液包中心に FDG 集積がみられるのに対して，AOSD では骨髄，脾臓，リンパ節，関節に集積がみられるので鑑別に役立つ[4]。

リンパ節腫脹が主症状の場合は，悪性リンパ腫を鑑別する

悪性リンパ腫は発熱，リンパ節腫脹，白血球増多を高頻度にみる。リンパ節生検を積極的に行う。ただし AOSD のリンパ組織の病理像は T 細胞性リンパ腫と似ている場合もあり[5]，免疫組織染色や免疫関連遺伝子再構成 PCR 検査も必要な場合がある。悪性リンパ腫は HPS の原因としても頻度の高い腫瘍であり，この場合はフェリチン値は著増するので HPS 合併 AOSD との鑑別は臨床的には困難である。血管内リンパ腫のようにリンパ節腫張がみられず，急速進行性かつ予後不良な病態もあるので，リンパ節腫張を認めなくても悪性リンパ腫を否定してはいけない。原疾患不明 HPS の場合はランダム皮膚生検も積極的に行う。

血管免疫芽球性 T 細胞リンパ腫はリンパ節腫張，肝脾腫，発熱，体重減少，皮疹，胸水，関節炎，腹水，高γグロブリン血症などがみられるため AOSD mimicker となりうる。ただし，抗核抗体，リウマチ因子陽性などの自己抗体が陽性となり，白血球や血小板は減少することが多いことは鑑別点になる。基本的には 40 代以上の中高年に生じる。

菊池病は若年者に多く，リンパ節腫脹以外の特異的なマーカーがないという点では共通している。白血球は約半数で低下しており，増多をみることは稀である。リンパ節の病理組織は壊死性リンパ節炎であり AOSD の病理像とは鑑別可能であるが，典型的な AOSD 症例のリンパ節組織が壊死性リンパ節炎であったとする報告もあり，両者が合併している可能性も考慮する必要がある。

多中心性キャッスルマン病（multicentric castleman's disease；MCD）はリンパ節腫脹，肝脾腫，高γ-グロブリン血症などの主症状に加えて，関節炎や皮疹，フェリチン上昇を合併することがある．AOSD 診断の 18 カ月後に MCD と診断されたとする報告がある[6]．

薬剤歴の確認は念入りに行う

薬剤性過敏症症候群（drug induced hypersensitivity syndrome：DIHS/DRESS）は抗てんかん薬，アロプリノール，サラゾスルファピリジン，ジアフェニルスルホン，メキシレチン，ミノサイクリン使用時に起こる稀な薬剤アレルギーで，ヘルペス属ウイルスの活性化を伴う．

発熱，咽頭痛，掻痒を伴う紅斑，肝機能障害，白血球上昇，リンパ節腫張などを AOSD に類似した症状が出現する．薬剤投与開始後 3 週間以上（平均 4 週間）で発症するが，1 年以上経てから発症することもある．原因薬剤を中止しても著明な悪化を認め，原因薬以外の発症後に使用した薬剤に対しても反応を示す場合も多いなど，トリッキーな経過をとるため，積極的に疑って過去に遡って薬剤投与歴を聴取しないと見逃してしまう．

血球貪食症候群合併例も報告されている．好酸球増多や異型リンパ球上昇などは DIHS/DRESS を疑うきっかけになる．臓器症状も多彩で腎障害，脳炎，肺炎，心筋炎を生じることもある．

自己炎症症候群も頭の片隅に置いておく

家族性地中海熱，TNF receptor associated periodic syndrome，hyper IgD syndrome などは周期性発熱をきたすが，しばしば関節痛や皮疹を伴う．小児期に発症していても自然に軽快するため，自分の"体質"であるとか，ウイルス感染の繰り返しと考えて受診しなかったり，受診しても発熱の周期性が見逃されていて診断されずに成人になることも少なくない．

家族歴の確認，発熱の周期性，発症時期の確認，コルヒチンによる発熱発作の抑制（家族性地中海熱の場合）などで疑われる場合は遺伝子検査を行う．

> まとめ

　AOSDは短期間に定型疹やフェリチン上昇がみられれば診断は難しくない。しかし，数カ月から数年かけて少しずつ症状が出てくる場合もあり，ある程度の症候が揃ってはじめて診断が可能となる。長い経過の中で他疾患の顕在化がみられないことで，はじめて診断が確信できることもある。

　リンパ節腫脹や肝機能異常，関節痛など前景に出る症状が様々なので鑑別対象となるmimickerも変わってくる。正しい診断のためにはAOSD以外の広範なmimickerを知り，必要に応じて他科と協力して診断することが大事である。

（狩野俊和）

Reference

1) Ohta A, Yamaguchi M, Tsunematsu T et al：Adult Still's disease：a multicenter survey of Japanese patients. J Rheumatol 17：1058-1063, 1990
2) 荒井美奈子, 白崎文朗, 長谷川稔ほか：当科で経験した成人発症Still病15例の検討. 日皮会誌 117：2471-2478, 2007
3) Fautrel B, Le Moël G, Saint-Marcoux B et al：Diagnostic value of ferritin and glycosylated ferritin in adult onset Still's disease. J Rheumatol 28：322-329, 2001
4) Yamashita H, Kubota K, Takahashi Y et al：Clinical value of ^{18}F-fluoro-dexoxyglucose positron emission tomography/computed tomography in patients with adult-onset Still's disease：a seven-case series and review of the literature. Mod rheumatol 24：645-650, 2014
5) Jeon YK, Paik JH, Park SS et al：Spectrum of lymph node pathology in adult onset Still's disease；analysis of 12 patients with one follow up biopsy. J clin pathol 57：1052-1056, 2004
6) Bianchi MM, Narváez J, Santo P：Multicentric Castleman's disease mimicking adult-onset Still's disease. Joint Bone spine 76：304-307, 2009

C 不明熱の「mimicker」を考える

5 IgG4RD（IgG4 関連疾患）mimicker

IgG4 関連疾患と発熱

　まず，IgG4 関連疾患（IgG4-related disease；IgG4RD）は原則として発熱する疾患ではない．不明熱の鑑別候補にのぼる・残る，という疾患特性はないはずである．それなのに，このセクションで IgG4RD mimicker についての項を立てている理由として，①他の熱性・炎症性疾患がこの IgG4RD と似ることがある，②疾患概念は確立されつつあるが鑑別対象となる "mimicker" についてのまとめはあまりない，③「ステロイドが著効する」とされており，ステロイド投与の誘惑が強い疾患であり，より精確な診断が望まれる，といったことがある．

　Editorial で「mimicker」を「ステロイド投与の誘惑が強い疾患」とし，「PMR mimicker」の項目では「PMR は特にその傾向が強い」とした．

　IgG4RD の診断は，腫瘤生検でなされるものであり，臨床症状がきつい疾患ではないので普通は大丈夫だが，病変が生検しにくい部位にあるようなときには，ステロイドによる見込み治療をしてみたくなる誘惑が生ずる．

　IgG4RD といえば，日本人研究者によって「自己免疫性膵炎患者の血中 IgG4 濃度」に注目されて，疾患概念が知られるところとなり疾患理解が進んできた経緯がある．よって，膵病変があれば本邦の臨床医であれば IgG4 の "関連" を想起するのは容易であろう．

　本項の記述は膵臓・胆管病変を欠いていて，臨床的に迷う場面を想定している．

紛らわしくなる理由・どう間違うか

冒頭でも述べたように，熱や炎症病態の鑑別として，IgG4RD が問題となることは実はほぼない。

IgG4RD は全身に腫瘤を形成しうる疾患であるが，そのさまがリンパ腫やリンパ節腫脹をきたす全身疾患に似るから「紛らわしくなる」のである。

このとき，特に"IgG4 related systemic disease, IgG4RSD"と呼んでもいいかもしれない。

具体的な状況・鑑別疾患

IgG4RD の mimicker
- サルコイドーシス
- 多中心性キャッスルマン病
- 辺縁帯 B 細胞リンパ腫
- 血管免疫芽球性 T 細胞リンパ腫
- 好酸球性肉芽腫性血管炎
- 結核性リンパ節炎
- 炎症性偽腫瘍
- Rosai-Dorfman 病

以下の表で IgG4RD の鑑別について考える。

まず，(好酸球増多・血清 IgG 高値・リンパ節腫脹・節外腫瘤・結節)×(炎症反応あり・なし)で 4×2 の表をつくる。

その上に IgG4RD の疾患特徴を網羅した楕円を示す。これを基に，鑑別対象となる疾患についてその位置の範囲を示していく。

	CRP 陽性・発熱あり	CRP 陰性・発熱なし
好酸球増多		
血清 IgG 高値		
リンパ節腫脹		IgG4RD
節外腫瘤・結節		

多中心性キャッスルマン病(multicentric Castleman's disease;MCD)

タテの分布は似るが,炎症反応・発熱の有無によって比較的明確に鑑別できる。MCDでは,他に低アルブミン血症・貧血なども伴い,緩徐に消耗するのが特徴である。またMCDでは,特に病初期にリンパ節・節外病変に乏しい場合(つまり血液異常と全身症状が前景に立つ)もある。

	CRP陽性・発熱あり	CRP陰性・発熱なし
好酸球増多		
血清IgG高値		
リンパ節腫脹	MCD	IgG4RD
節外腫瘤・結節		

血管免疫芽球性T細胞リンパ腫(angioimmunoblastic T-cell lymphoma;AITL)

AITLもMCDと同様である。注意すべきは,AITLを想起できても診断が難しいということである。良質検体で生検を繰り返す,AITLの診断経験のある病理医と検討するなどの配慮が必要である。AITLに関しては,「D-5. 血管免疫芽球性T細胞リンパ腫と好酸球性多発血管炎性肉芽腫症とIgG4関連疾患」で詳述する。

	CRP陽性・発熱あり	CRP陰性・発熱なし
好酸球増多		
血清IgG高値		
リンパ節腫脹	AITL	IgG4RD
節外腫瘤・結節		

好酸球性多発血管炎性肉芽腫症
(eosinophilic granulomatosis with polyangiitis ; EGPA)

 アレルギー性肉芽腫性血管炎（病理名）もしくはChurg-Strauss症候群（臨床病名）と言った方が（まだ）馴染みがあるだろう。私見になるが，EGPAは，IgG4RDとの区別で困ることは<u>ない</u>のではと思う。

 成人発症の気管支喘息，末梢神経炎といった症候，（陽性頻度は高くないが）MPO-ANCAの陽性などの組み合わせで診断するからである。ただし，非典型のEGPAを考えるときにIgG4RDと紛らわしいかもしれない。

	CRP 陽性・発熱あり	CRP 陰性・発熱なし
好酸球増多	EGPA	
血清 IgG 高値		
リンパ節腫脹		IgG4RD
節外腫瘤・結節		

結核性リンパ節炎（TB lymphadenitis）

 結核性リンパ節炎はときに全身状態がよいままに，累々と全身のリンパ節が腫脹することもある。炎症反応の程度に応じてIgGが上昇し，総IgGが上がればIgG4の絶対値も上がり，結果としてIgG4RDと似ることがある。臨床状況だけで否定できないことがあるのは，結核症全般にいえることであり，常に想起しておくことが大事である。

	CRP 陽性・発熱あり	CRP 陰性・発熱なし
好酸球増多		
血清 IgG 高値		
リンパ節腫脹	TB lymphadenitis	IgG4RD
節外腫瘤・結節		

稀な疾患（炎症性偽腫瘍：Inflammatory pseudo tumor；IPT, Rosai-Dorfman 病）

稀な疾患であり，診断は生検に基づくので，紹介にとどめる。

	CRP 陽性・発熱あり	CRP 陰性・発熱なし
好酸球増多		
血清 IgG 高値		
リンパ節腫脹		IgG4RD
節外腫瘤・結節	IPT	

	CRP 陽性・発熱あり	CRP 陰性・発熱なし
好酸球増多		
血清 IgG 高値		
リンパ節腫脹	Rosai-Dorfman	IgG4RD
節外腫瘤・結節		

全身の炎症反応があまり惹起されない疾患（サルコイドーシス，辺縁帯 B 細胞性リンパ腫：Marginal zone B-cell lymphoma；MZL）

サルコイドーシスおよび MZL はともに次頁図のように示される。全身の炎症反応がはっきりと惹起されないことで知られるので，この点，IgG4RD の mimicker として十分認識すべきものと思われる。

ただしサルコイドーシスに関しては，肺門・傍気管リンパ節腫大や肺野病変が多いことが特徴であり，これがあれば IgG4RD に走らない方がよい。また，表中にうまく示せなかったが，サルコイドーシスでは節外腫瘤形成も多くはない。

MZL と IgG4RD の比較に関しては「D-7. 多中心性キャッスルマン病と IgG4 関連疾患と辺縁帯 B 細胞性リンパ腫」で詳述するが，とりわけ Non-gastric

MALTタイプのMZLでは，腫瘤形成の分布がIgG4RDとよく似ることがあり，注意を要する。血清IgGやIgG4の著増をみればIgG4RDでよいだろうが，もし「軽度上昇」であると迷う。Non-gastric MALTタイプのMZLの節外病変のうち，皮下や腸管の罹患は比較的多いが，IgG4RDではこれらの部位の腫瘤形成は一般的でない。よって，皮下・腸管病変をみたらどちらかというとMZLを考えるようにする。

　また，眼窩に病変があると「IgG4RD vs MALT」の構図となる（のであまり迷わない）。

	CRP陽性・発熱あり	CRP陰性・発熱なし
好酸球増多		
血清IgG高値		IgG4RD
リンパ節腫脹	MZL	
節外腫瘤・結節	Sarcoidosis	

　私案としてのIgG4RDのmimickerリストをTable 29にまとめた。現時点では炎症反応で分けるのが効率がよいであろう。

Table 29　IgG4RDのmimickerリスト

CRP陽性・発熱あり	CRP陰性・発熱なし
・多中心性キャッスルマン病 ・血管免疫芽球性T細胞リンパ腫 ・好酸球性肉芽腫性血管炎 ・結核性リンパ節炎 ・炎症性偽腫瘍 ・Rosai-Dorfman病	・辺縁帯B細胞リンパ腫 ・サルコイドーシス

実行可能な対策法

　IgG4RDは，稀な状況（腫瘤による尿管閉塞→腎不全，肥厚性硬膜炎，下垂体病変→副腎不全や尿崩症など）を除き，治療を急ぐ必要がない。消耗してしまい，後がないからステロイドをいきたいという誘惑にもし駆られたとしたら，その患者の診断はIgG4RDではない。

　むしろ感染症や上記で述べたMCDやAITLを考慮すべきである。よって，対策法としては以下に集約される。

- とにかくCRPをみること
- 生検を重視すること

（國松淳和）

D 疾患どうしの組み合わせで鑑別を考える

1
リウマチ性多発筋痛と亜急性感染性心内膜炎

　リウマチ性多発筋痛症と亜急性感染性心内膜炎を相互に mimicker として捉える場合に，どう考えるか．まずは類似点と相違点から整理してみたい．

2疾患の類似点

　まずリウマチ性多発筋痛症（polymyalgia rheumatica；PMR）と亜急性感染性心内膜炎（sub-acute bacterial endocarditis；SBE）の類似点であるが，ともに高齢者に多い．PMR といえばほぼ例外なく高齢者の疾患である．心内膜炎も高齢社会の中で高齢者の発症数が増えている．またともに非特異的な症状しか呈さない場合がある．つまり，特定の臓器に強い所見が出ないことがある．これは，両疾患がもともと高齢者に多いので，高齢者であれば多くの疾患において典型的な症状・所見を引き出しにくいことがまず前提としてあるが，それを差し引いても臓器特異的な症状が出にくい．

　また，両疾患ともに眼に異常が出ることがある．PMR の場合は巨細胞性動脈炎の表現としての視力障害として発症し，SBE の場合は塞栓による脳梗塞および網膜出血という形で破傷する．またともに血沈が上昇する．PMR の方がその程度は激しいようである．

2疾患の相違点

　次に両者の相違点であるが，PMR は，基本的に高齢者の疾患である．若年者の不明熱の鑑別診断としては，まず考慮する必要はない．もちろん何事も稀な事象はあるので，それに対して残心が必要なことは言わずもがなであ

る。心内膜炎は若年者でも十分に起こりうる疾患である。

またPMRの場合，少なくとも四肢痛が前面に出る．筋痛とよく表現され，患者の自覚症状としてはそのように表現されることが多い．実際には病態は関節周囲組織の炎症のようである．少なくとも医学的には「動作時痛」などと表現すべきなのかもしれない．PMRでは本人の疲労感がきわめて強いことも特徴である．

とある尊敬する先生のご講義で，PMRがよくなってから「そういえばあの頃は辛かったが，あれは今思えば痛かったのだ」という話を伺ったと聞いて，非常に感銘した記憶がある．「疲れた，話したくもない」という感覚として患者には認知されるのかもしれない．うつ病と見間違うことがある印象を持っている．しかしこれは，PMRに特異的というわけではなく，全身的な強烈な疾患を有する方にはよくみられることかもしれない．

筆者は，造血幹細胞移植を受けた患者の移植前，移植後にそれぞれ接したことがあるが，彼らに外来で会ったときに前後での印象の違いに心から驚いたことがある．移植後の患者は外来で相対すると，快活なのだ．本人は「移植の前は辛かった．だから愛想よくできなかったし，気持ちも沈みがちでしたよ…」と語られる．疾病を有する方の認識は，そうではない方と全く異なるのだ，ということを私はこの患者さん方から教えていただいた．

PMRで生じる症状を考えれば，その方が快活であるはずがない．朝，目覚めてみればもう全身に不快な感覚があり，しかもそれが毎日繰り返されるわけだから，気持ちが晴れるはずがない．容易に想像できることである（と，今は自分もわかるようになった）．病を得たからこその患者さんの心境の変化，それによる表現の変化について我々医師は心に銘じておくべきである．

※

一方，亜急性心内膜炎の場合は，そもそも若年者にも起こりうる疾患である．よって若年者の場合はより積極的に疑う．亜急性心内膜炎の場合には，注意してみればそれなりに臓器症状・所見が出ている．

心雑音は出現頻度がきわめて高いので，心雑音ぐらいは聴いておく．心臓の所見をなんでもエコーでみたがる方がいるが，聴診器の有用性は当分揺がない．心エコーでは"trivial TR"でも聴診で音を聞けばビュンビュン聴こ

えるということもある．でも聴診をせずにエコーしかみない人にとっては"trivial"なのである．軽い心不全の徴候は診てとりたい．なぜこの患者さんは空咳をするのか，なぜ冷え性でもないのに四肢末梢が冷たいのか，など．

　筆者は，左心不全の患者さんで後にBatista手術を受けた方が，心不全で入院されたときに四肢が痛いと涙を流されていた様子を克明に覚えている．ひょっとすると，末梢血管疾患でもあったのかもしれない．しかし私はそのご様子をみて，「なるほど左心不全の患者さんでは末梢に血液が行き渡らないのだ，だから痛いのだ」と肌で理解することができた．Janeway疹やOsler結節は有名だが出る頻度は低い（30％未満）．ないからといって心内膜炎を否定してはいけない．

鑑別のポイント

　至極当たり前のことだが，亜急性心内膜炎の事例では血液培養が陽性になる頻度が高い．当然ながらPMRでは血液培養は陰性である．フォーカス不明の発熱をみたら，血液培養は絶対に採るべきである．いろいろ理屈をつけて血液培養をサボる医者がまだいるが，この時代そのようなpracticeはもう許されない．

　また進行した事例であれば，感染症脳動脈瘤によるくも膜下出血，疣贅によると思われる脳梗塞，腎梗塞，脾梗塞，腸間膜動脈塞栓，四肢の末梢動脈塞栓，免疫複合体による腎病変などを原因とする腎機能障害が生じてくる．しかしここまで病勢が進行している場合，局所的な所見が明快になっているので，むしろPMRと鑑別に悩む可能性は低いと思われる．むしろ，発熱と共に上記の所見が出たときに，心内膜炎を想起できるかどうかが重要である．

　この両疾患は確かに発熱以外の症状が非特異的にみえるので，一見混同しそうに思える．しかし両疾患で生じる非特異的症状には，各々傾向の違いがある．それぞれの程度は軽いので注意して拾い上げることで，ある程度の選り分けはできる．診断に何よりも有用なのはやはり血液培養検査であろう．

（大曲貴夫）

D 疾患どうしの組み合わせで鑑別を考える

2

全身性エリテマトーデスと成人スティル病と菊池病と播種性結核とリンパ腫

　全身性エリテマトーデス（systemic lupus erythematosus；SLE）と成人スティル病（adult onset Still's disease；AOSD）と菊池病と播種性結核とリンパ腫の5疾患については，診断・分類が困難になる場合がしばしばある．

> ❶ 不明熱を呈しやすい
> ❷ リンパ節腫脹・肝脾腫を起こすが，他にあまりヒントがないことがある
> ❸ 確定診断/除外診断に生検が必要な場合が多い
> ❹ 診断に直結する所見を呈していない場合があり，その場合に診断が困難となりうる

　特に，❹のように，各疾患の典型像を呈していない場合に，「不明熱」「リンパ節腫大」「肝脾腫」などといった非特異的所見のみがClueとして残り，診断を困難にさせる．
　ここでは，「リンパ節腫脹と脾腫を伴う不明熱」というカテゴリーの5疾患，SLEとAOSDと菊池病と播種性結核とリンパ腫について論じる．

全身性エリテマトーデス

　SLEに特徴的な症状として皮疹，粘膜症状，腎障害，抗核抗体上昇などを想起しがちだが，187名のSLE患者を症状出現時―診断時―診断後10年間経過した各段階での症状推移を記述した研究では，皮疹が出る割合は半分弱，口内炎に関しては10％未満である[1]．
　関節痛は頻度の高い所見であるが，特異的な症状として指摘できるかどうかがポイントとなる．頼みの綱の抗核抗体も診断時・10年経過時ともに1割程度が陰性である（**Table 30**）．不明熱，全身リンパ節腫脹，脾腫をきたす

Table 30 | SLE 患者における各症状・抗体の時期別出現頻度

症状・抗体	発症時（%）	診断時（%）	診断後 10 年まで（%）
蝶形紅斑	29	47	47
ディスコイド疹	11	18	21
口腔内潰瘍	3	6	no data
日光過敏	30	45	58
関節炎	76	85	85
漿膜炎	15	36	67
腎障害	12	26	47
神経障害	6	6	65
血球異常	32	62	62
LE テスト	27	78	78
抗 Sm 抗体	1	3	11
抗核抗体	35	89	89

（文献 1 より）

際に SLE は一考する価値がある疾患群である。

　古典的不明熱の原因として SLE が占める割合が高いのも[2,3]，「SLE に典型的な症状が出る疾患群ではない場合がある」ことが一番の理由であろう。ただし，2010 年以降に日本の古典的不明熱研究の報告では[4,5]，最終診断に SLE が含まれていないのは興味深い。不明熱となる前に診断がついているのか，日本では不明熱という経過をとりづらいのか，そもそも不明熱診療をしている環境に SLE の初発患者が訪れないのか……（個人的には不明熱＝SLE の患者は複数名診療したことがあるが）。

成人スティル病

39℃以上の発熱,2週以上続く関節痛,サーモンピンク疹,白血球上昇(うち好中球>80%)などの主症状と,咽頭痛,リンパ節腫脹・脾腫,肝酵素上昇,RF/ANA陰性などの副症状から最低5項目(2つの主症状を含む)があり,かつ除外基準を満たさないというYamaguchiらの分類基準[6]を診断に用いることが多い(「C-4. AOSD(成人スティル病)mimicker」参照)。しかし,それぞれの徴候を満たす割合はTable 31の通りである[7]。

典型的な皮疹が出ない症例も多く,2割程度認められる。関節痛は95%以上の高頻度で認められることから,関節痛のないAOSDはやや考えづらい。

Table 31 | AOSDにおける各症状・所見の出現頻度

症状・所見	頻度(%)
発熱>39℃	82〜100
幼少時の症状エピソード	10〜15
関節痛	95〜100
関節炎	72〜100
皮疹	77〜100
咽頭痛・扁桃炎	35〜92
筋肉痛	38〜84
リンパ節腫脹 or 脾腫	35〜71
胸膜炎 or 心膜炎	20〜25
白血球増多(≧10,000/μL)	89〜94
好中球の左方移動(≧80%)	83〜88
貧血(Hb≦10g/dL)	50〜75
肝酵素上昇	43〜76

(文献7より)

またRFやANAが陰性であることも副症状のひとつだが，10〜15％程度は陽性であるという報告もある[8]。これは，関節痛・漿膜炎症状を呈した不明熱の際にSLEとAOSDが分類しづらい場合があることを示唆していると，個人的には捉えている。

　関節痛と共にリンパ節腫脹・脾腫を伴う不明熱で皮疹がない，というカテゴリーでもAOSDも鑑別に挙げるべきである。しかし「コレ」といった決定的診断技法も乏しく，唯一有用だと信じられている血清フェリチンも，AOSD患者49名とコントロール群120名のcase control studyでは血清フェリチン＞基準値場合のAOSDである感度は67.3％，特異度35.8％，血清フェリチン＞基準値の5倍の場合には感度40.8％，特異度80.0％と報告されており[9]，少なくともフェリチンのみでのRule-in/Rule-outは困難である。さきほど挙げた2010年以降の日本の古典的不明熱研究の報告[4,5]ではAOSDが主要な非感染性不明熱の原因になっていることは，現代においてもAOSDの診断そのものの難しさを表している。

菊池病

　菊池病は一般的に有痛性の後頸部リンパ節腫脹を伴う発熱，というプレゼンテーションを呈することが多く，それ以外の症状を呈することは稀である（Table 32）[10]。一方で，皮疹を伴うことはしばしばあり，4分の1の症例で多様な皮疹が出る場合がある（Table 33）[11]。そもそも菊池病の定義である「壊死性リンパ節炎」を呈するカテゴリーの中に，おそらくはSLE-like diseasesやAOSD-like diseasesが含まれていることが予想され，菊池病とSLE[12]，菊池病とAOSD[13]の合併例も報告されている。

　また，ウイルス感染と合併して菊池病とともに血球貪食症候群をきたす疾患も複数報告されている[14]。同様の症状を呈する疾患カテゴリーが複数存在することは，リンパ節腫脹や脾腫，皮疹を伴う不明熱の際に重要な気づきであると思う。特に菊池病のように診断基準自体が曖昧で，かつ複数の疾患カテゴリーを含みうる疾患群の経過観察をどうすればよいかについては，本項の最後に述べる。

Table 32 | 菊池病と診断された244例における臨床症状

症　状	人数（割合＝%）	診察所見	人数（割合＝%）
発　熱	78（35）	リンパ節腫脹	244（100）
倦怠感	15（7）	紅　斑	22（10）
関節痛	14（7）	関節炎	12（5）
発　疹	10（5）	肝腫大	7（3）
体重減少	9（5）	脾腫大	5（2）
食思不振	7（3）	ドライアイ	4（2）
寝　汗	6（3）	口腔内アフタ	2（1）
筋　痛	4（2）		

（文献10より）

Table 33 | 皮膚症状を合併した146例の菊池病：皮膚所見一覧

皮膚所見	人数（割合＝%）
発　疹	40（27）
小紅斑 or 大紅斑	33（23）
丘疹様紅斑 or 局面形成様紅斑	25（17）
小紅斑 and 丘疹様紅斑	20（14）
頬部紅斑	16（11）
口腔内潰瘍	15（10）
掻　痒	14（10）
脱　毛	11（8）
光線過敏	6（4）
結膜充血	4（3）
鱗　屑	4（3）

（文献11より）

結核性リンパ節炎，播種性結核

　結核菌がリンパ行性，血行性に播種する疾患で，肺病変以外にも多種多様な病変を呈する．免疫正常者の場合，肺外結核は全結核患者の8%程度にみられ，粟粒結核は1〜2%にみられる[15]．結核性リンパ節炎と播種性結核は基本的に症状の表出形態が異なるため分けて述べる．

結核性リンパ節炎

　一般的に頸部に多く[16]，8割程度が片側性のリンパ節腫脹を呈するが，疼痛を伴わない場合もしばしばみられる[17]．発熱や全身症状は10〜30%程度にしか起こさず[18,19]，局所症状のみであることが多い．

　おそらく結核性リンパ節炎を診断するタイミングは，不明熱カテゴリーよりも「頸部の腫瘍性病変検索」の方が多いだろう．

粟粒結核

　発熱はほとんどすべての症例にみられ，脾腫や肝腫大を3割程度[20]，リンパ節腫大も多い報告では2割程度に伴う[21]．8割以上の症例ではレントゲンで確認できる肺病変を有しているため[20]，やはり発熱，リンパ節腫脹，脾腫を呈している場合にレントゲンによる肺病変をじっくりと観察することは重要である．

　結核は皮膚病変を合併することもある．血行性播種による結核性皮膚膿瘍，リンパ行性播種や局所性感染で生じるlupus vulgaris（結核性狼瘡）など多種多様な皮疹が出るが，皮疹そのものの頻度は前結核症例のうち1〜4.4%と少ない[22]．

悪性リンパ腫
〜特に末梢性T細胞性リンパ腫，慢性活動性EBウイルス感染症について〜

　悪性リンパ腫は不明熱の王様といえる疾患群で，不明熱・リンパ節腫脹・肝脾腫を起こすリンパ腫の中でも血管免疫芽球性T細胞リンパ腫（angioimmuno-

Table 34 | AITL の臨床症状

症状と所見	頻度(%)	検　査	頻度(%)
B症状	68〜85	貧　血	40〜57
全身リンパ節腫脹	94〜97	他の血球減少	20
脾腫大	70〜73	好酸球増多	39
肝腫大	52〜72	γグロブリン上昇	50〜83
皮　疹	48-58	γグロブリン低下	9〜27
多関節炎	18	自己抗体	66〜77
腹水/滲出液貯留	23〜37	LDH上昇	70〜74
		血沈上昇	45
		骨髄浸潤	61

（文献23より）

blastic T-cell lymphoma；AITL），慢性活動性EBウイルス感染症（chronic active EB-virus infection；CAEBV）などは発熱，リンパ節腫脹，脾腫をほぼ確実に呈するとともに，皮疹を呈することも多い。そのため，本項で挙げた他の疾患群（特にSLE，AOSD）と混同することもある（Table 34, 35）[23,24]。

　AITLの場合は好酸球上昇が診断のヒントに，CAEBVは蚊の刺し口の過敏症などがヒントになることはあるものの，それぞれ4〜5割しか出ない所見であるため，それらのみで診断することは困難である。診断にはリンパ腫細胞の有無を生検で評価したり，EBウイルス抗体価/末梢血や組織中のEBウイルスDNA量の測定を考慮する必要がある。しかし，発熱，リンパ節腫脹，肝脾腫を呈するすべての患者にこのような侵襲的かつ金銭的負担の大きい検査をするわけにもいかないだろう。

Table 35 | IVL の臨床症状

所　見	頻度(%)	所　見	頻度(%)
発　熱	100	血球貪食症候群	21
肝機能障害	90	冠動脈瘤	21
脾腫大	90	肝不全	18
リンパ節腫脹	50	悪性リンパ腫	16
血小板減少	50	間質性肺炎	12
貧　血	48	中枢神経浸潤	7
蚊の刺し口の過敏性亢進	43	セプシス	7
皮　疹	28	肺高血圧	4
大脳基底核の石灰化	18	腸管穿孔	4
口腔内潰瘍	18	心筋炎	4
種痘状水疱症	14		

(文献 24 より)

不明熱，リンパ節腫脹，脾腫のカテゴリーを扱う場合の私見

　これらのまとめを踏まえて，「不明熱，リンパ腫，肝脾腫を伴う患者」のマネジメントについて，私見をまとめる。なすべきことは，下記3つである。

- なんとかして clue を見つける
- 基本的な検査の提出を確認する
- clue が見つからない場合には，侵襲的処置を「待てるかどうか」考える

なんとかして clue を見つける

皮疹の確認

　特徴的な皮疹に気づくことがとても重要である．自ら探しに行かなければ見つけられないこともしばしばある．

- 頬部紅斑，日光過敏，ディスコイド疹，Raynaud 症状など：SLE
- 熱と一致した maculopapular rash：AOSD
- 蚊に対するアレルギー：CAEBV
- 結節性紅斑：結核性の場合もあれば，皮膚 T 細胞性リンパ腫のことも
- うまく分類できない皮疹：生検対象として皮膚科にコンサルト

関節痛の有無

　あれば SLE, AOSD の可能性を高めるが，確定診断に至るほどではない．

心雑音（特に新規心雑音）

　必ずチェックする．感染性心内膜炎は不明熱の王様である．

基本的な検査の提出を確認する

一般的な採血検査の確認

末梢血目視像

　芽球が出ていれば白血病ないしはリンパ腫の骨髄浸潤が速やかに診断可能，好酸球上昇が明確でかつリンパ節病変があれば AITL は考慮してよいだろう．

血液培養 2〜3 セット

　感染性心内膜炎は不明熱の王様であり，常に考慮する．

抗核抗体・抗 Ds-DNA 抗体・補体

SLE を疑うときに必須の検索であるが，補体低下は感染性心内膜炎でも起こりうるため注意する。

フェリチン

参考程度にしかならないが，少なくとも 1,000 ng/mL 以上欲しいところである。3,000 ng/mL 以上で他の AOSD の分類基準をすべて満たすなら，AOSD っぽさはさらに増すかもしれない[9]。ただし，明確なリンパ節病変があればすべて覆る恐れもある（結核，リンパ腫でもフェチリン高値はある）。

ウイルス性肝炎抗体

血液曝露や性交渉歴があれば必ず B・C 型肝炎抗体はチェックする。A 型肝炎は伝染性単核球症様の症状を呈するため，海外渡航歴や淡水曝露などがあれば考慮する[25]。

EBV/CMV 関連

もしも若年者で異型リンパ球を伴う場合は，まず EBV-VCA-IgG/IgM，EBNA を測定する。CMV-IgG/IgM の診断価値は悩ましいが，2 週間後のペア血清も含めて測定することを検討する。

HIV 抗体/HIV RNA-PCR

HIV 初感染でもこのような presentation は起こしうる。慢性感染で免疫不全があればさらに鑑別は変化しうる。

IGRA (Interferon-γ release assays)

QuantiFERON/T-spot などの検査は活動性結核において感度 80％程度との報告もあり[26]，確定診断・除外診断にはいまだ使いづらい。しかし，今後の免疫抑制治療の検討も踏まえて測定することが多い。

肺病変の確認，結核曝露歴の確認

やはり結核で足をすくわれないように目配せしておく。問診での曝露歴確認はもちろん，胸部レントゲンを注視する。

生検可能な病変の検索

リンパ節の触診はもちろんのこと，CT 検査はどうしても必要となる検査である。Bulky mass や明確なリンパ節病変があれば，生検を速やかに考慮する。

骨髄穿刺をためらわない

持続的な発熱を呈する患者は，より骨髄穿刺の意味性が高まることが知られており[27]，脾腫やリンパ節腫脹や B 症状，貧血を呈している患者では，より骨髄穿刺の意義がある[28]。

リンパ腫や白血病・骨髄異形成症候群などが診断されることが多いが，結核の診断に至ることもある。こういった患者では骨髄穿刺をためらわないことが大事である（Table 36）[27]。

Table 36 不明熱において骨髄穿刺が有用だった条件

所　見	オッズ比	P 値	所　見	オッズ比	P 値
脾　腫	2.55	0.12	臨床的なリンパ節腫脹	21.98	0.08
貧　血	33.24	0.02	男　性	7.35	0.03
血小板減少	4.49	0.005	貧　血	2.21	0.004
持続する発熱	2.84	0.09	LDH	1.003	0.01
LDH ＞ 450 IU/L	1.62	0.15	年　齢	1.04	0.08

（文献 27，28 より）

clue が見つからない場合には，侵襲的処置を「待てるかどうか」考える

　上記を行っても明らかな Clue が見つからない場合，残る診断は限られてくる。無治療で軽快するような Self-limiting diseases の場合もあるだろうし，菊池病や軽症の AOSD の場合もあるだろう。重篤な菊池病，AOSD，SLE の場合には免疫抑制治療が必要になるだろう。

　また，リンパ腫などの可能性も残る。そこで重要なのは，アセトアミノフェンや NSAIDs で待てる状態か？　待っていてもさらなる消耗がないか？という点を重視することである。解熱鎮痛薬で待てるのなら，そのまま治療を続け，それでも改善しない/悪化の一途であれば，リンパ腫や播種性結核の精査目的でリンパ節生検，肝生検を行うことになるだろう。

　Table 36 のような骨髄穿刺をする意義のある患者層が，リンパ節生検・肝生検をするかどうかの指標になるのかもしれない。

（佐田竜一）

Reference

1) Swaak AJ, van den Brink HG, Smeenk RJ et al：Systemic lupus erythematosus：clinical features in patients with a disease duration of over 10 years, first evaluation. Rheumatology 38：953-958, 1999
2) Vanderschueren S, Knockaert D, Adriaenssens T et al：From prolonged febrile illness to fever of unknown origin：the challenge continues. Arch Intern Med 163：1033-1041, 2003
3) Hu Y, Lu H, Zhang Y et al：Fever of unknown origin：revisit of 142 cases in a tertiary Chinese hospital. BioScience Trends 2：44-46, 2008
   Colpan A, Onguru P, Erbay A et al：Fever of unknown origin：analysis of 71 consecutive cases. Am J Med Sci 334：92-96, 2007
4) Naito T, Mizooka M, Mitsumoto F et al：Diagnostic workup for fever of unknown origin：a multicenter collaborative retrospective study. BMJ Open 3：e003971, 2013
5) Yamanouchi M, Uehara Y, Yokokawa H et al：Analysis of 256 Cases of Classic Fever of Unknown Origin. Intern Med 53：2471-2475, 2014
6) Yamaguchi M, Ohta A, Tsunematsu T et al：Preliminary criteria for classification of adult Still's disease. Journal of Rheumatology 19：424-430, 1992
7) Fautrel B：Adult-onset Still disease. Best Pract Res Clin Rheumatol 22：773-792, 2008
8) Jiang L, Wang Z, Dai X et al：Evaluation of clinical measures and different criteria for diagnosis of adult-onset Still's disease in a Chinese population. J Rheumatol 38：741-746, 2011

9) Fautrel B, Le Moël G, Saint-Marcoux B et al：Diagnostic value of ferritin and glycosylated ferritin in adult onset Still's disease. J Rheumatol 28：322-329, 2001
10) Kucukardali Y, Solmazgul E, Kunter E et al：Kikuchi-Fujimoto Disease：analysis of 244 cases. Clin Rheumatol 26：50-54, 2007
11) Atwater AR, Longley BJ, Aughenbaugh WD：Kikuchi's disease：case report and systematic review of cutaneous and histopathologic presentations. J Am Acad Dermatol 59：130-136, 2008
12) Goldblatt F, Andrews J, Russell A et al：Association of Kikuchi-Fujimoto's disease with SLE. Rheumatology (Oxford) 47：553-554, 2008
13) Toribio KA, Kamino H, Hu S et al：Co-occurrence of Kikuchi-Fujimoto's disease and Still's disease：case report and review of previously reported cases. Clin Rheumatol 8, 2014
14) Lee HY, Huang YC, Lin TY et al：Primary Epstein-Barr virus infection associated with Kikuchi's disease and hemophagocytic lymphohistiocytosis：a case report and review of the literature. J Microbiol Immunol Infect 43：253-257, 2010
15) Sharma SK, Mohan A, Sharma A et al：Miliary tuberculosis：new insights into an old disease. Lancet Infect Dis 5：415-430, 2005
16) Geldmacher H, Taube C, Kroeger C et al：Assessment of lymph node tuberculosis in northern Germany：a clinical review. CHEST 121：1177-1182, 2002
17) Artenstein AW, Kim JH, Williams WJ et al：Isolated peripheral tuberculous lymphadenitis in adults：current clinical and diagnostic issues. Clin Infect Dis 20：876-882, 1995
18) Memish ZA, Mah MW, Mahmood SA et al：Clinico-diagnostic experience with tuberculous lymphadenitis in Saudi Arabia. Clin Microbiol Infect 6：137-141, 2000
19) Jha BC, Dass A, Nagarkar NM et al：Cervical tuberculous lymphadenopathy：changing clinical pattern and concepts in management. Postgrad Med J 77：185-187, 2001
20) Mert A, Bilir M, Tabak F et al：Miliary tuberculosis：clinical manifestations, diagnosis and outcome in 38 adults. Respirology 6：217-224, 2001
21) Alsoub H, Al Alousi FS：Miliary tuberculosis in Qatar：a review of 32 adult cases. Ann Saudi Med 21：16-20, 2001
22) Lai-Cheong JE, Perez A, Tang V et al：Cutaneous manifestations of tuberculosis. Clin Exp Dermatol 32：461-466, 2007
23) Dogan A, Attygalle AD, Kyriakou C：Angioimmunoblastic T-cell lymphoma. Br J Haematol 121：681-691, 2003
24) Kimura H, Hoshino Y, Kanegane H et al：Clinical and virologic characteristics of chronic active Epstein-Barr virus infection. Blood 98：280-286, 2001
25) Hurt C, Tammaro D：Diagnostic evaluation of mononucleosis-like illnesses. Am J Med 120：911. e1-8, 2007
26) Sester M, Sotgiu G, Lange C et al：Interferon-γ release assays for the diagnosis of active tuberculosis：a systematic review and meta-analysis. Eur Respir 37：100-111, 2011
27) Hot A, Jaisson I, Girard C et al：Yield of bone marrow examination in diagnosing the source of fever of unknown origin. Arch Intern Med 169：2018-2023, 2009
28) Ben-Baruch S, Canaani J, Braunstein R et al：Predictive parameters for a diagnostic bone marrow biopsy specimen in the work-up of fever of unknown origin. Mayo Clin Proc 87：136-142, 2012

D 疾患どうしの組み合わせで鑑別を考える

3

悪性リンパ腫とマラリアと回帰熱

3疾患に共通すること

「悪性リンパ腫，マラリア，回帰熱」の3つを並べてみた際の共通項をまず考えてみたい。

一番の共通項は「繰り返す発熱」であろう。悪性リンパ腫はPel-Ebstein熱と呼ばれる周期性発熱を呈することがあり（**Fig.18**）[1,2]，またマラリア（特に非熱帯熱マラリア）は24時間，48時間，72時間周期の発熱を呈することが

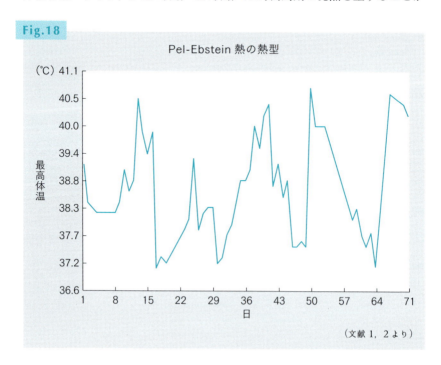

Fig.18　Pel-Ebstein熱の熱型

（文献1，2より）

あり，回帰熱は約2週間周期の発熱を呈することがある．

「肝脾腫」「血小板減少」がみられることがあるのも，3疾患の共通項である．こうしてみると確かに似ているような気がしなくもない．

では3疾患の似ていないところを考えていきたい．

周期性発熱

悪性リンパ腫は，ときとして発熱と解熱を繰り返すことが知られている[3]．これは高サイトカイン血症によるものであると考えられている．

この周期に一致して血小板減少がみられることがある[3,4]．白血球は上昇することも，減少することもあるようである．しかし，発熱と解熱を繰り返す悪性リンパ腫はしばしば観察されるものの，このような規則正しい周期性発熱を呈する症例は稀であると考えられている[4]．

Kaufmannらは悪性リンパ腫の患者をなんと50カ月も観察しており，この間に計15回の発熱を呈している．後半はプレドニゾロンを投与され修飾があるものの，発熱の周期は3週～6カ月と様々であった．慢性の経過であるという点も悪性リンパ腫を疑うキーワードになるであろう．

一方で回帰熱の場合，比較的規則正しい周期を呈するのが特徴である．約1週間の潜伏期の後に数日間続く発熱を呈する（**Table 37**，**Fig.19**）．治療が行われなくても自然に解熱し，解熱期の間は全くの無症状である．これは回帰熱ボレリアが宿主の免疫から逃れるために抗原性を変化させて，体内に潜伏することによる．

約1週間の無熱期間の後に再び数日間の発熱がみられ，また自然に解熱する．このサイクルを最大13回繰り返す（通常は数回まで）．したがって，繰り返す発熱にも限りがあるということも特徴のひとつである．

マラリアの熱型については，熱帯熱マラリアと非熱帯熱マラリアで大きく異なる．熱帯熱マラリアは分裂周期がバラバラであり，原則として発熱に周期がみられることはない．非熱帯熱マラリアは周期性の発熱がみられることがある．

三日熱マラリアと卵形マラリアは48時間周期，四日熱マラリアは72時間

Table 37 | 回帰熱の発熱の特徴および臨床症状の頻度

項　目	シラミ媒介性回帰熱	ダニ媒介性回帰熱
潜伏期（日）	8（4～18）	7（4～18）
初回の発熱期間（日）	5.5	3
無熱期間（日）	9	7
回帰熱の発熱期間（日）	2	2～3
回帰回数	1～2（1～5）	3（0～13）
最高体温（°F）	101～102	105
脾腫（％）	77	41
肝腫大（％）	66	17

（文献 5 より作表）

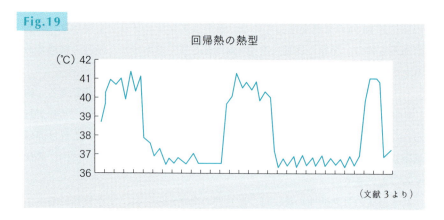

Fig.19　回帰熱の熱型

（文献 3 より）

周期の発熱を呈するといわれるが（Fig.20），これはマラリア原虫の体内での分裂周期によるものである．しかし，発症してしばらくは原虫の周期が揃わず，必ずしも周期的な発熱にならないこともしばしばであり，周期性が出てくるのはだいたい発症から5～7日くらいとされる[6]．

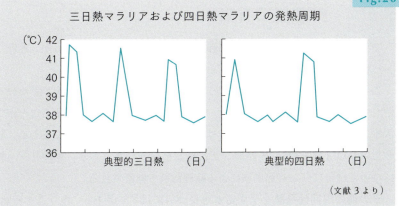

Fig.20 三日熱マラリアおよび四日熱マラリアの発熱周期

（文献3より）

海外渡航歴の有無

　この平成の時代に日本国内でマラリアに感染することはまずないと考えてよく，海外渡航歴がなければマラリアは除外してよい。

　では「過去何カ月の海外渡航歴であれば，マラリアを考慮すべきか」であるが，三日熱マラリアや卵形マラリアは休眠体を形成し，肝臓に潜伏することがあるためどこで区切るかは難しい。一般的には半年以内に発症することが多いが数年経ってから発症することもある[7]。マラリア流行地域に行ったことがあり，周期性発熱を呈する場合には鑑別疾患として考慮すべきである。

　回帰熱は，これまで本邦では輸入感染症として知られていた。2014年までに2例の回帰熱症例が報告されており，いずれも日本国外で感染している[8,9]。しかし，近年日本でも回帰熱ボレリアの一種である *Borrelia miyamotoi* が存在していることが明らかになっており，実際に北海道で感染者が報告されている。

　この *Borrelia miyamotoi* 感染症でも周期性発熱を呈することがあり[10]，今後は本疾患も周期性発熱の原因として考慮する必要があるかもしれない。

　一方，悪性リンパ腫については海外渡航歴の有無は関係ない。

リンパ節腫脹の有無

　マラリアや回帰熱ではリンパ節腫脹がみられることは稀であるが，悪性リンパ腫では全身リンパ節腫脹がみられることが多い。

　これらの3疾患について，実際に鑑別が困難となることは稀と思われるが，マラリアと回帰熱については，末梢血のギムザ染色で診断することができる。原虫種および菌種によっては血中での寄生率・菌量が異なるため，疑わしければ3回までは24時間ごとに確認を行うべきである。悪性リンパ腫については主にリンパ節生検による病理診断で診断される。

　その他の周期性発熱を呈する疾患については「Ⅳ章 B-6. 繰り返す発熱」の項を参考にされたい。

（忽那賢志）

Reference

1) John EB, Raphael D, Martin JB：Fever of Unknown Origin. Mandell 8th, 2014, pp721-731
2) Good GR, DiNubile MJ：Cyclic fever in Hodgkin's disease（Pel-Ebstein fever）. N Engl J Med 332：436, 1995
3) Kaufmann Y, Many A, Rechavi G et al：Brief report：lymphoma with recurrent cycles of spontaneous remission and relapse. Possible role of apoptosis. N Engl J Med 332：507-510, 1995
4) Chng WJ, Howard MR：Pel-Ebstein fever with cyclical pancytopenia. J R Soc Med 94：84-85, 2001
5) John EB, Raphael D, Martin JB：Relapsing Fever Caused by Borrelia Specie. Mandell 8th, 2014, pp2721-2724
6) Taylor T, Agbenyega T：Malaria. In：Magill AJ, Ryan ET, Hill D, Solomon T. Hunter's Tropical Medicine and Emerging Infectious Diseases. 9th ed. Philadelphia：Saunders Elsevier, 2012, pp696-717
7) Schwartz E, Parise M, Kozarsky P et al：Delayed onset of malaria--implications for chemoprophylaxis in travelers. N Engl J Med 349：1510-1516, 2003
8) Kutsuna S, Kawabata H, Kasahara K et al：The First Case of Imported Relapsing Fever in Japan. Am J Trop Med Hyg 89：460-461, 2013
9) 忽那賢志，川端寛樹，志賀尚子ほか：日本人2例目となる回帰熱症例．感染症誌 88：713-714, 2014.
10) Sato K, Takano A, Konnai S et al：Human infections with Borrelia miyamotoi, Japan. Emerg Infect Dis 20：1391-1393, 2014
11) Platonov AE, Karan LS, Kolyasnikova et al：Humans infected with relapsing fever spirochete Borrelia miyamotoi, Russia. Emerg Infect Dis 17：1816-1823, 2011

D 疾患どうしの組み合わせで鑑別を考える

4
結節性多発動脈炎と結核

2疾患に共通すること

　結節性多発動脈炎（polyarteritis nodasa；PN）と結核の共通点は，①不明熱の鑑別に常に登場する疾患であること，②一時的には無治療で症状が改善することもあるためトリッキーな経過になりやすいこと，③典型的な症状が乏しく病名を強く意識して積極的な検査を行わないと診断が困難であることである。

　結核を見逃しやすい状況は，粟粒結核や肺外結核である場合が多いだろう。特にクオンティフェロンやT-spotが陽性でない場合や潜在結核を疑わせる病変が明らかでない場合，他にも炎症の原因を説明できそうな場合には，侵襲的な検査を行ってまで徹底的に結核の可能性を追求しなくてもいいではないかという気持ちになりやすい。

　現実的にはそれも無理からぬ話で，検査前確率が低い状況では生検などは依頼しにくい。経過観察や他疾患の治療を行う方針をとることもあるが，その場合も「結核の可能性は否定しきれていない」と意識し続けることが重要である。

　これと似た状況がPNにもある。非常に稀な疾患であるため，不明熱での検査前確率は，ほとんどの状況で結核よりも低くなる。しかも診断には生検や血管造影を必要とするので，どこまで検査を行うかは常にジレンマである。

　検査前確率は主観的な要素もあり新しい情報があれば常に上下するので，疾患をよく知ることは，妥当な検査前確率の設定に役立つ。結核については，すでに前項までで述べているので，ここでは膠原病疾患で最も診断が困

難である結節性多発動脈炎について述べてみたい。

結節性多発動脈炎は非常に稀な疾患である

　本邦の PN は実体がわかりにくい疾患である。厚生省の特定疾患に認定されているが，2005 年までは結節性動脈周囲炎として顕微鏡的多発血管炎と区別なく登録されていた。その後，顕微鏡的多発血管炎とは分けられ，結節性多発動脈炎となったものの，独自の統計はない。

　難病情報センターのホームページをみると「PN と顕微鏡的多発血管炎の患者比率は 1：20 程度。全国で 250 例，新規発症症例数は年間 50 人程度と推定される」とあるが，これは臨床的実感に近い。膠原病診療をしていても数年に 1 例新規症例をみるのみである。

　一方，欧米では B 型肝炎との関連が示唆されている。フランスからは PN 症例 348 例中 123 例が B 型肝炎ウイルス関連であったとの報告がある[1]。しかし，本邦では症例報告があるのみであり，より B 型肝炎キャリアが多いはずの本邦での症例の方がはるかに少なくみえる。少なくとも本邦では B 型肝炎ウイルスと PN の関連には懐疑的にならざるをえない。

臨床症状

　臨床症状も本邦ではまとまった統計がないので，海外の文献から引用すると Table 38 になる[1]。全身症状の頻度が高い。しかも全身症状のみしかみられない場合も多い。

　皮膚症状は，紫斑や皮膚潰瘍，皮下結節，網状皮斑（livedo reticularis）など多彩で急速に拡大する。腎病変は腎血管狭窄による腎血管性高血圧が主病変である。進行すると腎機能障害や腎梗塞を生じる。糸球体腎炎ではないので尿異常は乏しい。

　しかし，腎梗塞が起これば血尿，蛋白尿の原因となりうる。この腎梗塞の多くは無症候性に生じる。神経症状としては多発性単神経炎をみる。中枢神

Table 38 | PN の臨床症状と頻度（複数のシリーズのまとめ）

全身症状 （＞90％）	発熱（31〜69％），体重減少（16〜69％），筋痛（30〜59％），関節痛（44〜58％）
皮膚症状 （28〜58％）	紫斑（22％），結節（17％），網状皮斑（16％），四肢浮腫（24％），四肢壊疽/跛行（12％）
神経症状 （49〜79％）	多発性単神経炎（38〜72％），末梢神経障害（74％），中枢神経症状（2〜28％），脳神経麻痺（＜2％）
消化管症状 （14〜44％）	腹痛（36〜97％），吐気/嘔吐（32％），下痢（16％），血便/下血（3〜8％），食道潰瘍（13％），胃十二指腸潰瘍（32％），大腸潰瘍（5％），急性腹症/腹膜炎（14〜32％）
腎泌尿器症状 （8〜66％）	高血圧（10〜63％），血上清 Cr 昇（15％），血尿（15％），蛋白尿（22％），睾丸炎/副睾丸炎（2〜18％）
眼症状 （3〜44％）	網膜血管炎（4％），結膜炎/角膜炎（3％），ぶどう膜炎（1％）
心症状 （4〜30％）	心筋症（8％），心外膜炎（5.5％）
呼吸器症状	咳（6％），胸膜炎（5％），肺浸潤影（3％）

（文献 1 などを参考に作表）

経障害や脳神経障害は少ない。消化器症状もしばしばみる症状であり，腹痛，嘔吐，消化性潰瘍が多い。急性腹症として開腹手術が必要になることもある。

皮膚のみの PN 様病変は皮膚型 PN としてよく知られているが，虫垂，胆囊，睾丸でも単一臓器に限局した PN をみることもある。急性腹症で行った手術検体の組織で判明する。手術のみで炎症が治まる場合は，必ずしも免疫抑制治療の対象とならない。ただし遅れて他臓器病変が出現することもあるため慎重なフォローは必要である。

診断のポイント

　この疾患の診断の難しさは非特異的症状しかみられない期間がしばしば長いこと，生検可能な臓器が限られていて必ずしも陽性所見が得られないこと，免疫抑制剤を用いなくても自然に症状が改善する症例があることなどによる．

　診断は"厚生労働省特定疾患難治性血管炎分科会 2006 年改訂"や"アメリカリウマチ学会 1990 年の診断基準"を参考にするが，最も重要なのは「中小動脈血管炎の証明」である．病理組織によるのが基本だが，特徴的な血管造影所見でも代用できる．

　血液検査では慢性炎症を反映して CRP，血沈，白血球上昇，炎症性貧血をみる．好酸球増多を認めることもある．その他の異常所見は罹患臓器病変により様々だが特異的なものはない．

　PN では皮膚，腎，神経，消化器症状の頻度が高いのでこれらの臓器を中心に診断を進める．血管炎を証明するために可能な限り組織生検を行う．皮膚，筋，腓腹神経，精巣などが生検組織の候補になる．神経と筋の同時生検が筋生検単独よりも有用な所見が得られたとする報告もある[1]．腎病変は腎血管病変であるので生検よりも血管造影を行う方がよい．

　ただし，近年の画像検査技術の進歩により CT や MRI でも解像度の高い画像を得られるようになっているので，CT angiography や MR angiography を最初に試みてもよいだろう．CT angiography では直径 4〜5mm 以上の動脈瘤は検出できる可能性がある．より小さな直径 2〜3mm の動脈瘤は，血管造影が必要である[2]．血管造影では動脈瘤以外にも血管の先細り，途絶，側副血行路，造影欠損（梗塞），造影遅延などが認められる[3]．MR angiography は，造影剤を使わない利点はあるものの解像度は CT より劣る[2]．

鑑別診断を考える

　皮膚型 PN は皮膚に限局した PN 様病変が特徴の疾患である．網状皮斑に 5〜

15mm 程度の多発性有痛性結節性紅斑，浸潤性紅斑をみる。重症化すると潰瘍化する。皮膚血管に付随した範囲の末梢神経障害，関節炎などは合併してもよい。長期に経過観察しても全身性血管炎に移行することは稀で，生命予後も良好な疾患と考えられている[4]。厚生労働省研究班からは診断基準案が出されている[5,6]。

顕微鏡的多発血管炎，多発血管炎性肉芽腫症，好酸球性多発血管炎性肉芽腫症などの ANCA 関連血管炎は頻度も多く重要な鑑別疾患になる。ANCA の有無と生検組織が鑑別のポイントになる。

PN では中動脈のフィブリノイド壊死が特徴で細動脈に病変がみられても毛細血管や細静脈の病変は認めない。腎生検では血管炎所見を認めることがあるが糸球体腎炎はみられない。好酸球増多は好酸球性多発血管炎性肉芽腫症に特徴的な所見であるものの PN でも認めることがある。

川崎病血管炎に合併する冠動脈炎は PN でも生じることがある[7]。川崎病は成人では稀な血管炎であるが，冠動脈病変が主要な症状の場合に鑑別する必要がある。冠動脈炎で PN を発症し突然死した症例報告もあり[8]，頻度は少ないものの注意すべき病変といえる。

関節リウマチや全身性エリテマトーデス，シェーグレン症候群で血管炎を合併することがある。他の症候から診断がつくため，鑑別困難な例は少ない。

紫斑病血管炎は近年 IgA 血管炎と呼ばれている。腎病変は糸球体腎炎なので血尿，蛋白尿，円柱などの尿所見や皮膚や腎生検組織で鑑別可能である。ただし，腎病変が軽微で生検が行われない場合は臨床的には鑑別が難しいこともありうる。

Segmental arterial mediolysis（SAM）は，動脈中膜が融解した結果，動脈壁の解離，狭窄，閉塞や動脈瘤を形成し，しばしば動脈瘤破裂により大出血を起こす稀な疾患である。85 例のレビューでは，発症年齢の中央値 57 歳。腹痛での発症が 66％ と最多で 29％ は出血性ショックを合併していた。脳出血を生じた 12 例中 11 例は死亡している。脾動脈，腹腔動脈，肝動脈，上腸間膜動脈，腎動脈など頻度が多い[9]。

線維筋性過形成は主に高安動脈炎との鑑別になることが多いが，罹患血管

はPNの罹患血管と重なるため鑑別対象になることもある。SAMは線維筋性異形成の亜型という意見もある[10]。

ベーチェット病の特殊病型に血管型ベーチェットがあり，血管の太さに関係なく病変が生じる。大静脈，肝静脈，腹部大動脈，大腿動静脈などで好発するが，静脈血管炎の頻度が高いのが特徴である。動脈病変では動脈瘤を生じて破裂すると致死的になることもある。皮膚症状は結節性紅斑様皮疹，水疱，囊胞性紅斑，紫斑，膿疱性丘疹，結節，壊疽性膿皮症様病変，毛嚢炎など多彩である。生検では細静脈や筋性静脈の血管炎を認める。

(狩野俊和)

Reference

1) Pagnoux C, Seror R, Henegar C：Clinical features and outcomes in 348 patients with polyarteritis nodosa：a systematic retrospective study of patients diagnosed between 1963 and 2005 and entered into the French Vasculitis Study Group Database. Arthritis Rheum 62：616-626, 2010
2) Ozaki K, Miyayama S, Ushiogi Y et al：Renal involvement of polyarteritis nodosa：CT and MR findings. Abdom Imaging 34：265-270, 2009
3) Brogan PA, Davies R, Gordon I et al：Renal angiography in children with polyarteritis nodosa. Pediatr Nephrol 17：277-283, 2002
4) Furukawa F：Cutaneous polyarteritis nodosa：an update. Ann Vasc Dis 5：282-288, 2012
5) Nakamura T, Kanazawa N, Ikeda T et al：Arch Dermatol Res 301：117-121, 2009
6) 古川福実：皮膚型結節性多発動脈炎．脈管学 49：87-92, 2009
7) Brooks MJ, Iyer RN：Images in clinical medicine. Coronary arteritis. Engl J Med 367：658, 2012
8) Harada Y1, Suzuki T, Shinagawa T et al：Cardiac arrest in a patient with polyarteritis nodosa. Intern Med 52：2759-2763, 2013
9) Shenouda M, Riga C, Naji Y et al：Segmental arterial mediolysis：a systematic review of 85 cases. Ann Vasc Surg 28：269-277, 2014
10) Lie JT：Segmental mediolytic arteritis. Not an arteritis but a variant of arterial fibromuscular dysplasia. Arch Pathol Lob Med 116：238-241, 1992

D 疾患どうしの組み合わせで鑑別を考える

5

血管免疫芽球性T細胞リンパ腫と好酸球性多発血管炎性肉芽腫症とIgG4関連疾患

3疾患に共通すること

血管免疫芽球性T細胞リンパ腫（angioimmunoblastic T-cell lymphoma；AITL），IgG4関連疾患（IgG4-related disease；IgG4RD），好酸球性多発血管炎性肉芽腫症（eosinophilic granulomatosis with polyangiitis；EGPA）に共通することとして下記が挙げられる．

- リンパ節が腫大しうること
- 好酸球が増多しうること
- 血清IgGが上昇しうること

AITLの概説

まず，馴染みの薄いであろうこのリンパ腫について解説する．

AITLは，感染症のような急性の病歴でくることがありながら，その臨床症候やデータ異常が多彩（雑多ともいえよう）であるために，想起しておかなければ見逃すリンパ腫といえる．後述するが，「非特異的なもの」として解釈される"自己抗体"も出現してしまう．例えば，抗核抗体，平滑筋抗体，自己免疫性溶血性貧血（直接クームス陽性）の合併などである．

また最近では，IgG4RDの鑑別対象としてこの疾患が挙がってくるので，かえって認識が深まりつつあるリンパ腫のように思う．IgG4RDと似るのは，リンパ節腫脹・好発年齢・IgGが高値となることである．

このような背景から，「プレゼンが感染症的・ラボデータが膠原病的」に

もかかわらず答がリンパ腫である，ということがありえるので，この疾患は診断医にとって相当な"great mimicker"となりうる。このことが，このリンパ腫の臨床的病像について特記する理由である。

文献からレビューする：1つ目の文献より

Iannitto E, Ferreri AJ, Minardi V et al：Angioimmunoblastic T-cell lymphoma. Crit Rev Oncol Hematol 68：264-271, 2008

これにかなりエッセンスが記述されている。

- 60〜65歳
- リンパ節がbulkyであることは稀
- B症状，皮疹，肝脾腫大，胸腹水
- AIHA，寒冷凝集素性貧血，血管炎，関節炎，甲状腺炎がありえる
- 貧血，好酸球増多，免疫グロブリン上昇，自己抗体出現，LDH上昇，ESR亢進，骨髄浸潤

これらが，AITLのおおまかなclinical pictureである。

文献からレビューする：2つ目の文献より

やはり総説だが，イギリス血液学会誌から。

de Leval L, Gisselbrecht C, Gaulard P et al：Advances in the understanding and management of angioimmunoblastic T-cell lymphoma. Br J Haematol 148：673-689, 2010

"clinical features"の記載量がより豊富であり，「1つ目の文献」で挙がらなかったものを列挙する。

- やや男性に多い
- 病歴は，sub-acute もありえる
- advanced AITL → 免疫不全 → 日和見感染で来る，こともありえる
- 全身リンパ節腫大があるが，その大きさは mild で 1〜3 cm
- 貧血（しばしば溶血性で，クームス陽性），多クローナルの高ガンマグロブリン血症，好酸球増多が診断時に最もコモンにみられるデータ異常
- ほかにリンパ球減少，血小板減少，自己抗体（リウマチ因子も）

文献からレビューする：3つ目の文献より

- Abramson JS, Digumarthy S, Ferry JA：Case records of the Massachusetts General Hospital. Case 27-2009. A 56-year-old woman with fever, rash, and lymphadenopathy. N Engl J Med 361：900-911, 2009

　NEJM MGH case records からで，2009 年のもの。内容はこの疾患としては標準的なもので，解説も丁寧である。この記事から多くのことを学べる。詳細は端折るが，以下に印象的だった文を抜粋する。

"In up to half of patients, a diagnosis of AITL is not made on examination of the initial biopsy specimens, and median time from presenting symptoms to diagnosis is 3.6 months."

　この MGH のケースでも，最初のマルクでは診断がついていなかった。

文献からレビューする：4つ目の文献より

　1つ目，2つ目の文献でレビューした AITL の疾患特徴が当てはまるかどうかを，4つ目の文献（ケース）でみていく。これは日本からの論文で，時間のない方は論文中の「Table 1, 2」だけでも参照されたい。

Oka K, Nagayama R, Yatabe Y：Angioimmunoblastic T-cell lymphoma with autoimmune thrombocytopenia：a report of two cases. Pathol Res Pract 206：270-275, 2010

- 中年以上の男性が多い
- IgG は結構上がって，3,000〜5,000 にも優に及ぶ
- sIL-2R も結構上がる：2 例とも 9,000 台
- クームスや ANA/DNA 抗体など，文献的に記載された異常も本当にみられる

ということが実感できるはずである。

IgG4RD の診断に不慣れなとき，診断基準にある「血清 IgG4 135 mg/dL 以上」というのを診断の大きな拠り所にしないほうがよいと思われる。

総括〜血管免疫芽球性 T 細胞リンパ腫を診断するコツ〜

一番典型的な病歴を最後にまとめると，

❶60 歳台くらいの男性が，❷感染症？（抗生剤きかないし），膠原病？（自己抗体が出ているし），リンパ腫？（でも骨髄検査でリンパ腫なし）のように迷われて紹介され，❸貧血，血小板減少，LDH 上昇，IgG 高値 3,000 以上，sIL2R が数千，好酸球増多，非特異的にみえる自己抗体出現，などを伴って，❹全身に 1-3 cm のリンパ節腫脹，皮疹

という患者をみた場合，AITL を考えるべきである。診断のキモは，リンパ腫の診断に慣れた病理医に「AITL はどうか」という眼でみてもらうことである。

AITL は副腎皮質ステロイドだけで疾患病勢がコントロールできてしまうこともあるという（エキスパートオピニオン）。「診断が確定されなかったけれど，ステロイドを（何となく？）使ったらよくなった」というような病歴で来た患者にも疑うべしといえる。

AITL と IgG4RD の比較

第一に，AITL はリンパ腫だから，消耗や熱，血球異常や LDH 上昇が前景に立つならば IgG4RD よりは AITL を疑う。また，AITL はリンパ腫だから，基本的にはリンパ節を系統的に侵すはずである。

リンパ節症主体の IgG4RD なら難しいが，IgG4RD は節外腫瘤をつくることも多くそのような病変分布を示すとき (e.g. 涙腺・眼窩・唾液腺など) には，これを IgG4RD と認識しやすいだろう。他は微妙な差異だが，IgG4RD で皮疹を生じるのは一般的でない (ただし，IgG4RD の皮膚病変というのは，ある[1])。

AITL と EGPA の比較

好酸球・IgE が増多しうることや，発熱・全身症状がありうることなどは共通する (つまり CRP が普通上昇する)。血清 IgG4 も両者とも上昇しうる。ただし，EGPA は「Churg-Strauss 症候群」の臨床名からもわかるように，喘息・神経炎といった症候を含んでいれば疑わしいとすることができる。

そもそも EGPA の好酸球はどちらかというと「著増」する。また，EGPA では「リンパ節症」がはっきり成立するとは言い難い (リンパ節腫脹は，ありうるだろうが症候のメインとはならないだろう)。血清所見のみで判断しようとすると間違える。全体像で比較してみること，そして生検を積極的に行なうことが大切である。

まとめ

IgG が高いことに気づき，半端なアセスメントで IgG4 を測定してしまい，IgG4 が高いとわかってそれだけで IgG4RD に飛びついてしまう……ようなことをしなければ大丈夫であると思われる。生検が大事だが，事前に臨床像をしっかり把握し，生検前の臨床診断を定めておくことが重要である。

(國松淳和)

Reference
1) Wallace ZS, Stone JH：An update IgG4-related disease. Curr Opin Rheumatol 27：85, 2015

6 多発血管炎性肉芽腫症と節外性NK/T細胞性リンパ腫，鼻型など

鼻の病変を伴う熱性全身疾患

　鼻炎や副鼻腔炎はcommon diseaseであるが，発熱，強い疼痛，体重減少，炎症反応の上昇をみたら全身性疾患も想定しなければならない。

　最も重要なものが，多発血管炎性肉芽腫症（granulomatosis with polyangiitis；GPA，Wegener肉芽腫症）と"節外性NK/T細胞性リンパ腫，鼻型"である。どちらも稀な疾患であるが，早期に適切な治療が行われないと致死的となりうるため，迅速な診断が求められる。

　また，生検を行っても壊死組織しかみられないことも多く，広範囲または繰り返しの生検を行ってはじめて診断に至ることも共通している。

　そのほかに好酸球性多発血管炎性肉芽腫症（eosinophilic granulomatosis with polyangiitis；EGPA，旧Churg-Strauss症候群），サルコイドーシス，再発性多発軟骨炎でも鼻腔や鼻骨の軟骨に炎症を起こし，鼻症状が初発症状となることがある。

　HIV患者や化学療法中の免疫抑制患者では，細菌や*Aspergillus*や*Mucor*による鼻炎や副鼻腔炎を合併することがあり，血性鼻汁や疼痛が生じるが，急速に周囲の組織に炎症が波及すると鼻や副鼻腔の粘膜壊死を生じ，脳神経障害や失明を起こすことがある。

　ベーチェット病では口腔内以外に鼻腔内にも潰瘍を形成することがある。

多発血管炎性肉芽腫症

　GPAでは頭頸部病変の頻度は90％と非常に高い。鼻病変をはじめとして，

眼痛・視力低下・眼球突出などの眼病変，中耳炎や難聴などの耳病変，口腔〜咽頭部の潰瘍，嗄声など，口腔咽頭病変など多彩である．

初期病変としても鼻症状は重要で，鼻粘膜浮腫による鼻閉，膿性鼻汁，嗅覚異常からはじまり，鼻炎や副鼻腔炎，鼻中隔穿孔，鼻腔狭窄，鼻変形（鞍鼻）を起こす．これらの鼻症状に長引く発熱や強い疼痛を伴う場合はGPAを鑑別に入れる必要がある．

スクリーニング検査としてはCRP，ESRなどの炎症反応とPR3-ANCA，MPO-ANCAが必須であるが，肺病変や腎病変の評価も同時に行う．血清Cr値，尿一般・沈渣，胸部単純X線写真を行う．肺病変は浸潤影，結節影，空洞影など多彩で真菌や抗酸菌感染症と鑑別が必要になる．

頭頸部病変に肺病変や腎病変を認め，PR3-ANCA（またはMPO-ANCA）陽性の場合は臨床的にGPAと診断できるが，多くの場合は生検を必要とする．

病変部は壊死組織が占めることも多く，診断に役立つ実質組織が得られにくいため，なるべく多くの組織を鼻粘膜，鼻甲介，鼻中隔などの病変部から採取する方がよい．検体は病理検査とともに培養にも必ず提出する．真菌や抗酸菌感染症との鑑別が必要だからである．病理組織では中小動静脈の血管炎と肉芽腫を認める．しばしば微小膿瘍や壊死を伴う．

節外性NK/T細胞リンパ腫，鼻型

かつて進行性壊死性鼻炎といわれていた疾患の大部分が本腫瘍に相当すると考えられている．アジアや南アメリカに多く，鼻腔を中心に肉芽腫性の進行性壊死性病変を生じる悪性リンパ腫の一亜型である．ほぼ全例にEBウイルス感染を認め腫瘍発生に関与していると考えられている．

臨床的には鼻閉や血性鼻汁が主症状である．鼻腔と鼻腔周辺組織に好発し連続性，破壊性に進展する．顔面正中部に沿って進行することが特徴である．鼻症状が顕著なため，鼻腔に病変が限局するうちに診断されることが多

い。腫瘍が限局するわりには発熱，体重減少，盗汗などの全身症状が45％と高率にみられる。ただし，他臓器に進展する場合は，急速に病状が進行し死に至る可能性がある。

鼻腔以外では口蓋，上気道，肺，消化管，精巣，軟部組織，脾臓などが好発部位になる。

病理像としては広範な壊死を伴った肉芽腫性組織様の所見を示す。腫瘍細胞は結節を作らずにびまん性の拡がりをみせる。

血管侵襲を高率に生じ，血管中心像（angiocentric pattern）あるいは血管破壊像（angiodestructive pattern）は非腫瘍性の炎症性肉芽組織ではみられない特徴的な所見とされる。ただし，壊死を伴いやすく生検組織に腫瘍実質が乏しいこともしばしばで，生検時には十分な検体を採る努力をする必要がある。

HE 染色による光顕像ではわからないので，免疫染色で CD56，EBER，細胞傷害性顆粒である TIA-1，などを証明することが必要となる。また繰り返し生検を行ってはじめて診断に至ることもある。

好酸球性多発血管炎性肉芽腫症

EGPA はアレルギー疾患が先行した後に生じる ANCA 関連血管炎であり，90％以上の症例で喘息が先行し，特に長期かつ難治性であることが多い。アレルギー性鼻炎，鼻閉，繰り返す副鼻腔炎，鼻茸，滲出性中耳炎などの鼻や耳の症状は 48～58％に合併する[1,2]。

難治性喘息に対して投与されたステロイドを使用しているために，血管炎症状が部分的に抑えられていたが，ステロイド減量時に顕在化する例をみることがある。好酸球数は，ステロイド投与中でなければほぼ全例で上昇をみる。鼻粘膜生検では GPA や NK/T リンパ腫と異なり，壊死性病変は認めない。

EGPA は皮膚，肺，神経の病変が特に多い。皮膚では紫斑，紅斑，潰瘍，蕁麻疹様皮疹などがみられ，生検にも適している。皮膚病理組織では，様々

な程度の好酸球浸潤と白血球破砕性血管炎をみる。血管外肉芽腫性は必ずしもみられない。肺病変は結節，浸潤影，胸水，肺胞出血と様々である。神経病変では多発性単神経炎が全体の約半数の症例に合併する。

サルコイドーシス

サルコイドーシスでも頻度は少ないものの鼻症状が初発症状になることがある。肺門リンパ節腫脹や肺実質の浸潤影などの肺病変を 90％に認めるが，肺外病変も約 40％に合併する。

鼻中隔や下鼻甲介の粘膜が好発部位で，粘膜は乾燥し崩れやすい痂皮を伴う。粘膜下に黄色の結節がみられ，生検を行えば肉芽腫が証明される。副鼻腔の粘膜肥厚や鼻骨の肉芽腫も認めることがある。サルコイドーシスの診断は血清 ACE 検査，肺病変の画像や気管支鏡での評価，生検組織の病理像などから総合的に判断する。

再発性多発軟骨炎

再発性多発軟骨炎 (relapsing polychondritis；RP) は非常に稀な疾患で，本邦の患者数は約 500 人前後と推定されている。GPA も約 2,000 人と稀な疾患であるが，RP はその 1/4 しかない。

RP では鼻病変の頻度は高い。初発症状では耳介軟骨 42.9％，関節軟骨 38.5％に次いで 27％に鼻軟骨病変を生じる。鼻中隔軟骨組織の炎症のため鼻閉が初発症状にもなりうる。耳介軟骨（耳朶を除く部分）の腫脹，喉頭や気管軟骨炎などの特徴的な病変の分布で診断可能な場合もあるが，これらを欠く場合は生検が必要である。GPA と上強膜炎，鞍鼻，軟骨炎などオーバーラップする症状も多い。

ベーチェット病

ベーチェット病はしばしば発熱をみるが，繰り返す口腔内潰瘍と陰部潰

瘍，眼症状が特徴であり，鼻粘膜にも潰瘍病変を生じることがある。鼻汁や疼痛も伴うが，治癒するときには瘢痕を残さない。

（狩野俊和）

Reference

1) Comarmond C, Pagnoux C, Khellaf M et al：Eosinophilic granulomatosis with polyangiitis (Churg-Strauss)：clinical characteristics and long-term followup of the 383 patients enrolled in the French Vasculitis Study Group cohort. Arthritis Rheum 65：270-281, 2013
2) Bacciu A, Buzio C, Giordano D et al：Nasal polyposis in Churg-Strauss syndrome. Laryngoscope 118：325-329, 2008

D 疾患どうしの組み合わせで鑑別を考える

7
多中心性キャッスルマン病とIgG4関連疾患と辺縁帯B細胞性リンパ腫

3疾患に共通すること

　多中心性（多発性）キャッスルマン病（multicentric Castleman's disease；MCD），IgG4関連疾患（IgG4-related disease；IgG4RD），辺縁帯B細胞性リンパ腫（marginal zone B-cell lymphoma；MZL）に共通することとして下記が挙げられる．

- リンパ節に病変をつくる
- それらが多発しうる

MCDとIgG4RDの比較

　まず，2つの文献から表を抜粋する（**Table39, 40**）[1-3]。**Table 39**は，IgG4RDとしてのリンパ節症とMCDの比較である．**Table 40**もほぼ同様の比較の表だが，表中のHyper-IL-6 syndromeとは，MCD，関節リウマチ等，IL-6が上昇する病態を包括したものである．ただし，**Table 39**と同じ著者ということもあり，本質的にはほぼ同じことをいっている表である．
　これらからわかることは，MCDとIgG4RDの**共通項**は，

1. リンパ節腫大が全身に多発しうる
2. 血清におけるIgG4含むIgG値の高値
3. 血清IgE値の高値

ということになる．

Table 39 | IgG4RDとMCDにおける臨床的比較

項　目	IgG4RD (n=9)	MCD (n=28)	P値
年　齢	68.00 (12.44)	43.36 (12.35)	<0.001
性比（男：女）	7：2	17：11	0.358
IgG (mg/dL)	3651.8 (1214.1)	5220 (1956)	0.026
CRP (mg/dL)	0.29 (0.25)	8.71 (4.98)	<0.001
IL-6 (mg/dL)	8.45 (11.61)	34.82 (34.59)	0.001
Hb (g/dL)	12.96 (1.61)	9.23 (2.30)	<0.001
Alb (g/dL)	3.71 (0.48)	2.72 (0.53)	<0.001

性比以外は平均値　（　）内は標準偏差　IgG4RDのIL-6はn=8のデータ
〔文献1より引用・和訳・編集改変（元データは文献2より）〕

Table 40 | IgG4関連リンパ節症と高IL-6症候群の鑑別

項　目	IgG4関連リンパ節症	高IL-6症候群
血清免疫グロブリン	IgG・IgG4・IgE上昇	IgG・IgG1～4・IgA・IgE上昇，IgMは正常あるいは上昇
血清IgG4/IgG比	上昇～顕著に上昇	正常～ときにごく軽度の上昇
血清IL-6	正常～ときにごく軽度の上昇	上昇
血清CRP	正常～ときにごく軽度の上昇	上昇
血小板増多	なし	あり
貧　血	なし	あり
低Alb血症	なし	あり
低コレステロール血症	なし	あり

（文献3よりほぼ直訳で和訳）

このうち，❸に関してはあえて測定しなければ判明しないが，高IgG血症は，間接的に「血清総タンパク（TP）の高値」で気づかれるかもしれない。❶は，身体診察やCTで気づかれるので，日常診療における初期症候としては「多発リンパ節腫大＋TPあるいはIgGの著増」の組み合わせであり，精査開始の端緒にもなりうる。

次に，日常的な診療の範囲でわかるMCDとIgG4RDの違いについては，

> ❶MCDでは発熱，体重減少，倦怠感，食欲不振等の全身症状がある
> ❷MCDではCRPが陽性で，慢性炎症を基礎にした低アルブミン，貧血などを伴う
> ❸発症年齢：MCD＜IgG4RD
> ❹血清IgG値：MCD＞IgG4RD

が挙げられる。ただし，❸と❹はあくまで傾向であり絶対的なものではない。実際的な区別の手順をいえば，"**多発リンパ節腫大＋IgGの高値**"**の患者をみて，MCDとIgG4RDの異同が問題となったら，全身症状や炎症反応の有無で検討する**」ということになる。が，全身症状や炎症反応を伴う多発リンパ節腫大は，むしろ悪性リンパ腫を考慮すべき状況である。

IgG4RDとMZLの比較

MZLの概要

MZLは，下記の3型に分類される。

- 粘膜関連リンパ組織型（mucosa-associated lymphoid tissue；MALT）
- 節性（nodal）
- 脾臓原発（splenic）

nodalは文字通りリンパ節，そして骨髄への浸潤が知られている。splenicは，脾臓や骨髄浸潤が中心である。MALTタイプは，消化管の発生が半分を占めるとされる。

そして，一般にB症状はなく無症状のことが多く，またLDHやCRPなどの血液検査値異常もみないことが多い。IgGも高値とならない（一部もし形質細胞分化などすれば，血清M蛋白は認めることはある）。

"Non-gastric" MALT/MZL という考え方と，その病変部位の分布──

そこで，MALTタイプのうち，消化管でないものの主な浸潤臓器を示す（**Table 41**）[4]。

さらに，別の文献からのデータを示す（**Table 42**）[5]。この解析では母集団はMZL 247例で，このうち胃原発を除いたものを対象としている。ちなみに性差はほぼ1：1で，平均年齢は49歳（range，13〜89歳）だった。

これら**Table 41，42**から示唆されるのは，**MALTタイプのうち消化管でないものの主な浸潤臓器として，「眼付属器」「眼窩」「甲状腺」「リンパ節」「唾液腺」といった部位がある**ということである。

これに対して，『Comprehensive diagnostic criteria for IgG4-RD, 2011』[6]を参照すると，

Table 41 | MALTリンパ腫の浸潤臓器

浸潤臓器	頻度（％）
消化管	41
肺	14
頭頸部	14
眼付属器	12
皮　膚	11
甲状腺	4
乳　腺	4

（文献4より）

Table 42 | 非胃原発 MZL 247 例における病変部位の割合

病変の部位	頻度（％）
眼窩および眼付属器	48.6
リンパ節およびリンパ系器官	17.8
腸　管	9.3
肺	6.1
甲状腺	4.9
唾液腺	4.5

（文献 5 より引用・和訳・編集）

"IgG4-RD affects various organs, including the pancreas, bile duct, lacrimal gland, salivary gland, central nervous system, thyroid, lung, liver, gastrointestinal tract, kidney, prostate, retroperitoneum, arteries, lymph nodes, skin, and breast."

という一文があり，IgG4RD では様々な部位に病変をつくることがわかる（下線：MZL でみられうるものとして筆者が施した）。

眼窩という領域

　その一方で，眼窩領域に発生する炎症性あるいはリンパ増殖性疾患に関して，この領域に限れば，Fig.21 に示すように「IgG4 関連」あるいは「MALT lymphoma」がそれぞれある程度の割合を占めていることがわかる[7]。

　よってこのことを踏まえると，「**IgG4RD と消化管外 MALT/MZL では，特徴的ともいえる部位（眼窩，甲状腺，唾液腺など）に病変をつくる点が共通する**」といえる。

　そしてさらに，**IgG4RD と MALT リンパ腫は，「原則，全身症状を呈さず炎症反応も伴わない」**という点が共通してしまう。

　以上より，IgG4RD と MZL はかなりの点で臨床的に類似することがわか

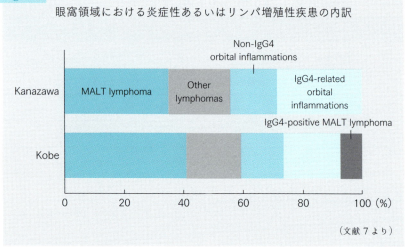

Fig.21 眼窩領域における炎症性あるいはリンパ増殖性疾患の内訳

（文献7より）

る．その鑑別は生検による病理組織所見に忠実に従うべきである（＝臨床的に区別してはいけない）．

まとめ

今回の3疾患を，その臨床的共通性に注目してベン図をつくってみた（**Fig.22**）．IgG4RDは原則として熱性疾患ではないが，IgG4RDを基点に考えるとよい．MCDとIgG4RDの共通領域である①は，例えば血清IgG値の高値であり（p499），IgG4RDとMZLの共通領域である②は，例えばp502で述べた病変部位の特徴的な分布，を指している．

病理所見などによってこの3者は明確に区別されるものではあるが，未診断の状況や症候学的に詰めている（初期）段階においては，本項で述べたような「鑑別点・コツ」を心得ていると，効率よく検査プランを立てることができるであろう．生検前に，どの疾患がどれくらい疑わしいかを考えておくことが大事である．

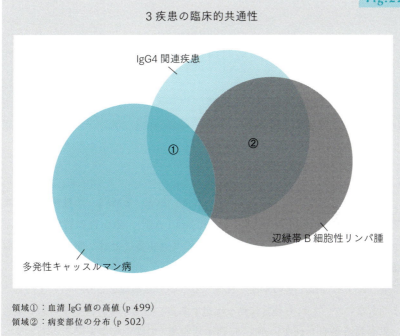

Fig.22 3疾患の臨床的共通性

領域①：血清IgG値の高値（p 499）
領域②：病変部位の分布（p 502）

（國松淳和）

Reference

1) Sato Y, Kojima M, Takata K et al：Systemic IgG4-related lymphadenopathy：a clinical and pathologic comparison to multicentric Castleman's disease. Mod Pathology 22：589-599, 2000
2) Nishimoto N, Kanakura Y, Aozasa K et al：Humanized anti-interleukin-6 receptor antibody treatment of multicentric Castleman's disease. Blood 106：2627-2632, 2005
3) Sato Y et al：Lymph Node Lesion. In Umehara H et al eds, IgG4-Related Disease, Springer, 2014, pp187-193
4) 青笹克之 編：リンパ球増殖疾患．癌診療指針のための病理診断プラクティス，中山書店，2010. pp172-185
5) Oh SY, Ryoo BY, Kim WS et al：Nongastric marginal zone B-cell lymphoma：Analysis of 247 cases. Am J Hematol 82：446-452, 2007
6) Umehara H, Okazaki K, Masaki Y et al：Comprehensive diagnostic criteria for IgG4-RD, 2011. Mod Rheumatol 22：21-30, 2012
7) Takashima M et al：Ophthalmology. In Umehara H et al eds, IgG4-Related Disease, Springer, 2014, pp77-84

D 疾患どうしの組み合わせで鑑別を考える

8 家族性地中海熱と急性間欠性ポルフィリン症と遺伝性血管性浮腫

3疾患に共通すること

　家族性地中海熱（familial mediterranean fever；FMF），急性間欠性ポルフィリン症（acute intermittent porphyria；AIP），遺伝性血管性浮腫（hereditary angioedema；HAE）の3疾患に共通することは，間欠的に強い腹痛を起こしうる点である。

　場合によっては，年の単位で反復するといった病像をとりうる。また言うまでもないが，どれも非常に稀な疾患である。むずかしい，めずらしい疾患と思われるかもしれないが，「反復する腹痛」の鑑別疾患を考えるセクションであると（開き直って？）捉えていただきたい。

3疾患の違いについて

　実は発熱する疾患はFMFだけである。また腹痛の強度は（本来定量しがたいが）AIPが一番強い印象がある。HAEは，その病名にあるように基本的には血管浮腫を伴う疾患で，外表（四肢，顔面，口唇，喉頭など）に普通は浮腫が診てとれるはずである。

　つまり，3疾患にはそれなりの特色があるので，想起できれば3者の区別は困難ではない。稀すぎるために，想起できないことが問題である。

家族性地中海熱

家族性地中海熱の概説

　確かに「周期性の発熱と随伴する腹痛」が主徴となりうる疾患である。しかしFMFを特徴づける核となるものは、「炎症反応上昇を伴って発熱し、半日〜数日程度でおさまるというエピソードを反復する」ことである。まずここを必ずおさえる。

　診断に関心がある方は、この疾患を周期性発熱症候群のカテゴリーで考えるので、"周期性 periodic"という言葉の語感で、いかにも規則正しく周期するとみなしてしまいがちである。FMFでは常に4週とか6週とかきれいに周期することも特徴だが、バラバラになってしまうこともある。それを「周期性がないから否定的」と考えないことが重要である。"反復性の発熱 recurrent fever"と捉えるようにするとよい。

　診断に関心があまりない方は、この疾患を見逃すことになる。なぜなら、1回1回の発作はわりとすぐ（2〜3日）治るし、発作の間の時期は全く元気だからである。例えば年間3〜4回程度と発作回数が少ないと、その都度「かぜをひいたかな」と思って終わってしまうので、医師側で問題点として挙がらないのである。"発熱エピソードが反復している"ととらえることではじめてつかまえられる疾患なのである。

反復する腹痛の鑑別疾患

　FMFに随伴する腹痛症状の頻度は6割以上とされている。FMFの遺伝子変異の浸淫国では腹痛の頻度と程度は本邦より多く、強い。日本では既知の遺伝子変異を伴わないFMFも多くいるために腹痛の頻度と程度が減り、周期性「発熱」という印象を強くもたせる疾患といえるが、浸淫国では「腹痛発作」をきたす有名な疾患である。

　本書は「発熱」がテーマの本だが、ここではあえて反復する腹痛の鑑別診断を軸にFMFの鑑別診断を考えてみる（**Table 43**）。

　on/offがはっきりとした腹痛、すなわち、生ずるときは発作的に出現して

Table 43 | 反復する腹痛の鑑別

- 月経（生理痛）
- 過敏性腸症候群
- 憩室炎
- 胆石発作
- 鉛中毒
- 急性間欠性ポルフィリン症
- 家族性地中海熱
- 遺伝性血管性浮腫
- ループス腸炎
- 炎症性腸疾患（クローン病・潰瘍性大腸炎・腸管ベーチェット）
- 慢性膵炎
- 腹部結核（腸管，腸間膜，腹膜）
- 骨盤内炎症性疾患

　おさまれば数日〜数カ月間のあいだは何もなくデータ異常もなく元気であるような腹痛。そういったものに限れば，非常に絞られる。

　月経痛は規則的に数週おきならば迷わないが，数カ月周期だったり不規則だったりすれば原因不明の腹痛の原因になりえる。神出鬼没な振る舞いで，かつ強烈な腹痛を呈するのは，鉛中毒，急性間欠性ポルフィリン症，家族性地中海熱，遺伝性血管性浮腫といったものに限られるのではないだろうか。

　このうち，「発熱」とセットであるものはFMFのみである。FMFは本当に特異性の強い疾患であると思う。

家族性地中海熱の拾い出しのコツ

　「すぐ治る虫垂炎，PID，胆嚢炎などをどういうわけか繰り返している」という状況にある患者をみたらFMFを疑うべしである。「月に1回かぜを必ずひきます。でもすぐ治るんですよね」という患者をみたら，「かぜ」が本当にウイルス感染に罹っているか確認する。熱だけ，とか下痢はないけど腹痛はある，などが聴けたらFMFを疑う。

　筆者が診ている女性FMF患者で，初経以来10年間月経に発熱も伴うということが当たり前すぎて，ずっと（医師に）言わなかった，という方がい

る．つまりその患者さんの中では，「月経というのは高熱もあって当然」と思って長年過ごしてきたらしいのである．それ以来筆者は，女性で反復する腹痛で困っている人をいたら，月経（という周期性のあるイベント）の前後に「高熱」を伴っていないか訊いてみることにしている．

"持続性"と"間欠性"との違い

「反復する」というのは，ある閾値（これを超えたら症状が出る・受診する，といったライン）を超えたイベントが**繰り返して起こる**ことを総称している．

Fig.23-A で示すように，病気を発症した後水面下では炎症がくすぶっていたものがときに噴出する，という経過のものも反復性と呼べるであろう．例えば炎症性腸疾患などはこのタイプに属するといえる．

また，患者の訴えは主観的であり，それであるがゆえに（特に外来診療などで）すぐに正確性がわからない（＝閾値があいまいな）ことがある．悪性腫瘍や結核症など，一般的な疾患は Fig.23-B のようなパターンをとりやすい．このようなタイプも，主観的には「反復性」と呼べてしまう・捉えられてしまうので注意する．

一方，本項タイトルにもなった FMF，AIP，HAE はそうではなく，閾値を超えるエピソードが反復はするのだが，Fig.24-A のように，一旦は無症候

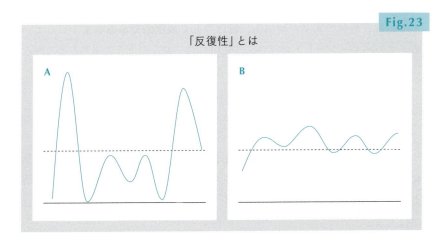

Fig.23
「反復性」とは

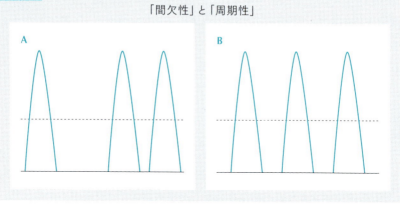

Fig.24 「間欠性」と「周期性」

の状態となり，イベントとイベントの間のフェーズでは全く元気である．私はこれらの状態をさして「間欠性」と呼んでいる．

AIPやHAEもこのパターンをとるだろう．また，腹痛とは関係ないが過敏性肺臓炎といった一部のアレルギー疾患の初期～中期もこのパターンをとりうる[1]．テフロン加工のフライパンを空焚きしたときだけ発熱する"polymer fume fever（ポリマーを吸入したときにのみ反応して発熱するもの）"といった状況もありうる[2]．トリガーがあるという共通項でくくってしまうという分類もアリかもしれない．

ちなみに筆者の考える「周期性」は，このFig.24-Bのように，間欠性に生ずる症候と症候の間隔が時間的に**ほぼ等しく規則的であるさま**をいっている．このパターンをとる疾患は非常に限られ，前述のようにまさしくこれがFMFらしさを表す発熱パターンである．

ここで示したイメージ図の「Fig.23」と「Fig.24」の2者はどう違うか．難しく考えずにとらえてほしい．

Fig.23では，**患者は持続的に体調不良**である．Fig.24では，その都度元気になるため発作期・極期には患者はもちろん困っているが，終わってしまった間欠期は体調不良ではない（**総体として患者の病悩は少ない**）．この差は実は大きい．

筆者の考えでは，患者の病識に影響してくるように思う．すなわち Fig.23 のパターンの患者では，症状の解決・原因特定を医師に強く求めてくるが，Fig.24 のパターンの患者では極端にいえば"そんなに困ってない"ような人も多く，解決をひどく強く求めてくるようなことはあまりない．とはいえ，Fig.24 であっても一回一回がそれなりに辛い場合，"さすがに困るので"という形で原因特定を望んでくることはよくある．

　むしろ間欠期（症状がないとき）があることに注目すると，鑑別に役立つことがあるのでこのようなイメージ図（Fig.23, 24）での概念理解にも注目されたい．

　AIP は，ここで述べた「間欠性」の色合いがあまりに濃い．突如激烈に気が狂ったように腹痛を生じ，しかも精神神経症状（不安・ヒステリー・過剰な恐怖・興奮・四肢脱力・知覚異常など）も伴う一方で，発作が終わるとこれらが全くなくなる．

　"あれほどまでに（常軌を逸して）しんどそうだったのに，これほどまでにコロっと何事もないように"なるさまが，いかにも演技的にみえたり，それこそ「精神的におかしい」と思われたりする．

　AIP を疑ったら，尿中ポルフォビリノーゲンを測定する（本当は他にも確認すべきことはあるが，稀な疾患なのでこれだけ覚えておくようにする）．

　HAE は，普通は血管性浮腫を繰り返す家族歴があることで容易に想起される．HAE を知らないと，急な腹痛（実は腸管浮腫）の原因で本症を想起できず，原因精査が錯綜しうる．

　ループス腸炎のように，腸管がびまん性にむくみ壁肥厚を起こす．たいがいは「腸炎」として片付けられる．外表に生ずる反復性の浮腫のエピソード（特にクインケ浮腫のような）を聞き取れれば想起はできる．

　HAE を疑ったら，発作期に血清補体 C4 を測定する（HAE なら発作期のみ低下している）．

まとめ

　稀な3疾患ではあるが（しかも，うち2疾患は発熱しないが），「神出鬼没に」患者を有症たらしめる疾患についての考え方は重要だと考え，概説した。

（國松淳和）

Reference

1) Knockaert DC：Recurrent Fevers of Unknown Origin. Infect Dis Clin North Am 21：1198, 2007
2) Shimizu T, Hamada O, Sasaki A et al：Polymer fume fever. BMJ Case Rep 10：2012, 2012

D 疾患どうしの組み合わせで鑑別を考える

9

再発性多発軟骨炎と Cogan 症候群と側頭動脈炎
～さらに，多発血管炎性肉芽腫症と原田病も加えて～

眼病変と内耳障害

　眼病変と内耳障害の合併は，鑑別診断を考える際のひとつのキーワードであるが，意外なほど様々な疾患で合併をみる（**Table 44**）。再発性多発軟骨炎，多発血管炎性肉芽腫症（Wegener 肉芽腫症），側頭動脈炎は，眼と耳の症状が主症状となることが多い。また Cogan 症候群と原田病は，基本的には眼科や耳鼻科を主に受診する疾患であるが，他臓器病変を合併することがあり内科医も知っておいた方がよい。

　この項ではこれらの疾患について述べる。多発血管炎性肉芽腫症と側頭動脈炎は，他項（D-6. 多発血管炎性肉芽腫症と節外性 NK/T 細胞性リンパ腫，鼻型など）でも触れるため，主に眼と耳の症状を中心に概説する。

多発血管炎性肉芽腫症

　多発血管炎性肉芽腫症（granulomatosis with polyangiitis；GPA）では眼症状の合併率は約 60％ と高率である。隣接する副鼻腔の肉芽腫性病変が連続性に眼窩内に波及すると考えられている。眼窩内にびまん性の炎症が生じるのであらゆる眼組織が侵される。

Table 44 眼病変と内耳病変が生じる全身性疾患

サルコイドーシス，梅毒，Vogt-小柳-原田病，再発性多発軟骨炎，多発血管炎性肉芽腫症，Whipple 病，シェーグレン症候群，関節リウマチ，全身性エリテマトーデス，抗リン脂質抗体症候群，結節性多発動脈炎，ベーチェット病，潰瘍性大腸炎，クローン病

臨床的には眼痛，眼球突出，眼球運動障害をみるが，ドライアイや視力障害が生じることもある。病変としては角膜炎/角膜周囲潰瘍と壊死性強膜炎の頻度が高く，結膜炎，上強膜炎，ぶどう膜炎，眼球後部腫瘤，鼻涙管閉塞，網膜血管閉塞，視神経炎も起こす。

耳症状は 19〜61％に合併する[1]（耳閉感，難聴，耳漏，耳鳴などの中耳症状が主となり[2]，感音性難聴は比較的稀である）初発症状になりうるため，成人の難治性中耳炎や進行性の混合難聴，慢性中耳炎に伴った顔面神経麻痺などをみたら鑑別に挙げる。

成因は副鼻腔炎症の耳管波及による滲出性中耳炎，中耳腔や乳突洞の肉芽増生による耳小骨の破壊，炎症や肉芽病変の内耳波及，内耳血管炎，内耳に対する自己免疫反応と考えられている。

鼻病変がある場合は比較的生検組織が得られやすいが，眼や耳が主病変の場合は生検が困難で，組織的に確定診断できないこともある[3]。ANCA が陰性であっても臨床所見が合致し，進行性の場合には GPA と同様の免疫抑制治療が必要である。

再発性多発軟骨炎

再発性多発軟骨炎（relapsing polychondritis；RP）は非常に稀な疾患で，本邦の患者数は約 500 人前後と推定されている。全身の軟骨炎を起こすため症状は多彩であるが，主な罹患部位は耳介，鼻，喉頭気管軟骨，眼，内耳である。関節痛が目立ち，関節リウマチと間違われることもある。耳介腫脹や鞍鼻が診断の契機となることが多い。

RP には様々な眼病変が生じる。結膜炎，角膜炎，強膜炎，上強膜炎，ぶどう膜炎がみられる。ぶどう膜炎は主に前部ぶどう膜である虹彩毛様体炎である。壊死性強膜炎を起こす重症例では，角膜潰瘍や穿孔も合併しやすい。急速な視力低下の原因となる。

網膜病変としては綿状白斑や眼底出血，網膜静脈閉塞症が生じる。さらに視神経炎も報告されている。脈絡膜，眼球後部，眼球周囲組織の炎症と腫脹

が原因で眼球突出が生じる。ときに眼球周囲の炎症が腫瘍状にみえることがあり，眼窩内偽腫瘍と呼ばれる。眼瞼浮腫や眼筋麻痺を伴うこともある。

耳病変では耳介軟骨炎の頻度が高い。初期には半数，全経過では80％の症例で認める特徴的な症状である。感染と間違われることもあるが，RPでは軟骨のない耳朶が腫脹しないことで区別できる。繰り返し炎症が生じると，耳介は変形し"cauliflower ear"や"floppy ear"と呼ばれる。耳管軟骨炎による中耳炎で伝音性難聴が生じたり，内耳軟骨炎もしくは内耳の血管炎による蝸牛・前庭症状から感音性難聴，耳鳴，めまいが起こることもある。

その他の症状としては鼻病変に鼻閉，鼻漏，鼻出血，嗅覚障害がある。関節症状は大小様々な関節や脊椎にも生じるが，骨びらんを生じることはない。大動脈弁逆流などの弁膜症も約10％に合併する。10年以上経てから顕在化する場合もあるので，新規の心雑音には注意する。

RPの予後を決める最も重要な病変は，気道の軟骨炎である。炎症により気管・気管支軟化症となると，容易に気道閉塞が生じ，呼吸不全に陥る。気道軟骨炎は潜在性に進行することもあるため，嗄声，喘鳴，咳などの気道症状には十分に注意する。

RPは大血管炎から細小血管炎まであらゆる太さの血管炎を起こしうる。また約3分の1の症例で，血管炎をはじめ様々な自己免疫疾患との合併をみる。下記の報告がある。

結節性多発動脈炎，多発血管炎性肉芽腫症，顕微鏡的多発血管炎，ヘノッホ・シェーンライン紫斑病，Cogan症候群，閉塞性血栓性血管炎，皮膚白血球破砕性血管炎，関節リウマチ，全身性エリテマトーデス，ベーチェット病（MAGIC症候群），強直性脊椎炎，反応性関節炎，乾癬性関節炎，強皮症，リウマチ性多発筋痛症，後腹膜線維症，RS3PE，Graves病，橋本病，潰瘍性大腸炎，クローン病

側頭動脈炎

側頭動脈炎では頭頸部の大血管の血管炎が生じる。血管の狭窄，閉塞，拡

張が生じる疾患である。したがって頭頸部の症状も虚血症状である。

　一過性黒内障は最も頻度の高い眼症状で，治療にも緊急性を要する。治療を行っても15～20％に視力障害が残る。一過性黒内障は視野欠損で発症することが多い。一眼が失明しても治療を怠った場合は，他眼にも1～2週間以内に症状が出る。動眼神経麻痺による複視をみることもある。

　側頭動脈炎においても難聴，耳鳴，めまいなどが報告されているが，眼症状ほど一般的ではない。しかし，スペインからの報告では聴力低下，耳鳴，めまい，平衡障害を半数以上に認め，何らかの前庭機能障害は90％近くの患者に認めている。ステロイド治療で前庭機能障害は多くの患者で改善がみられたが，難聴の改善は3分の1にとどまったとしている[4]。

Cogan症候群

　1945年にCoganは非梅毒性角膜炎，前庭症状，感音性難聴を特徴とする4例を報告しCogan症候群と呼ばれるようになった。25～40歳が好発年齢であるが，あらゆる年齢に生じうる。ステロイドを中心とした強力な免疫抑制治療が行われるが，眼に比して耳病変の予後が悪い。

　症例の10～20％に大動脈炎や結節性多発動脈炎など全身性血管炎を合併することから，血管炎の部分症状として眼や耳の炎症が生じているという考え方もあった。しかし内耳有毛細胞や内皮細胞，角膜に対する自己抗体が証明され[5]，免疫学的な機序で障害が生じると考えられている。

　Coganが報告した眼病変は間質性角膜炎であったが，1980年にHaynesらは間質性角膜炎以外にも強膜炎，結膜炎，虹彩炎毛様体炎，結膜下出血，脈絡膜炎，眼球突出などの眼病変を合併する症例をまとめ，間質性角膜炎症例を典型的Cogan症候群，それ以外の眼病変を伴うものなどを非典型的Cogan症候群と分類した。しかしこの分類は治療や予後に無関係なことから近年では重視されなくなっている。臨床症状としては眼痛や充血，羞明が多い。

　耳症状は最も重要で内耳障害により急速に進行する感音性難聴とメニエー

ル病様のめまい，嘔気，嘔吐をみる．放置すれば1〜3カ月で聾に至る．大量ステロイドによる免疫抑制療法に反応するが完全には回復せず，ステロイド減量とともに再燃する例が多い．

全身症状は約半数に認められる．頭痛，関節痛，発熱，筋痛などがよくみられる．血管炎の合併は大血管炎，中血管炎ともに10%程度ずつで全体としては15%程度とされる．

その他の合併症としては，皮疹（皮膚血管炎），末梢神経障害，血尿/腎機能障害，リンパ節腫脹，髄膜炎，脳炎，脾腫，脳梗塞などが報告されている．

検査所見は好中球優位の白血球増多，CRP，血沈上昇の頻度が高いが，髄液細胞数上昇，クリオグロブリン血症，低補体血症をみることもある．

Mayo clinicにおけるCogan症候群60例の集計をTable 45に示す[6]。発症のパターンは耳症状のみでの発症例が47%，眼症状のみでの発症が33%，

Table 45 | Cogan症候群の臨床症状

耳症状	頻度(%)	眼症状	頻度(%)	全身症状	頻度(%)
聴力低下	100	間質性角膜炎	77	頭痛	40
めまい	90	虹彩炎/ぶどう膜炎	37	関節痛	35
耳鳴	80	強膜炎/上強膜炎	23	発熱	27
失調	53	結膜炎	10	関節炎	23
動揺視	25			筋痛	22
				腹痛	13
				血管炎	13
				動脈炎/狭窄	12
				皮疹	10
				末梢神経障害	10
				血尿	7
				リンパ節腫脹	5
				髄膜炎	5
				脳炎	5
				脾腫	3
				脳梗塞	3

（文献6より改変引用）

Table 46 | Cogan 症候群の分類基準

典型的 Cogan 症候群
以下の 3 つを満たすものを典型的 Cogan 症候群とする
① 眼症状：結膜炎，結膜・結膜下出血，もしくは虹彩炎を伴うことのある非梅毒性間質性角膜炎
② 蝸牛前庭症状：メニエール病と似た症状（突然の吐き気・嘔吐・耳鳴・めまい）で，難聴は徐々に進行し通常 1～3 カ月で聾に至る
③ 上記の眼症状と蝸牛前庭症状が 2 年以内に出現

非典型的 Cogan 症候群
以下の 3 つのいずれかを満たすものを非典型的 Cogan 症候群とする
① 炎症性眼症状（上強膜炎，強膜炎，網膜動脈閉塞，脈絡膜炎，網膜出血，乳頭浮腫，眼球突出，腱炎）が 2 年以内にメニエール病様症状を伴って出現する（間質性角膜炎の有無は問わない）
② 典型的 Cogan 症候群の眼症状が 2 年以内にメニエール病とは異なる蝸牛前庭症状を伴う
③ 典型的 Cogan 症候群の眼症状と蝸牛前庭症状が 2 年以上離れて出現する

全身症状のみで発症する例も 7％であり，耳症状と眼症状との同時発症は 5％にすぎない。診断は分類基準を参考に行う（**Table 46**）。

Vogt-小柳-原田病

Vogt-小柳-原田病はぶどう膜炎の原因疾患として，本邦ではサルコイドーシスに次いで多く，ベーチェット病とはほぼ同等で 6.7～7.9％を占める[7-9]。年間の有病率は人口 100 万人対 15.5，罹患率は同じく 6.5。新発生患者数は約 800 人程度と推計されていて[10]，稀な疾患ではない。

メラノサイトに対する全身性の自己免疫疾患であり，両側ぶどう膜炎，髄膜刺激症状，蝸牛前庭神経症状，皮膚症状など多彩な全身病変を伴うことが知られている。

頭痛，耳鳴り，微熱，吐気，難聴，眼痛，めまい，頭髪接触異常感，項部痛などがしばしば初発症状となる。髄液細胞数増加もみられる。初発症状に引き続いて両眼性視力低下，中心暗点などの眼症状が生じ，ぶどう膜炎，網

脈絡膜炎，後極部限局性網膜剥離，視神経乳頭浮腫が生じる。

難聴は，高音障害型で 40 dB 以内の軽度の例が多い。前庭反応は両側性に低下する。皮膚症状に関しては，発病後 1〜3 カ月後に白斑，白毛，脱毛などが生じるが，中にはぶどう膜炎に先行する例や発症から 1 年以上経ってから生じる例もみられる。白斑は眼周囲に多く，左右対称性で体幹四肢に散在する完全脱色素斑である。白毛が目立つのは白斑出現後 1〜2 カ月後であることが多い。皮膚病変は治療抵抗性である。

（狩野俊和）

Reference

1) Murty GE：Wegener's granulomatosis : otorhinolaryngological manifestations. Clin Otolaryngol 15：385-393, 1990
2) 矢間敬章：耳症状を主訴として初診した ANCA 関連血管炎症候群症例．Otol Jpn 21：149-155, 2011
3) 深美　悟，春名眞一，平林秀樹ほか：耳症状で初発し肥厚性硬膜炎を合併した Wegener 肉芽腫症疑い例．Otol Jpn 20：173-179, 2010
4) Amor-Dorado JC, Llorca J, Garcia-Porrua C et al：Audiovestibular manifestations in giant cell arteritis. A prospective study. Medicine 82：13-26, 2003
5) Lunardi C, Bason C, Leandri M：Autoantibodies to inner ear and endothelial antigens in Cogan's syndrome. Lancet 360：915-921, 2002
6) Gluth MB, Baratz KH, Matteson EL：Cogan syndrome : a retrospective review of 60 patients throughout a half century. Mayo Clin Proc 81：483-488, 2006
7) 疋田伸一：北部九州における内因性ぶどう膜炎の統計—1996 年〜2008 年の比較．日眼会誌 116：847-855, 2012
8) 池脇淳子，瀧田真裕子，久保田敏昭：大分大学医学部眼科におけるぶどう膜炎の臨床統計．臨床眼科 66：61-66, 2012
9) Goto H, Mochizuki M, Yamaki K et al：Epidemiological survey of intraocular inflammation in Japan. Jpn J Ophthalmol 51：41-44, 2007
10) 村上茂樹，稲葉　裕，望月　学ほか：我が国における Vogt-小柳-原田病の全国疫学調査とその頻度・分布に関する研究．日眼会誌 98：389-392, 1994

D 疾患どうしの組み合わせで鑑別を考える

10
亜急性甲状腺炎と甲状腺原発リンパ腫と無痛性甲状腺炎

3疾患に共通すること

　亜急性甲状腺炎（subacute thyroiditis；ST），甲状腺原発リンパ腫（primary thyroid lymphoma；pTL），無痛性甲状腺炎（painless thyroiditis；PT）の3つに共通することはほぼない。女性に多いことくらいである。
　実は発熱しうる疾患は，前2者（STとpTL）であり，以下はこの2者の違いについて中心に述べていく。

亜急性甲状腺炎の臨床経過

亜急性甲状腺炎を見逃さない

　熱をみる臨床医にとっては，この疾患はcommon diseaseとして認識しておいたほうがよい。甲状腺に所見・症状がないSTは存在しないはずだが，所見がうまくとれない・症状がうまく言えない患者がいるかもしれない。よって，一般論として不明熱とする前のワークアップに甲状腺機能測定を組み込んでおくとよい。
　内科医たるもの，本疾患を不明熱にしてはいけない。

初診まで

　典型的には，30〜40代の女性が，上気道炎（おそらくウイルスかぜ）の罹患後2〜8週間後に，非対称の甲状腺局所腫大を伴って同部位に疼痛を生じ，同時期から発熱・倦怠感などの全身症状が現れて発症する。

女性が男性よりも5倍（UpTodate®）〜12倍（伊藤病院HP http://www.ito-hospital.jp/02_thyroid_disease/02_6subacute_thyroiditis.html）多い。20代，50代でも発症するので年齢で否定しない。「夏に多いかも」とのエキスパートオピニオンもある。

普通は頸部痛が明確である。放っておいても頸部全体が痛いことも多いし，圧痛は必発で，嚥下時には後面から甲状腺が圧されるためやはり疼痛をきたす（これが咽頭炎の咽頭痛とされてしまうこともある）。

炎症部位もやや硬くなるので，患者自身が炎症部位を正確に指し示せることも多い。また発熱もほぼ必発で，血液検査でCRP高値，血沈の著明亢進をみるので，全体像から**疾患の想起は容易**と思われる。炎症の範囲に応じた甲状腺の破壊とホルモンの漏出が甲状腺機能亢進症状の強さを決めると思われるが，普通本症では亢進症状も前面に出ると考えてよい。亢進症状は，教科書どおりのものである。

治療開始後

まず治療について述べる。筆者はNSAIDsが核と考えている。加えて，頻脈があればβブロッカー，病初期だったり炎症部位が片葉で限局性だったりする場合以外では，副腎皮質ステロイド内服開始をためらわないことにしている。

さて炎症の鎮静に成功し，甲状腺機能も制御できたとき，ある確率でtransientないしpermanentな甲状腺機能低下が生ずるとされる。permanentとなるのは15%との集計がある。**発症2カ月**というのを区切りとして，炎症があってそれを治療で抑えているフェーズ（前半）と，炎症の沈静後に甲状腺機能を経過観察（場合によっては機能低下に対するレボチロキシン治療）しているフェーズ（後半）とに分け，STの臨床経過を考えていく。

甲状腺原発リンパ腫の概要

pTLは頻度は多くなく，以外と知られていない疾患だが理解しやすく，軽くでよいので各論的に把握しておくとよい。

まず，ほぼ100％，橋本病による慢性甲状腺炎が素地になっていると考えてよい。橋本甲状腺炎の罹患期間と年齢がリンパ腫発生に関与するであろうから，長期のリンパ球性の慢性炎症の状態を経てリンパ腫が発症すると考えれば，pTLの好発年齢帯は"橋本病世代"のやや上と考えればよい（橋本病世代＝10〜60代）。よって，pTLとしての好発年齢は60〜70代付近に収束する。発熱の頻度は実は多くなく約10％とされるが，熱なしで否定しないようにしたい。
　最も重要かつ印象的な所見は，「甲状腺の急速腫大」である。病態を考えるとよい。すなわち，腫瘍が増殖して甲状腺内あるいは病変内にリンパ腫細胞がびっしり広がり，結果として病変が「膨張」するイメージである。
　「甲状腺原発」に限ればほぼすべて Diffuse large B-cell lymphoma (DLBCL) の組織型をとる〔Non-gastric MALT (p502) の病変のひとつとして，甲状腺にリンパ腫病変をつくることはあるが，この場合，普通全身症状を欠く無痛性の甲状腺腫瘤（典型的には単結節）となり，STやpTLとの鑑別に迷うようなことは実際はない〕。

ST vs pTL

　pTLの病態イメージについて触れたが，この把握はSTとの比較にも有用で，そしてそれは超音波所見の対比にもつながる。STでは，病態は「甲状腺の破壊に起因する諸症状」であり，病変部位で「破壊」されているイメージで捉えるとよい。
　少し専門的な話となるが，超音波所見が重要である。STもpTLも病変の内部エコーはlowである（特にpTLでは，その lowの程度が強く囊胞様所見となることもある：偽囊胞様所見）。しかし，STは「破壊」であるから，病変の内部も辺縁も粗造であり印象として「汚い」イメージである。
　一方，pTLは，腫瘍の増殖による急速な「膨張」であるから，組織自体は破壊に向かわず外方向へ増大するイメージであり，病変の辺縁はサイズが増大すれど境界明瞭のままである。内部エコーは上述のように均一となるように向かい，程度によっては，さながら囊胞にも似たlowエコーとなる。こ

の病変内部は，実際には血流は豊富なわけで緻密な腫瘍組織が広がっていると考える。エコーをあて，ドプラで確認すれば血流の有無によって本当の囊胞と区別できる（そもそもエコーをあてさえすれば，形態評価のレベルでも間違えないとは思われるが）。

ここまで超音波を用いたやや専門的な鑑別方法について述べた。鑑別点も明解であり，間違えないと思えてしまうが落とし穴はある。それは，「STは疾患の想起は容易」という点である。つまり，容易であるがゆえに**STの症例経験を積むと，臨床判断を過信してしまい初診時のワークアップを端折ってしまう**のである。

いまここで，初診時にSTが疑われて2カ月経過した患者を想定してほしい。この患者の担当医は，病初期の頸部痛・甲状腺圧痛・発熱を手がかりにSTと診断していた。しかし，2カ月の経過で発熱はみられなくなったものの，頸部痛が改善せず腫大が増悪したという。この時点での甲状腺機能が「hypo」だったというシナリオである。

この患者の最終診断はpTL（DLBCL）だったのだが，STの疾患想起が「たやすい」のがかえって落とし穴となってしまった。初期評価を省略してしまったのである。すでに述べたように初診時に通常のワークアップ〔甲状腺ホルモン測定・局所診断（エコー・シンチなど）〕を含めておけば，STとpTLの鑑別（＝STの診断）は非常に容易である。

個人的には，（このシナリオでもそうだが）病初期にTSHさえ測っておけばSTの診断に有用かつpTLとの区別に有効であるはずと考えており，全例エコーを強いることはしたくないと考えている。そこで落としどころとしては，以下を提案したい。

❶STと臨床診断されたが，局所が軽快せず再診した場合はpTLを疑う
❷ST疑いの初診時に甲状腺機能測定を行うことを（なるべく）<u>前提</u>とする

❷については，ST診断時に甲状腺ホルモン＋血沈/CRPの測定がされなかった患者は「疑い例」としておき，繰り返し診断を見直す努力をすることにしておくべきである。

Table 47 病初期/初診時の所見・症状と発症約2カ月後の状況

病初期/初診時

項　目	ST	pTL	PT
	30〜50代女性	60〜70代女性	10〜60代女性（"橋本病世代"）
ベース	特になし	橋本病	橋本病
甲状腺機能	亢進	正常〜低下	亢進
甲状腺所見	局所腫大	急速腫大 ±びまん性腫大	±びまん性腫大
	圧痛＋＋	圧痛＋〜±	圧痛なし
症　状（甲状腺機能以外）	熱（96％）局所痛（強い）嚥下時痛	熱（10％）局所痛（圧迫感）嚥下時違和感	なし

発症約2カ月後の状況

	ST	pTL	PT
	改善傾向 ときに 甲状腺機能低下	改善なし あるいは増悪	よくなっているはず

まとめ

　ST，pTL，PTそれぞれの病初期/初診時の所見と，発症約2カ月後の状況をまとめた（**Table 47**）。最もcommonなSTについて把握するのがキモだが，診断がわかりやすいだけに嵌りやすい落とし穴（＝臨床診断を過信すること）もある。それさえ抑えれば，実は本項の3者の区別は容易である。

（國松淳和）

D 疾患どうしの組み合わせで鑑別を考える

11 ベーチェット病と炎症性腸疾患関連関節症と反応性関節炎

3疾患に共通すること

「ベーチェット病と炎症性腸疾患関連関節症と反応性関節炎」の特徴は下記3点である。

❶ 腸炎を起こす
❷ 関節症や眼症状など,似通った臓器の障害を起こしうる
❸ 確定診断に必要な検査に乏しい

そして,もうひとつ挙げるとすれば,発熱を起こすことはそれほど頻度として高くないことである。

どこが似ているのか？

この3疾患に共通する臨床症状は多く,各疾患における腸管外症状の頻度をみても,各疾患が共通した領域を障害させることがよくわかる(**Table 48**)。また,どの疾患がどのような症状を呈する頻度が高いかという部分についても把握できるだろう。

(以下,本項では略語としてベーチェット病＝BD,炎症性腸疾患＝Inflammatory Bowel Diseases＝IBD,クローン病＝Crohn,潰瘍性大腸炎＝Ulcerative colitis＝UC,反応性関節炎＝Reactive arthritis＝ReA とする)

Table 48 | ベーチェット病，炎症性腸疾患，反応性関節炎の各症状の頻度一覧

疾　患	ＢＤ	IBD（UC/Crohn）	ReA
罹患率 （/10万人）	7.0-8.5[20]	UC：63.6[21]，Crohn：21.2[21]	不明（SpAの罹患率 0.48[22]）
発症年齢	27.6歳±10.6[20]	UC：30歳代と50歳代にピーク[21] CD：30歳代にピーク[21]	不明 （SpAは若年発症が多い）
眼症状	6割 メインはぶどう膜炎	1割 メインは上強膜炎	4割 メインは結膜炎
口腔内潰瘍	6割	UC：1割，CD：6割	1割弱
陰部潰瘍	7割	UC：きわめて稀 CD：稀だが報告あり	クラミジア感染によるReAならしばしば
関節症状	5割 単関節炎 or 少数関節炎	末梢関節炎Ⅰ型 UC 3.6% /CD 6.0% 末梢関節炎Ⅱ型 UC 2.5% /CD 4.0% 脊椎関節炎＋炎症性腰痛 UC 4.4% /CD 9.9% 末梢関節痛のみ UC 5.3% /CD 14.3%	少数関節炎：3割 多発関節炎：15～30% 指炎：16% 仙腸関節炎：14～49% 脊椎炎：12～26%
皮　疹	8割 毛嚢炎，結節性紅斑など	診断時に1割。だが時間とともに増加 結節性紅斑 3～8% 壊死性膿皮症 1～2% ※CDのみ肛門周囲潰瘍・瘻孔を好発	脂漏性角化症：5～30% 連環状亀頭炎：20%
腸管炎症	3～16% 日本人だと25%	どちらもほぼ100%	判定不能 （感染性腸炎なら下痢症状の後に発症する）
発　熱	2割程度	35～40% 成人ならCDの方が発熱するかも？	微熱のみで高熱は稀

眼症状

BDの6割程度に眼症状[1]（特に後部ぶどう膜炎）を呈するのに対し，IBDの10％弱[2]（特に上強膜炎），ReAの4割[3]（35％：結膜炎，5％：虹彩炎）に眼症状を引き起こす。

口腔内潰瘍

BDの9割以上に出現する症状だが[1]，Crohnで60％[4]，UCで10％程度[5]，ReAでも5〜10％程度合併する[3]。

陰部潰瘍

BDでは7割程度にみられ，Crohnでも稀にみられる。UC[6]やReAでは稀であるが，ReAの場合はクラミジア感染による陰部潰瘍からReAを起こす場合はあるだろう。

関節症状

BDでは半分の患者に単関節炎ないしは少数関節炎として出現する[1]。

IBDに関しては末梢関節炎（5〜20％）と脊椎関節炎（3〜12％）を起こす[7]。どちらもHLA-B27陽性と症状発症に関連があり，UCよりもCrohnの方が頻度が高い[8,9]。末梢関節炎としては，10週以内程度の短期間で出現して自然軽快する少数関節炎（Type Ⅰ：腸炎症状の強さと相関）と，年余にわたって症状が持続する末梢性対称性関節炎（Type Ⅱ：腸炎症状の強さと相関なし）に分かれる。

ReAは多くが少数関節炎を起こすが，15〜30％は多発関節炎を呈し，14〜49％程度の患者には仙腸関節炎に伴う炎症性腰痛を起こす[3]。

皮疹

皮疹は様々なものが出うるが，疾患ごとにやや形態が違う。BDは診断基準のひとつ[10]である毛囊炎，結節性紅斑が患者の8割程度に出現する。IBDでは10％程度起こし，結節性紅斑や壊疽性膿皮症を起こす[11]。CDでは診

断時の 7％，全経過の 45％に肛門周囲潰瘍・瘻孔を起こす[12]。ReA では感染の原因微生物により異なるが，エルシニア感染症による結節性紅斑[13]や HPV-B19 感染症でのレース様紅斑[14]などは有名である。

腸管炎症

BD で腸管症状を合併する頻度は日本以外の地域では 3〜16％と高くないが，日本では 25％合併する[1]。IBD に関しては言うまでもないが，ReA に関しては消化器症状を合併するのではなく「消化器症状を伴う感染症」から発症することが多く，下痢などの消化管症状が終了してから 1〜2 週した後に関節症状が出現する[15]。

発熱〜微妙である点も含めて〜

本書は「発熱」を題材にしたものであり，各疾患は発熱を合併しうる疾患群ではある。しかし，発熱を起こす頻度そのものはそこまで高くない。

BD は疾患活動期に発熱を合併することが多く，大血管炎，関節症状＋眼症状の合併，何らかの臓器障害が出現する患者に起こりやすいとされるが，発熱そのものの頻度は 20％程度である[16]。

IBD では発症時に 35〜40％弱程度に発熱を有しており[17,18]，若干 CD の方が発熱しやすいという報告もある。反応性関節炎では，37℃台の微熱がメインで高熱を起こすことはあまりない[19]。

各疾患が"不明熱"というプレゼンテーションで出現するか？

当然だが，出現しうる。Table 48 に記載された各疾患に特徴的な症状が出ない場合，診断を困難にさせる[23]。しかし疾患の"不明熱性"は，"Rare disease with common presentation"ではなく"Common disease as uncommon presentation"で訪れることの方が多い[24]。「発熱＋眼症状」や「発熱＋少数関節炎」「発熱＋結節性紅斑」など非特異的な clue しかない場合に，口腔内潰瘍や腸管症状などがなくても上記疾患を発想できるか？が診断の鍵となる。

それぞれの疾患の鑑別診断のヒント

問診・診察で"不明"である点を解決する

　眼症状（充血，霧視など），粘膜症状（口腔内潰瘍，陰部潰瘍），関節症状・背部痛の確認とその分布，皮膚症状，便性状の変化（血便・黒色便・下痢便など）などを確認し，本人が自覚していない症状を洗い出すことが大事である。

　特に眼症状に関しては，ぶどう膜炎などを起こせば視野障害や霧視などが出現しうるが，上強膜炎や結膜炎の場合には疼痛すら出現しないこともしばしばあるため，しっかり診察する。患者に必要性を十分説明した上で陰部の観察も行うとなおよい。

　また，骨盤痛がありそうなら仙腸関節の圧痛評価や gaenslen test，炎症性腰痛がありそうなら modified schober test も行う。

採血検査

pANCA と ASCA

　好中球細胞質抗体のひとつである pANCA は UC において陽性になることが示されている。また，パン酵母のマンナンに対する抗体である ASCA (anti-*Saccharomyces cerevisiae* antibody) は Crohn に対して特異的なマーカーとされる。

　この2つを使用して IBD を診断するメタアナリシス[25]（60研究，UC 3,841名/Crohn 4,019名）では，下記のような結果が出ている。

- ■腸炎症状がある患者 and/or 健常者と IBD を区別する
  pANCA 陽性：感度 32.8%・特異度 97.1%
  ASCA 陽性　：感度 31.4%・特異度 92.5%
- ■炎症性腸疾患の患者から UC と Crohn を区別する
  pANCA 陽性：UC である感度 55.3%・特異度 88.5%
  ASCA 陽性　：Crohn である感度 53.3%・特異度 89.2%
- ■ASCA 陽性，かつ pANCA 陰性の場合に Crohn と診断する
  感度 54.6%・特異度 92.8%

炎症性腸疾患を疑って pANCA が陽性であれば，診断に使える可能性はあるだろう。ただ，ANCA と ASCA を用いて BD と IBD の区別ができるかどうかは微妙である。BD に関しては1割程度 pANCA が陽性になる報告もある[26]一方で頻度において健常人と陽性率に差がないとの報告もある[27]。

ASCA に関しては BD でも半数程度で陽性になり[28]，かつ腸管ベーチェットの方が抗体価が高くなることも報告されている[29]。また，そもそも ASCA は残念ながら現在で日本での保険適用がない（2015 年 3 月現在）。

HLA typing

HLA B51/B5，A26 などが BD と関連があるとされ，B51 の場合は特に眼症状との関連が強い。HLA-B51 陽性は疾患特異性があるわけではないが，BD 発症リスクの上昇は明確であるため，参考として使用可能である。

また HLA-B27 と脊椎関節症との関連は明確に示されており，IBD では 35〜75%，ReA では 40〜80% 程度関連しているとされる[30]。ただ，IBD や ReA を疑うからといって，HLA-B27 をすぐに測定することにはならない。

- HLA-B27 陽性だと IBD 関連関節症の発症リスクを上げるが，IBD 発症リスク自体を上昇させるわけではない
- UC は HLA-B52，DR2 と，Crohn は HLA-DRB1*07 と相関があるものの，HLA 測定で分類する意義はほぼない
- 日本における ReA の罹患率自体がいまだ不明確で，かつ ReA 発症者における HLA-B27 陽性割合についての明確なデータもない
- 日本においては HLA-B27 陽性率が低い（移民でない米国人では 4〜26% 程度 HLA-B27 が陽性である一方，日本人の HLA-B27 陽性率は 0.8% 程度[31]）
- 脊椎関節症の発症率そのものも 10 万人あたり 0.48 と低い[22]（日本人の各疾患罹患率＝BD7.0-8.5/10 万人[32]，UC＝63.6/10 万人[33]，CD＝21.2/10 万人[33]）

こういった観点から，「HLA-B27 関連反応性関節炎を診断する目的で」HLA typing を行うメリットは多くない。

日本においては保険適用外の検査であるため（2015 年 3 月現在），高頻度に使用できる検査ではないが，関節痛，眼症状，腸管炎症があるにもかかわ

らず診断に困難をきわめる症例においては，一考してもよい程度である。

筆者自身も，HLAを鑑別診断目的に使用したことは1度しかなく，多発関節痛と口腔内潰瘍，上行結腸びらんを呈するsexually activeな20代女性（子宮腟部スメアの*Chlamydia*-PCR陽性）に対して，採血検査や画像検査でもBDかIBD-related SpAかの鑑別がどうしても困難だったためにHLA typingをした。

結果的にHLA-B27陽性＋最終的に病理生検からGranulomaが1つのみ検出されCrohn-related peripheral arthropathy TypeⅡと臨床診断した。生物学的製剤導入により消化器症状も関節症状も寛解した。

画像〜下部消化管内視鏡：腸管炎症の分布〜

腸管炎症の分布からは疾患の区別はある程度つくかもしれない。BDは9割以上が回盲部に限局した潰瘍病変をきたす[34]。Crohnは45%が回盲部に限局し，32%が大腸に，19%が回盲部＋大腸，4%が上部消化管に炎症波及する[35]。

またCrohnの半数以上にskip lesionがみられ，14%には穿通病変があることも特徴である。UCは直腸炎が5割，直腸から左半結腸まで炎症が2割，全結腸炎が2割程度だが，15%程度はskip lesionを呈する[36]。

BDとCrohn内視鏡所見や病理像に関しては各施設の専門医の意見に従うべきであると考えるので割愛する。

ReAについて

ReAをBDやIBDと区別することはそれほど難しくない。むしろ「微熱」，「関節痛」などの主訴からReAと診断することそのものが難しい。

関節痛（少数，多数に関わらず）とともに炎症性腰痛や付着部炎があるかどうかを確認し，あればSpondyloarthropathy（SpA）の観点から鑑別を進めることができる。特にSpAはunder-estimateされやすい疾患であるため，まずその病名を想起することが難しく，さらにその中からReAを分類することが（一般内科としては）難しい部分であろう。

Table 49 | 反応性関節炎の原因微生物やワクチン

発症との関連が明確に証明されている病原体	*Campylobacter jejuni*, *Chlamydia trachomatis*, *Salmonella enteritica*, *Salmonella* paratyphi, *Shigella flexneri*, *Shigella sonnei*, *Shigella dysenteriae*, *Yersinia enterocolitica* O3/O8/O9, *Yersinia pseudotuberculosis*
発症に関与している可能性のある病原体	アメーバ, ヒトパルボウイルス B19, *Bacillus cereus*, *Bartonella*, *borrelia burgdorferi*, BCG ワクチン, *Chlamydophila pneumoniae*, *Clostridium difficile*, *Cryptosporidium*, *Escherichia coli*, *Gardnerella vaginalis*, *Giardia lamblia*, β 溶血性レンサ球菌, *Hafnia alvei*, *Helicobacter cinaedi*, *Helicobacter pylori*, Hepatitis B vaccine, HIV, *Lactobacillus* spp., *Leptospira*, *Mycoplasma hominis*, *M. fermentans*, *Neisseria gonorrhoeae*, *Neisseria meningitidis* serogroup B, *Propioibacterium acnes*, *Pseudmonas migulae*, *P. fluorescens*, *P. putida*, *Rickettsia rickettsii*, *Staphylococcus aureus*, *Staphylococcus epidermis*, *Streptococcus salivarius*, *Strongyloides*, *Tropheryma whippelii*

(文献 3 より)

　反応性関節炎の原因としては，Table 49 の通り多種多様な感染症を契機に起こることがある．また，ワクチン[37,38]や膀胱癌に対する膀胱内 BCG 注入[39]などでも ReA を起こすことが知られているため，医療曝露についても情報を抽出する必要がある．

(佐田竜一)

Reference

1) Sakane T, Takeno M, Suzuki N et al：Behçet's disease. N Engl J Med 341：1284-1291, 1999
2) Mintz R, Feller ER, Bahr RL et al：Ocular manifestations of inflammatory bowel disease. Inflamm Bowel Dis 10：135-139, 2004
3) Colmegna I, Cuchacovich R, Espinoza LR：HLA-B27-associated reactive arthritis：pathogenetic and clinical considerations. Clin Microbiol Rev 17：348-369, 2004
4) Plauth M, Jenss H, Meyle J：Oral manifestations of Crohn's disease. An analysis of 79 cases. J Clin Gastroenterol 13：29-37, 1991
5) Lankarani KB, Sivandzadeh GR, Hassanpour S et al：Oral manifestation in inflammatory bowel disease：a

review. World J Gastroenterol 19：8571-8579, 2013
6) Miyakawa H, Kameyama J, Sasaki I et al：A case of ulcerative colitis associated with genital ulcer (author's transl). Nihon Shokakibyo Gakkai Zasshi 78：1303-1306, 1981
7) Bourikas LA, Papadakis KA：Musculoskeletal manifestations of inflammatory bowel disease. Inflamm Bowel Dis 15：1915-1924, 2009
8) Orchard TR, Wordsworth BP, Jewell DP：Peripheral arthropathies in inflammatory bowel disease：their articular distribution and natural history. Gut 42：387-391, 1998
9) Palm Ø, Moum B, Jahnsen J et al：The prevalence and incidence of peripheral arthritis in patients with inflammatory bowel disease, a prospective population-based study (the IBSEN study). Rheumatology 40：1256-1261, 2001
10) International Study Group for Behçet's Disease：Criteria for diagnosis of Behçet's disease. Lancet 335：1078-1080, 1990
11) Tavarela Veloso F：Review article：skin complications associated with inflammatory bowel disease. Aliment Pharmacol Ther 20 (Suppl 4)：50-53, 2004
12) Veloso FT, Ferreira JT, Barros L et al：Clinical outcome of Crohn's disease：analysis according to the vienna classification and clinical activity. Inflamm Bowel Dis 7：306-313, 2001
13) Jalava K, Hakkinen M, Valkonen M et al：An outbreak of gastrointestinal illness and erythema nodosum from grated carrots contaminated with Yersinia pseudotuberculosis. J Infect Dis 194：1209-1216, 2006
14) Hayakawa H, Tara M, Niina K et al：A clinical study of adult human parvovirus B19 infection. Intern Med 41：295-299, 2002
15) Locht H, Krogfelt KA：Comparison of rheumatological and gastrointestinal symptoms after infection with Campylobacter jejuni/coli and enterotoxigenic Escherichia coli. Ann Rheum Dis 61：448-452, 2002
16) Hatemi G, Seyahi E, Fresko I et al：Behçet's syndrome：a critical digest of the 2013-2014 literature. Clin Exp Rheumatol 32：S112-122, 2014
17) Hendrickson BA, Gokhale R, Cho JH：Clinical aspects and pathophysiology of inflammatory bowel disease. Clin Microbiol Rev 15：79-94, 2002
18) Wang YF, Zhang H, Ouyang Q：Clinical manifestations of inflammatory bowel disease：East and West differences. J Dig Dis 8：121-127, 2007
19) http://www.nhs.uk/Conditions/Reactive-arthritis/Pages/Symptoms.aspx
20) Mahr A, Belarbi L, Wechsler B et al：Population-based prevalence study of Behçet's disease：differences by ethnic origin and low variation by age at immigration. Arthritis Rheum 58：3951, 2008
21) Asakura K, Nishiwaki Y, Inoue N et al：Prevalence of ulcerative colitis and Crohn's disease in Japan. J Gastroenterol 44：659-665, 2009
22) Stolwijk C, Boonen A, van Tubergen A et al：Epidemiology of spondyloarthritis. Rheum Dis Clin N Am 38：441-476, 2012
23) Cunha BA：Fever of unknown origin：clinical overview of classic and current concepts. Infect Dis Clin N Am 21：867-915, 2007
24) Arnow PM, Flaherty JP：Fever of unknown origin. Lancet 350：575-580, 1997
25) Reese GE, Constantinides VA, Simillis C et al：Diagnostic precision of anti-Saccharomyces cerevisiae antibodies and perinuclear antineutrophil cytoplasmic antibodies in inflammatory bowel disease. Am J Gastroenterol 101：2410-2422, 2006
26) Yang CW, Park IS, Kim SY et al：Antineutrophil cytoplasmic autoantibody associated vasculitis and renal failure in Behçet disease. Nephrol Dial Transplant 8：871-873, 1993
27) Ataollahi MR, Aflaki E, Nazarinia MA et al：Anti-cardiolipin and anti-Neutrophil Cytoplasmic Antibodies in Iranian patients with Behcet's disease. Iran J Immunol 9：241-247, 2012

28) Krause I, Monselise Y, Milo G : Anti-Saccharomyces cerevisiae antibodies—a novel serologic marker for Behçet's disease. Clin Exp Rheumatol 20 : S21-24, 2002
29) Fresko I, 2Ugurlu S, 2Ozbakir F et al : Anti-Saccharomyces cerevisiae antibodies (ASCA) in Behçet's syndrome. Clin Exp Rheumatol 23 : S67-70, 2005
30) Khan MA : Thoughts concerning the early diagnosis of ankylosing spondylitis and related diseases. Clin Exp Rheumatol 20 : S6-10, 2002
31) Tsuji K, Aizawa M, Sasazuki T et al : Proceedings of the 11th International Histocompatibility Workshop and Conference. Oxford University Press : 1065-1220, 1992
32) Mahr A, Belarbi L, Wechsler B et al : Population-based prevalence study of Behçet's disease : differences by ethnic origin and low variation by age at immigration. Arthritis Rheum 58 : 3951-3959, 2008
33) Asakura K, Nishiwaki Y, Inoue N et al : Prevalence of ulcerative colitis and Crohn's disease in Japan. J Gastroenterol 44 : 659-665, 2009
34) Lee CR, Kim WH, Cho YS et al : Colonoscopic findings in intestinal Behçet's disease. Inflamm Bowel Dis 7 : 243-249, 2001
35) Baumgart DC, Sandborn WJ : Crohn's disease. Lancet 380 : 1590-1605, 2012
36) Park SH, Yang SK, Park SK et al : Atypical distribution of inflammation in newly diagnosed ulcerative colitis is not rare. Can J Gastroenterol Hepatol 28 : 125-130, 2014
37) Poole CJ, Miller S, Fillingham G : Immunity to hepatitis B among health care workers performing exposure prone procedures. BMJ 309 : 94, 1994
38) Asakawa J, Kobayashi S, Kaneda K et al : Reactive arthritis after influenza vaccination : report of a case. Mod Rheumatol 15 : 283-285, 2005
39) Tinazzi E, Ficarra V, Simeoni S et al : Reactive arthritis following BCG immunotherapy for urinary bladder carcinoma : a systematic review. Rheumatol Int 26 : 481-488, 2006

D 疾患どうしの組み合わせで鑑別を考える

12 髄膜炎と Crowned dens 症候群と深頸部感染症

3疾患に共通すること

「髄膜炎と Crowned dens 症候群と深頸部感染症」に共通する3つの因子として下記が挙げられる。

急速進行性の疾患であること

どの疾患も数時間〜1,2日単位で急速に症状の進行を呈する。個人的な経験則では頸椎偽痛風がやや突発，深頸部感染症は日の単位で増悪，髄膜炎（特に細菌性髄膜炎）はその中間という印象はあるが，そこに明確な根拠はない。

発熱を伴うこと

細菌性髄膜炎では38℃以上の発熱は78%[1]，ウイルス性髄膜脳炎でもヘルペス脳炎では76%[2]，Crowned dens 症候群でも発作時には79%発熱する[3]。発熱の有無や高低では各疾患を分類することは不可能である。

重篤な頭痛・頸部痛を起こすこと

特に Crowned dens 症候群では頭部の回旋に直接関わる軸椎関節の炎症であるため，回旋行為により誘発される著明な疼痛が出る[4]。髄膜炎では Jolt accentuation に代表されるような回旋時の疼痛誘発は起こりえる。深頸部感染症は炎症や膿瘍部位に一致した頸部痛がメインであり，部位によっては後頭部痛なども起こす。

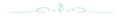

「比較的急速な頸部痛・頭痛と発熱をきたした患者」に対する鑑別疾患を考慮するときは，特にこの3疾患を鑑別しなければならない．特にそのうち髄膜炎（特に細菌性髄膜炎やウイルス性髄膜脳炎など）と深頸部感染症は命に関わる疾患でもあるため確実な除外が必要となる．

そのため，鑑別する際には髄液穿刺や造影CTなどの侵襲的処置を必要とすることが多い．

髄膜炎の臨床的特徴
～特に細菌性髄膜炎，ウイルス性髄膜炎～

どの年代でも細菌性髄膜炎，ウイルス性脳炎は起こしうるため，患者背景に応じてrule outすることは困難である．またこの2つは命に関わる疾患であることから，確実に除外したい疾患群でもある．

ただ，髄膜炎（特に髄液細胞数陽性：Pleocytosis）は項部硬直やjolt accentuation，Kernig's sign，Brudzinski's signなどの身体所見だけで除外できるものではないため[5,6]，本疾患除外のためには何といっても髄液穿刺が重要であり，髄液細胞数陽性が最も感度の高い検査である．ただし，それにもピットフォールはある．

髄液細胞数そのものは細菌性髄膜炎を疑う目安にはなり，細菌性髄膜炎の患者297名のうち93％は髄液細胞数が$100/\mu L$を超えているという報告はあるが，しかし残りの7％は細胞数$<100\mu L$だったということになる[7]．また特にリステリア髄膜炎の場合は髄液細胞数が少なく，776例中45％が$500/\mu L$未満だったことが報告されている[8]．

特に高齢者や免疫不全者における発熱・頭痛・頸部痛などでは髄液細胞数が少なくても「いわゆる自然経過で改善するウイルス性髄膜炎」と安易に捉えず，臨床的に細菌性髄膜炎と診断して抗菌薬投与に踏み切ることも許容される．

Crowned dens症候群の臨床的特徴

　Crowned dens症候群（crowned dens syndrome；CDS）は，そのほとんどが軸椎関節へのピロリン酸カルシウムの沈着（calcium pyrophosphate deposition；CPPD）により起こる偽痛風であり，頸椎偽痛風とも呼ばれる。

　CPPDのリスク因子としては高齢，変形性関節症，以前の外傷歴，既往（ヘモクロマトーシス，原発性副甲状腺機能亢進症，低リン血症，低マグネシウム血症など），遺伝的要因などがある[9]。また発作のリスクとしては利尿剤使用などによる脱水や[10]，安静臥床なども知られており[11]，入院中の患者においても発症しうることは重要である。

　CDSが若年者に発症することは稀だが，上記のようなCPPDリスク因子を持つか，ないしはハイドロキシアパタイト沈着症（hydroxy-apatite deposition disease；HADD）であれば発症する危険がある。HADDは偽痛風と比べて若年者（30〜60代）に多く，二次性の腱炎によって石灰沈着を起こすと推測されている[12]。

　またHADDでは軸椎の前方（後咽頭）にある頸長筋の頸椎付着部に石灰化を呈し，発作性の激烈な疼痛をきたすことがあり，石灰化頸長筋腱炎といわれる[13]。ハイドロキシアパタイトによるCDSという報告もあるが[14,15]，実臨床ではピロリン酸カルシウムとハイドロキシアパタイトの鑑別は困難である。

　これらのことからいえることは，「CDSの多くが高齢者のCPPDであるが，若年者でもハイドロキシアパタイト沈着症により発症しうる」ということである。CPPDでもHADDでも，CDS自体の診断は単純CTで事足りる。しかし，CDSは生命予後を変える疾患ではないため，臨床現場において「発熱＋頭痛・頸部痛」をきたした患者において，CDSよりも先に他疾患を否定すべきである。

　CDSそのものは，NSAIDsなどの消炎鎮痛剤やコルヒチン，少量ステロイドなどの使用で速やかに軽快する疾患である[16]。頸椎以外の関節であればステロイド関節内注射も考慮されるが，CDSはその関節部位の特殊性から行われることはない。

Fig.25

各種深頸部感染症を起こす space

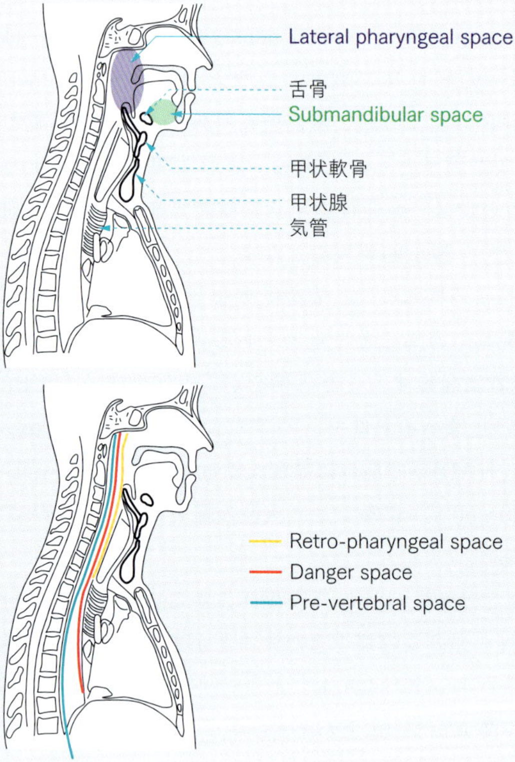

- Lateral pharyngeal space
- 舌骨
- Submandibular space
- 甲状軟骨
- 甲状腺
- 気管

- Retro-pharyngeal space
- Danger space
- Pre-vertebral space

深頸部感染症の臨床的特徴

深頸部感染症は下記5つのスペースに感染する重篤な疾患である (**Fig.25**)。どこも筋膜や脂肪や血管鞘の間で疎な組織構造をしており，一旦細菌が侵入すると各スペースに広がりやすい。

Lateral pharyngeal space

扁桃から咬筋にかけてのスペースで，扁桃周囲膿瘍などが有名である。また，別のスペースともつながっているため容易に submandibular space や

retro-pharyngeal space に広がる．また頸動脈鞘や神経叢なども含み，Lemierre 症候群による感染性内頸静脈血栓なども引き起こす．

Submandibular space

下顎～舌根部の脂肪組織や筋層のスペース．歯肉炎や歯槽膿漏などから Ludrig's angina を引き起こし，気道狭窄などが問題となる．

Retro-pharyngeal space

後咽頭と脊椎の間にある軟部組織．喉頭蓋や声門などを含み，後咽頭膿瘍による気道閉塞を引き起こす．また，後述する danger space や，pre-vertebral space と隣接するため，容易に炎症波及しやすい．

Danger space

脊椎近傍で retro-pharyngeal space と pre-vertebral space の間にあるルートであり，頭蓋底から縦隔，横隔膜までつながる．歯髄感染症や他領域の深頸部感染症から縦隔炎に至ることもある．

Pre-vertebral space

脊椎に最も近いルートで，頭蓋底から縦隔・横隔膜を経て尾骨までつながる．仙骨褥瘡感染から pre-vertebral space を通り頭蓋内に膿瘍を呈することもある．

これら深頸部感染症の中では扁桃周囲膿瘍が最も多い．日本の単施設の耳鼻咽喉科における 299 例の深頸部感染症の検討では，扁桃周囲膿瘍が 251 例，その他の深頸部膿瘍が 48 例（複数の space にわたるもの：34 例，単一 space が 14 例：うち咽後膿瘍 7 例，顎下膿瘍 6 例，傍咽頭膿瘍 1 例）であった[17]．扁桃周囲膿瘍は年齢中央値 31 歳と若く，深頸部膿瘍は 51 歳とやや高齢である点も特徴である．発症リスク因子としては歯科治療歴[19]，重症化リスクとしては糖尿病が指摘されている[20]．

3疾患（+α）を分類するために

　急な発熱・頸部痛・頭痛を呈した患者における思考過程を **Fig.26** に示す。「急な発熱・頸部痛・頭痛を呈した患者」においてまず rule out しなければならない疾患は細菌性髄膜炎・ウイルス性脳炎（特にヘルペス脳炎）と深頸部感染症である。

① まずは深頸部感染症に特異的な開口障害や嚥下障害，頸部の限局した圧痛の有無を問診・診察で速やかに判断する。もしそれが明確に存在すれ

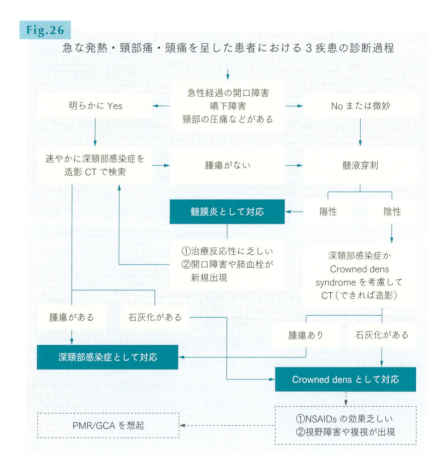

Fig.26　急な発熱・頸部痛・頭痛を呈した患者における3疾患の診断過程

ば，ドレナージ病変などの検索目的に造影CTを撮像しにいく。もちろんこの際に血液培養を採取するのは当然の行為である。細菌性髄膜炎の事前リスクも高ければ，血液培養を採取した段階で抗菌薬のempiric therapyに踏み込むこともある。
② 深頸部感染症を疑う所見がない，または微妙な場合は髄膜炎を精査する目的で髄液穿刺を行う。
③ 髄液穿刺陽性であれば髄膜炎・脳炎の対応をする。ただし，深頸部感染症は脊髄腔や脳底に近い部位に炎症を起こすと髄液細胞数が陽性になるため，治療反応性に乏しい場合や新たに開口障害などが出現する場合には，深頸部感染症の可能性を再度考える必要がある。
④ 深頸部感染症を思わせる所見がなく，髄液穿刺でも明らかな異常がない場合には，Crowned dens症候群を第一に考え，かつ深頸部感染症の可能性を否定する目的も込めて造影CTを撮影する。どうしても造影できない場合には，単純CTでもやむないと思われる。
⑤ 環軸関節に石灰化があればCrowned dens症候群として消炎鎮痛剤を使用する。ただし，発熱・頸部痛・筋痛はリウマチ性多発筋痛症や側頭動脈炎でも出現しうる症状であることに留意しながら治療する。治療反応に乏しい場合や，万が一視野障害や複視など側頭動脈炎を示唆する徴候が出た際にはステロイド治療に踏み切ることを頭の片隅に置いておく。

（佐田竜一）

Reference

1) van de Beek D, de Gans J, Spanjaard L et al：Clinical features and prognostic factors in adults with bacterial meningitis. N Engl J Med 351：1849-1859, 2004
2) HSV Encephalitis Study Group (Sili U, Kaya A, Mert A et al)：Herpes simplex virus encephalitis：clinical manifestations, diagnosis and outcome in 106 adult patients. J Clin Virol 60：112-118, 2014
3) Sekijima Y, Yoshida T, Ikeda S：CPPD crystal deposition disease of the cervical spine：a common cause of acute neck pain encountered in the neurology department. J Neurol Sci 296：79-82, 2010
4) Taniguchi A, Ogita K, Murata T et al：Painful neck on rotation：diagnostic significance for crowned dens syndrome. J Neurol 257：132-135, 2010
5) Thomas KE, Hasbun R, Jekel J et al：The diagnostic accuracy of Kernig's sign, Brudzinski's sign, and nuchal

rigidity in adults with suspected meningitis. Clin Infect Dis 35：46-52, 2002
6) Nakao JH, Jafri FN, Shah K et al：Jolt accentuation of headache and other clinical signs：poor predictors of meningitis in adults. Am J Emerg Med 32：24-28, 2014
7) van de Beek D, de Gans J, Spanjaard L et al：Clinical features and prognostic factors in adults with bacterial meningitis. N Engl J Med 351：1849-1859, 2004
8) Mylonakis E, Hohmann EL, Calderwood SB：Central nervous system infection with Listeria monocytogenes. 33 years' experience at a general hospital and review of 776 episodes from the literature. Medicine (Baltimore) 77：313-336, 1998
9) Zhang W, Doherty M, Bardin T et al：European League Against Rheumatism recommendations for calcium pyrophosphate deposition. Part I：terminology and diagnosis. Ann Rheum Dis 70：563-570, 2011
10) Neame RL, Carr AJ, Muir K et al：UK community prevalence of knee chondrocalcinosis：evidence that correlation with osteoarthritis is through a shared association with osteophyte. Ann Rheum Dis 62：513-518, 2003
11) 眞木崇州, 中村道三, 末長敏彦：脳卒中急性期に合併する偽痛風の検討. 臨床神経 48：563-567, 2008
12) Ring D, Vaccaro AR, Scuderi G et al：Acute calcific retropharyngeal tendinitis. Clinical presentation and pathological characterization. J Bone Joint Surg Am 76：1636-1642, 1994
13) Zibis AH, Giannis D, Malizos KN et al：Acute calcific tendinitis of the longus colli muscle：case report and review of the literature. Eur Spine J Suppl 3：434-438, 2013
14) Bouvet JP, le Parc JM, Michalski B et al：Acute neck pain due to calcifications surrounding the odontoid process：the crowned dens syndrome. Arthritis Rheum 28：1417-1420, 1985
15) Malca SA, Roche PH, Pellet W et al：Crowned dens syndrome：a manifestation of hydroxy-apatite rheumatism. Acta Neurochir (Wien) 135：126-130, 1995
16) Zhang W, Doherty M, Pascual E et al：EULAR recommendations for calcium pyrophosphate deposition. Part II：management. Ann Rheum Dis 70：571-575, 2011
17) Noda K, Kodama S, Noda K et al：Deep-neck infection：clinical analysis of 299 cases. Nihon Jibiinkoka Gakkai Kaiho 113：898-906, 2010
18) Reynolds SC, Chow AW：Life-threatening infections of the peripharyngeal and deep fascial spaces of the head and neck. Infect Dis Clin North Am 21：557-576, 2007
19) Hasegawa J, Hidaka H, Tateda M et al：An analysis of clinical risk factors of deep neck infection. Auris Nasus Larynx 38：101-107, 2011
20) Hidaka H, Yamaguchi T, Hasegawa J et al：Clinical and bacteriological influence of diabetes mellitus on deep neck infection：Systematic review and meta-analysis. Head Neck 21, 2014

D 疾患どうしの組み合わせで鑑別を考える

13
詐熱とミュンヒハウゼン症候群と心因性発熱

　詐熱（factitious fever），ミュンヒハウゼン症候群（munchausen's syndrome；MS），心因性発熱あるいは習慣性高体温（stress-induced/habitual hyperthermia）の3疾患は，種々の病態鑑別のすえに，やむなくたどり着く疾患である。精神科を直接受診することはない。

　精神科医でないと取り扱えないから精神科，疑ったらとにかく心療内科，というほど単純でなく現実は甘くはない。

　例えばMSの主な臨床表現は「繰り返す謎の菌血症」であり，むしろ内科での診療が長引く様相を呈し，また本人も精神科的であると全く思っていない。

▍不審な熱の臨床分類～総論～

　まず精神医学的分類というのは，改訂を重ねてもその都度論争があり，国や施設や個々の医師の信念などによって変わる。よって，ここでは「虚偽性障害の操作的診断について」とか，「身体表現性障害とは何か」とか，そういうことは議論できない。本書の読者として対象にしているのは，「熱の原因がわからず困っている医師」であるから，ここでは"不審な熱の臨床分類"を試みたい。

　断りなく使用したこの"不審な熱"の"不審"とは，辞書的な意味を込めている。大辞林第二版によれば「不審」の意味は『はっきりしない点があって，疑わしく思うこと。いぶかしく思うこと。また，そのさま』とある。訝しいさま，このニュアンスに近い。不明ではなく，不審である。通り一遍の精査を尽くすも検査所見と症候が一致しないような状況にあるときにそう思うの

かもしれない。これは（逃げるようであるが）言語化しにくい。発熱に対する一般内科診療，感染症診療の基本を繰り返し行っていることの先に，除外的にみえてくるもの・感じるものなのかもしれない。「いつもと比べて変」というように。

　この"不審な熱"を起点にして考える（Fig.27）。第一歩は，意図して熱をつくっているか・つくっていないかで，詐熱と心因性発熱に分ける。意図して熱をつくっている場合は，それが疾病利得を目的としているか・どうかでその詐熱が単なる詐病か，それとも虚偽性障害か（MSはここに含める）に分けていく。

　以上，簡便ではあるが細かなterminologyを無視して分類した。このアルゴリズムで分岐点となったのは，①熱をつくっているか，②利得を得るという目的があるか，の2点であるが，実臨床ではこの判定が難しい。①やら②やら，そしてこれらがあるのかないのか，または他の疾患なのかという不確かで不安なままの状況で事が進む。

　ちなみに詐病として詐熱は，単なる不適切な行動であり，精神疾患に該当されず病気ではないので本書では掘り下げない。

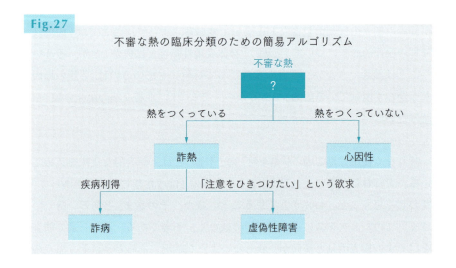

Fig.27　不審な熱の臨床分類のための簡易アルゴリズム

心因性発熱あるいは習慣性高体温

　このグループの本質的な病態は，発熱ではなく高体温であり，身体的消耗は少ないはずである．しかし，これらの患者は「熱があるから調子が悪い」という認識で居続け，それを修正できないでいる（実際には，調子が悪いから体温が上がっているのである）．

　ここでさらに心因性と括られる人たちを，2つのサブタイプに分ける試みをしたい（Fig.28）．心因性と思える人の中に，体温上昇の原因に固執し熱があると訴え続け，身体表現性障害のような様相を呈し始める患者がいる．

　つまり「熱の原因が知りたい，原因があるはずだ，原因がわからないからこんなに熱が出たままなんだ，こんな(別の)症状まである！」というように，**症状を訴え症状の原因にこだわることそのものが症状**になっているのである（Fig.28 上）．

　その一方で，原因は知りたいとそれなりに思いつつも，疲労があるのに仕事を続けたりなど，訴える病状と行動がずれていて，一見医師のいうとおりにしてくれるのだが，検査で異常がなく解熱剤などによっても熱が下がらないことを症状として感じるタイプがいて，**熱があって悩ましいこと自体が症状**にみえる（Fig.28 下）．人によっては，熱があることがちょっと"人ごと"のような印象を受ける．やさぐれたような，抑うつという状態に近い人もい

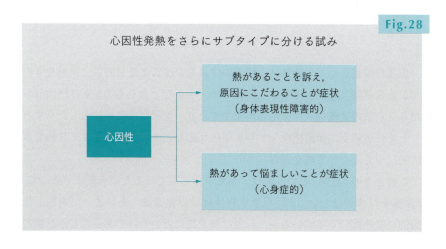

Fig.28　心因性発熱をさらにサブタイプに分ける試み

る。身体表現性障害的なタイプの人では，症状を訴えるエネルギーが強く感じられるのと違い，心身症的なタイプでは訴えるエネルギーはそれより弱い。

体温が上昇していることにむしろ後から気づいたような感じであり，原因が見当たらずひどい不安状態になったり，原因追求に固執したりするという様子はなく，むしろのんきな印象すら受けることもある。「ストレスのせいだろう」ということは自分でも何とはなしにわかっているようにみえるのだが，行動やストレスと症状との結びつきをどことなく理解できていない。「体調悪いのは，熱のせいなんだろうな」と自己解釈してしまう（実際には熱のせいではない）。そしてそのズレが修正されにくい状況になってしまっているのである。

心身症的なタイプでは，問題解決において患者がこだわってないぶん一見良性に思えるが，心理ストレスと体調不良と発熱との相関関係の気づきにも乏しく，それなりに心療内科的専門性を要する病状であるので注意したい。

こうした患者たちは症状へのこだわりも乏しければ，自覚症状と生活上のイベントや，生ずるストレスとの関係を見出せもせず，とにかくややズレているのである。まさに心身相関の理解不全にあり，純然たる心療内科圏の疾患ともいえ，一部の心療内科医はこうした患者を早めに紹介してほしいと願っている。

虚偽性障害
〜特にミュンヒハウゼン症候群について〜

虚偽性障害としての詐熱は，他者の注目をひくことを目的に，発熱をきたすような異物（汚染した液体：糞便・痰・牛乳など含むもの）を自己注射したり，点滴の接続コネクタから汚染させたり，直接刺入部に注入したりすることで局所感染・血流感染・アレルギー反応などを引き起こさせて発熱を意図的につくることで成立する。

このときの「意図」というのは，発熱をつくっているという意味であって，「注意をひきつけたい」という欲求自体はほぼ無意識・あいまいである。意図的に発熱はつくっているが，行動は無意識に近いわけである。しかし担当

医からすれば，その行動は「つくって」いるのであり，嘘をついていることが意識的にみえてしまうわけで，虚偽性障害に対する非精神科医の理解は得てして不良である。なぜそんなことをするのだろうと，医師側はそれを明確にできないのである。実際には，そんな嘘をついてまでも患者の苦しみは深いわけである。

冒頭で述べたことと反するようだが，この虚偽性障害を疑った時点で精神科医になるべく早く介入してもらうために最大限の努力を払うというのが，内科医（非精神科医）のすべきことである。MSが放置されて，行為自体がエスカレートすれば生命に関わる。敗血症やアナフィラキシーといった致命的な身体合併症を引き起こしかねないからである。よってMSは早期発見および精神科医の迅速な介入を目指すべきである。

ミュンヒハウゼン症候群の早期発見のために

人間の正常生理・病態生理に沿わせて不自然な臨床状況は，すべからくMSを念頭に置くべきともいえる。その"不自然さ"をある程度，半定量的に認識することができるような指針があれば臨床医にとって実用性がある。

そこで本書では，Table 50に示す「Aoki Criteria 2008」を採用したい。MSの発見契機は，経過中に病状が入れ替わり立ち替わり出現したり，環境中の菌や臨床状況に見合わない複数菌による菌血症を起こしたり，それを不自然に反復したりする状況に多くある。

つまり，（エピソード毎に異なる菌の）菌血症などによる入退院を繰り返しているといった経緯がある患者に疑うことになる。また女性医療従事者に多いことは教科書的にも有名である。経験豊富な感染症医の臨床英知を簡便にしたものが「Aoki Criteria 2008」である。

あり得ない微生物が複数同時検出される状況を青木眞先生は，「同一人物がNew YorkとParisから同時にTV電話をかけてきたような違和感」と表現されている。

このようにある程度形式化してしまえば，多忙な内科医でもある程度揺さ

Table 50 | ミュンヒハウゼン症候群を見抜くためのクライテリア
〜Aoki Criteria 2008〜

- 女性
- 医療従事者
- 血液培養であり得ない微生物が複数同時検出
- 本人はケロッとしている
- 退院が話題に登ると再発

(青木眞先生のブログ「感染症診療の原則」，2008 年 12 月 26 日の記事より抜粋・改変したもの。http://blog.goo.ne.jp/idconsult/e/91ffc6f72eb4c3a6a329f5b9f175acb6)

ぶれずに診断を絞り込めて，ひいては MS のような早期介入の必要性のある病態を見抜く端緒となるかもしれない。Aoki Criteria の「ありえない」を「ありえない」と認識するには，地道な臨床経験が要る。奇しくも筆者がはじめに述べたように，発熱に対する診療の基本を繰り返し行っていることの先に，除外的にみえてくるもの・感じるものであると考える。

まとめ〜内科にできること〜

本項でまとめた病態と向き合うのは一般的な医師にとって一種の不快を伴う。しかしその多くはこれらの疾患について理解していないからである。患者に対する陰性感情はよい身体マネジメントを生まない。

内科医にもできることがある。まずは医師側からの歩み寄りからはじめるしかない。

> 最後に，本項執筆にあたり以下の DVD を大いに参考にさせていただいた（和洋，文献も読んだが結局これに優るものがなかった）。特に「case2—46 歳女性・皮下結節を伴う発熱—」での鈴木富雄先生の症例提示と解説と語りが本当に素晴らしかったので，ここに紹介しておく。
> - 岩田健太郎，鈴木富雄：Dr. 岩田の FUO 不明熱大捜査線 第 2 巻 入院患者シリーズ，ケアネット，2009

（國松淳和）

VI章
発熱診療のpsycho-socialな側面

発熱と不安

　医師が（特に解決が困難な）発熱患者を診療する際，発熱というプロブレムを解決することそのものが患者の問題をすべて解決すると思いがちである。しかし，実は患者が抱えている問題は発熱による身体的問題のみならず，社会的な苦難や精神的な負担を同時に抱えていることが多く，また医療者はしばしばこれらの苦難・負担を無視しがちである。

　本章では，発熱患者に発生しうる苦難/不安を Bio-psychosocial model を用いて整理し，それらに対する医療の進め方について論じる。さらに，原因不明な病状を持つ患者を診療する際に医師自身が持つ不安についてまとめ，診断学的観点とコミュニケーションスキルの観点からこれらの解決法を探る。

■患者が不安を感じるポイントと Bio-psycho-social model
■医師と発熱と不安
　〜不明熱診断に不安を感じないために防ぐべきエラー〜
■医師―患者関係にトラブルを生じさせないために

患者が不安を感じるポイント

患者の不安〜疾病・自分・家族・社会に関連するエトセトラ〜

　発熱を起こす患者は，多かれ少なかれその症状に対して不安を感じる。重症度が高い敗血症などの場合だけでなく，症状が長時間持続して解決しない不明熱などの疾患でも不安を感じるというのは，当然のことであろう。また一言で不安といっても，その性質は下記のように多種多様にわたる。

- 自分自身の自覚症状に対する漠然とした不安
- 合併症としての臓器障害や身体障害が残るかもしれない不安，死に対する不安
- 自分の疾患が誰かに伝播してしまうことで社会（密接に触れる家族，会社など）に不利益をもたらすのではないかと言う不安
- 社会生活からの離脱によって自分・家族に降りかかる経済的・社会的負担への不安
- 社会生活からの離脱によって社会に対して起こる悪影響（e.g. 所属組織の業務が停止・遅延するなど）への不安

　我々はどうしても患者の病態そのものを把握し，それを解決することが至上命題と受け止めて診療に勤しむことが多い。しかし患者はその病態そのものに加えて，病態によりもたらされた個人・家族・社会における悪影響に対して悩んでいることが多い。こういった不安の存在を無視/軽視すると医師―患者関係のトラブルを起こしやすい。

発熱性疾患と不安〜関連を示す各報告〜

　発熱性疾患と不安との関連を示した報告はいくつかあり，急性疾患であっても慢性疾患であっても，不安を感じることに変わりはない。患者のみならず，患者の家族も同様に不安・抑うつを抱えることから，我々医師は患者の不安と共に家族の不安と向き合い，受け入れ，解決の方法を探っていく努力をすべきである。

　インドにおいてデング熱患者における不安の発症割合を示した報告[1]がある。デング熱は一般的には死亡率1％未満の疾患で対症療法のみで軽快し，重症化しうるデング出血熱を起こす頻度も5％，そのうち死亡率は10％程度とされる疾患群である。デング熱と確定診断された93名が発症急性期に精神的コンサルテーションを受け，うち84名（90.3％）が死の恐怖を感じていた。
　また，家族性地中海熱は発熱発作と漿膜炎を繰り返し，アミロイドーシス（特に腎臓へのAAアミロイド沈着）が予後を規定する。ただコルヒチン使用が広まってから死亡率は健常人と同等になりつつある[2]。ドイツとトルコの家族性地中海熱（familial mediterranean fever；FMF）の患者（各地域40

名ずつ）と，ドイツで過ごしている43名の健常者との間で不安を感じる頻度の違いがあるかを調べたcase-controlled studyがある[3]。ドイツでは52.5％，トルコでは65％の患者が不安を感じており（ドイツの健常人は22.5％），その不安感の度合いは疾患の重症度とはあまり関連しなかった。

FMFを有する子供の親90名と，健常な子供を持つ親67名において抑うつのスコアリングシステム（hospital anxiety depression scale；HADS）で評価したcase-controlled studyでは[4]，FMFを有する子供の親の方が抑うつ・不安をより抱える傾向にあり，その深刻度は重症度と比例していた。

発熱におけるBio-psychosocial modelとそれに基づく臨床アプローチ

発熱性疾患は，その重症度や死亡率の高低に関わらず，患者にある一定の不安を与える。発熱を起こした患者に対峙する我々は，患者が抱える問題をただ生理学的にだけでなく，包括的に捉える能力を備えておくべきである。患者の疾患や病態を，「疾患として」捉える考え方を"Biomedical model"という。それとは別に病態を生物，心理，社会的な要因のシステムとして捉えようとするために考案されたモデルを"Bio-psychosocial model"といい，1977年にEngelらが提唱[5]した。

Biomedical modelは下記の2点の前提に基づいている。

- 症状の原因はある特定の原因・疾患に還元できる（還元主義）
- 物理化学的なメカニズムを用いて，生じている現象を説明できる原因を排除したり，病態システムの異常を是正すれば症状も治癒する（機械論）

このモデルを用いると，疾患に対する理解は深まるが，一方でそれぞれの患者に起きていることをすべて一般科学法則に基づいて把握することとなり，目の前の患者を「症例」という客観的情報としてのみ認識してしまいがちになる。

個々の患者がもつ性格や生活背景，今まで歩んで来た人生，患者自身の病態への理解，治療に対する希望や価値観，患者の周囲にある社会文化政治的

問題，宗教的問題，対人関係の問題などはすべて切り捨てられてしまう。

近年，このような生物医学モデルに基づく医師—患者関係により多くの軋轢を生んでしまったことが問題となっており，生物医学モデルが現代医療の大きな障壁になっている。

Bio-psychosocial model を用いて患者の状態を把握すると，Fig.1 のように

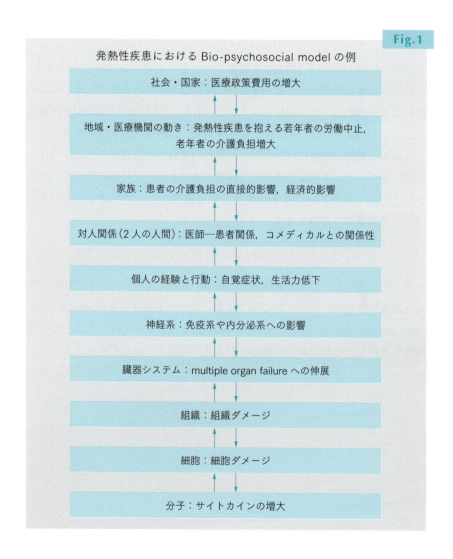

Fig.1 発熱性疾患における Bio-psychosocial model の例

患者本人のみならず，患者周辺に多種多様なシステムの存在がみえる。こういったモデルにより，発熱という病態が起こることで患者に対して生じる医学的問題点のみならず，患者個人が抱える問題，患者の周辺事象としての社会的問題にも注意を払うことができる。

こういった Bio-psychosocial model の理論的実践的継承者たちが提唱している臨床実践の枠組みを下記に記す[6]。

患者の「物語」を把握する

患者の症状には必ず「物語」がある。いつからどのように症状が始まり，どのように現在に至るか，という生物医学的な事象のみならず，その症状の流れにより個人的・社会的にどのように「困った」「辛かった」のかを明確化することで，より患者の辛さや苦難を共有し，理解することができる。

これらを把握する際には，ただただ症状の流れのみを聞き出すだけでは不十分であり，どのような仕事・社会環境で生活をし，それがどのように障害され，どのような思いに苛まれているかを把握することではじめて患者の「物語」を構築し，理解できる。

「bio」と「psycho」と「social」に関わる問題を認知し，統合する

発熱性疾患においてその病態診断は根本の問題であるため，その判断はとても重要であるが，そのケアの中で重要と思われる患者の biomedical problem, psychologic problem, social problem などを拾い上げ，それぞれの関係性を考察し，それぞれの問題がどのように関連するかを把握する。

> e.g. 1カ月前からの発熱に対して側頭動脈炎の診断を受けた75歳男性の各種問題
> - Biomedical problem：側頭動脈炎により発熱・抑うつ・左目の視野欠損，体重減少を生じたため，生活力が低下している
> - Psychologic problem：病態を発症する以前は元気であったが，症状を起こしてから趣味の詩吟ができない（顎跛行による）ため落ち込み気味である。また今回の病態は悪性腫瘍に伴うものだと思い込んでおり，さらにふさぎ込んでいるため治療に協力的でない。何とかステロイド治療をはじめたが，1週間でさらに抑うつ傾向が増している
> - Social problem：5年前に妻を失ってから独居生活者で，一人息子は海外で暮らしているため生活のサポートができない。また，田舎暮らしであるため生活には車運転が必須だが，左目視力の回復が望めないため，運転はきわめて困難になってしまった。しかも，今の本人に「車が運転できなくなる」事実を伝えることはさらに抑うつを悪化させかねない

医療者すべてがこれらの問題の重要性を確認する

　上記のように例示した「bio」と「psycho」と「social」に関わる問題点の整理を行うと，患者と医師の関係のみならず，患者・コメディカル，患者・ソーシャルワーカー・医師など，患者を中心としてケアに関わる医療者の多種多様な関係性が生まれる。これらのつながりを緊密にしておかないと医療の流れが滞ってしまう。

医師が自分自身を振り返る

　医師は，患者がもつ複数の関係性における重要な舵取りを求められることが多い。しかし，そのような大事な案内役である医師が，自身の価値観や判断基準だけに基づいて物事を決定したり推奨したりすると，患者の思いにそぐわない医療を提供しかねない。医師は患者を取り巻くシステムの一部であるから，どうしても中立的な立ち位置をとることが難しい。その事実に意識的である必要がある。

　また，往々にして激務を強いられる医師は，その忙しさ，疲れ，精神状況などにより決定内容が揺れ動くこともある。自分自身の体調や認知行為（その変化も含めて）に対して自覚的であることが求められる。

各問題に対し,優先順位を決めて取り組む

　Biopsychosocial modelで明らかにした問題点に対して,同時多発的に介入を開始することは困難である。優先順位を決めて取り組む必要が出てくる。発熱患者においては多くがbiomedical problemから解決することになることが多いが,発熱の原因がどうしても解決できないものであれば,biomedical problemへの介入と同時並行にsocial problemへの介入が必要となることもある。

> e.g. 寝たきりの80代男性の不明熱の精査で,びまん性大細胞型B細胞性リンパ腫(Stage Ⅳ, IPI-risk＝high)と診断した。治療介入は困難であり,自宅で最後を迎えたいという本人の意思があったため,家族・ソーシャルワーカー・看護師・ケアマネージャーなどを早急に呼びたててケア会議を開いた。家族の介護力や死への不安を把握し,それらをサポートできる体制をとったうえで,1週間後に自宅へ退院した。自宅で10日間過ごしたのち,家族・往診医/看護師に見守られながらご永眠された

多面的な介入を行う

　生物心理社会的な介入は,主治医だけでできることが限られている。主治医,各科専門医,看護師,理学/作業療法士や言語聴覚士,薬剤師,栄養師,ソーシャルワーカーなどと共にチームを形成して行うべきである。しかも,この多面的な介入の開始は,早ければ早いほどよい。

　特に社会的な複雑性を有する患者においては,病院のリソースのみならず,地方公共団体の役所に所属する保健福祉職の方々などとも密に連携を取ることが求められる。

医師と発熱の不安
～不明熱診断に不安を感じないために防ぐべきエラー～

不明熱の診療をする医師の不安

　不明熱の診療をする際,我々は往々にして先の見えない戦いを繰り広げ

る。大海原にボートで投げ出され，見えるひとすじの光（鑑別診断）に沿って進む遭難者のような思いに駆られたことのある医師は多く存在するだろう。しかもその光は大きくなったり小さくなったり，おぼろげに消えてしまったりするため，また目を凝らして光を見つめなければならない。そうやって光を探しているうちに大海原から訪れかねない魔物におびえ，ボートが沈没してしまう不安におびえる日々を過ごすのである。

不明熱を診療する上で生じる医師の不安を研究した報告は検索不能であったが，私個人が不明熱診療に際して感じる不安は下記の通りである。

- 鑑別診断に不足がないかどうかへの不安（自分の臨床能力への不安）
- 診断に必要な侵襲的検査・高価な画像検査などを行うべきかどうかの悩み
- 診断がつかない状況で生じる患者の症状悪化や死の危険に対する懸念
- 悩みに悩んで暫定的につけた第一鑑別診断に対する治療を開始した後，残念ながら改善が乏しいときに感じる疲弊（PMRなどを含めた膠原病，probable IEなど）
- 精査・治療中に新たに症状・データ異常が出てきたときの恐怖
- 患者や家族が「診断がついておらず治療も開始されていない現状」や「医学的にとても難しい病態であるという状況」を受け入れられないことについての悩み

これらの不安を感じる一番の要素は「自己の臨床推論能力への不安」であると思われる。ここでは，臨床推論における診断エラーを起こす要因，およびについて述べる。

診断エラー〜その予防策・予防策〜

診断エラーは患者のアウトカムを損ねることが多く，可能な限り避けるべき問題である。しかし米国における剖検症例を対象とした検討では，生命予後に何らかの影響を与えていた可能性がある診断エラーが8.4〜24.4％程度存在するとされる[7]。

診断エラーは残念ながらある一定の頻度で起こり，それが患者の健康状態に強い影響をもたらしうることは必然であるため，我々はそのエラーの要因を明らかにし，その予防に努めなければならない。

Table 1 医師自身が振り返る診断エラーの要因 Best.5

1位：検査に関わるエラー（オーダー，報告，検査フォローの失敗 etc）　44％
2位：アセスメントのエラー（考察間違い，代替診断に比重を置きすぎた etc）　32％
3位：病歴の把握エラー　10％
4位：身体診察のエラー　10％
5位：コンサルテーションのエラーや遅れ　3％

（文献8より）

Table 2 診断エラーを起こす要因はシステムによるものが多い

①システム要因*を含む　65％（うちシステム単独の問題 19％）
②認知心理的要因#を含む　74％（うち認知単独の問題　28％）
③システム要因と認知心理的要因が重複　46％
④過失なし　7％
⑤知識・技術不足　4％

*システム要因とは：技術的な失敗や病院設備の問題，組織の円滑性の不備
#認知心理的要因とは：知識の間違い，データ認知の失敗，複数あるデータの統合による認知のミスなど

（文献9より）

　310名の医師から診断エラー583症例を集め，報告した医師本人から一番重要だと思われたエラー要因を抽出した研究では（**Table 1**），検査に関わるエラーが最も多いとされる[8]。

　診断エラーは医師個人の知識不足により起こると思われがちである。しかし一般的には知識不足からくる診断エラーはごくわずかである。診断エラー症例100例を診療者以外の他者がカルテレビューして要因を探った研究では（**Table 2**）[9]，知識・技術不足から起こる診断エラーはわずか4％程度と少なく，むしろ医療システムに関わる要因の方がずっと多いとされている。

　また，ただ単に臨床経験を積み上げるのみではエラーを完全に減らすことができない。もちろん臨床経験の度合いは診断エラーと密接な関わりがあり，臨床経験が少ない医師では不適切な知識や不正確なデータ収集が起こりがちである。しかしながら，「データの誤った統合や解釈」というエラーは臨床経験の豊富さに関わらずに起こりうるエラーであるとされる。

　このような診断エラーをできる限り回避するために，我々がすべきことは

下記の6つである[10]。

> ❶常に第2・第3の仮説を考える
> ❷仮説に合わないデータを探す
> ❸カルテ記載時に再度情報を整理し再考する
> ❹特に暫定診断と合わない点について再考する
> ❺検査特性（各種検査の感度・特異度）を整理し，現時点で棄却した疾患が本当に棄却できているかを考える
> ❻診断的特性として時間を使う
>
> （文献10より改変）

診断エラーと Cognitive Disposition to Respond

診断エラーを回避するためには，エラーを起こす思考過程を知っておく必要がある。それらを cognitive disposition to respond（CDRs）や cognitive bias と呼ぶ（**Table 3**）。

こういった CDRs はかなり多く存在し，2003年に Crosskerry ら[11]は32種類のバイアスをまとめている。後に Crosskerry は2013年の New England Journal of Medicine[12]にてこういった cognitive bias は100種類以上存在するとも記載している。診断エラーのパターンを認識し，自分の診断過程が何らかの CDRs に引っかかっていないか，反芻することが重要である。

一般診療ではやはり頻度の高い疾患群の想起が最重要であり，不明熱というカテゴリーでも，頻度の高い疾患から考えるのが妥当である。しかし，診断がつかない症候がある患者そのものの頻度はかなり低いため，Zebra（頻度の低い疾患）についても十分に考慮すべきである。

もちろん，稀な疾患についての発想や，その診断行為が困難であれば，相談できる窓口をもっておくことも重要である。カンファレンスで直属の上司や同僚に相談するだけでなく，他院のカンファレンスで知り合った医師に相談したり，各種メーリングリストを活用するなど，経験ある医師に教えを請うことを厭わない姿勢も重要である。

Table 3 Cognitive Disposition to Respond (CDRs) の例

CDRs の名前	解説
Availability bias	最近経験したり学んだりした疾患など，想起しやすい疾患を第一鑑別診断に挙げる (e.g. 最近 "自己炎症性疾患" の勉強をしたので，反復する発熱はすべて自己炎症性疾患にみえる)
Anchoring	患者の症状の特徴から診断を決めつけてしまい，修正が不能になる (e.g. 幼児の間欠的な腹痛→腸炎だと思いきや鼠径ヘルニア嵌頓だった)
Base-rate neglect	頻度の高い疾患の事前確率を無視したり，その検査前確率を歪めてしまう (ただし，「見逃してはいけない稀な疾患」に関しては，わざと事前確率を無視して疾患の否定に努めることもある)
Confirmation bias	考えていた診断を確定するための情報をたくさん集めようとするが，否定する情報を集めようとしない (e.g. リウマチ性多発筋痛に似た筋痛・朝の強ばり・微熱などがあったためステロイドを使用したが，手指にある点状出血に気づかず，感染性心内膜炎を見逃した)
Diagnosis momentum	一度診断を思いつくと，それが頭から離れず，その診断への道が加速し，他の可能性を除外してしまう (e.g. 3日前にタイから帰国した患者が発熱したためデング熱を強く疑い，抗体やPCRの検査などを提出したが，結局インフルエンザだった)
Premature closure	魅力的な鑑別診断を思いつくと，それが十分に検証される前に他の鑑別診断への思考を止めてしまうこと (e.g. 取り繕いなどもみられる進行性認知機能障害のある高齢者にアルツハイマー型認知症と診断して放置していたが，うつ病の鑑別を考えなかった)
Representativeness restraint	診断仮説の段階で，ある疾患の特徴的な症候を患者に当てはめて，強引に診断しようとすること (e.g. 反復する頻尿と発熱がある若年女性。頬部紅斑がありSLEによるルーブス膀胱炎ではないか?と想起したが，結局は尿路感染症だった)
Zebra retreat	稀な疾患の経験が乏しいため，そのような疾患の思考を避けてしまう (e.g. 血液培養陰性の不明熱の鑑別にCulture-negative IEを考えているが，そのバリエーションや診断方法がわからないため，考えが進まない)

(文献 11, 13 より改変)

医師―患者関係にトラブルを生じさせないために

コミュニケーションスキル

　医師―患者関係を良好に保ち，患者の不安を軽減するためのアプローチとして最も重要な能力は何といってもコミュニケーションスキルである。コミュニケーションスキルが高まることは，患者の病態診断やマネジメント向上をもたらし，患者満足度が向上するだけでなく，医師そのもののストレスを軽減する役割も持つとされる[14]。

　プライマリ・ケア医のコミュニケーションのパターンには下記の5つがある。

- ❶「narrow biomedical（狭義の生物医学的）」
- ❷「expanded biomedical（拡大した生物医学的）」
- ❸「biopsychosocial（生物心理社会的）」
- ❹「psychosocial（心理社会的）」
- ❺「consumerist（消費者主義的）」

　患者の満足度を最も高めるのは❹「psychosocial」パターンであり，最も低めるのは❶「narrow biomedical」❸「biopsychosocial（生物心理社会的）」である。一方で医師の満足度が高いパターンは❶「narrow biomedical」❺「consumerist」である。

　我々は，自分が医学的情報を専門性に則して話したいように話すのではなく，患者の社会的背景や疾病に対する思いを理解した上で，患者の物語に則ったコミュニケーションを進めるべきである。

診断できない不明熱の予後
～a feature of good prognosis？ or a poor excuse？～

　不明熱のカテゴリーに属する患者にどうしても診断がつかない際によく耳にするキーワードとして「診断のつかない不明熱の予後はよい」というものがある。

果たして本当にそうなのだろうか？　それは患者が不安を解消できるほどの根拠はあるのだろうか？　根拠となる情報を探ると以下のようになる。

海外の報告

古典的不明熱のカテゴリーを満たす免疫正常な患者290人（年齢中央値54歳フォロー期間中央値810日）を対象としたベルギーの大学病院の単施設でのprospective studyにおいて[15]，入院中に診断がつかなかった80人のうち3名（3.75％）が死亡したが，熱の症状と関連はないと判断された。しかし診断がついた患者も含めた死亡率をみると，290名中34名（11.7％）が死亡していた。

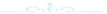

オランダにある大学病院とその関連5施設（合計6施設）における免疫正常な古典的不明熱の患者73名（平均年齢54歳）のprospective studyでは[16]，6カ月経った段階で診断がつかない患者37症例のうち，診断がつかないまま発熱により死亡した症例は1例（2.7％）のみであった。診断がついた症例も含めると，73名のうちフォローアップ期間の1年で5例（6.8％）が死亡した。

日本からの報告

大学病院1施設で診療した発熱患者226名のretrospective study（そのうち古典的不明熱患者は51名，年齢中央値50歳）では[17]，退院までに，生死に関わらず診断がつかなかった症例は33例存在した。そのうち1名は死亡し，剖検でも診断がつかなかった。また，この症例以外に入院中に2例死亡しており，この2名は剖検で診断がついた。この論文から推察すると，入院中の生死にかかわらず診断がつかなかった症例は35例存在したことになり，35例中3例（8.6％）が診断のない状態で死亡したことになる。ちなみに，適切な診断がつかず生存しえた32名中，フォローアップできた症例は28名で，そのうちフォローアップ期間中に死亡した例は1例のみであった。

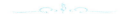

日本の99病院で集めた古典的不明熱患者121名（HIVなし，免疫不全なし，

年齢中央値54歳）のretrospective studyでは[18]，診断がつかない28例中3例が死亡した（10.2%）。121例全体のうち死亡した症例は9例（7.4%）であった。

これらのデータをもとに考えると，不明熱と死亡率において現状でわかっていることは以下の通りである。

- 対象者は年齢中央値50代と比較的若い年代がターゲットになっている
- 未診断の不明熱症例に関しての予後は，2.7〜10.2%と報告によりまちまちである
- 不明熱のカテゴリーを満たす患者そのものの生命予後は，6.8〜11.7%と割合が上がる
- 日本からの報告に関しては前向き研究がなく，報告数そのものも少ない

複数の不明熱研究からみえてくることは，「診断のつかない不明熱」が一概に予後がよいとはいえないという事実である。ここで，不明熱の原因となる代表的疾患の死亡率を列挙すると以下の通りである。

- 感染性心内膜炎：半年間の死亡率が22%〜27%[19,20]，ただし死亡率の高いブドウ球菌（33%）や腸球菌（24%）と比べ，レンサ球菌の死亡率は8%程度
- ANCA関連血管炎：1年死亡率は12%程度[21]
- 非ホジキンリンパ腫：予後予測因子により異なるが，英国とウェールズにおける全般的な1年死亡率は20.4%[22]

ちなみに，致死的疾患として考えやすいST上昇型急性心筋梗塞の，21世紀における1年死亡率は8.4%〜9.0%程度とされている[23,24]。

もちろん上記のデータ羅列に対して「疾患ごとの死亡率比較に何の意味があるか？」という批判をいただくとすれば，かなり答えに困窮する。それぞれの疾患は不明熱というカテゴリーから診断された患者群ではないので，そもそも論として「不明熱患者」の予後と比較することはあまり妥当なことではない。

本来なら「不明熱」とカテゴリー化された患者群において，「診断がついた群」と「診断がつかなかった群」における比較をするのが妥当な比較なのだろう。しかしながら，もしも「診断がつかなかった不明熱の予後が，診断がついた群

より相対的によかった」という事実が得られたとして，その事実そのものが，「まだ発熱が続いている患者個人」の安心につながるだろうか？ しかもその患者は，ある一定の死亡率を有すると思われるカテゴリーに属している。

もしかして我々は，診断がつかない不明熱患者に対して「比較的予後がよい」という情報を使用するとき，患者に安易な慰めを提供するための道具として使ってはいないか？ そしてそれは，医師である自分自身に対しての安心や言い訳の文言として使っていないだろうか？

私は，発熱が続いているが診断のつかない患者に対して「診断のつかない不明熱の予後はよい」と説明することはできない。「診断がつかない発熱」が「死」と一元的に結びつくことはないが，それでもまだ死亡リスクを抱えた集団であることには変わらないからである。そしてその情報は，目の前で熱が続いている患者個人にあまり有益な意味をもたらさない。

患者の病態を Bio-psychosocial な側面から把握し，明日も続くかもしれない熱への不安，迫りくるかもしれない死への不安を理解・共感し，患者と良好なコミュニケーションを構築し，発熱の鑑別と対症療法を続ける，というある種の矜持と覚悟をもってただひたすら患者と寄り添う姿勢こそが，患者の不安を解消する唯一の方法であると私は考える。

おわりに

発熱患者における不安の所在と，それらの解決方法について，Biopsychosocial model の使用，診断エラーの把握と減少，コミュニケーションスキルの向上，という側面から述べた。

不明熱患者の問題解決の王道が，我々の知識や診断技術の向上であることは当然のことである。しかし，診断・治療に難渋する患者に対してどう向き合うかという点は，特に不明熱を扱う医師として真に求められる能力のひとつである。

（佐田竜一）

Reference

1) Anurag J, MS Bahtia, Shruthi S et al：A Study of psychiatric symptomatology in Dengue patients. Delhi Psychiatry 16：1-23, 2013
2) Akar S, Yuksel F, Tunca M：Familial Mediterranean fever：risk factors, causes of death, and prognosis in the colchicine era. Medicine 91：131-136, 2012
3) Giese A, Omek A, Kilic L et al. Anxiety and depression in adult patients with familial Mediterranean fever：a study comparing patients living in Germany and Turkey. Int J Rheum Dis 28, 2014
4) Deger SM, Ozturk MA, Demirag MD et al：Health-related quality of life and its associations with mood condition in familial Mediterranean fever patients. Rheumatol Int 31：623-628, 2011
5) Engel GL：The need for a new medical model：a challenge for biomedicine. Science 196：129-136, 1977
6) 藤沼康樹：新・総合診療医学 家庭医療学編, カイ書林, 2012
7) Shojania KG, Burton EC, McDonald KM et al：Changes in rates of autopsy-detected diagnostic errors over time：a systematic review. JAMA 289：2849-2856, 2003
8) Schiff GD, Hasan O, Kim S et al：Diagnostic error in medicine：analysis of 583 physician-reported errors. Arch Intern Med 169：1881-1887, 2009
9) Graber ML, Franklin N, Gordon R：Diagnostic error in internal medicine. Arch Intern Med 165：1493-1499, 2005
10) Norman G, Barraclough K, Dolovich L et al：Iterative diagnosis. BMJ 339：b3490, 2009
11) Croskerry P：The importance of cognitive errors in diagnosis and strategies to minimize them. Acad Med 78：775-780, 2003
12) Croskerry P：From mindless to mindful practice-cognitive bias and clinical decision making. N Engl J Med 368：2445-2448, 2013
13) Crosskerry P, Cosby KS, Schenkel SM et al：Patient Safety in Emergency Medicine. Lippincott Williams & Wilkins, 2009
14) Maguire P, Pitceathly C：Key communication skills and how to acquire them. BMJ 325：697-700, 2002
15) Vanderschueren S, Knockaert D, Adriaenssens T et al：From prolonged febrile illness to fever of unknown origin：the challenge continues. Arch Intern Med 163：1033-1041, 2003
16) Bleeker-Rovers CP, Vos FJ, de Kleijn EM et al：A prospective multicenter study on fever of unknown origin：the yield of a structured diagnostic protocol. Medicine (Baltimore) 86：26-38, 2007
17) Goto M, Koyama H, Takahashi O et al：A retrospective review of 226 hospitalized patients with fever. Intern Med 46：17-22, 2007
18) Naito T, Mizooka M, Mitsumoto F et al：Diagnostic workup for fever of unknown origin：a multicenter collaborative retrospective study. BMJ Open 3：e003971, 2013
19) Hill EE, Herijgers P, Claus P et al：Infective endocarditis：changing epidemiology andpredictors of 6-month mortality：a prospective cohort study. Eur Heart J 28：196-203, 2007
20) Wallace SM, Walton BI, Kharbanda RK et al：Mortality from infective endocarditis：clinical predictors of outcome. Heart 88：53-60, 2002
21) Flossmann O, Berden A, de Groot K et al：Long-term patient survival in ANCA-associated vasculitis. Ann Rheum Dis 70：488-494, 2011
22) Quaresma M, Coleman MP, Rachet B：40-year trends in an index of survival for all cancers combined and survival adjusted for age and sex for each cancer in England and Wales, 1971-2011：a population-based study. Lancet 2014 Dec 2 PMID：25479696

23) McManus DD, Gore J, Yarzebski J et al : Recent trends in the incidence, treatment, and outcomes of patients with STEMI and NSTEMI. Am J Med 124 : 40-47, 2011
24) Montalescot G, Dallongeville J, Van Belle E et al : STEMI and NSTEMI : are they so different ? 1 yearoutcomes in acute myocardial infarction as defined by the ESC/ACC definition (the OPERA registry). Eur Heart J 28 : 1409, 2007

あとがきに代えて

診断名のない症例検討会

NCGM Fever Grand Rounds

発熱カンファレンス—11月某日　＠国立国際医療研究センター病院

1例目

國松：先生方，お疲れさまです。11月の発熱カンファを始めます[1]。今日はスペシャルゲストとして亀田メディカルセンターの佐田先生にご参加いただいてます。

佐田：こんなのいつもやってるんですか？[2]　めちゃめちゃ楽しみです！

忽那：では本日1例目を提示させていただきますDCC[3]の忽那です。まずこの熱型表を見て感じていただきたいんですが，このような経過で熱が出ている方です(Fig.1)。

今から1カ月前ごろから頭重感と拍動性の頭痛がありました。その2日後に発熱したため，近医を受診しNSAIDsと抗菌薬を処方されています。

その後セファゾリン2gも点滴されています。インフルエンザ迅速検査をしていますが，陰性。その後も症状が改善しないために，当院に紹介受診しています。

このときは単球があがっているということで，伝染性単核球症(infectious mononucleosis：IM)を疑い，アセトアミノフェンだけで経過観察ということになっています。発熱は解熱剤を内服すると下がり，飲まなければまた上がるような状態です。

その後，1週間後に再診していますが，熱は全く下がっていませんでした。比較的元気なので外来で経過観察しようかと言っていたところ，おそらく迷走神経反射と思われますが診察中に気分が悪くなり，入院となりました。

---

1) 本書では患者プライバシーへの配慮から症例・構成を一部改変・割愛しています。
2) はい。大体月に1回開催していますが，人類の脅威となる感染症が疑われた患者が搬送されてくると見送られることが多いです。
3) Disease Control and Prevention Center：国際感染症センターの略です。

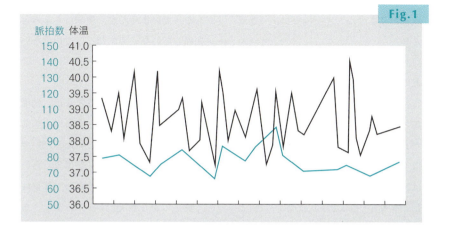
Fig.1

ROS（review of systems）は次の通りです。

- 咳・咽頭痛・鼻汁なし
- 腹痛・下痢なし
- 膀胱刺激症状なし
- 節々の痛みはあるが関節は腫れていない
- 虫刺され，発疹なし

忽那：気道症状もなく，消化器症状も，泌尿器症状もありません。熱が高くなると節々が痛いようです。関節の腫れは全くありません。

　その他アレルギーは特になく，小児喘息の既往がありますが，現在は治療はしていません。

　生活歴は，学生で喫煙・飲酒はない真面目な印象の方です。海外にも行ったことがありません。ペットに猫を3匹飼っており，子猫もいるというちょっと感染症を思わせぶりなエピソードがありましたが，猫の妊娠・分娩はありません。

　また，さらに思わせぶりですが…1カ月以内にインドカレーを食べています。

國松：先生方が対応された国内発症例の腸チフスですね？[4]

忽那：ただこれは「あのお店」ではありません。

國松：その節はお疲れさまでした……。

忽那：そのほかの食事としては，卵かけご飯をよく食べるということです。生卵を食べているんですね。生肉の摂

---

[4] 2014年8月，都内インドカレー店で腸チフスの集団食中毒が発生した。

取はありません。性交渉歴はありません。

狩野：IMを疑った根拠は単球が多いということだけですか？

忽那：あとは前医での紹介文に「咽頭痛・両頸部リンパ節腫脹」という記載があったことからです。そのため最初はIMを疑っていたんですが、診察ではリンパ節腫脹はありませんでしたし、本人も「そんな症状はなかった」と言っていました。前医の血液検査データでは単球が11.6％，CRPは3.5mg/dLです。その他は正常ですね。

　ここまでのところで何かコメントはありますか？

國松：スーパーで販売しているような消費期限内の生卵でサルモネラ腸炎になることはありえるのですか？やっぱりちょっと卵が痛まないとならないものですかね。

大曲：日本養鶏協会のウェブサイトによれば，10年前のデータですが1万個に3個くらいの頻度であるみたいですね[5]。かなり低い確率であるといわれていますね。

狩野：趣味はなんですか？ 山や川に行くとかありません？

忽那：この患者さんはスポーツはなにもやっていませんが，趣味はちょっと把握していないですね。山や川はないみたいです。

佐田：本人は辛そう？

忽那：熱が下がっているときは，結構ピンピンしていますね。食事は入院前はそれなりに食べられていたみたいですけど，入院した後は量が半分くらいに減っていますね。そのため，体重は入院してから数kg減っています。あとは寝汗がすごくあります。

狩野：節々はどのへんが痛いんですか？ 大関節？

忽那：そうですね。具体的にどこというより全身が痛いという感じですね。把握痛はないですね。……どうですか，この捉えどころのない病歴！

　じゃあ，バイタルいきましょう。

血圧 97/59，脈拍 86，体温 39.2，呼吸数 16回，SpO_2 97％

比較的除脈といってもよいと思います。身体所見も下記の通り，異常がほとんどありません。

---

5) サルモネラ感染防止のマニュアル，SE食中毒が発生するメカニズムとその対策

結膜充血なし，蒼白なし，黄染なし，点状出血なし，咽頭発赤なし，扁桃腫大なし，頸部リンパ節触知せず，甲状腺圧痛なし，副鼻腔叩打痛なし，側頭動脈部圧痛なし，Jolt accentuation 陰性（非頭痛時），項部硬直なし
肺：清，crackle なし
心：整，雑音なし
腹部：平坦・軟，違和感あり，Murphy 徴候なし，肝脾触知せず
背部：脊柱叩打痛なし，CVA 叩打痛なし
四肢：末梢冷感なし，浮腫なし，関節腫脹なし，Osler なし，Janeway なし
皮膚：明らかな皮疹なし
リンパ節：腋窩・滑車上触知せず，右鼠径 1 cm 弱触知・圧痛なし

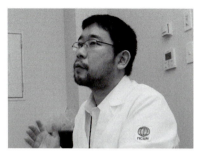

忽那賢志

忽那：右下腹部に圧痛というより，違和感があります。ちょっと嫌な感じがすると。ただ平坦ではあります。またこれは異常の範囲に入るかわかりませんが，右鼠径にほんの少しリンパ節を触知します。

ちなみにぼくが診察に行ったときには，めちゃくちゃ震えまくっていて，布団に包まっても震えていました。正真正銘の悪寒戦慄。「これはヤバい」という感じでした。

佐田：頭痛は今でも続いている？

忽那：熱が出ると痛いようです。熱がないときは全然痛くなく，髄膜刺激症状も全くありません。Jolt accentuation も陰性です。非常に難しいですね。

入院時の血液検査では GOT が 39 IU/L がちょっと高かったですが，GPT は正常です。

國松：うーん。このときは紹介状では IM を疑われていたんですよね。ただこの肝障害のなさは IM の所見ではないですね。むしろ否定的なくらいかなと。

忽那：なるほど，確かにそうです。

ウイルス抗体をみるとサイトメガロウイルス（CMV）は未感染ですが，EB ウイルス既感染でした。HIV スクリーニングも陰性。その 1 週間後には肝臓の数値がより少し上がっていて，LDH も上がってきています。リンパ球は前回 31％ だったのが，少し下がっていて 16％ です。

あとは追加でトキソプラズマと QFT 検査をしていますが陰性です。入院時には血液培養 2 セット採取していますが，こちらも陰性。この時点では抗菌

薬を入れずに経過観察になりました。

発熱時には解熱薬を飲んでいったん熱がさがり，また発熱を繰り返しています。発熱時には毎回，悪寒戦慄しています。

國松：そこまでの悪寒戦慄はなんとなく感染症の匂いがしますよね。

忽那：そうなんですよ。ですから悪寒戦慄の真っ最中に血液培養を採ってはいるんですが，生えません。

画像検査は入院翌日に全身の造影CTをとっています。大きな異常はありませんが，軽度の肝脾腫は認められています。ただ診察上は触れません。それから骨盤内にごく少量の腹水がみられています。肺はきれいです。

このときの鑑別としては，生卵摂取歴があることからサルモネラ，国内でもチフス。猫飼育歴からはバルトネラ，Q熱。腫瘍であれば血液系を考えていました。

症状が本当に乏しいためこの時点で抗核抗体を検査してはいません。

國松：サルモネラだとしたらどういう感染症診断なんですか？　菌血症とか感染性動脈瘤？

忽那：はい。IE（infective endocarditis：感染性心内膜炎）とか冠動脈瘤といった血管に動脈瘤をつくるものですね。

國松：なるほど。

佐田：あとは胆石内にずっとサルモネラがいたという報告もありますよね。

忽那：そうですね。ただ血流感染症ですので，サルモネラならやはり血培でまず生えると思います。

國松：チフスはどうですか？

忽那：チフスも考えてはいます。この方はセファゾリンが入っていますけど，そんなにチフスには効果がないですし，投与後しばらく時間が経って血培を採っていますから培養が生えてほしいと思うんですけれど……。

腸チフスの場合は最初の1週間は血培が生えやすいんですが，以降は便で生えやすくなるので便培養も出しています。が，今のところ陰性です。

佐田：髄液はどうですか？

忽那：意識もクリアではっきりと異常がなさそうだったので，髄液はまだ検査していないんです。

佐田：少なくともバクテリアが原因の髄膜炎はなさそうですが，ウイルス性やクリプトコッカスはこういう健康な

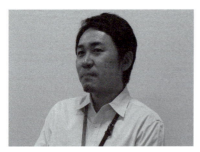

國松淳和

人でも起こしていいのかなと思います。

忽那：はい。確かにクリプトコッカスも気になってはいるんですが，クリプトコッカスの場合は non-HIV であれば，かなりはっきり症状・所見が出ることが多いので，そのあたりは合わないですね。

　CMV は未感染でしたが，もう一度測りなおしているところです。

國松：あと好酸球が上がっていないですよね。バクテリアのときはわりと好酸球がむしろゼロになることが多いですよね。逆にリンフォーマとか血管炎の時の方がふんわり上がっていたりする。だから虚心にみるとやっぱりこのケースは細菌感染，菌血症という印象をすごく持ってしまう。

狩野：ウイルス感染だって別におかしくはないでしょう。

佐田：細菌感染だと好酸球が残っていること自体がおかしいという人もいるくらいですよ。

忽那：腸チフスのケースだと，平均で 0.8％くらいですね。

大曲：平均でそんなものなんですか？ 渋い，覚えとこ（笑）。どっかで得意げに言おう。10 年前から知ってましたくらいに言おう。

（一同笑い）

狩野：以前，結核病棟に入院している

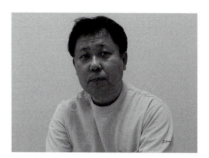

狩野俊和

患者全員の結核治療前のデータをみてみたら，大体好酸球 150 個くらいでした。

大曲：へえ。そうなんですか。

國松：こういうのは迷ったときに使える知識なんですよね。細かいこともバカにできないですよね。

大曲：うんうん。そうですよね。

　この患者さんはぼくも診察しました。若い子で既往歴がなくて唯一所見があるのは，フィジカルで上腹部圧迫時に違和感があって，筋の硬直があるくらいですよね。肝脾腫もある。

　なにがぴったりくるかと言われると，やっぱり腸チフスなんですよね。臨床像はいわゆる「腸熱」にすごく合う。腸熱でおそらく腸間膜リンパ節炎を起こしているのかなという印象は持ちました。そうすると *Salmonella* Typhi や Paratyphi。それから生卵で enteritis もあるだろうし…あとはエルシニア感染症。

佐田：エルシニアであれば，下痢は別

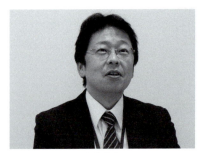
大曲貴夫

に出なくても問題はないかなと思いますよね。

大曲：そうそう．意外と出ないんですよね．

忽那：腸熱だとむしろ便秘になっている人もいますよね．

大曲：そうだね．便秘の人も意外に多いよね．

狩野：腹痛もないんですか？

大曲：個人的な経験だと，腹痛はサルモネラ感染症の人はあまり訴えなくて，エルシニアの人は結構痛がってましたね．

　これ言っていいのかなあ[6]…前にぼくの部下がエルシニア感染症になったんですよ．ほかの部下が「彼が出勤して机から動かない」って報告してきたんですよね．それで，みてみたら脂汗かきながらブルブル震えててね，「なんで動かないの？」って訊いたら「動くと痛い」って言ってましたね．

國松：そうするとこの患者さんはエルシニアにしては合わないですよね．

大曲：うん，ちょっとイメージが違う．でも感染症だとして，血培がなぜ生えないんだというと困りますが，さっき忽那先生が言ったようにある程度時間が経過すると出ないこともあるだろうし，多少抗菌薬も入っていたことも影響があるかもしれない．

　ただ，非感染のことも考えると，気にしていたのは腹水はなぜ溜まっているんだろうということです．腸管の回盲部に病変があるとしたら，そこから炎症で水が漏れてもいいのかなとは思いましたが，それ以外で腹水溜まるとなると，漿膜炎を考えました．でも思いついたのはそこまででした．

國松：やっぱり「悪寒戦慄」と聞くと感染症っぽいですよね．小腸クローンも鑑別に挙がるんでしょうけど．クローン病ではFeverするときにそこまでブルブル震えるとか具合悪くならないと思うんですよね．

忽那：我々もそういうところからやはり感染症で，血培がこれだけ生えないとなると細胞内寄生菌みたいなものも考えています．

佐田：血培採った段階では内服抗菌薬

---

6) 言ってしまっています．

は中止して何日くらいでしたっけ？

忽那：10日間くらいは中止していますね。

國松：うーん，微妙なことで血培陰性なっちゃった可能性もあるんですかね？

佐田：それはあってもいいかもしれませんね（苦笑）。

國松：この患者さんの異常の一個一個はすごく非特異的ですけど，組み合わさり方が結構稀だと思うんですよね。この方のような組み合わせが一般内科によく来るかというと，全然そうではないです。普通はもうちょっと組み合わせ自体に特徴が出ると言うか，「血球減少がある」とか「肝炎になっている」とかあるものです。この症例は特徴があまりに掴みづらい組み合わせですよね。

忽那：そうなんですよね。

國松：そういう推論の仕方をすると，やはり普段一般内科外来では診ない病態ってことになるから，感染症なら稀なものも鑑別に挙がるのかな。

忽那：*Campylobacter fetus* はどうですかね？

大曲：うん。確かに鑑別に挙がりますね。

忽那：そうすると髄液検査をやってもいいかもしれません。

大曲：*C. fetus* は髄膜炎を起こすからね。

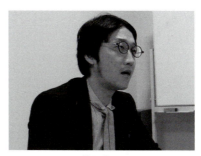

佐田竜一

佐田：こういうときはどちらかというと特異的に診断できるものは詰めていかないといけないと思います。髄液検査は特異性の高い検査なので，やっぱりやってもいいかなと思います。

國松：そうですよね。ぼくはけっこう若い人であればはじめの方にやっちゃうことが多いです。「髄膜炎はない」って言いたいんですよね。

佐田：そうそう。確かにそうですよね。髄膜炎を「否定したい」気持ちはよくわかります。

あとはSLE（全身性エリテマトーデス）は鑑別に残るんじゃないかなと思っています。抗核抗体が陰性であればかなり可能性は下がると思いますので，測定して除外にいきたいという思考は働きますね。

忽那：SLEで悪寒戦慄は結構少ないですか？

佐田：それは少ないと思います。私はあまり経験ないですね。

狩野：うん。SLE は悪寒戦慄はあまりないですよね。

佐田：ただ高熱になる人は結構いるとは思いますよ。

狩野：いますよね。確かに熱を出しやすい病気ではありますから。
この病歴だとリウマチ・膠原病科の病気ではスティル病はやはり考えます。スティル病では高熱と皮疹があって，leucocytosis があると結構可能性は高いんですよね。もしくは，フェリチンがすごく高くて leucocytosis がある。

國松：はっきりと白血球が高い人をスティル病と呼びたいですよね。

狩野：そうそう。だからもし 1 週間くらい経って，熱が下がらなかったらフェリチンをもう一回みておいた方がいいかなと思います。

大曲：なるほど。そうですね。

狩野：ただスティル病では悪寒戦慄はそんなにありません。ちょっと震えるとか寒いはありますけど。ブルブル震えるということはあまりないですかね。ただ体温が急激にあがれば当然，悪寒戦慄もくるんだろうとは思います。

忽那：はい。基本的には急激に体温のセットポイントが変わるから悪寒戦慄があるということですね。

狩野：ところで「比較的徐脈」というのはどのくらい当てになるんですか？

忽那：うーん，あんまりそのあたりは検証されていないんですよ。

國松：この症例はすごく美しい比較的徐脈ですよね。ここまでくると参考になるんじゃないですか？ そうすると考えはチフスに寄りますね。

忽那：そうですね。デング熱はもう違うと思いますけど[7]。

（一同笑い）

忽那：レジオネラでも比較的徐脈がみられることがあります。それからバルトネラ感染症やオウム病。あとはツツガムシ病ですね。
比較的徐脈は Cunha による分類が一番有名です。でもこの前，ぼくはレプトスピラの症例をまとめて論文[8]書いていたんですが，Cunha の分類は定義がおかしいから使えなかったんです（Table 1, 2）。Cunha の定義では「脈拍○○以下で比較的徐脈とする」みたいにクリアカットに書いていないんです

---

7) 2014 年夏，関係者の皆さんお疲れさまでした。
8) Kutsuna S, Kato Y, Koizumi N et al：Travel-related leptospirosis in Japan：A report on a series of five imported cases diagnosed at the National Center for Global Health and Medicine. J Infect Chemother 21：218-223, 2015

Table 1 | Cunha による比較的徐脈の定義

不整脈・ブロック・ペースメーカーリズムがあるなど正常洞調律でない者，β 遮断薬内服中の者はすべて除外し，かつ，
1. 13 歳以上
2. 体温 38.9℃ 以上
3. 体温上昇時に同時に脈拍が測定されている

をすべて満たす者を対象として，Table 2 の対応表で示される「体温に見合った適切な脈拍」を参考に，（これに満たない脈拍のものを）比較的徐脈と定義する。

(Cunha BA：The diagnostic significance of relative bradycardia in infectious disease. Clin Microbiol Infect 6：633-634, 2000 より．日本語訳の際に國松により若干改変)

Table 2 | 適切な「体温―脈拍」の関係

体 温	脈 拍
38.3℃	110
38.9℃	120
39.4℃	120
40.1℃	130
40.7℃	140
41.1℃	150

よ。ですから，なにをもって比較的徐脈とするかが実は明確でないので，それはクライテリアではないということなんです。

比較的徐脈にはもうひとつ McGee による定義の計算式があるんですが (Table 3)，今度はそれがめちゃくちゃ厳しいんですよ。

それに当てはめるとこの症例ももしかしたら比較的徐脈にならないかもしれない。それぐらい厳しい[9]。

佐田：Cunha のものだと 38.3℃ で 110

---

9) この症例では 40℃ 近くの発熱時でも脈拍 80〜100 回/分前後で推移しているため，McGee による計算式では「比較的徐脈」と定義されないことになる。忽那先生のご指摘の通り。

Table 3 | McGee による定義

脈拍が「体温(℃)×10−323」を下回るものを比較的徐脈とする

参考：この定義では体温40℃のとき脈拍76回以下でなければ比較的徐脈とはならない。

となっていますね。
忽那：ええ，ぼくの感覚でもそれくらいですよね。普通はそれでいいと思います。
佐田：まあ，参考程度にするという意味ですかね。
狩野：比較的徐脈の機序はどうなんでしょうか？
大曲：それがよくわからないんですよ。ただサルモネラだけに限っていうと，菌量が少ないためだという説もありますね。細胞内寄生菌であるがゆえに，全身的な生体反応が起こりにくいとも言われているようです。他の微生物となるとちょっとぼくはわかりません。忽那先生はわかる？
忽那：私も以前調べたんですけど，覚えてないです(笑)。
大曲：そうそう。しっくり頭に入るような内容ではないよね。
國松：じゃあ比較的徐脈から診断に入るというのは難しいんですね。Cunhaはこの所見をとっても重視してますけどねえ。
佐田：そうですね。よく「体温が1℃上がると脈が20/分以上上昇する」と言われていますよね。本書の「発熱とバイタルサインの連動」の項目の執筆にあたって，サパイラとかいろいろな成書を調べてみたんですけど，これって実は元文献ないんですよ。
大曲：えっ，そうなんだ。ぼくは完全に信じてましたよ。
忽那：それがそうなんですよ。いろんな教科書に書いてあるんですけど，引用がない。
佐田：全くないです(笑)。外的に体温を1℃上げたらどうなるかという研究は結構あるんです。ウェットスーツを着たり風呂に入って体温を温めると1℃上昇あたり脈が30回程度上昇するといわれています(p37参照)。感染症じゃなくても脈は20回以上上がるじゃないか，っていう(笑)。

でもそれが感染でどうなるかは全くわかっていないので，あれはどちらかというとアネクドータルな話ですね。
國松：へえ。簡単に騙されてしまっていたなあ(笑)。
狩野：悪寒戦慄については「肺炎球菌が起炎菌だと悪寒戦慄の回数が違う」と聞いたことがあります。

忽那：ありますね。肺炎球菌が起炎菌の感染症では悪寒戦慄が経過中に1回しか現れないというものですね。……まことしやかにいろんな教科書に書かれてますけど，それもどうなんでしょう（笑）。

大曲：でも自分の経験ではそれは合っているよ。

忽那：1回ですか？

大曲：うん。ただクレブシエラは違うんだよね。ぐずぐず何度も発熱する。病変をつくるときにグズグズ膿瘍を作るように広がるからかな。

忽那：なぜ肺炎球菌だと1回だけなんでしょう？

大曲：うーん。わからない。ただどうせ逸話的になるから言うとね，多くの溶連菌感染症の臨床像はそういう書き方をされているんですよ。最初に1発，悪寒戦慄と発熱があるということは肺炎球菌だけでなく溶連菌感染症でもよく記載されています。

　個人的にはそういう発症の仕方をする人は頭の片隅で広い意味で肺炎球菌・溶連菌感染症を考えますよ。

忽那：パールみたいなものですか？

大曲：うん。実際に何回もそういうエピソードを繰り返して，1回だけ *Streptococcus viridans* が血培から出ていたという人がいたんだけど，その方の診断は結局 IE だったんですよ。

発熱のたびに誰かがレボフロキサシンを投与して，それでまた熱下がる。でもレボフロキサシンはたいして効かないからまた熱が出てしまう。

忽那：この患者さんのその後についてですが，熱が続いていたので，3日前から2週間の予定でセフトリアキソンをはじめました。熱のピークが下がりつつあるという印象ですね。

　それから実はこの症例は國松先生にも病棟でコンサルトしているんですよね。

國松：あれ？ そうでしたっけ（笑）。

忽那：ええ。そのときはリンフォーマが鑑別に挙がるというコメントでした。

國松：ああ，そうでしたね。「全然わからなくて，それくらいしかない」みたいな返事だったかもしれません。すみません。

狩野：國松先生の経験だとIVL（intravascular lymphoma：血管内リンパ腫）の一番若い方は何歳くらいなんですか？

國松：最若年で42歳ですね。

大曲：へえ，そうなんですね。じゃあ若い人はあまりないんですね。

國松：まずないですね。IVLは中年〜高齢者の病気です。原因不明で亡くなる高齢者の中にかなりIVLが含まれていると思いますね。

佐田：ただこの場合はIVLじゃなくても，リンフォーマはありですよね。

國松：そうですね。そういう全然よくわからないえげつないリンフォーマはありますからね。

忽那：今はバルトネラなどの検査待ちではあるんですが，みなさんのご意見を聴いて髄液検査とフェリチン測定はやっておこうと思いました。今後，熱が続けば我らがPET（ピー・イー・ティー）[10]も実施しようと思います。

國松：PET（ピー・イー・ティー）ね。

忽那：ただこのまま熱が下がるような気もします。ちょっと謎ですね。

國松：うん。コンサルト受けた時のことを思い出しても素直に謎ですよ。身体所見が乏しいですから。

佐田：やはり最初の外来での抗菌薬投与が培養の検出率に影響を与えた可能性が高いんですか？

忽那：どうですかね。すでに1週間以上空いていて熱が出ていますから。

佐田：そこなんですけど，抗菌薬投与後に培養を採る場合，何日くらい空けるといいんですか？ 前に調べたんですけど，文献がないんですよね。倫理的な問題もありますから，そもそも研究方法が思い浮かばないですが……。

忽那：そのあたりは経験的なものになりますよね。疑っていれば，血培生えるまでフォローするという感じです。

佐田：血培が陰性化するということが，抗菌薬の効果が残っているから培養に出ないのか，菌体の量が少なすぎて検出率低いのかわからないですよね。

忽那：やっぱり抗菌薬が入っちゃえば菌量は減りますね。血液培養は量依存的ですから。

大曲：昔，ちょっと調べたことがあります。この研究[11]では抗菌薬を投与されていた心内膜炎の患者では，最終的に64％のみ陽性化したとしています。抗菌薬をやめてどのくらい経ったら陽性化したかについては4人分だけデータがあって，それぞれ149〜160時間，4〜36時間，80〜82時間，109〜117時間ということです。おおむね3日以上かかります。心内膜炎を強く疑うのであれば3日以上は待ってから採取という戦略は考えうるかもしれません。しかしそれでも陽性率はこの研究では64％です。3日も待つことが臨床的に許容されるかどうかなど，検討

---

10) PET, positron emission tomography。通常「ペット」と呼ばれることが多いが，「ピー・イー・ティー」と呼ぶと玄人っぽくなる。

11) Pazin GJ, Saul S, Thompson ME：Blood culture positivity：suppression by outpatient antibiotic therapy in patients with bacterial endocarditis. Arch Intern Med 142：263-268, 1982

は必要と思います。

狩野：抗生剤が入っていたら培養が生えないという理屈はわかりますが，そもそもその症例に効かない抗生剤を使っていても，培養に影響を与えてしまうものなんですか？

忽那：うーん，そうですね。あまり経験はないですけれど，耐性菌であっても多少は効きますから，少しは影響があるかもしれません。

大曲：あと忽那先生，これは反省なんですけどぼくらは腸チフスを多少でも疑っていて，血培が陰性という状況なら，チフスを診断するためのもっとinvasiveな方法を考えてもよかったのかなと思うんだよね。

忽那：骨髄培養ですか？

大曲：うん。骨髄とか肝生検とかね。もちろんそれはタイミングとかいろいろな要因があるから，今だから言えることだけど，自分自身はもうちょっとあのとき考えておけばよかったと今反省しています。

國松：骨髄穿刺を一般内科の基本手技にするといいんですけどね。こういう大きな病院だと，骨髄穿刺しようとすると「血内にかけないんですか？」と訊かれる。

佐田：本当ですね。おっしゃる通りだと思います。

忽那：チフスの件ですが，インドの飲食店の従業員の便の検査をしたところ，一番多いところで10％くらいチフスを保菌していたみたいです。屋台とか環境が悪そうなところの方がやっぱりリスクは高い。ただ結構いいホテルの従業員でも持っている人がいたというショッキングな結果が出ていました。インドではチフスは相当蔓延していますね。

狩野：セフトリアキソン点滴しながらカレーを食べるくらいでないと安心はない!?

（一同笑い）

忽那：でも腸チフスにもESBLがいますからね。

國松：夢も希望もない（笑）。

大曲：東京にもう安全はない……。

忽那：……ということで（笑）。では1例目は以上です。

2例目

國松:次の症例は総合診療科です。荒井先生お願いします。

荒井:総合診療科の後期研修医の荒井[12]と申します。よろしくお願いします。

　症例は50歳台の方です。3週間前からの乾性咳嗽があり,そのあと下肢の部位不特定な痛みを自覚されています。最初は両側股関節で夜間増悪するものでした。

　そこまでは,熱は測っていなかったそうですが,下肢の痛みが出はじめてから1週間後に測定すると,38℃台の熱があったということで来院されました。寒気はあるもののshaking chillはありません。

　実はこの方は以前に不明熱とCRP高値の精査のために当院の某科で3回入院されています。これについてはかなり精査しましたが,診断がつかずCRPがもともと高いのだろうという推測でした。

(一同笑い)

忽那:すごいな…。それでフォローオフ?

荒井:はい。CRP 1.2mg/dLが最後でオフになっています。

忽那:あ,数値はそれくらいなんだね。

荒井:ご本人もそういう経緯があったため,熱が辛いというよりはまたCRPが高いのではないかという不安[13]から来院されたようです。

　ちなみに10年ほど前にフォローオフになってからは特に熱が続いたり,CRPが高いことを指摘されたりといったエピソードはありません。

　ROSでは味覚異常が少しある程度で特に症状はありません。体重減少も認められていません。家族歴も膠原病を含めた特記事項はなく,薬剤もサプリメントを飲んでいるのみです。それと昨年モロッコに行かれています。

忽那:モロッコ。ではマラリアはないですね。

國松:……おー,なるほど。すごいですね(笑)。

荒井:このときのバイタルは正常で,全身状態良好,見ためも元気そうでした。

　身体所見上は,痛みがあるといっていた下肢に多少赤い皮膚所見がありま

---

12) 荒井三記子先生。小柄でパワフル。将来は救急医を志望。
13) すごい主訴である。

したが，それ以外は異常がありません。

血液検査ではアルブミンが2.9g/dLと低く，ALPが426 IU/L, CRP 15.57 mg/dLと高値でした。このときにレントゲンをフォローしていますが，問題はありませんでした。

忽那：下肢は痛みがある箇所に一致して発赤があるの？

荒井：はい。そうです。

忽那：発疹なの？ それとも蜂窩織炎を起こしているみたいに赤くなっている感じ？

荒井：そうですね。赤くなっている，そういう感じでした。

國松：見ためは元気だったよね。消耗しているというには程遠いです。

忽那：受診した日までに何日間熱は続いていたんですか？

荒井：熱は受診する前日，前々日しか測っていないそうです。

狩野：下肢は把握痛はあるんですか？

荒井：把握痛はありませんでした。

その後，約3日に1度の周期で発熱しています。過去の所見と合せて，周期性の発熱という病態も考え，家族性地中海熱の遺伝子検査を行いましたが，陰性でした。その翌々週になってもまだ解熱しませんでした。

忽那：えっ，そんなにずっと続いていたの？

荒井：そうです。2週間以上の間，続

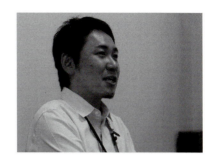

いていました。

國松：ただこの方は熱に対する苦痛が全然ない方でしたね。

狩野：3日に一度だけきっちり熱が出る？

荒井：3日1回であったり5日1回であったりしています。翌日に下がったり，そのまま出たり，3日連続発熱したりもしています。それでPET（ペット）は…。

國松：ピー・イー・ティーです。さりげなく普通の検査みたいに出して，すみません（笑）。

（一同笑い）

荒井：特に異常はありませんでした。

狩野：股関節の痛みがあるんでしたね。大腿の周りはどうでした？

荒井：すみません，そちらは撮影していませんでした。

狩野：股関節炎の診察所見はあるんですか？

國松：それはありません。ただ痛みが

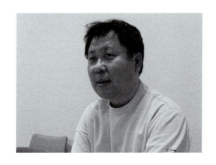

あるだけのようです。

狩野：そもそも前のエピソードとつながっているかどうかですね。

國松：そうなんです。この方の言うことを信じれば，ここ10年くらいは発熱のエピソードはなかったわけです。10年前は今回のように発熱が出没していて，発熱するたびに某科の外来に連綿と通っていました。以降は発熱することはなくなっていたとはおっしゃっているんですけど，実はたまに発熱していたんじゃないかとぼくは思っています。

狩野：そのときの炎症反応はいくつくらいでした。

國松：入院していたときはCRP 10 mg/dLくらいだったかと思います。

狩野：それも何もせずに下がった？

國松：ただ0になってはいませんね。

狩野：じゃあやっぱり体質的にCRPが高いというアセスメントですか？そんな人いるかなあ。

忽那：それはすごい興味ある（笑）。

荒井：今回の初診後，約3週間経過しても熱が下がらないため，家族性地中海熱の診断的治療としてコルヒチンの内服を始めました。

國松：発熱が3週間続いていたというと語弊があるな。

　発熱がない日もあるんですよね。かなりランダムです。周期性発熱を疑うときには熱型表ではなくて，発熱した日をチェックしておく「発熱カレンダー」をつけてもらうとわかりやすいので，ぼくはそうしています。でもこの方はぼくのみる限りバラバラでした。

忽那：2〜3日に1回くらいだと周期性発熱にしては無熱期が短すぎます。

國松：そうですよね。ちょっと難しい。

　コルヒチンを出した理由としては，過去のカルテでHLAタイピングでB51が陽性だったんですね。そのため，ベーチェットの体質の元に，家族性地中海熱の病像が歪んで出たタイプなのかなと思ったんです。コルヒチンはかなり安全な薬ですからトライしてみたわけですが，効かなかったので中止しました。

狩野：どれくらい投与したんですか？

國松：1錠連日ですね。

狩野：1錠？ 1錠で効かなければ家族性地中海熱ではないと判断していいものなのですか？

國松：そうですね。家族性地中海熱であれば1錠でも高熱は部分寛解〜頓挫

されるはずです。"弱い"発作になるんですよ。

狩野：2～3錠は投与しないと効かないんじゃないかということは考えなくてもよいということですね。

國松：この時点で10年前の不明炎症の入院精査のことがありつつも、かなり長期間空いているし、年齢も高齢に近いということもあり、新規の病態が起きてもいいかなということを考えて、鑑別を広げています。

PETでつかまらない炎症があるとしたら、腸管病変と思われるので、CS（大腸内視鏡）も考慮していますね。

荒井：その後1カ月以上経って、解熱剤も飲んでいない状況で熱が下がりました。

それでフォローしたところ、さらに1カ月後に右下腿外側の腫脹がみられ、発赤・熱感・疼痛がありました。表面が痛くて歩けない。ロキソニン®内服でやっと歩けるような感じです。外転機転や虫刺されもありませんでした。

佐田：採血の後に針反応はありましたか？　あとは体表のニキビとかは？

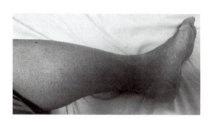

荒井：針反応はみていませんでしたが、体表のニキビはなかったと思います。

忽那：それはベーチェット病を疑ってますか？

佐田：そうですね。やっぱりベーチェット病は顔面よりも体表に出ることが多いですから。

國松：EN（結節性紅斑）とは言い切れない皮疹です。非常に非特異的でした。隆起が触れるというと言うとちょっと厳しいですね。ただぼくの印象でpanniculitisが部分的、あるいは質的にはあるんじゃないかと思いました。押すとかなり痛がっていますから。部分的というのは領域的ではなくて量的な。

大曲：蜂窩織炎ほどすごく腫れているわけじゃないけど、ちょっと硬くて熱感があるという感じ？

國松：そうです。色調は紅色と言ってよいと思うんですがうっすらな部分と濃い部分が混在している感じです。それで基本痛くて、関節可動性は良好で足関節炎という感じでもありません。ENにしては発疹の範囲も広めです。

忽那：このときは熱もまた出ているんですか？

國松：熱も引き続き、出たり出なかったりという感じですね。

狩野：間欠性跛行はないんですよね？　これだけ長期に熱が出たり引っ込だ

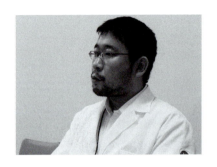

りしているとすれば，結節性多発動脈炎（Polyarteritis nodosa；PN）は考えます．勝手に良くなったり悪くなったりして繰り返して虚血を起こしたりしますから．これだけ長くて生検ができる病変がないと PN はどうしても鑑別に残りますよね．

　ただ稀な病気なので診断にたどり着くことはあまり多くありません．血管造影するかですが，その根拠は乏しいですよね．

國松：そうですよね．

忽那：QFT 検査はどうですか？　感染症的にはこういう謎の熱型のときにはやっぱり結核を考えるようにしています．

國松：QFT はとってないですね．うん，確かにそうですよね．

佐田：こういうときの QFT 陰性が結核の可能性を下げる方向に働きますか？

忽那：この方は 50 歳台ですので，普通は結核未感染の人が半分以下だと思いますから．QFT 陰性であれば可能性としてはかなり下がると思います．

狩野：陽性であればどうですか？

忽那：陽性であれば結核の可能性が残るかな，くらいですね．

狩野：「残るかな」くらいなの？

（一同笑い）

忽那：まあ結核を疑って，QFT 陽性であればもう少し調べてみようとは思います．

國松：QFT は確かに測定してもいいですね．

荒井：今回，足が腫れる直前の熱も痛みもない元気なときの CRP は 4.9 mg/dL だったのに対して，足が腫れた際は CRP 6.5 mg/dL と上昇していました．

　この段階で TRAPS（TNF 受容体関連周期性症候群）の遺伝子検査を提出し，診断的治療としてプレドニゾロンを 30 mg×3 日→20 mg×3 日→10 mg×2 日としました．

國松：TRAPS としては，一応周期性発熱で，有熱期は 1 カ月に及んでいること，移動する筋痛，非特異的な紅斑くらいしか当てはまりませんが，TRAPS の診断的治療をはじめています．

　ぼくは，解決されなかった 10 年前の発熱エピソードが実は連続していて，今になり「自覚」症状として出ているという仮説に気持ちが寄ってしまっていますね．

佐田：ただこのステロイドの使い方はむしろベーチェット病ですよね。

國松：ベーチェット病はこの年齢まで来てしまうと，もう違う感じはしますね（笑）。10年前も診断基準は満たさなかったようなんです。

佐田：こういうときに眼症状はないけれど眼底もみるとなにか見つかることはあるんですか？

狩野：そのことについて眼科の先生に伺ったら，「症状がない場合はみせなくてもいい」とおっしゃっていました。

大曲：へぇ，そういうものなんですね。

忽那：ただカンジダの眼内炎では症状がなくても見つかることありますよね。

狩野：ベーチェットは眼発作というくらいなのでサブクリニカルにぶどう膜炎になるということはなく，ほとんど症状が出るということなんですよね。

國松：経過ですが，ステロイド入れると炎症反応は収まりました。レスポンスはすごくよかったですね。3週間くらいかけて，漸減オフしてみたんですが，止めるとまたデータがふわっと悪くなるんですよね。反応はかなりよかったんですけどね……。

　なんだかもやもやした感じになってしまいました（笑）。

佐田：このもやもや感は文章化できますかね（笑）。

佐田：でも周期性発熱の鑑別で，

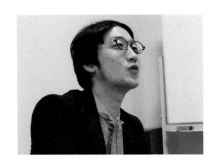

TRAPSとベーチェット病は病態が似通っている可能性があるというのは，この症例でのかなりのパールだと思います。

大曲：なるほど，なるほど。そうだよねえ。

國松：ちなみにTRAPSと後から診断された症例で，その以前の診断で一番多いのはJIA（Juvenile Idiopathic Arthritis：若年性特発性関節炎）らしいです。JIAと思っていたらTRAPSだったというものですよね。

　JIAかな？って思っている症例がいたらTRAPSも考えた方がいいです。

狩野：やっぱり若いんでしょうかね？

國松：そうです，そうです。その通りです。

佐田：50歳台というのが一番引っかかっているんですよね。ぼくはそこがTRAPSっぽくないと思うんです。だからどちらかというベーチェット寄りに考えるんですよね。

國松：ただベーチェット病も年齢とと

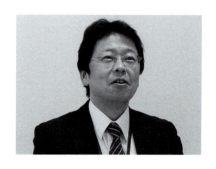

もになくなっていきますよね。
狩野：うん，確かに高齢のベーチェットはみたことない。
國松：ええ，そうなんです。だからベーチェットもないかなと思っていますが，でもぼくもすごくTRAPSだと強く思っているわけではないところがこのカンファを冴えなくしている主因です(笑)。臨床診断する病気は気をつけないと間違えますから。
大曲：うん。それはすごく大事なことですよね。臨床診断は難しいよね。感染症なんて微生物を見つけて喜んでいるだけですから。

(一同笑い)

佐田：いや～，このカンファ面白いですね。ぼくも今困っている症例があるので今度もってきますね。
忽那：ぜひぜひお願いします。先生，もううちの病院に移籍してください(笑)。
佐田：えっと……ちょっと録音止めてもらってもいいですか？

(一同笑い)

國松：録音は止まらないです(笑)。それではありがとうございました。今日はこれで以上です。
一同：ありがとうございました。

INDEX

あ

亜急性感染性心内膜炎　462
亜急性甲状腺炎
　　　　　350, 378, 520
亜急性乳様突起炎　204
悪性高体温症　341
悪性疾患　140, 260, 335
悪性腫瘍　393
悪性症候群　340
悪性リンパ腫
　　　141, 419, 452, 470, 478
アセトアミノフェン　64
アミロイドーシス　421
アルカリフォスファターゼ
　　　　　　　　109
アルコール　81
　　──離脱　185, 227
アレルギー歴　81

い

意識障害　388
胃・十二指腸潰瘍　348
移植前処置　240
痛みの性質　79
痛みの強さ　79
遺伝性血管性浮腫　506
違法薬物　185
イミペネム/シラスタチン
　　　　　　　　267
医療曝露　184
イレウス　106

う

ウイルス感染症　339
ウイルス性肝炎抗体　474
ウイルス性関節炎　344
ウイルス性髄膜炎　536
ウイルス性髄膜脳炎　390
うつ症状　95

え

腋窩温　29
壊死性筋膜炎　340
壊死性リンパ節炎　441
エトドラク　62
炎症性偽腫瘍　459
炎症性腸疾患関連関節症　525
円板状皮疹　148

お

悪寒戦慄　131

か

海外渡航歴　83, 481
回帰熱　478
概日リズム　22

インターフェロンγ遊離検査
　　　　　　　　110
インターロイキン1　23
陰部潰瘍　527
インフルエンザ　178

回旋時疼痛　91
下気道感染症　41
可逆性脳血管攣縮症候群　373
画像検査　115
家族性地中海熱　166, 257, 506
家族歴　84
葛根湯　65
カテーテル関連血流感染　229
化膿性関節炎　205
化膿性筋炎　339
下部消化管内視鏡　531
可溶性インターロイキン2レ
　　セプター　113
川崎病　204, 413
　　──血管炎　487
眼窩　503
間欠性　509
間欠熱　43
眼瞼結膜　101
肝硬変　386
環軸椎関節炎　276
カンジダ血症　216
肝腫瘍・腎腫瘍　354
肝障害　156
肝生検　118
関節炎　342
関節痛　342, 447
関節リウマチ　282, 345, 439
感染症　191, 226
　　──診療のロジック　132
乾癬性関節炎　345
乾癬性紅皮　278
感染性心内膜炎　339, 442
感染性腸炎　180

589

感染臓器　134
感冒　176

き

既往歴　80
機械工の手　149
菊池病　441, 452, 468
偽痛風　231, 276, 343
喫煙　81
キナノキ　7
急性 HIV 感染症　330
急性間欠性ポルフィリン症
　　　　506
急性腸間膜虚血　221
急性白血病　210
急性汎発性発疹性膿疱症
　　　　253
強皮症　278
胸部の診察　104
虚偽性障害　546
巨細胞性動脈炎　119
拒絶反応　233
菌血症　432
筋痛　336

く

空気感染対策　401
クーリング　56
クオンティフェロン　111
グラム陰性桿菌感染症　266
グラム染色　136
クリオグロブリン血症　112
クリオグロブリン性血管炎
　　　　414, 441
クリオフィブリノーゲン血症
　　　　424
繰り返す発熱　252
クローン病　210, 335

け

経胸壁心エコー　115
経食道心エコー　115
頸部の診察　103
稽留熱　43
劇症型抗リン脂質抗体症候群
　　　　279, 422
血圧　35
血液疾患　141
血液透析関連デバイス感染症
　　　　290
血液培養　113, 473
結核　193, 291, 400, 483
　—性関節炎　344
　—性髄膜炎　390, 354
　—性リンパ節炎　458, 470
血管炎
　　　147, 410, 418, 433, 442
血管炎症候群　274, 338
血管内リンパ腫　118, 408
血管免疫芽球性 T 細胞リンパ腫　441, 452, 457, 470, 489
血球異常　449
血球貪食症候群　113, 445
血球貪食性リンパ組織球症
　　　　210
結晶性関節炎　231, 432
血小板減少　364
血小板増多　362
血清反応陰性脊椎関節症
　　　　277
結節性多発動脈炎　414, 483
血栓性血小板減少性紫斑病
　　　　365, 423, 442
血栓性微小血管症　423
血沈亢進　146
血流感染　289
解熱　55
検査前確率　71

こ

原虫性髄膜炎　391
顕微鏡的多発血管炎
　　　　412, 442, 487
現病歴　78

抗 dsDNA-IgG 抗体
　　　　112, 157, 274
高 IgD 症候群　257
抗 Jo-1 抗体　112
抗 RNP 抗体　112, 157
抗 ARS 抗体　112
抗 ARS 抗体症候群　274
抗 SS-A 抗体　112
抗 SS-B 抗体　112
抗 Sm 抗体　112, 157
抗 Scl-70 抗体　112, 157
抗 NMDA 受容体脳炎　393
抗核抗体　474
抗菌薬　136
口腔温　30
口腔カンジダ症　331
口腔内潰瘍　527
口腔内の診察　103
口腔病変　330
膠原病　340
好酸球性筋膜炎　338
好酸球性多発血管炎性肉芽腫症
　　　　413, 458, 489, 494
抗 CCP 抗体　112, 157
抗シトルリン化ペプチド抗体
　　　　112
甲状腺機能亢進症　338, 350
甲状腺クリーゼ　227
甲状腺原発リンパ腫　520
光線過敏症　148
抗セントロメア抗体　157
高体温(症)　9
抗 Ds-DNA 抗体　474

紅斑　326	ジクロフェナク　62	腎障害　156
硬膜外膿瘍　106, 184	自己炎症性疾患　182	尋常性乾癬　278
抗リン脂質抗体症候群	自己抗体検査　111	心臓超音波検査　115
279, 422	自己抗体測定　156	診断エラー　557
高齢発症関節リウマチ　432	自己免疫疾患　181	診断仮説　70
呼吸数　39	自己免疫性肝炎　277	心拍数　36
固形臓器移植　233	四肢，関節の診察　107	心房粘液腫　419
骨髄生検　118	視床下部　9	
骨髄穿刺　475	──視索前野　19	**す**
骨盤の診察　106	視診　100	
古典的不明熱　68	持続性　509	髄液細胞数　536
鼓膜温　32	実測式　27	水銀式　26
コミュニケーションスキル	シバリング　20	水痘　328, 333, 326
561	紫斑　150, 328, 411	髄膜炎　371, 536
コルヒチン　11	紫斑病血管炎　487	──菌　329, 421
コレステロール塞栓症　424	若年性特発性関節炎　208	スティーブンス・ジョンソン
混合性結合組織病　277, 440	習慣性高体温(症)　375, 543	症候群　335
	周期性発熱　46, 205, 479	ステロイド　64, 279
さ	──症候群　256	
	重症熱性血小板減少症候群	**せ**
サーミスタ式　27	385	
細菌性心内膜炎　344, 419	手術歴　80	生化学検査　376
細菌性髄膜炎　389, 536	術後　225	性感染症　180, 302
サイトメガロウイルス　280	腫瘍熱　262	生検　118, 319
再発性アフタ性口内　334	循環器の診察　105	性交渉歴　81, 249
再発性多発軟骨炎	職業歴　83	成熟B細胞性リンパ腫　408
276, 497, 514	食事摂取歴　84	成人スチル病
細胞性免疫不全　288	食道温　32	147, 275, 444, 465
サドルバック型発熱　45	ショックバイタル　381	生着症候群　241
詐熱　543	心因性発熱　543	赤外線式　28
サルコイドーシス　206, 277,	心筋梗塞後症候群　355	節外性NK/T細胞性リンパ腫
351, 420, 459, 497	真菌性髄膜炎　391	494
	深頸部感染症　538	節外性リンパ腫　320
し	神経ベーチェット　392	セットポイント　21
	腎結核　351	セフェピム　267
シェーグレン症候群	進行がん　142	セフタジジム　267
278, 338, 393, 439	腎梗塞　346	セレコキシブ　62
耳下腺腫脹　102	深在性エリテマトーデス　148	線維筋性異形成　425
自家造血幹細胞移植　238	侵襲性肺アスペルギルス症	
シクロオキシゲナーゼ　57	270	

全身性エリテマトーデス
　　273, 334, 372, 392, 436,
　　465
全身性血管炎　392
仙腸関節炎　107
潜伏期　246
旋毛虫症　339

そ
増悪・寛解因子　79
造血幹細胞移植　238
ソーセージ様指　150
塞栓症　419
側頭動脈炎　193, 412, 515
側頭動脈生検　119
粟粒結核　401, 470

た
ダイアライザー　294
体温計　26
体温調節中枢　9, 19
大動脈解離　349
高安動脈炎　412
高安病　208
多関節炎　342
多形紅斑　335
多中心性キャッスルマン病
　　453, 457, 499
多発関節炎　151
多発血管炎性肉芽腫症
　　323, 335, 413, 442, 487,
　　494, 513
多発性筋炎　274
多発性単神経炎　153
担癌状態　220
単関節炎　342
単純ヘルペス感染症　331
男性同性愛者　302

胆嚢軸捻転　224

ち
チクングニア熱　247
中枢原発血管炎　373
腸炎性関節炎　278
腸管出血性大腸菌　180
蝶形紅斑　148
潮紅　24
腸チフス　47
腸腰筋徴候　106
腸腰筋膿瘍　184
直腸温　31
椎体椎間板炎　106

つ
痛風　231, 276
　　一性関節炎　343
ツツガムシ病　386
ツベルクリン反応　110, 401

て
手足口病　331
滴状乾癬　278
鉄イオン　54
デルタ心拍数20ルール　37
デング熱　247
電撃性紫斑病　329
点状出血斑　328
伝染性単核球症　179
臀部の診察　107

と
同種造血幹細胞移植　238
透析　287
　　一アミロイドーシス　296

凍瘡様皮疹　148
動物曝露歴　84
灯油・アルコール式　27
トキシックショック様症候群
　　228
トキソプラズマ症　339
特発性血小板減少性紫斑病
　　364
特発性細菌性腹膜炎　354
渡航　180, 243
ドナー由来感染症　235
トリコロール分類　202
トロンボキサン　58

な
ナプロキセン　263

に
肉芽腫性疾患　351
日内変動　22
日本紅斑熱　386
ニューモシスチス肺炎　280
妊娠早期の発熱　11

ね
ネガティブ・フィードバック
　　19
熱型　43
熱産生　15
熱中症　24
熱放散　17

の
脳膿瘍　205, 389
膿疱　326
膿疱性乾癬　278

膿瘍　348
ノロウイルス　180

は

バイアス　559
肺外結核　401
敗血症性ショック　36
バイタルサイン　34
梅毒　332
ハイドロキシアパタイト沈着症
　　　　537
背部の診察　106
播種性結核　470
播種性血管内凝固　365
播種性淋菌感染症　344, 421
波状熱　44
発汗療法　66
白血球減少　367
発症様式　79
発熱性好中球減少症　260
鼻の診察　102
汎血球減少　155
バンコマイシン　268
斑状丘疹　326
反応性関節炎　525
反復性口内炎　89

ひ

比較的徐脈　38, 358
脾腫　316
皮疹　324, 447, 527
ヒトパルボウイルス B19　438
皮膚筋炎　274, 440
皮膚白血球破砕性血管炎　415
皮膚バリア障害　287
非ふるえ熱産生　21
ピペラシリン/タゾバクタム
　　　　267

びまん性大細胞型 B 細胞性
　リンパ腫　320, 378, 407
病院内の不明熱　213
病原微生物　134
日和見感染　281
ピロリン酸カルシウム　537

ふ

フィードフォワード制御　19
フィラリア症　247
風疹　178, 326
フェリチン　112, 449, 474
腹部の診察　105
腹膜透析腹膜炎　290
不審な熱　543
ブドウ球菌　386
不明熱　68, 561
プレドニゾロン　274
プロスタグランディン　57
　─────── E_2　10

へ

閉鎖筋徴候　106
平熱　189
ベーチェット病
　　　209, 275, 334, 497, 525
ヘノッホ・シェーンライン紫
　斑病　414
ヘパリン起因性血小板減少症
　　　　365
ヘリオトロープ疹　149
辺縁帯 B 細胞性リンパ腫
　　　　459, 499

ほ

蜂窩織炎　101
ポリファーマシー　194

ホルモン　184, 350, 394

ま

麻疹　178
末梢血目視像　473
マラリア　247, 478
慢性炎症性疾患　419
慢性活動性EBウイルス感染症
　　　　421, 471
慢性肺ヒストプラズマ症　422

み

三日熱マラリア　479
耳の診察　102
ミュンヒハウゼン症候群　543

む

無気肺　231
無菌性髄膜炎　393
無石性胆嚢炎　216, 223
無痛性甲状腺炎　520

め

メトトレキサート　282
眼の診察　101
メフェナム酸　59
メロペネム　267
免疫再構築症候群　302
免疫不全　80, 219
免疫抑制　233
　───剤　280
免疫老化　192

も

網状皮斑　89

問診　78

や

薬剤過敏性症候群　358
薬剤性横紋筋融解症　341
薬剤性過敏症症候群　453
薬剤熱　285, 358
薬剤歴　80, 81

よ

溶血性尿毒症症候群　423
腰背部痛　345
抑うつ　95
予測式　27
四日熱マラリア　479

ら

ライム病　326
卵形マラリア　479
ランゲルハンス細胞組織球症　209
ランダム皮膚生検　118

り

リウマチ性疾患　144, 273
リウマチ性多発筋痛症
　148, 193, 275, 337, 428, 462
リウマトイド　112
リケッチア感染症　386
リツキシマブ　281
旅行者下痢症　248
淋菌性関節炎　344
リンパ腫　354, 405
リンパ節腫脹　312, 482
リンパ節生検　315

る

ループスバンドテスト　148

れ

レイノー現象　151, 274
レンサ球菌感染症　386

ろ

ロイコトリエン　58
ロキソプロフェン　61
ロタウイルス　180

わ

ワクチン接種歴　86

A

ACC　223
ACE　113
acute generalized exanthematous pustulosis　253
acute intermittent porphyria　506
adult onset Still's disease　444, 465
AGEP　253
AIP　506
air crescent sign　270
AITL　441, 457, 471, 489
allogeneic HSCT　238
ALP　109, 379
AMI　221
ANCA　425
ANCA関連血管炎　293, 392, 487
anchoring　560
angioimmunoblastic T cell lymphoma　441, 457, 470, 489
antiphospholipid syndrome　422
antiretroviral therapy　303
anti Saccharomyces cerevisiae antibody　529
Aoki Criteria 2008　547
AOSD　444, 465
APS　422
ART　303
ASCA　529
AST/ALT　378
autologous HSCT　238
Availability bias　560
A型肝炎　248
A群β溶連菌　228

B

base-rate neglect　560
Bio-psychosocial model　552
Borrelia miyamotoi　481
B型肝炎　292
B型肝炎ウイルス　283
B症状　319, 406

C

CAEBV　471
calcium pyrophosphate deposition　537
Campylobacter　180
CAPS　257, 422
cardiogenic shock　382
catastrophic antiphospholipid syndrome　422
CD4　299
CDC Travelers' Health　245
CDRs　559
CDS　537
CHICAGO　314
chronic active EB-virus infection　471
Churg-Strauss症候群　413, 493, 494
CK　152, 337, 379
Clostridium difficile　130, 230, 281
CMV　280
Cogan症候群　516
cognitive bias　559
cognitive disposition to respond　559
combined shock　383
confirmation bias　560
continuous (sustained) fever　43
COX　57
CPPD　537
crowned dens syndrome（症候群）　276, 537
CRP　159, 370
*Cryptococcus neoformans*抗原　391
cute mesenteric ischemia　221

D

danger space　539
diagnosis momentum　560
DIC　365
diffuse large B-cell lymphoma　407, 522
DIHS/DRESS　358, 453
disseminated intravascular coagulation　365
Distributive shock　383
DLBCL　320, 407, 522
Dressler症候群　355
drug induced hypersensitivity syndrome　358, 453
D-SIGECAPS　95

E

EBV-HLH　378
EGPA　413, 458, 489, 494
eosinophilic granulomatosis with polyangiitis　413, 458, 489, 494
E型肝炎　248

F

Fabry病　207
factitious fever　543
familial Mediterranean fever　506
FDG-PET　116
febrile neutropenia　260
fit for Travel　246
FMF　506
FN　260
FORTH厚生労働省検疫所　245
full-house nephropathy　438

G

Gaシンチグラフィ　117
G-CSF産生腫瘍　142
Goodpasture症候群　420
Gottron徴候　149
GPA　413, 442, 494, 513
granulomatosis with polyangiitis　413, 442, 494, 513
GVHD　233, 238

H

HADD　537
HAE　506
halo sign　270
healthMap　246
hemolytic uremic syndrome　423
hemophagocytic lymphohistiocytosis　210
hereditary angioedema　506
HIDS　205
HIV/AIDS　299
HLA typing　530
HLH　210
HUS　423
hydroxy-apatite deposition disease　537

hypovolemic shock　381

I

idiopathic thrombocytopenic
　purpura　364
IgG4 関連疾患
　　　279, 455, 489, 499
IGRA　110, 401
IL-1　23
illness script/semantic
　qualifier　175
immune reconstitution
　inflammatory syndrome
　　　302
indirect effect　235
infectious/non-infectious DCC
　　　218
inflammatory pseudo tumor
　　　459
interferon-gamma release
　assay　401
interleukin-1　23
intermittent fever　43
intravascular B-cell lymphoma
　　　118
intravascular lymphoma　408
invasive pulmonary asper-
　gillosis　270
IPA　270
IPT　459
IRIS　302
ITP　364
IVL　118, 408

J

Jarisch-Herxheimer 反応　46

L

lateral pharyngeal space　538
LDH　378
LT　58
lupus hair　148

M

MALT リンパ腫　320
marginal zone B-cell
　lymphoma　459, 499
massive splenomegaly　316
MCD　453, 457
MCTD　440
men who have sex with men
　（MSM）　302
MIA 症候群　295
microscopic polyangiitis　442
mimicker　308
mixed connective tissue
　disease　440
MPA　442
MPO-ANCA　111
MS　543
multicentric Castleman's
　disease　453, 457, 499
munchausen's syndrome
　　　543
MZL　459, 499

N

non-shivering thermogenesis
　　　21
nosocomial fever of unknown
　origin　213
NSAIDs　57

O

onset　79
OPQRST　79
Osler's node　100

P

PACNS　393
painless thyroiditis　520
palpable purpura　150, 411
pANCA　529
PCNSV　372
PCP　280
PD　290
Pel-Ebstein 熱　478
peritoneal dialysis　290
PET　258
PFAPA 症候群　205
PG　57
PGE$_2$　10
PMR　462
PN　483
polyarteritis nodasa　483
polymyalgia rheumatica　462
post-splenectomy syndrome
　　　386
PR3-ANCA　111
premature closure　560
preoptic area　19
pre-vertebral space　539
primary angiitis of the central
　nervous system　393
primary CNS vasculitis　372
primary thyroid lymphoma
　　　520
PSS　386
PT　520
pTL　520
pyrogenic reaction　295

Q

QFT　111
Quality　79

R

RA　439
Ramsay Hunt　102
RCVS　372
recurrent fevers of unknown origin　165
Red eye　101, 154
relapsing polychondritis　497, 514
representativeness restraint　560
retro-pharyngeal space　539
reversible cerebral vasoconstriction syndrome　372
review of systems　87
rheumatoid arthritis　439
ROS　87
Rosai-Dorfman 病　459
RP　497, 514

S

saddle back (biphasic) fever　45
Salmonella　180
SBE　462
segmental arterial mediolysis　487
septic arthritis　432
septic shock　349
severe fever with thrombocytopenia syndrome　385
severity　79
SFTS　385

shivering　20
shock vital　348
sIL-2R　113
SIRS　384
SLE　273, 436, 465
SpO$_2$　39
ST　520
Staphylococcus aureus　228
stress-induced/habitual hyperthermia　543
sub-acute bacterial endocarditis　432, 462
subacute thyroiditis　520
submandibular space　539
surgical abdomen　348
syestemic lupus erythematosus　465
systemic inflammatory response syndrome　384

T

TB lymphadenitis　458
temperature regulating centers　19
thrombotic microangiopathy　395, 423
thrombotic thrombocytopenic purpura　423, 442
time course　80
TMA　423
TNFα受容体関連周期性症候群　205
toxic shock syndrome/toxic shock-like syndrome　349
TRAPS　205, 257
T-spot　111
TTP　423, 442
tumor plop　419

U

uncommon presentation　164
undulant fever (Pel-Ebstein fever)　44

V

vaccine-preventable diseases　178
Viridans streptococcal shock syndrome　241
Vogt-小柳-原田病　393, 518

W

Waterhouse-Friderichsen 症候群　421
Wegener 肉芽腫症　442, 494

Y

Yersinia　180
ystemic lupus erythematosus　436

Z

Z score　315
zebra retreat　560

数字

5つのP　82, 249
6-CDs　218

Fever
発熱について我々が語るべき幾つかの事柄

2015年5月10日　第1版第1刷発行
2021年7月10日　　　　第2刷発行

著　者	大曲　貴夫（おおまがり　のりお）
	狩野　俊和（かのう　としかず）
	忽那　賢志（くつな　さとし）
	國松　淳和（くにまつ　じゅんわ）
	佐田　竜一（さだ　りゅういち）

発行者　福村　直樹

発行所　金原出版株式会社

〒113-0034　東京都文京区湯島 2-31-14
電話　編集（03）3811-7162
　　　営業（03）3811-7184
FAX　　（03）3813-0288
振替口座　00120-4-151494
http://www.kanehara-shuppan.co.jp/

検印省略
Printed in Japan

印刷・製本／永和印刷

ISBN 978-4-307-10170-7
© 大曲 貴夫，狩野 俊和，忽那 賢志，國松 淳和，佐田 竜一，2015

JCOPY ＜出版者著作権管理機構 委託出版物＞
本書の無断複写は著作権法上での例外を除き禁じられています．複写される場合は，そのつど事前に，出版者著作権管理機構（電話 03-5244-5088, FAX 03-5244-5089, e-mail：info@jcopy.or.jp）の許諾を得てください．

小社は捺印または貼付紙をもって定価を変更致しません．
乱丁，落丁のものはお買上げ書店または小社にてお取り替え致します．